JN127664

いつものおかずで 塩分一日6g献立

減塩料理で困っている人に！

料理／小川聖子
斉藤君江
髙城順子
監修／女子栄養大学栄養クリニック

女子栄養大学出版部

目次

朝食

昼食

夕食

食材別・調理別 料理索引

主菜

卵

ソテー・いため物

青のり入り厚焼き卵 …… 133kcal(0.7g) p.14
ミニトマト入りスクランブルエッグ …… 158kcal(0.2g) p.20
ハムエッグ …… 159kcal(0.7g) p.24
いり卵のおろしのせ …… 101kcal(0.5g) p.26
目玉焼きの甘酢あんかけ …… 141kcal(0.6g) p.28
ツナ入りいり卵 …… 131kcal(0.7g) p.42
チーズ入り厚焼き卵 …… 138kcal(0.5g) p.44
にら玉 …… 199kcal(0.7g) p.44

ゆで物

ポーチドエッグ …… 176kcal(0.5g) p.18
ゆでアスパラのオイスター風味 温玉のせ …… 102kcal(0.8g) p.45

煮物

きのことねぎのみそ卵とじ …… 119kcal(1.0g) p.42

焼き物

卵のココット …… 134kcal(0.5g) p.43

電子レンジ

卵のスフレ …… 117kcal(0.5g) p.43

牛肉

ソテー・いため物

牛肉とミニトマトのピリ辛いため …… 235kcal(0.8g) p.91
青椒肉絲《チンジャオロースー》 …… 212kcal(0.8g) p.108
牛肉とブロッコリーのオイスターソースいため …… 195kcal(1.0g) p.112
シャリアピンステーキ …… 251kcal(0.7g) p.135

煮物

牛肉と焼き豆腐のすき煮 …… 135kcal(1.2g) p.90
肉じゃが …… 217kcal(0.9g) p.98

鶏肉

ソテー・いため物

鶏つくね焼き …… 154kcal(0.6g) p.62
鶏肉の照り焼き …… 242kcal(1.0g) p.100
鶏肉のパン粉揚げ焼き …… 234kcal(1.0g) p.134

揚げ物

鶏ささ身のカレー風味から揚げ …… 399kcal(1.8g) p.60

煮物

鶏肉のクリーム煮 …… 371kcal(0.9g) p.90
鶏手羽先と里芋の煮物 …… 241kcal(0.7g) p.114

あえ物

蒸し鶏ときゅうりのピリ辛ごまだれあえ …… 174kcal(0.5g) p.137

豚肉

ソテー・いため物

肉野菜いため …… 245kcal(1.6g) p.56
豚肉のしょうが焼き …… 255kcal(1.1g) p.58
回鍋肉《ホイコーロー》 …… 280kcal(1.0g) p.110
ポークソテーのサワーソースがけ …… 331kcal(0.9g) p.135
ギョーザ …… 214kcal(0.8g) p.137

揚げ物

ひき肉入り簡単春巻き …… 403kcal(0.6g) p.136

ゆで物

ゆで豚 おろしポン酢添え …… 168kcal(1.2g) p.134

煮物

豚肉とキャベツのケチャップ煮 …… 236kcal(1.0g) p.102

蒸し物・電子レンジ

野菜巻き豚肉のレンジ蒸し …… 182kcal(0.7g) p.136

魚介類

生魚

刺し身 …… 62kcal(0.5g) p.118

ソテー・いため物

サケのムニエル サルサソースがけ …… 301kcal(0.6g) p.126

ゆで物

エビと白身魚のくずゆで …… 134kcal(1.2g) p.138

煮物

味つけ青魚缶と野菜のさっと煮 …… 206kcal(1.1g) p.32
タイの煮つけ …… 170kcal(1.0g) p.120

焼き物

じゃが芋とツナの重ね焼き …… 302kcal(0.6g) p.64
サバの塩焼き …… 252kcal(1.0g) p.122
サケのホイル焼き …… 144kcal(0.6g) p.124

蒸し煮・蒸し物・電子レンジ

刺し身の梅しょうが蒸し …… 65kcal(0.8g) p.45
魚の中国風蒸し …… 181kcal(0.5g) p.128
タラの蒸し煮 クリームソース …… 222kcal(0.6g) p.138

揚げ物

エビとイカのフライ 手作りタルタルソースがけ …… 398kcal(1.0g) p.139

豆腐・大豆製品

ソテー・いため物

豆腐ステーキ　ねぎみそのせ …… 211kcal(1.3g) p.68
豆腐ハンバーグ …… 292kcal(1.6g) p.130
麻婆豆腐 …… 219kcal(1.0g) p.132
ひじき入り豆腐ハンバーグ …… 289kcal(0.9g) p.139

あえ物

ピータン豆腐 …… 95kcal(0.8g) p.30
漬物納豆 …… 91kcal(0.5g) p.40

あんかけ

あんかけ豆腐 …… 128kcal(0.9g) p.36

煮物

厚揚げのオイスターソース煮 …… 149kcal(1.0g) p.91

焼き物

厚揚げのおかかマヨ焼き …… 196kcal(0.6g) p.38

副菜

淡色野菜

あえ物

れんこんの甘酢あえ 39kcal(0.6g) p.28
たたききゅうりとサクラエビのレモンあえ 26kcal(0.3g) p.38
セロリのクリームチーズあえ 77kcal(0.2g) p.72
きゅうりとりんごのおろしあえ 80kcal(0.9g) p.92
大根のゆかり酢あえ 20kcal(0.5g) p.100
きゅうりとしょうがの練りごまあえ 61kcal(0.2g) p.112
蒸しなすの黒酢ごまだれがけ 46kcal(0.3g) p.132
かぶの甘酢あえ 27kcal(0.4g) p.145

サラダ

コールスローサラダ 136kcal(0.4g) p.47
水菜とレタスのしょうがドレッシングサラダ 72kcal(0.3g) p.64
春雨サラダ 61kcal(0.6g) p.68
きゅうりとセロリのひらひらサラダ 66kcal(0.3g) p.78
はるさめのレモン風味サラダ 82kcal(0.7g) p.93
切り干し大根ときゅうりのサラダ 70kcal(0.5g) p.98
焼きなすのマリネサラダ 98kcal(0.5g) p.102

ソテー・いため物

かぶのピクルス風いため 36kcal(0.6g) p.114
れんこんのはさみ焼き 144kcal(0.7g) p.140
夏野菜の焼きマリネ 95kcal(0.1g) p.142

ゆで物

ゆでレタスのオイスターソースがけ 22kcal(0.5g) p.95

煮物

かぶとベーコンのスープ煮 96kcal(0.8g) p.95

緑黄色野菜・淡色野菜

漬物

ヨーグルトみその浅漬け 19kcal(0.4g) p.46
パプリカのカラフルマリネ 29kcal(0g) p.126

あえ物

なすといんげんのごまじょうゆあえ 37kcal(0.4g) p.74
ブロッコリーとカリフラワーのからしマヨネーズがけ 115kcal(0.4g) p.143
もやしとにらのナムル風 40kcal(0.4g) p.144

サラダ

アスパラガスとレタスのサラダ粒マスタード風味 78kcal(0.4g) p.20
もやしとピーマンのサラダガーリック風味 81kcal(0.4g) p.106

ソテー・いため物

レタスとピーマンのしょうが風味いため 53kcal(0.4g) p.144

煮物

筑前煮 107kcal(1.2g) p.118
白菜とにんじんのとろみ煮 38kcal(0.4g) p.122

緑黄色野菜

生野菜

冷やしトマト 24kcal(0g) p.14

あえ物

青菜のごまあえ 50kcal(1.0g) p.30
ブロッコリーのからしあえ 30kcal(0.2g) p.49
トマトとシラスのレモンじょうゆあえ 31kcal(0.3g) p.60
青梗菜《チンゲンサイ》の練りごまあえ 61kcal(0.5g) p.62
小松菜のごまあえ 77kcal(0.4g) p.124
ブロッコリーとミニトマトのみそあえさんしょう風味 59kcal(0.4g) p.128

お浸し

アスパラのしょうがじょうゆがけ 14kcal(0.4g) p.47
ほうれん草のお浸し 26kcal(0.3g) p.100

サラダ

ブロッコリーのシンプルサラダ 78kcal(0.6g) p.18
トマトの輪切りサラダ 84kcal(0.6g) p.24
にんじんとオレンジのサラダ 74kcal(0.3g) p.58
にんじんとレーズンのサラダ 64kcal(0.2g) p.104
鶏ささ身とトマトのサラダ 58kcal(0.4g) p.108
ブロッコリーと卵のサラダ 122kcal(0.4g) p.116
かぼちゃと玉ねぎのサラダ 122kcal(0.1g) p.120
グリーンアスパラガスとグレープフルーツのサラダ 87kcal(0.3g) p.143

ソテー・いため物

豆苗とじゃこのいため物 56kcal(0.7g) p.26
アスパラとにんじんのいため物 76kcal(0.6g) p.36
青梗菜《チンゲンサイ》のミルク煮 89kcal(0.9g) p.46
ピーマンのピリ辛いため 43kcal(0.6g) p.80
にんじんの塩麹《こうじ》いため 70kcal(0.4g) p.98

ゆで物

ゆでいんげん 12kcal(0.2g) p.32
ゆでアスパラのカレーマヨネーズがけ 66kcal(0.1g) p.118

煮物

小松菜とじゃこの煮浸し 120kcal(0.8g) p.14

蒸し物・電子レンジ

チーズのせ蒸しかぼちゃ 107kcal(0.3g) p.40

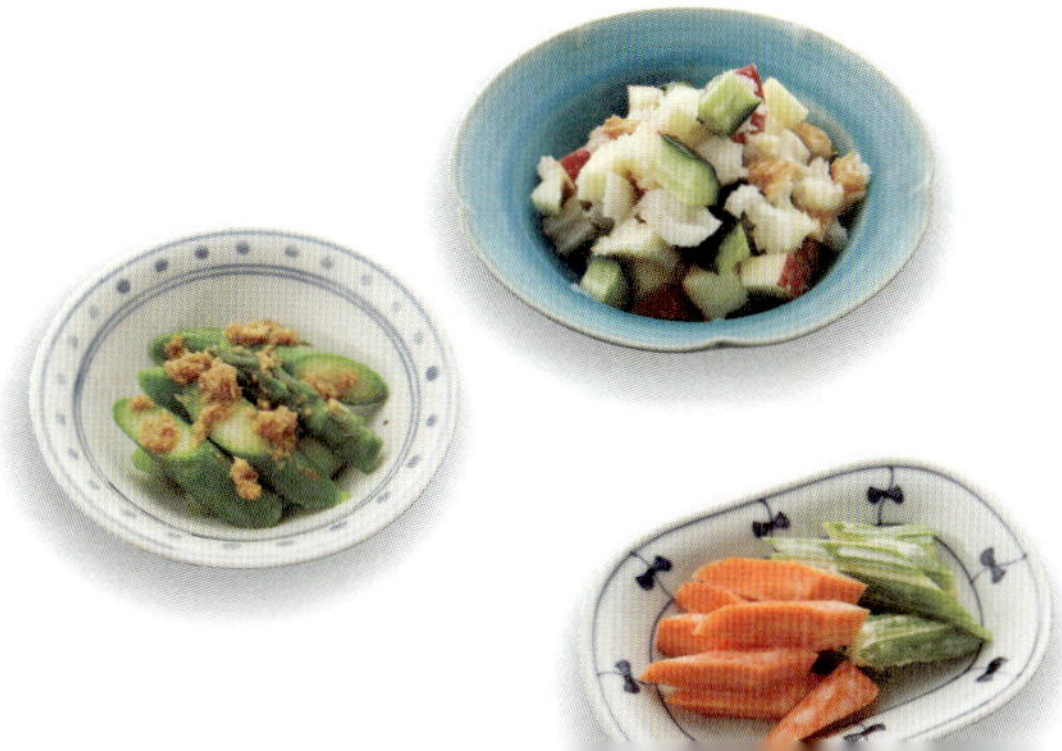

主菜&副菜・主菜&汁物

ソテー・いため物

オムレツ　野菜ソースがけ……187kcal(0.8g) p.22

蒸し焼き

巣ごもり卵……166kcal(1.2g) p.16

揚げ物

肉団子の甘酢あんかけ……294kcal(1.4g) p.150

煮物

ラタトゥイユ……181kcal(1.0g) p.70

ロールキャベツ……211kcal(0.9g) p.104

サラダ

チキンサラダ……148kcal(1.0g) p.34

主食&主菜&副菜&汁物

ごはん物

簡単トマトリゾット……264kcal(0.7g) p.78

レンジおこわ……405kcal(0.8g) p.80

中国風そぼろごはん レタス包み……438kcal(1.2g) p.82

おかか入り焼きめし……494kcal(1.5g) p.85

ふわふわ卵のオムライス……445kcal(0.9g) p.85

カレーライス……654kcal(1.2g) p.106

ハヤシライス……625kcal(1.3g) p.116

蒸し鶏のせごはん トマトだれがけ……416kcal(0.6g) p.150

簡単海鮮ちらしずし……385kcal(1.3g) p.151

アジア風炊き込みチキンライス……411kcal(1.1g) p.152

シーフードカレー……517kcal(1.1g) p.152

丼物

そぼろ丼……434kcal(1.6g) p.84

和風あんかけ丼……533kcal(1.3g) p.84

カニ玉丼……492kcal(1.4g) p.86

三宝菜の中華丼……588kcal(1.7g) p.86

ひき肉親子丼とレンジブロッコリー……473kcal(1.3g) p.151

めん

ぶっかけそうめん……378kcal(1.8g) p.72

焼きうどん カレーじょうゆ味……417kcal(1.8g) p.87

野菜たっぷり洋風焼きうどん……415kcal(1.3g) p.88

小松菜と竹の子入りしょうゆ焼きそば……463kcal(2.0g) p.88

カレービーフン……428kcal(1.3g) p.89

きのこたっぷりあえそば……377kcal(1.4g) p.153

パスタ

アサリとキャベツのスパゲティ……356kcal(1.4g) p.66

和風パスタ……465kcal(1.4g) p.74

マカロニグラタン……461kcal(0.7g) p.76

ミニトマトと生ハムのスパゲティ……339kcal(1.0g) p.87

パン

ピザ風トースト……299kcal(1.7g) p.89

チリコンカーン ピタパン添え……406kcal(1.9g) p.153

きのこ・野菜

サラダ

きのこのホットサラダ……89kcal(0.4g) p.142

漬物

いろいろ野菜の甘酢漬け……37kcal(0.7g) p.80

ソテー・いため物

ほうれん草ときのこのソテー……63kcal(0.3g) p.48

三色野菜のカレーじょうゆいため……58kcal(0.5g) p.145

焼き浸し

きのこと野菜の南蛮漬け……47kcal(0.8g) p.141

あえ物

きゅうりときのこの酢の物……34kcal(0.2g) p.49

きゅうりときくらげのからしあえ……19kcal(0.6g) p.92

きくらげとセロリの酢の物……25kcal(0.3g) p.110

芋

あえ物

山芋のわさびあえ……115kcal(0.5g) p.56

長芋の梅肉のせ……79kcal(0.7g) p.122

こんにゃくのからし酢みそがけ……18kcal(0.4g) p.124

サラダ

白いポテトサラダ……166kcal(0.3g) p.66

ソテー・いため物

せん切りじゃが芋のソテー……107kcal(0.1g) p.94

煮物

長芋のそぼろ煮……132kcal(0.8g) p.141

蒸し煮

じゃが芋とトマトの重ね煮……161kcal(0.7g) p.94

海藻・野菜

あえ物

もずくときゅうりの酢の物……14kcal(0.3g) p.32

サラダ

きゅうりとわかめのサラダ
わさびドレッシングがけ……45kcal(0.7g) p.76

ひじきの和風サラダ……82kcal(0.7g) p.93

大豆製品・豆類

サラダ

ゆで豆のサラダ……130kcal(0.3g) p.48

煮物

がんもどきのだし煮……133kcal(1.0g) p.140

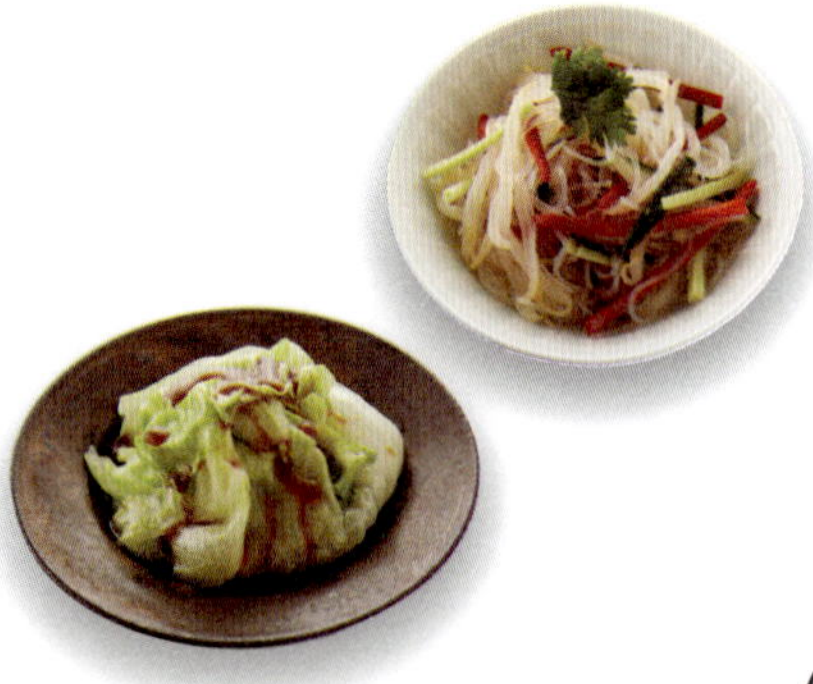

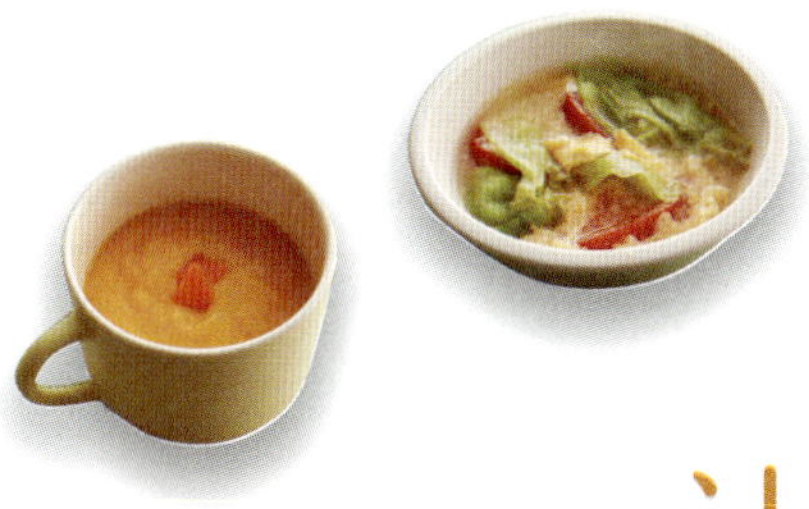

汁物

和風

豆腐とわかめのみそ汁 …… 41kcal(0.8g) p.16
豆腐と油揚げのみそ汁 …… 43kcal(0.7g) p.26
なすとみょうがのみそ汁 …… 27kcal(0.9g) p.38
とろろこんぶのすまし汁 …… 8kcal(0.5g) p.40
のりすい …… 11kcal(0.5g) p.50
たぬき汁 …… 65kcal(0.9g) p.50
野菜入りとろみ汁 …… 36kcal(0.6g) p.51
かぶのミニみそ汁 …… 16kcal(0.5g) p.58
和風ミネストローネ …… 53kcal(0.8g) p.120
わかめのすまし汁 …… 5kcal(0.5g) p.124
豚汁 …… 97kcal(0.9g) p.146
なめことにらの和風スープ …… 32kcal(0.9g) p.146

洋風

きのこのカレーミルクスープ …… 140kcal(0.3g) p.22
オクラとささ身のスープ …… 23kcal(0.5g) p.28
ガスパチョ …… 118kcal(0.1g) p.51
コーンスープ …… 124kcal(0.9g) p.52
アサリのミルクスープ …… 197kcal(0.5g) p.52
レタスとハムのスープ …… 18kcal(0.6g) p.126
根菜スープ …… 91kcal(0.5g) p.130
レタスとトマトの卵スープ …… 56kcal(0.5g) p.147
ミネストローネ …… 153kcal(0.8g) p.147
にんじんのポタージュスープ …… 129kcal(0.7g) p.148

中国風・エスニック風

トマトと卵のスープ …… 62kcal(0.7g) p.53
かぶの豆乳スープ …… 63kcal(0.7g) p.53
きのこの豆乳スープ …… 37kcal(0.5g) p.82
エビの酸辣湯《スァンラータン》スープ …… 52kcal(0.6g) p.108
レタスと干しエビのスープ …… 22kcal(0.7g) p.110
卵スープ …… 43kcal(0.6g) p.112
青梗菜《チンゲンサイ》ときのこのスープ …… 24kcal(0.6g) p.114
わかめとえのきのピリ辛スープ …… 17kcal(1.1g) p.128
トマトのエスニックスープ …… 60kcal(0.8g) p.132
大根と牛肉のスープ …… 81kcal(0.7g) p.148
豆乳コーンスープ …… 75kcal(0.6g) p.149
豆腐と三つ葉のスープ …… 29kcal(0.6g) p.149

主食

ごはん

黒米＋五穀ごはん …… 253kcal(0g) p.14
麦ごはん …… 252kcal(0g) p.16
胚芽精米ごはん（120g） …… 200kcal(0g) p.26
胚芽精米ごはん（150g） …… 251kcal(0g) p.38
精白米ごはん …… 252kcal(0g) p.36
簡単白がゆ …… 173kcal(0g) p.30
青菜おかゆ …… 237kcal(0.9g) p.60
きのこの混ぜごはん …… 252kcal(0.6g) p.62

パン

イングリッシュマフィン …… 137kcal(0.7g) p.18
シナモントースト …… 169kcal(0.6g) p.20
ライ麦パン …… 132kcal(0.6g) p.22
バターロール …… 190kcal(0.7g) p.24
レーズンパン …… 161kcal(0.6g) p.34
フランスパン(40g) …… 112kcal(0.6g) p.64
フランスパン(60g) …… 167kcal(0.9g) p.126
パンケーキ …… 289kcal(0.6g) p.70

飲物

ホットコーヒー …… 8kcal(0g) p.18
カフェオレ …… 74kcal(0.1g) p.20
牛乳 …… 141kcal(0.2g) p.24
番茶 …… 0kcal(0g) p.32
ホットミルクティー …… 83kcal(0.1g) p.34
アイスハーブティー …… 0kcal(0g) p.70
緑茶 …… 3kcal(0g) p.76
白ワイン …… 58kcal(0g) p.102
レモンとミントのフレーバーウォーター …… 0kcal(0g) p.106

デザート

オレンジ …… 26kcal(0g) p.18
グレープフルーツの砂糖がけ …… 55kcal(0g) p.34
パインヨーグルト …… 113kcal(0.1g) p.38
いちご …… 27kcal(0g) p.66
りんご …… 61kcal(0g) p.104
びわ …… 28kcal(0g) p.130

はじめに

「減塩を成功させるためには、できることから少しずつ始めること」

一日どれくらいの塩分をとっている？

現在、健康な成人の一日の塩分の摂取目標量は、男性で7.5g未満、女性で6.5g未満です。また、内臓脂肪対策、血圧の管理や動脈硬化、腎疾患などの場合に、医師からすすめられる治療法の一つに「一日の食塩摂取量を6gに」といった食事指導があります。とはいっても、実際、自分が一日にどのくらいの塩分をとっているか、わからない人が多いのではないでしょうか。たとえば、みそ汁など汁物1杯につき、だいたい1.5gの塩分が含まれます。もし汁物を一日3杯飲んでいたら、それだけですでに4.5g。それにおかずの塩分を加えたら、一日の食塩摂取量は10gを軽く超えてしまいます。またラーメン1杯を汁まで全部食べると、それで6gになりますし、外食を中心の食生活をしていれば、一日平均で15～20g程度の食塩摂取量になることもあります。

できることから減塩を始めてみよう

とはいえ、健康のためや、医師から減塩を指導されたために、急に塩分の少ない食事に切りかえると、体がだるくなったり、食欲がなくなったりといろいろな症状が現れ、そのために減塩をあきらめてしまう人もいます。ですが、汁物を1食分減らすとか、めん類の汁を残すとかするだけでも減塩の効果は得られます。さらに、1週間ほど減塩料理を食べ続けると、味も体も慣れてくるようです。少しずつでよいので、自分が実践しやすいことから始めるとよいでしょう。

いつも食べている定番料理を減塩しています

また、この本では少しずつ減塩を進め、最終的な目標として一日の食塩摂取量が6g程度になるような料理や献立を紹介しています。特に、いつも食べている日常的な定番料理をとり上げました。調理法や食材選びなど、さまざまな減塩のためのくふうを盛り込んでいるので、減塩料理でありながら、おいしい料理に仕上げてあります。いつも食べている料理が減塩料理になっているので、毎日の食事作りにすぐに役立ちます。

4ページからの食材別・調理別に料理を紹介した索引を使うと、作りたい料理が探しやすいので、ご活用ください。

少しずつ減塩して味に慣れていきましょう

最初は、レシピどおりに作ってみてください。しかし、これまで濃い味に慣れていた人には、うすく感じるかもしれません。おいしく感じられない場合は、少し調味料を増やして作り、味に慣れてきたら調味料を少しずつ減らす、という作業をくり返していくと、最後には、レシピどおりの分量でおいしいと感じられるようになると思います。

その次には、それぞれの料理を組み合わせて、目標の食塩摂取量に近づくように献立を立てることです。減塩料理に慣れたころなら、自然に減塩献立になっていることでしょう。

この本は、おいしいと感じられる料理で減塩献立になっていることが最終目標です。

この本で使用した調味料とだしについて

この本で使った基本の調味料とだしについて紹介します。

そのほかの調味料の塩分などについては154～157ページにまとめましたので、参考にしてください。

メーカーによっても塩分が違いますので、いつも使うものの塩分を栄養表示などを見て確認して使いましょう。

塩	**精製塩**を使用	ミニスプーン1 **1.2g** 小さじ1 **6g**		サラサラとした塩です。あら塩（俗にいう天然塩など）を使った場合は小さじ1＝5g、ミニスプーン1＝1gが目安量です。
しょうゆ	**濃い口しょうゆ**を使用	小さじ1 **6g**（塩分**0.9g**） 大さじ1 **18g**（塩分**2.6g**）	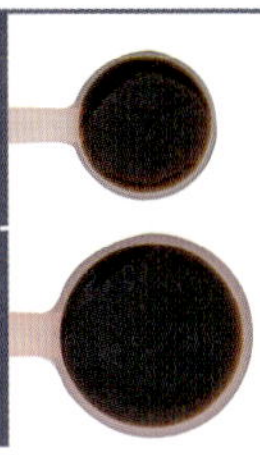	塩分14.5％として栄養価計算しています。減塩しょうゆ（塩分8.3％）を使った場合は、小さじ1＝6g（塩分0.5g）、大さじ1＝18g（1.5g）が目安量です。
みそ	**米みそ・淡色辛みそ**を使用	小さじ1 **6g**（塩分**0.7g**） 大さじ1 **18g**（塩分**2.2g**）	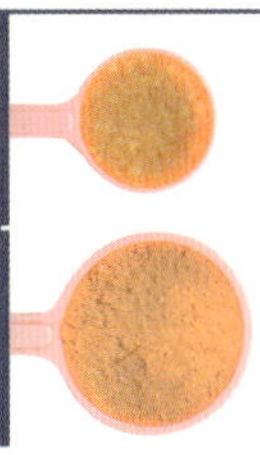	米麹で作る辛口のみそです。塩分12.4％として栄養価計算しています。減塩みそ（塩分10.3％）を使った場合は、小さじ1＝6g（塩分0.6g）、大さじ1＝18g（1.9g）が目安量です。
砂糖	**上白糖**を使用	小さじ1 **3g** 大さじ1 **9g**	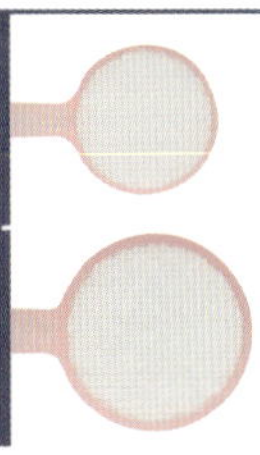	普通の白砂糖です。
だし	**手作りのカツオこんぶだし**を使用（和風料理など）【作り方：189ページ】	1カップ **200g**（塩分**0.2g**） 大さじ1 **15g**（塩分微量）	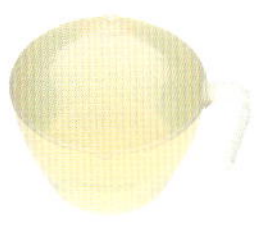	顆粒和風だしを使う場合、塩分は40.6％です。水3/4カップ（150mℓ）に1gの割合でだしを作ると、だいたい1カップ＝200g（塩分0.5g）になります。
固形ブイヨン	**1個4gのもの**を使用（洋風や中国風料理など）	1個 **4g**（塩分**1.7g**）	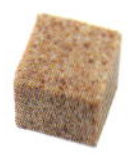	塩分は43.2％として栄養価計算しています。水1と1/2カップ（300mℓ）に1個の割合でブイヨンを作ると、だいたい1カップ＝200g（塩分0.6g）。
顆粒鶏がらだし	**小さじ1＝3g**のものを使用（中国風料理など）	小さじ1 **3g**（塩分**1.4g**）	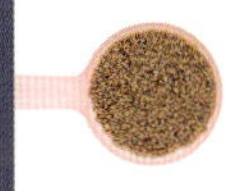	塩分は47.5％として栄養価計算しています。水1カップ（200mℓ）に3gの割合でだしを作るとだいたい1カップ＝200g（塩分1.4g）。

この本の見方・使い方

本書の朝食、昼食、夕食の献立は、一献立300〜700kcal代、塩分2g程度になっています。これらをじょうずに組み合わせて、一日の献立が、自分に合ったエネルギーと塩分になるように組み立てましょう。

「D/一日の献立例」に、一日1600kcal、塩分6g程度になるように朝食、昼食、夕食を組み合わせた一日の献立を紹介しています。最初のうちは、それを参考にしてもよいでしょう。慣れてきたら、自分で好きな献立を組み合わせて、栄養バランスのとれた一日の献立を実践しましょう。

また、「E/献立例」には、各献立の主菜、あるいはメインになる料理に対して、そのほかのおかずを組み合わせたバリエーションを紹介しています。これを利用すると、また違う献立が楽しめます。

161〜177ページの「春夏秋冬献立カレンダー」に、14ページ以降に紹介してある本書のすべての料理を使って、一日1600kcal、塩分6g程度で、栄養バランスがとれるように組み合わせた献立を紹介しています。これも一食分の料理の組み合わせや、一日分の献立の組み合わせのバリエーションとして活用してください。

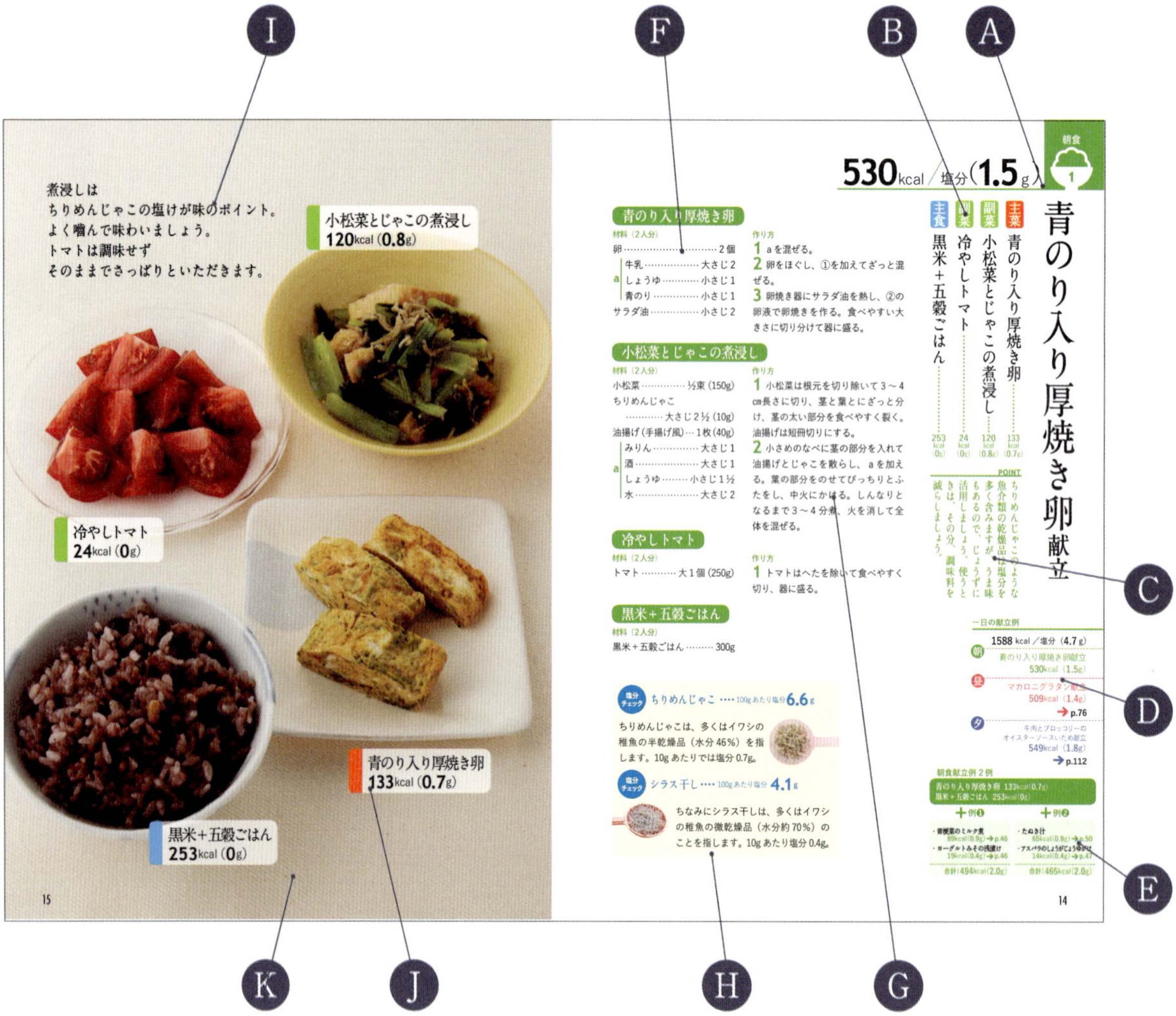

朝食 1

青のり入り厚焼き卵献立

530kcal／塩分(1.5g)

主菜 青のり入り厚焼き卵……133kcal(0.7g)
副菜 小松菜とじゃこの煮浸し……120kcal(0.8g)
副菜 冷やしトマト……24kcal(0g)
主食 黒米＋五穀ごはん……253kcal(0g)

POINT
ちりめんじゃこのような魚介類の乾燥品は塩分を多く含みますが、うま味もあるので、じょうずに活用しましょう。使うときは、その分、調味料を減らしましょう。

一日の献立例
1588 kcal／塩分(4.7g)
朝 青のり入り厚焼き卵献立 530kcal(1.5g)
昼 マカロニグラタン献立 509kcal(1.4g) → p.76
夕 牛肉とブロッコリーのオイスターソースいため献立 549kcal(1.8g) → p.112

朝食献立例2例
青のり入り厚焼き卵 133kcal(0.7g)
黒米＋五穀ごはん 253kcal(0g)

＋例❶
・青梗菜のミルク煮 89kcal(0.9g) → p.46
・ヨーグルトみその浅漬け 19kcal(0.4g) → p.46
合計：494kcal(2.0g)

＋例❷
・たぬき汁 65kcal(0.9g) → p.50
・アスパラのしょうがじょうゆがけ 14kcal(0.4g) → p.47
合計：465kcal(2.0g)

青のり入り厚焼き卵

材料(2人分)
卵……2個
a 牛乳……大さじ2
a しょうゆ……小さじ1
a 青のり……小さじ1
サラダ油……小さじ2

作り方
1 aを混ぜる。
2 卵をほぐし、①を加えてざっと混ぜる。
3 卵焼き器にサラダ油を熱し、②の卵液で卵焼きを作る。食べやすい大きさに切り分けて器に盛る。

小松菜とじゃこの煮浸し

材料(2人分)
小松菜……½束(150g)
ちりめんじゃこ……大さじ2½(10g)
油揚げ(手揚げ風)…1枚(40g)
a みりん……大さじ1
a 酒……大さじ1
a しょうゆ……小さじ1½
a 水……大さじ2

作り方
1 小松菜は根元を切り除いて3〜4cm長さに切り、茎と葉とにざっと分け、茎の太い部分を食べやすく裂く。油揚げは短冊切りにする。
2 小さめのなべに茎の部分を入れて油揚げとじゃこを散らし、aを加える。葉の部分をのせてぴっちりとふたをし、中火にかける。しんなりとなるまで3〜4分煮、火を消して全体を混ぜる。

冷やしトマト

材料(2人分)
トマト……大1個(250g)

作り方
1 トマトはへたを除いて食べやすく切り、器に盛る。

黒米＋五穀ごはん

材料(2人分)
黒米＋五穀ごはん……300g

塩分チェック ちりめんじゃこ…100gあたり塩分6.6g
ちりめんじゃこは、多くはイワシの稚魚の半乾燥品(水分46%)を指します。10gあたりでは塩分0.7g。

塩分チェック シラス干し…100gあたり塩分4.1g
ちなみにシラス干しは、多くはイワシの稚魚の微乾燥品(水分約70%)のことを指します。10gあたり塩分0.4g。

14

煮浸しはちりめんじゃこの塩けが味のポイント。よく噛んで味わいましょう。トマトは調味せずそのままでさっぱりといただきます。

小松菜とじゃこの煮浸し 120kcal(0.8g)

冷やしトマト 24kcal(0g)

青のり入り厚焼き卵 133kcal(0.7g)

黒米＋五穀ごはん 253kcal(0g)

15

Ⓐ 献立名と献立の栄養価

献立名と献立の1人分の総エネルギー量と総塩分量を示しています。塩分は「塩分相当量」のことです。

Ⓑ 献立表と料理の栄養価

献立の各料理名と料理ごとの1人分のエネルギー量と塩分量を示しています。

Ⓒ 減塩のポイント

掲載した料理や献立の減塩ポイントを示しています。

Ⓓ 一日の献立例

本書に掲載の、朝食、昼食、夕食の献立ごとに、一日分の献立として組み合わせ例を1例紹介しています。

Ⓔ 献立例

献立の主菜、あるいはメインになる料理に、そのほかのおかずを組み合わせた献立を2例ずつ紹介しています。

Ⓕ 材料表

朝食、昼食、夕食の献立と単品料理、すべて2人分です。

1カップ＝200mℓ、大さじ1＝15mℓ、小さじ1＝5mℓの計量カップ・スプーンを使っています。「ミニ」とは、ミニスプーンのことで、容量1mℓが計れる計量スプーンのことです。この本で使用したおもな調味料やだしについては9ページを参照してください。

そのほかの調味料の計量カップ・スプーンの重量と塩分については154～157ページに詳細を載せました。

○個、○束、○枚などの概量は、あくまでも目安です。材料は( )内の重量どおりに用意しましょう。

Ⓖ 作り方

電子レンジの加熱時間は500Wのものを使用した場合のものです。600Wのものを使う場合は表記の加熱時間の1.5割減にしてください。

Ⓗ コラム

減塩に役立つ情報を紹介しています。

Ⓘ 料理および献立のポイント

減塩するための料理のポイントや献立を立てるポイントを紹介。

Ⓙ 料理の種類と料理名と栄養価

料理の種類を色で示しています。

- 主食　主食
- 主菜　主菜
- 副菜　副菜
- 汁物　汁物
- 飲み物　飲み物
- デザート　デザート

料理名と1人分のエネルギー量と塩分量を示しています。

Ⓚ 料理写真

掲載の料理は、すべて1人分を盛りつけています。食べる量の目安にしてください。

朝食のとり方アドバイス

減塩を始めるならまずは、朝食から始めましょう

一日のうちで最も減塩の効果があるのは、朝食といわれています。

朝食に塩分を多くとると日中の血圧が上がりやすいという報告もあります。ですので、まず減塩は朝食からとり組んでみましょう。

ただし、朝食を食べる習慣のない方には、手軽なものからでもよいので、少しずつ食べることをおすすめします。というのは、朝食を食べることで、いろいろな効果があるからです。

朝食を抜くと肥満になりやすい

朝食を食べることで人間が持っている時計遺伝子がリセットされて、体が効率よく動き始めることがわかってきています。

反対に朝食を抜くと、肥満になりやすいのです。これは、朝食を食べないと、人体はエネルギー節約反応を起こして、体表面温度が上がりにくくなるた

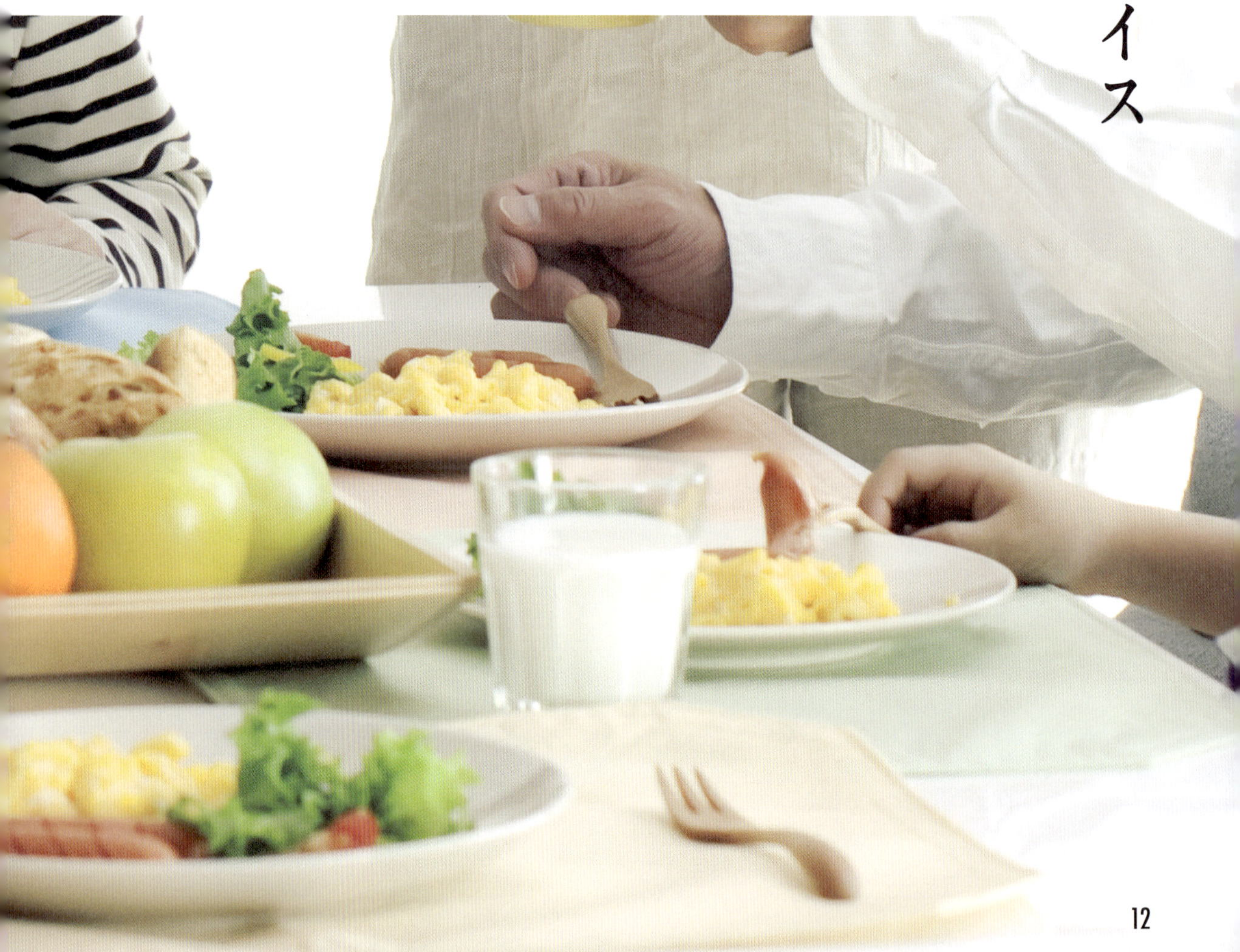

めです。さらに、体内の血糖値を上げるため、筋肉をとりくずして肝臓で新しい糖を作ることになります。これは体力の低下にもつながります。

また、昼食までにお腹がすきすぎて、その反動で昼食をたくさん食べたくなるため、必要以上のエネルギーをとってしまいがちになり、そのために体は余分なエネルギーを脂肪に変えやすくなります。

朝食を抜くと、飢餓が続く可能性を体が感じて運動がおっくうになり、今度は活動量が下がってしまい、さらに太りやすくなっていくという仕組みがあるのです。

朝食は一日の活力の源になる

朝食では、だいたい1食350〜500kcalを目安に食べるようにしていくと、一日の活力ともなり、たいへん効率よく体を動かすことができるようになります。

朝食を脂肪の多いファストフードなどで代用すると、体に脂肪を蓄積しやすくなることもわかってきています。朝食は、塩分以外に食事制限がない人の場合は、脂肪は少なく、たんぱく質は適正量の20〜30g程度、糖質はでんぷん質の多いものが理想とされています。

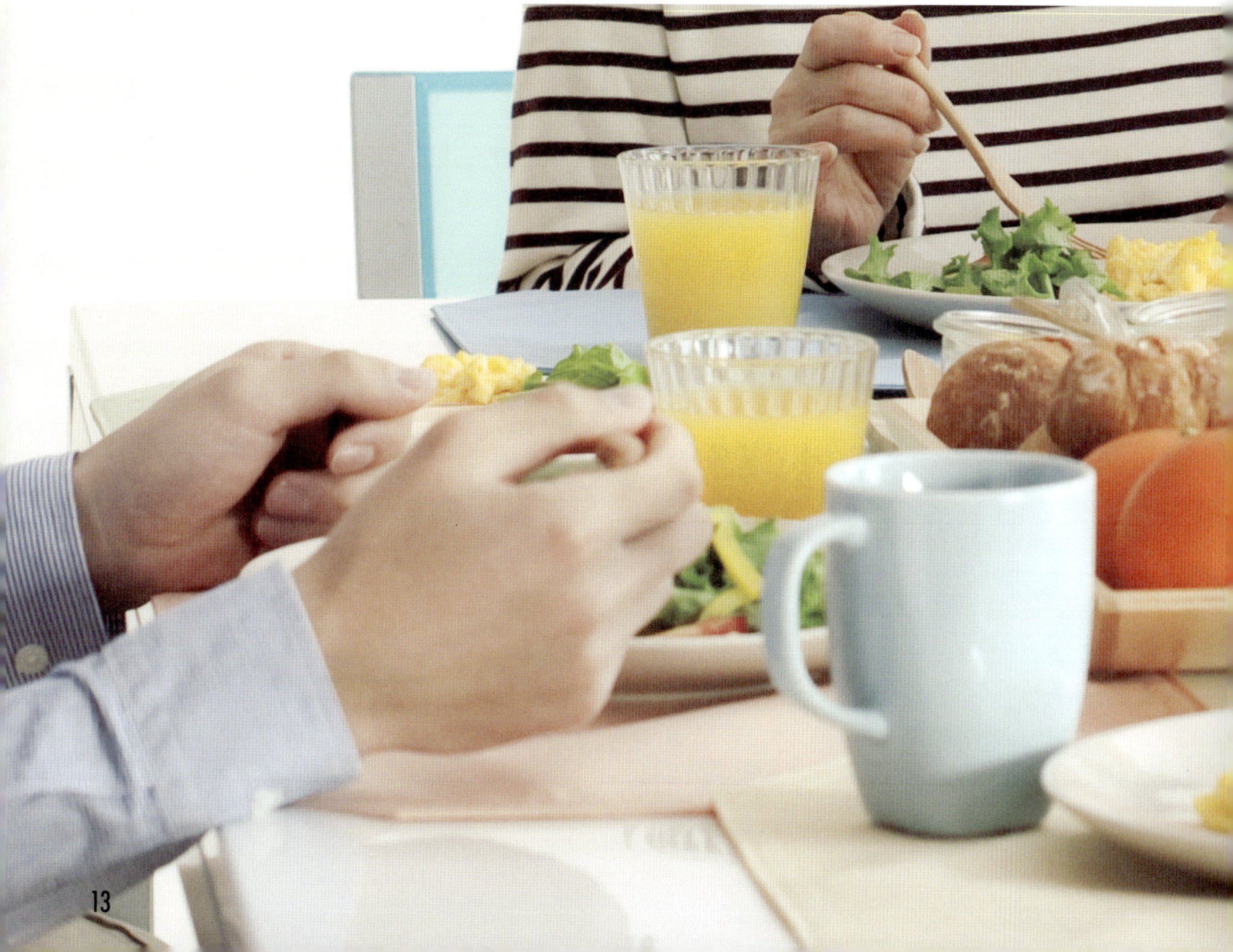

530kcal／塩分（1.5g）

青のり入り厚焼き卵献立

主菜	青のり入り厚焼き卵	133kcal（0.7g）
副菜	小松菜とじゃこの煮浸し	120kcal（0.8g）
副菜	冷やしトマト	24kcal（0g）
主食	黒米＋五穀ごはん	253kcal（0g）

POINT

ちりめんじゃこのような魚介類の乾燥品は塩分を多く含みますが、うま味もあるので、じょうずに活用しましょう。使うときは、その分、調味料を減らしましょう。

青のり入り厚焼き卵

材料（2人分）

- 卵……2個
- a 牛乳……大さじ2
- a しょうゆ……小さじ1
- a 青のり……小さじ1
- サラダ油……小さじ2

作り方

1 aを混ぜる。

2 卵をほぐし、①を加えてざっと混ぜる。

3 卵焼き器にサラダ油を熱し、②の卵液で卵焼きを作る。食べやすい大きさに切り分けて器に盛る。

小松菜とじゃこの煮浸し

材料（2人分）

- 小松菜……½束（150g）
- ちりめんじゃこ……大さじ2½（10g）
- 油揚げ（手揚げ風）…1枚（40g）
- a みりん……大さじ1
- a 酒……大さじ1
- a しょうゆ……小さじ1½
- a 水……大さじ2

作り方

1 小松菜は根元を切り除いて3～4cm長さに切り、茎と葉とにざっと分け、茎の太い部分を食べやすく裂く。油揚げは短冊切りにする。

2 小さめのなべに茎の部分を入れて油揚げとじゃこを散らし、aを加える。葉の部分をのせてぴっちりとふたをし、中火にかける。しんなりとなるまで3～4分煮、火を消して全体を混ぜる。

冷やしトマト

材料（2人分）

- トマト……大1個（250g）

作り方

1 トマトはへたを除いて食べやすく切り、器に盛る。

黒米＋五穀ごはん

材料（2人分）

- 黒米＋五穀ごはん……300g

塩分チェック **ちりめんじゃこ** ……100gあたり塩分 **6.6g**

ちりめんじゃこは、多くはイワシの稚魚の半乾燥品（水分46%）を指します。10gあたり塩分0.7g。

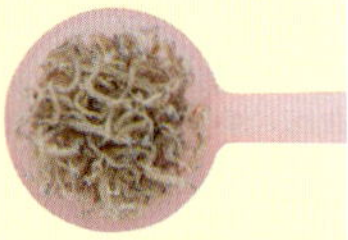

塩分チェック **シラス干し** ……100gあたり塩分 **4.1g**

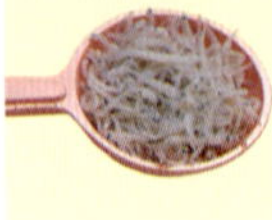

ちなみにシラス干しは、多くはイワシの稚魚の微乾燥品（水分約70%）のことを指します。10gあたり塩分0.4g。

一日の献立例

1588kcal／塩分（4.7g）

- 朝 青のり入り厚焼き卵献立 530kcal（1.5g）
- 昼 マカロニグラタン献立 509kcal（1.4g） →p.76
- 夕 牛肉とブロッコリーのオイスターソースいため献立 549kcal（1.8g） →p.112

朝食献立例2例

青のり入り厚焼き卵 133kcal（0.7g）
黒米＋五穀ごはん 253kcal（0g）

＋例❶
- 青梗菜のミルク煮 89kcal（0.9g） →p.46
- ヨーグルトみその浅漬け 19kcal（0.4g） →p.46

合計：494kcal（2.0g）

＋例❷
- アスパラのしょうがじょうゆがけ 14kcal（0.4g） →p.47
- たぬき汁 65kcal（0.9g） →p.50

合計：465kcal（2.0g）

煮浸しは
ちりめんじゃこの塩けが味のポイント。
よく噛んで味わいましょう。
トマトは調味せず
そのままでさっぱりといただきます。

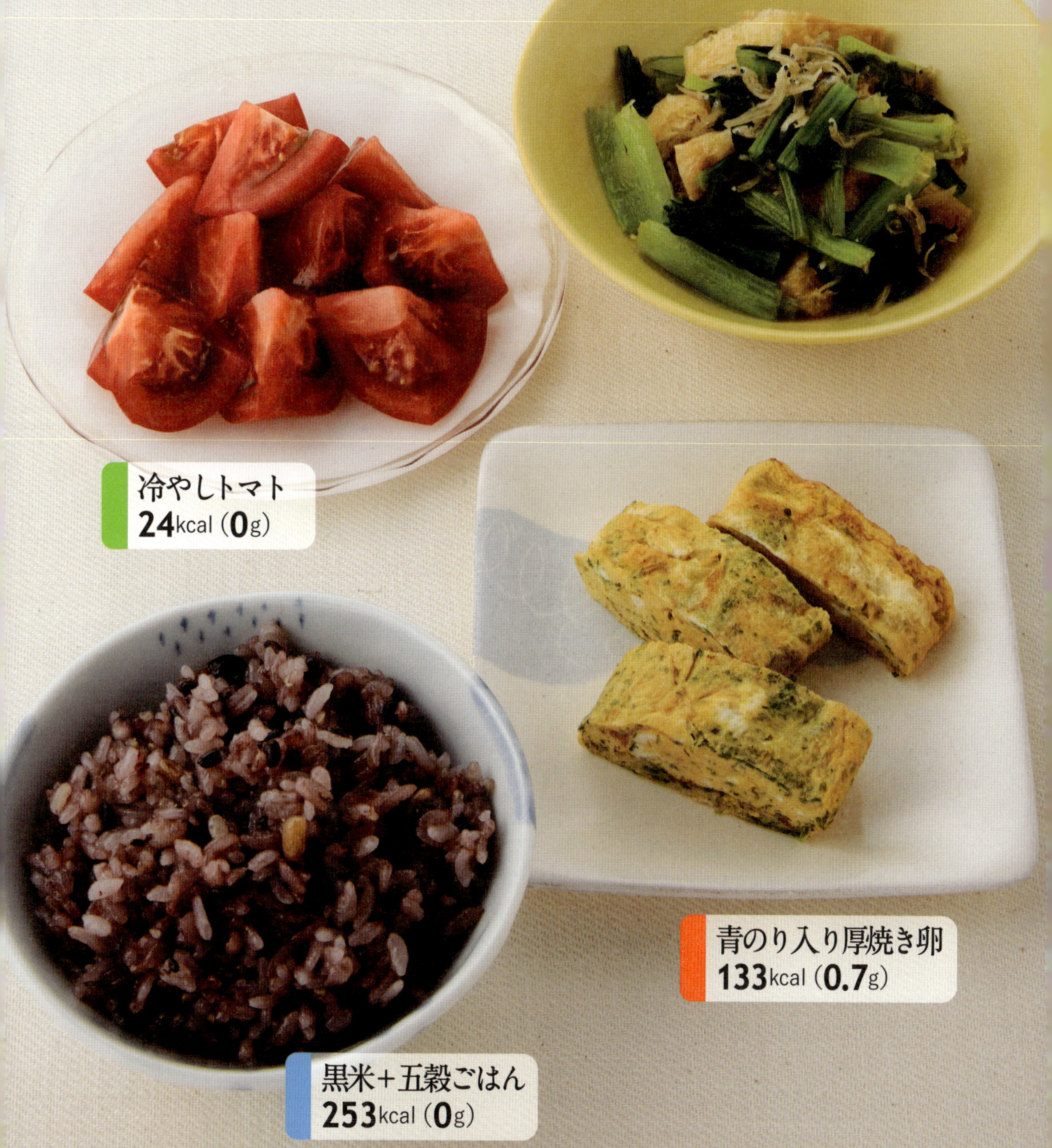

小松菜とじゃこの煮浸し
120kcal (0.8g)

冷やしトマト
24kcal (0g)

青のり入り厚焼き卵
133kcal (0.7g)

黒米+五穀ごはん
253kcal (0g)

巣ごもり卵献立

459kcal／塩分（1.9g）

- 主菜・副菜　巣ごもり卵……166kcal（1.2g）
- 汁物　豆腐とわかめのみそ汁……41kcal（0.8g）
- 主食　麦ごはん……252kcal（0g）

POINT

巣ごもり卵は、器に盛ってから塩とこしょうをふります。塩がとけないうちに食べるようにしましょう。そうすると少量の塩でも、塩の味がはっきりと感じられて、満足感があります。

巣ごもり卵

材料（2人分）

- 卵……2個
- もやし……1袋（200g）
- 小ねぎ……10本（50g）
- ミニトマト……5個（50g）
- サラダ油……大さじ1
- 塩……小さじ⅓
- あらびき黒こしょう……少量

作り方

1 小ねぎは3㎝長さの斜め切りに切る。ミニトマトはへたを除いて4等分に切る。

2 フライパンにサラダ油を熱してもやしと小ねぎを順に加えてはいため、半量の塩で調味する。くぼみを2か所作って卵を割り入れ、野菜の上にミニトマトを散らしてふたをし、2～3分ほど蒸し焼きにする。

3 器に盛って卵に残りの塩をふり、野菜にこしょうをふる。

豆腐とわかめのみそ汁

材料（2人分）

- 絹ごし豆腐……⅓丁（100g）
- もどしたわかめ……10g
- ねぎ……10㎝（10g）
- だし……1¼カップ
- みそ……小さじ1½

作り方

1 豆腐はさいの目に切る。わかめは一口大に切る。

2 ねぎは小口切りにする。

3 小なべにだしを温め、①を加えて火を通す。②を加え、みそをとき入れる。

麦ごはん

材料（2人分）

- 麦ごはん……300g

塩分チェック　卵……100gあたり塩分**0.4g**

卵自体にも塩分を含んでいます。卵1個（55g）で塩分0.2gです。

塩分チェック　カットわかめ（乾燥）……100gあたり塩分**24.1g**

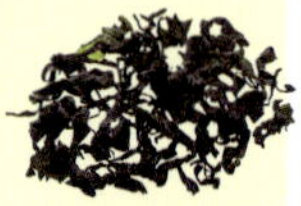

カットわかめ（乾）はたいへん塩分が高い食品です。乾燥のまま汁物に入れると1gでも塩分0.2gを加えたことになります。水でもどして水けを絞ってから使いましょう。もどすと12倍になり、もどしたわかめ10～12g中の塩分はほぼ0gです。

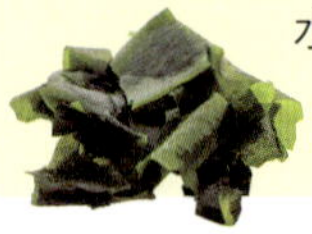

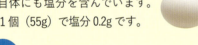

一日の献立例

1591 kcal／塩分（5.6g）

- 朝　巣ごもり卵献立　459kcal（1.9g）
- 昼　ラタトゥイユ献立　470kcal（1.6g）→p.70
- 夕　豆腐ハンバーグ献立　662kcal（2.1g）→p.130

朝食献立例2例

巣ごもり卵 166kcal（1.2g）
麦ごはん 252kcal（0g）

＋例❶

- 冷やしトマト　24kcal（0g）→p.14
- なすとみょうがのみそ汁　27kcal（0.9g）→p.38

合計：469kcal（2.1g）

＋例❷

- 小松菜のごまあえ　77kcal（0.4g）→p.124
- とろろこんぶのすまし汁　8kcal（0.5g）→p.40

合計：503kcal（2.1g）

巣ごもり卵は、フライパン1つで主菜と副菜をいっぺんに作れます。朝食にはおすすめの料理。卵をソースにして、野菜にからめながら食べましょう。

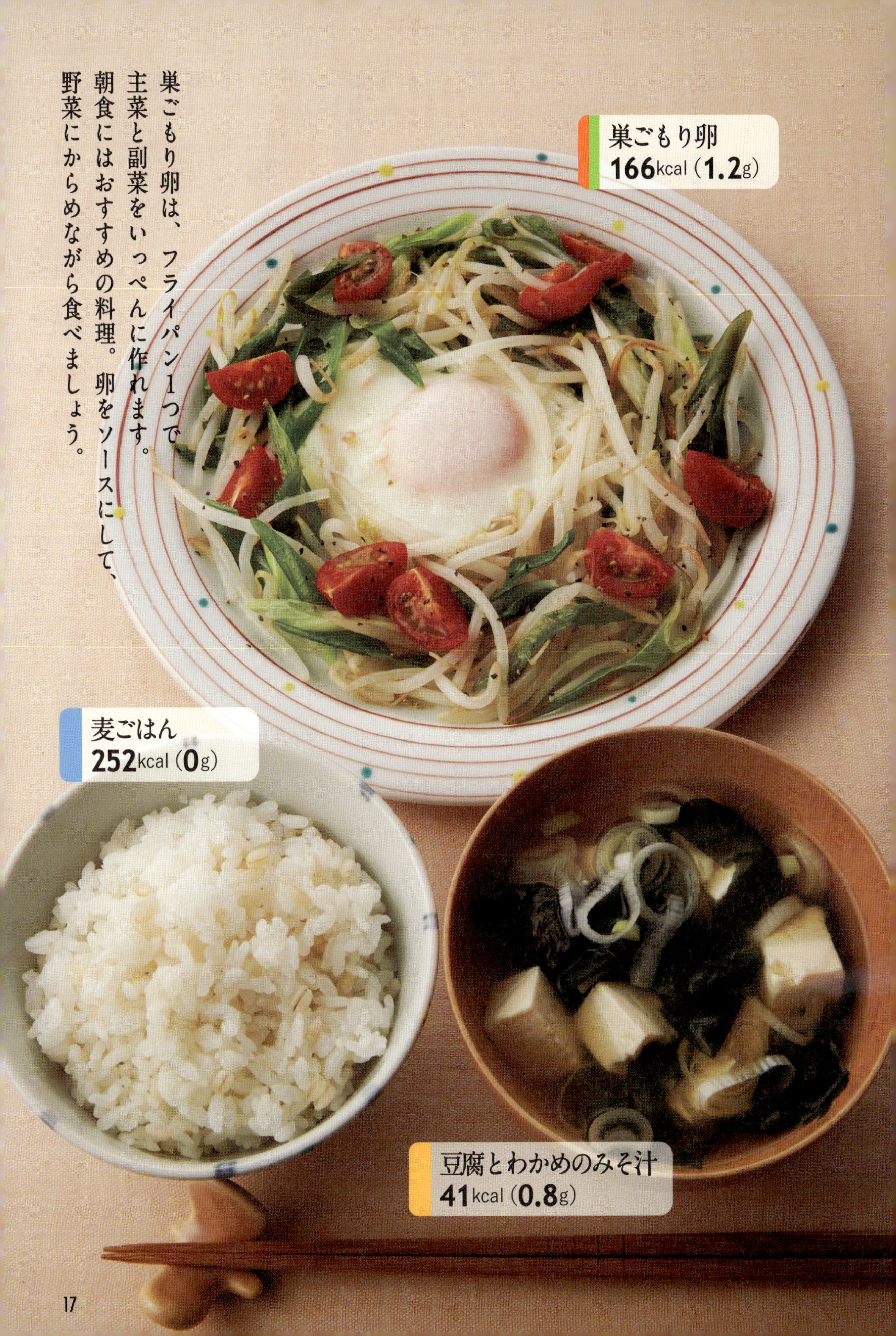

巣ごもり卵
166kcal (1.2g)

麦ごはん
252kcal (0g)

豆腐とわかめのみそ汁
41kcal (0.8g)

ポーチドエッグ献立

424kcal／塩分（1.8g）

主菜	ポーチドエッグ	176kcal（0.5g）
副菜	ブロッコリーのシンプルサラダ	78kcal（0.6g）
主食	イングリッシュマフィン	137kcal（0.7g）
飲み物	ホットコーヒー	8kcal（0g）
デザート	オレンジ	26kcal（0g）

POINT

意外と簡単なポーチドエッグ。酢を入れた湯に卵を割り入れてふわふわした白身を卵に寄せるだけ。朝食の卵料理のレパートリーにぜひ！

ポーチドエッグ

材料（2人分）

- 卵……………………2個
- 水……………3カップ
- 酢……………大さじ1
- キャベツ‥1～2枚(100g)
- a マヨネーズ……大さじ2
- a 牛乳…………小さじ2
- パプリカパウダー……少量

作り方

1 ポーチドエッグを作る。なべに水を入れて火にかけ、沸騰したら中火にして酢を加える（ゆで湯）。卵1個を小さな器に割り入れてから、ゆで湯に静かに流し入れ、卵白が白くなりはじめたら、卵白で卵黄を包むようにしてまとめる。そのまま好みのかたさになるまで3～5分ゆで、ふきんを敷いた平らなざるに移して水けをとる。残りの1個も同様にする。

2 キャベツはゆでて細切りにする。

3 aを混ぜる（ソース）。

4 器に②を敷いて①をのせる。③をかけ、パプリカパウダーをふる。

ブロッコリーのシンプルサラダ

材料（2人分）

- ブロッコリー…………1株分(150g)
- 塩…………ミニスプーン1
- オリーブ油………大さじ1

作り方

1 ブロッコリーは小房に分け、ゆでて湯をきる。

2 器に盛って塩をふり、オリーブ油をかける。

イングリッシュマフィン

材料（2人分）

- イングリッシュマフィン……………2個(120g)

作り方

1 イングリッシュマフィンは2つに割って厚みを半分にする。オーブントースターで焼き色がつくまで焼く。

ホットコーヒー

材料（2人分）

- ホットコーヒー……2カップ

オレンジ

材料（2人分）

- オレンジ（6つに割る）……………1個(220g)

一日の献立例

1511 kcal／塩分（5.7g）

朝 ポーチドエッグ献立 424kcal（1.8g）

昼 鶏つくね焼き献立 466kcal（1.7g） →p.62

夕 サバの塩焼き献立 621kcal（2.2g） →p.122

朝食献立例２例

ポーチドエッグ 176kcal(0.5g)

＋例❶

- アスパラガスサラダ 78kcal(0.4g)→p.20
- クロワッサン(1個40g) 179kcal(0.5g)

合計：433kcal(1.4g)

＋例❷

- ほうれん草ときのこのソテー 63kcal(0.3g)→p.48
- イングリッシュマフィン 137kcal(0.7g)→p.18
- 牛乳 141kcal(0.2g)→p.24

合計：517kcal(1.7g)

ポーチドエッグは半熟に仕上げて、ソース代わりにします。パンの上にのせるとエッグベネディクト風になります。

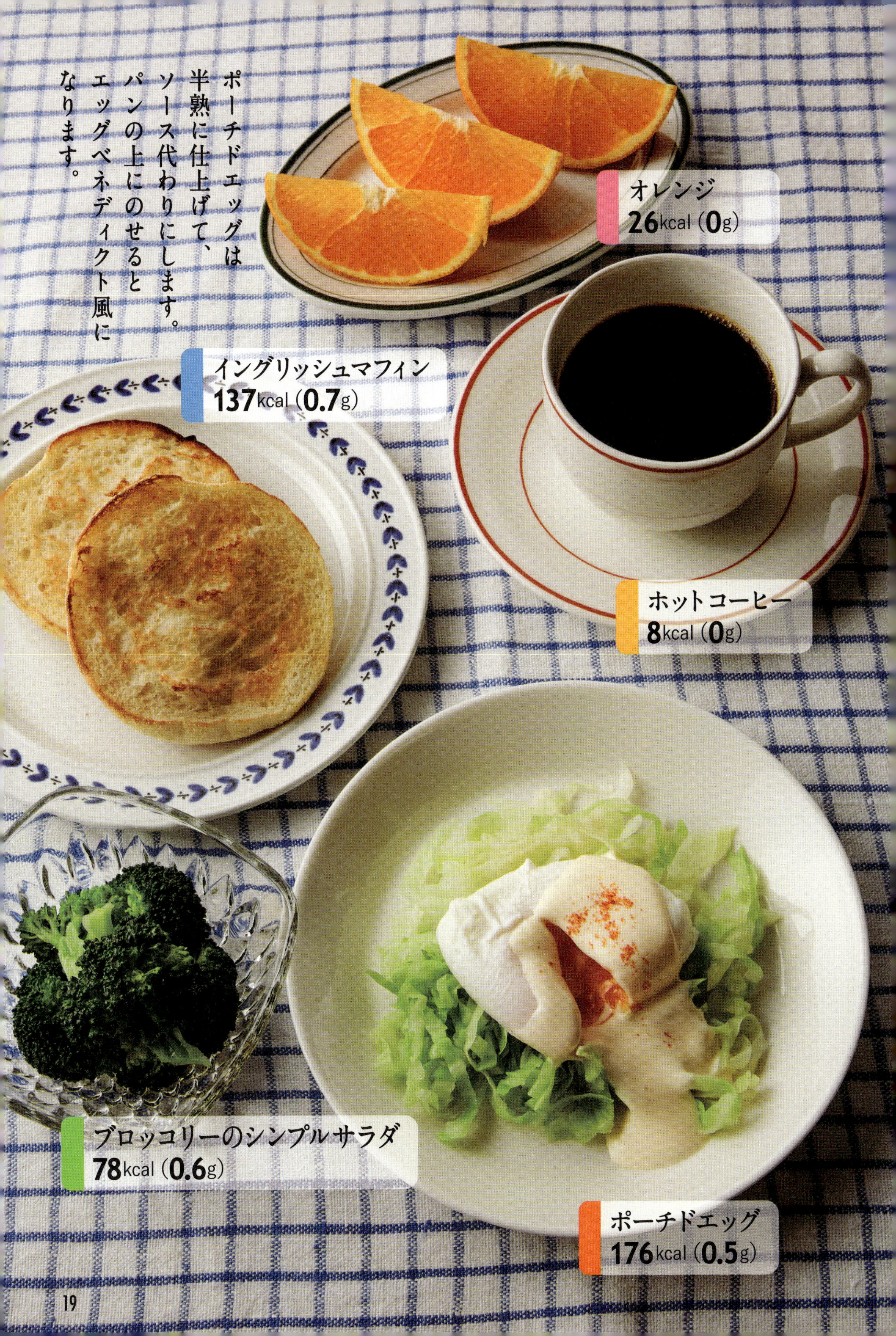
オレンジ
26kcal（0g）
イングリッシュマフィン
137kcal（0.7g）
ホットコーヒー
8kcal（0g）
ブロッコリーのシンプルサラダ
78kcal（0.6g）
ポーチドエッグ
176kcal（0.5g）

ミニトマト入りスクランブルエッグ献立

479kcal／塩分（1.3g）

- 主菜 ミニトマト入り スクランブルエッグ……158 kcal（0.2g）
- 副菜 アスパラガスとレタスのサラダ 粒マスタード風味……78 kcal（0.4g）
- 主食 シナモントースト……169 kcal（0.6g）
- 飲み物 カフェオレ……74 kcal（0.1g）

POINT

スクランブルエッグには塩を使いません。ミニトマトのうま味、ハーブの香り、バターのこくでいただきます。

ミニトマト入りスクランブルエッグ

材料（2人分）

- 卵……2個
- a 牛乳……大さじ4
- a こしょう……少量
- ミニトマト……6～7個（60g）
- 好みのハーブ（ローズマリーなど）……適量
- バター（食塩不使用）……大さじ1

作り方

1 ボールに卵を割り入れ、aを加えてよく混ぜる。
2 ミニトマトはへたを除いて半分に切る。ハーブはあらく刻む。
3 フライパンを火にかけてバターをとかして②をいためる。しんなりとなったら①を加えて弱火にし、混ぜながら、半熟状になるまで加熱する。

アスパラガスとレタスのサラダ 粒マスタード風味

材料（2人分）

- グリーンアスパラガス……5本（100g）
- レタス……2枚（50g）
- a 酢……小さじ2
- a 塩……ミニスプーン½
- a サラダ油……大さじ1
- a 粒入りマスタード 小さじ1

作り方

1 アスパラガスは根元を切り除き、下1/3の皮をピーラーでむく。3cm長さの斜め切りにし、色よくゆでてざるにあげる。
2 レタスは一口大にちぎる。
3 ボールにaを入れて混ぜ（ドレッシング）、①②を加えてあえる。

シナモントースト

材料（2人分）

- 食パン（8枚切り）……2枚（90g）
- バター（食塩不使用）……小さじ2（8g）
- 砂糖……大さじ1強（10g）
- シナモンパウダー……適量

作り方

1 食パンはオーブントースターで焼き色がつくまで焼く。
2 熱いうちにバターを片面に塗り、砂糖とシナモンをふる。

カフェオレ

材料（2人分）

- 熱いコーヒー……1カップ
- 牛乳……1カップ

作り方

1 牛乳は温める。
2 カップにコーヒーを注ぎ、①を加えて混ぜる。

一日の献立例

1567 kcal／塩分（4.3g）

- 朝 ミニトマト入りスクランブルエッグ献立 479kcal（1.3g）
- 昼 和風パスタ献立 502kcal（1.9g） →p.74
- 夕 ロールキャベツ献立 586kcal（1.1g） →p.104

朝食献立例2例

ミニトマト入りスクランブルエッグ 158kcal（0.2g）

＋例❶
- かぶとベーコンのスープ煮 96kcal（0.8g）→p.95
- レーズンパン 161kcal（0.6g）→p.34

合計：415kcal（1.6g）

＋例❷
- 水菜とレタスのしょうがドレッシングサラダ 72kcal（0.3g）→p.64
- バターロール 190kcal（0.7g）→p.24

合計：420kcal（1.3g）

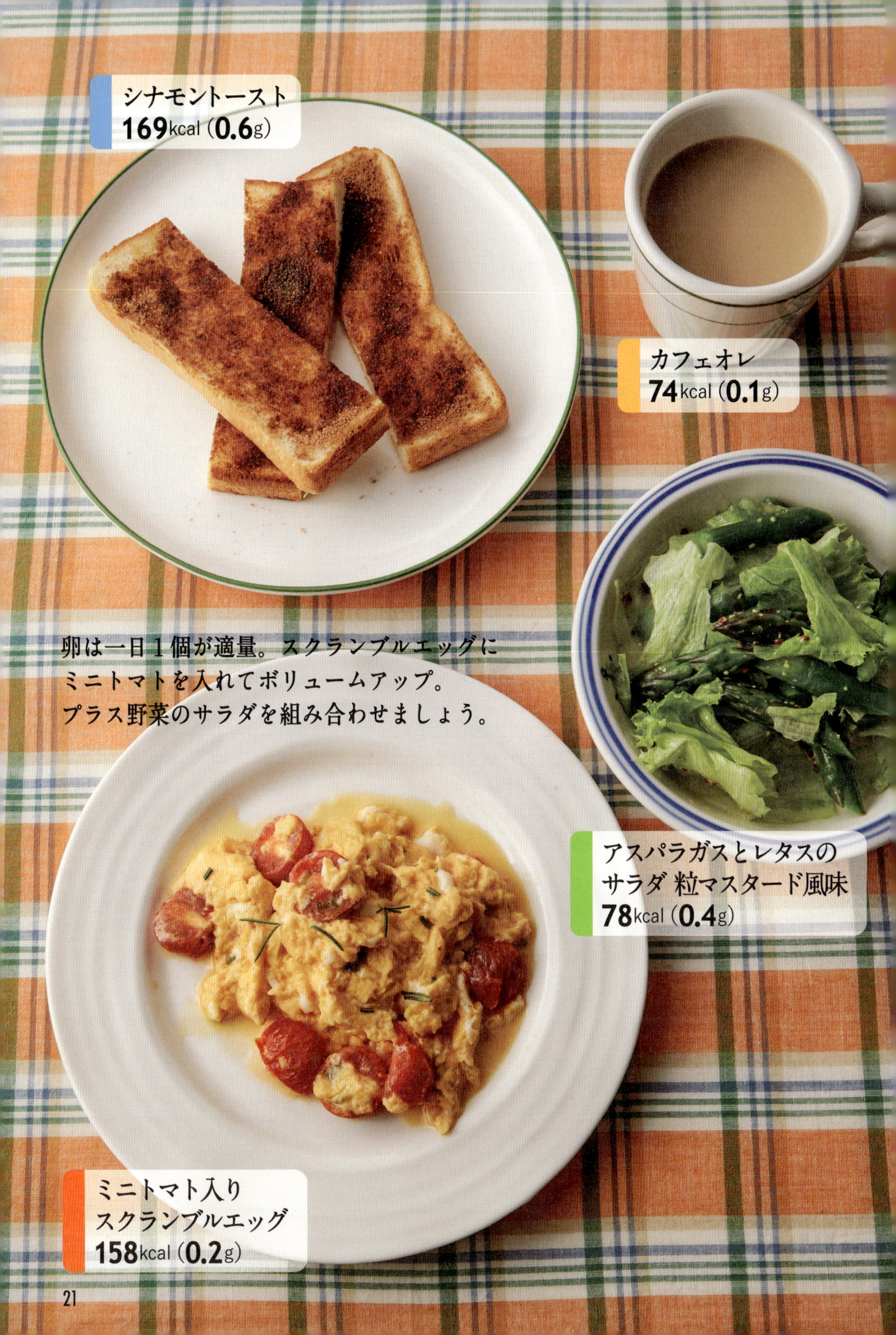

シナモントースト
169kcal（0.6g）

カフェオレ
74kcal（0.1g）

アスパラガスとレタスのサラダ 粒マスタード風味
78kcal（0.4g）

卵は一日１個が適量。スクランブルエッグにミニトマトを入れてボリュームアップ。プラス野菜のサラダを組み合わせましょう。

ミニトマト入りスクランブルエッグ
158kcal（0.2g）

459kcal／塩分（1.7g）

オムレツ　野菜ソースがけ献立

- 主菜・副菜　オムレツ　野菜ソースがけ……187kcal（0.8g）
- 汁物　きのこのカレーミルクスープ……140kcal（0.3g）
- 主食　ライ麦パン……132kcal（0.6g）

POINT

カレー粉は、その香りと辛味でうす味を補います。いつものミルクスープに入れると調味料を減らせるのはもちろん、格段においしくなります。

オムレツ　野菜ソースがけ

材料（2人分）

- 卵……2個
- こしょう……少量
- サラダ油……小さじ2
- トマト……1個（200g）
- ピーマン……1個（25g）
- オリーブ油……小さじ2
- 白ワイン……大さじ2
- 塩……ミニスプーン1
- こしょう……少量

作り方

1 ボールに卵を割りほぐし、こしょうを加えて混ぜる（卵液）。フライパンにサラダ油半量を熱して卵液の半量を流し入れ、ふんわりとしたオムレツを作る。同様にもう1つ作る。

2 トマトはへたを除いて一口大の乱切りにする。ピーマンはへたと種を除いて乱切りにする。

3 フライパンにオリーブ油を熱して②をいためる。全体に油がまわったら白ワインを加えていため、塩とこしょうで調味する（野菜ソース）。

4 器に①を盛り、③をかける。

きのこのカレーミルクスープ

材料（2人分）

- えのきたけ……½パック（50g）
- しめじ類……½パック（50g）
- バター（食塩不使用）……小さじ2½（10g）
- 小麦粉……大さじ1
- カレー粉……小さじ1
- a 熱湯……1カップ
- a 固形ブイヨン……⅕個
- 牛乳……1カップ
- パセリのみじん切り……少量

作り方

1 えのきは石づきを除いて3cm長さに切る。しめじは石づきを除いて小房に分ける。

2 なべにバターを入れて弱火にかけてとかし、小麦粉をふり入れて混ぜる。サラサラとして液状のようになったらカレー粉を加えてさらに混ぜながらいためる。

3 aのブイヨンを②に少しずつ加えながら、だまができないよう、なじませながら混ぜる。①を加えて5分煮、牛乳を加えてひと煮する。

4 器に盛り、パセリをふる。

ライ麦パン

材料（2人分）

- ライ麦パン……2枚（100g）

減塩ポイント　カレー粉……小さじ1（2g）塩分 0g

カレー粉は、塩分はほぼ0gで、その香りと辛味でうす味を補うので、減塩したいときは重宝する香辛料です。

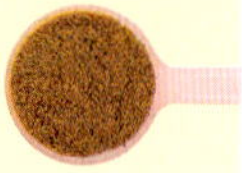

一日の献立例

1553 kcal／塩分（5.6g）

- 朝　オムレツ 野菜ソースがけ献立　459kcal（1.7g）
- 昼　レンジおこわ献立　485kcal（2.1g）→p.80
- 夕　肉じゃが献立　609kcal（1.8g）→p.98

朝食献立例 2例

オムレツ　野菜ソースがけ 187kcal（0.8g）

＋例❶	＋例❷
・コールスローサラダ 136kcal（0.4g）→p.47	・アサリのミルクスープ 197kcal（0.5g）→p.52
・ライ麦パン 132kcal（0.6g）→p.22	・食パン（45g） 119kcal（0.6g）→p.126
合計：455kcal（1.8g）	合計：503kcal（1.9g）

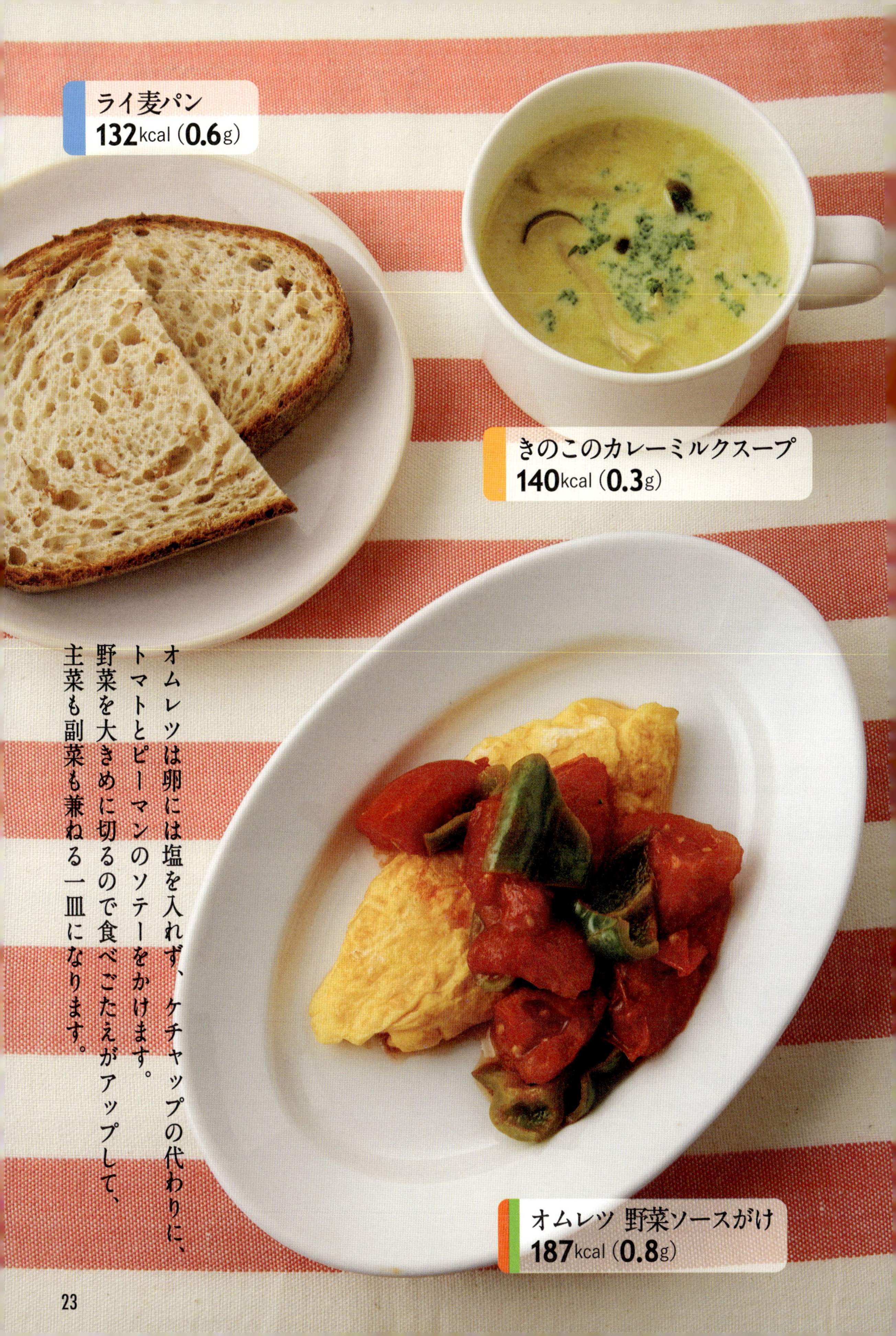
ライ麦パン
132kcal (0.6g)
きのこのカレーミルクスープ
140kcal (0.3g)
オムレツ 野菜ソースがけ
187kcal (0.8g)

オムレツは卵には塩を入れず、ケチャップの代わりに、トマトとピーマンのソテーをかけます。野菜を大きめに切るので食べごたえがアップして、主菜も副菜も兼ねる一皿になります。

ハムエッグ献立

573kcal／塩分（2.3g）

- 主菜　ハムエッグ……159kcal（0.7g）
- 副菜　トマトの輪切りサラダ……84kcal（0.6g）
- 主食　バターロール……190kcal（0.7g）
- 飲み物　牛乳……141kcal（0.2g）

POINT

ハムエッグは塩をふらずにハムの塩味で食べます。減塩のロースハムを使うとさらに塩分を減らせます。

ハムエッグ

材料（2人分）

卵……2個
ハムの薄切り……4枚（40g）
サラダ油……小さじ2
こしょう……少量

作り方

1 フライパンにサラダ油を熱して卵を割り落とし、弱火で2～3分焼く。さらに湯を小さじ1ほど加えてふたをし、好みのかたさになるまで蒸し焼きにする（目玉焼き）。あいた所にハムを並べ入れ、軽く火を通す。

2 器にハムを並べて上に目玉焼きをのせ、こしょうをふる。

トマトの輪切りサラダ

材料（2人分）

［トマト……1個（200g）
　塩……ミニスプーン1
　こしょう……少量
玉ねぎ……¼個（50g）
パセリのみじん切り……少量
オリーブ油……大さじ1

作り方

1 トマトはへたを除いて8㎜厚さの輪切りにする。器に並べ、塩とこしょうをふる。

2 玉ねぎは薄切りにして①の上にのせる。パセリを散らし、オリーブ油をかける。

★玉ねぎは薄切りにしたあと、ふきんに包んでもみ、しんなりしたら水で洗って水けを絞ったものを使うのもよい。

バターロール

材料（2人分）

バターロール……4個（120g）

牛乳

材料（2人分）

牛乳……2カップ

塩分チェック

ロースハム……100gあたり塩分 **2.5g**
減塩ロースハム……100gあたり塩分 **0.6～2.1g**

ハム類は、塩分が多い食材に挙げられますが、うま味もあるので、じょうずに使いましょう。ロースハム1枚（10g）塩分0.3g。肉加工品（ハムやベーコンなど）は減塩タイプもありますので利用しましょう。減塩ロースハム1枚（10g）塩分0.1～0.2g

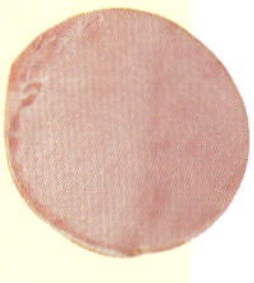

一日の献立例

1585 kcal／塩分（5.9 g）

- 朝　ハムエッグ献立　573kcal（2.3g）
- 昼　中国風そぼろごはん　レタス包み献立　474kcal（1.7g）　→p.82
- 夕　鶏肉の照り焼き献立　538kcal（1.9g）　→p.100

朝食献立例2例

ハムエッグ 159kcal（0.7g）

＋例❶
・ミネストローネスープ　153kcal（0.8g）→p.147
・食パン（60g）　158kcal（0.8g）→p.14
合計：470kcal（3.1g）

＋例❷
・きのこのカレーミルクスープ　140kcal（0.3g）→p.22
・シナモントースト　169kcal（0.6g）→p.20
合計：468kcal（1.6g）

パンや牛乳には塩分があり、ロールパン２個(60g)で塩分 0.7g、
牛乳１カップ（210g）で 0.2gになります。
朝食でよく使う食材ですので、知っておきましょう。

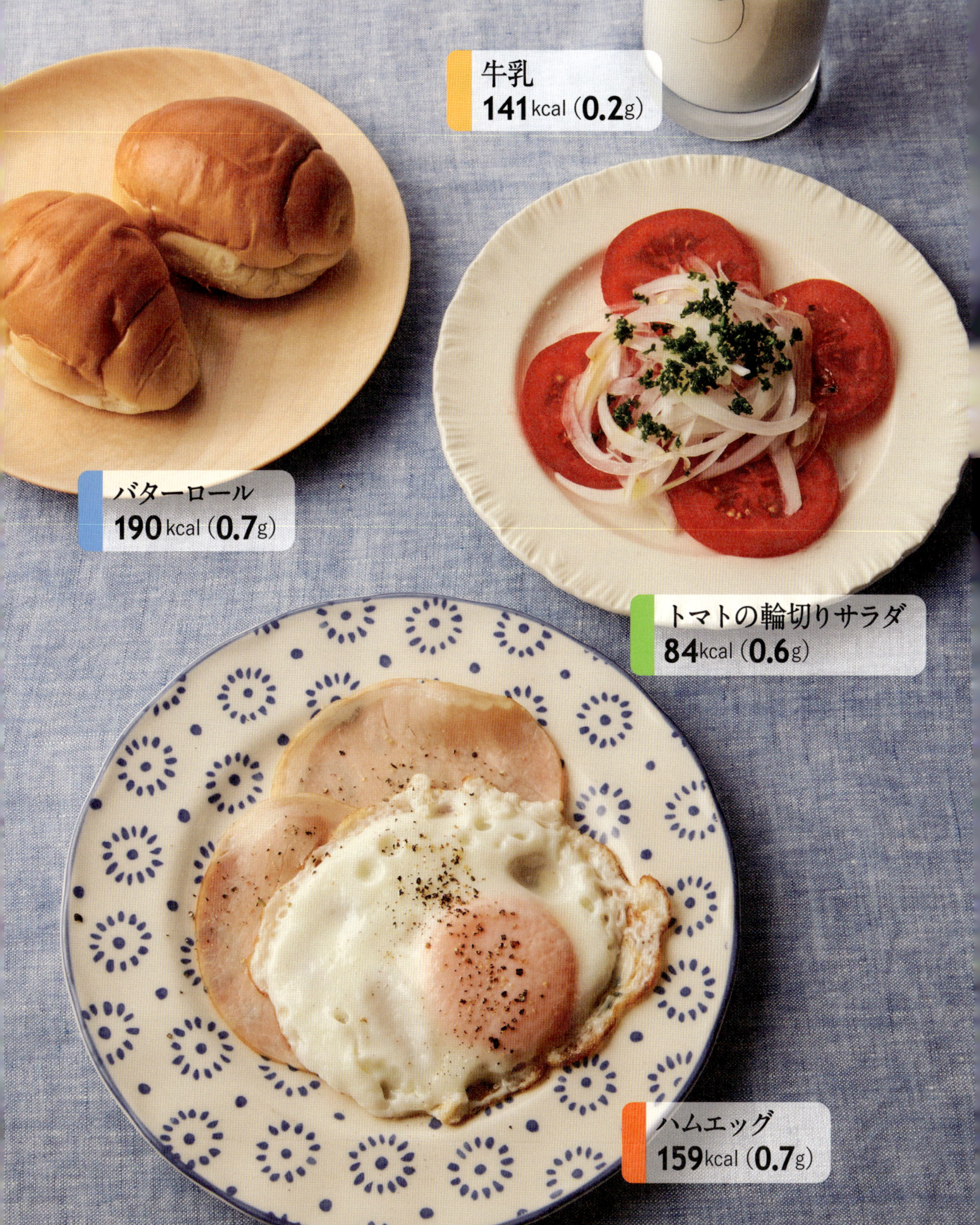
牛乳
141kcal（0.2g）
バターロール
190kcal（0.7g）
トマトの輪切りサラダ
84kcal（0.6g）
ハムエッグ
159kcal（0.7g）

400kcal／塩分（1.8g）

いり卵のおろしのせ献立

- 主菜　いり卵のおろしのせ……101kcal（0.5g）
- 副菜　豆苗とじゃこのいため物……56kcal（0.7g）
- 汁物　豆腐と油揚げのみそ汁……43kcal（0.7g）
- 主食　胚芽精米ごはん……200kcal（0g）

POINT
豆苗のいため物は、ちりめんじゃこの塩分を加味して調味料を加減しましょう。

いり卵のおろしのせ

材料（2人分）

卵……2個
a｜砂糖……小さじ½強
　｜塩……ミニスプーン¼
　｜酢……ミニスプーン1
　｜しょうゆ…ミニスプーン1
おろし大根……150g
しょうゆ……ミニスプーン1

作り方

1 ボールに卵を割り入れてよくほぐし混ぜる。aを加えてさらに混ぜる。
2 なべに①を流し入れて中火にかけ、菜箸《さいばし》を4～5本使って手早く混ぜる。半熟状になったら火を弱め、ポロポロになるまで混ぜる。
3 なべを火から下ろしてぬれぶきんの上に置き、さっくりと混ぜる。器に盛り、軽く水けをきったおろし大根をのせ、しょうゆを垂らす。

豆苗とじゃこのいため物

材料（2人分）

豆苗……1パック（100g）
ちりめんじゃこ
　……大さじ2½（10g）
サラダ油……大さじ½
a｜水……大さじ2
　｜酒……大さじ1
　｜塩……ミニスプーン½
　｜顆粒鶏がらだし
　｜　……ミニスプーン¼

作り方

1 豆苗は根元を切り除く。
2 フライパンにサラダ油を熱してちりめんじゃこを加えていため、①を加えてさっといためる。aを加えて全体をいため合わせる。

豆腐と油揚げのみそ汁

材料（2人分）

絹ごし豆腐……¼丁（75g）
油揚げ……¼枚（5g）
小ねぎ……4本（20g）
だし……1⅔カップ
田舎みそ……大さじ½

作り方

1 豆腐は1cm角に切る。油揚げは熱湯をまわしかけて油抜きし、2mm幅に切る。
2 小ねぎは小口切りにする。
3 小なべにだしを入れて温め、みそをとき入れる。①を加え、豆腐が浮いてきたら②を加えて火を消す。

胚芽精米ごはん

材料（2人分）

胚芽精米ごはん……240g

一日の献立例

1507 kcal／塩分（5.5g）

朝　いり卵のおろしのせ献立
400kcal（1.8g）

昼　じゃが芋とツナの重ね焼き献立
486kcal（1.5g）
→p.64

夕　サバの塩焼き献立
621kcal（2.2g）
→p.122

朝食献立例2例

いり卵のおろしのせ 101kcal（0.5g）
胚芽精米ごはん 200kcal（0g）

＋例❶
・厚揚げのオイスターソース煮
149kcal（1.0g）→p.91
・豆腐と三つ葉のスープ
29kcal（0.6g）→p.149
合計：479kcal（2.1g）

＋例❷
・青梗菜の練りごまあえ
61kcal（0.5g）→p.62
・ピーマンのピリ辛いため
43kcal（0.6g）→p.80
合計：405kcal（1.6g）

手早く作れるいり卵に、
火がすぐ通る豆苗を使ったいため物の献立は
見た目より手軽に作れます。

いり卵のおろしのせ
101kcal（0.5g）

豆苗とじゃこのいため物
56kcal（0.7g）

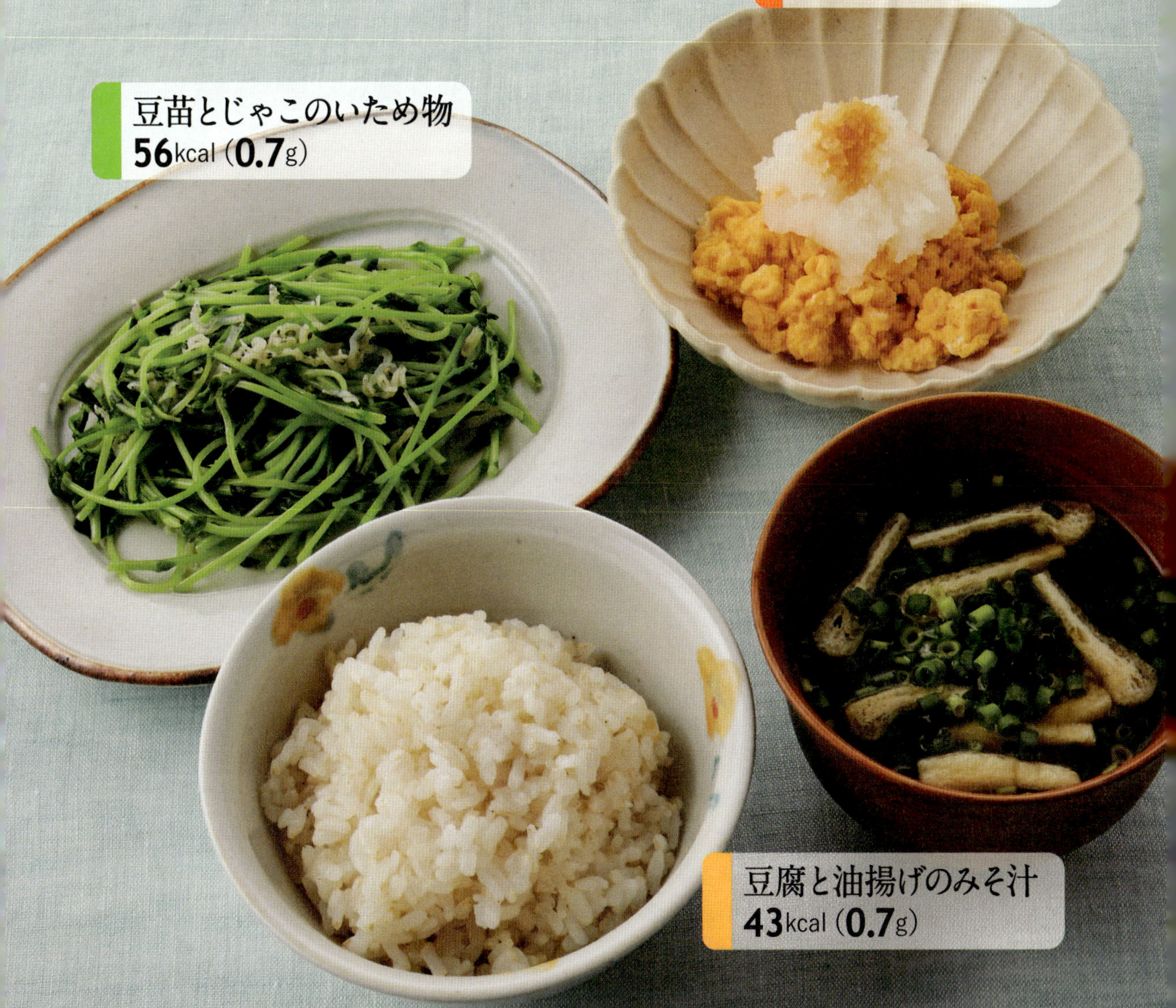

豆腐と油揚げのみそ汁
43kcal（0.7g）

胚芽精米ごはん
200kcal（0g）

目玉焼きの甘酢あんかけ献立

404kcal／塩分（1.7g）

- 主菜　目玉焼きの甘酢あんかけ……141kcal（0.6g）
- 副菜　れんこんの甘酢あえ……39kcal（0.6g）
- 汁物　オクラとささ身のスープ……23kcal（0.5g）
- 主食　胚芽精米ごはん……200kcal（0g）

POINT

目玉焼きには調味をせずに野菜の甘酢あんの味で食べます。

目玉焼きの甘酢あんかけ

材料（2人分）

卵……2個
玉ねぎ……⅓個（約60g）
にんじん……⅓本（50g）
さやえんどう……30g
サラダ油……小さじ1
a 砂糖……小さじ1
a かたくり粉……小さじ½
a こしょう……少量
a しょうゆ……小さじ1
a 酢……小さじ2
a 酒……大さじ1
a 水……大さじ3

作り方

1 玉ねぎは薄切りにする。にんじんは皮をむいて細切りにする。さやえんどうはへたと筋を除いて斜めに細く切る。
2 aを混ぜる。
3 フライパンに半量のサラダ油を熱し、卵を割り入れて目玉焼きを作る。器に盛る。
4 続けて残りのサラダ油を加えて熱し、①を加えていためる。②を加え混ぜてとろみをつけ（甘酢あん）、③の目玉焼きにかける。

れんこんの甘酢あえ

材料（2人分）

れんこん……½節（100g）
a トマトケチャップ 小さじ1
a 砂糖……小さじ1
a 塩……ミニスプーン1
a 酢……大さじ1
a 粉ざんしょう……少量

作り方

1 れんこんは皮をむいて薄い輪切りにし、酢少量（分量外）を加えた水につけてあく抜きをする。
2 ボールにaを入れて混ぜる。
3 なべに湯を沸かして酢少量（分量外）を加え、水けをきった①を加える。沸騰したらさっと混ぜてざるにあげ、熱いうちに②に加えてあえ、20分ほどおいて味をなじませる。
★前日に作りおきできる。

オクラとささ身のスープ

材料（2人分）

オクラ……5本（60g）
鶏ささみ……½本（25g）
a 水……1½カップ
a 顆粒鶏がらだし…小さじ¼
塩……ミニスプーン½
こしょう……少量

作り方

1 オクラは塩少量（分量外）をふってもみ、水洗いして小口切りにする。ささ身は縦に半分に切り、さらに薄いそぎ切りにする。
2 小なべにaとささ身を入れて火にかけ、煮立ったら2分ほど煮る。オクラを加えて1～2分煮、塩とこしょうで味をととのえる。

胚芽精米ごはん

材料（2人分）

胚芽精米ごはん……240g

一日の献立例

1549 kcal／塩分（5.3g）

朝　目玉焼きの甘酢あんかけ献立
404kcal（1.7g）

昼　アサリとキャベツのスパゲティ献立
549kcal（1.7g）
→p.66

夕　タイの煮つけ献立
596kcal（1.9g）
→p.120

朝食献立例2例

目玉焼きの甘酢あんかけ 141kcal（0.6g）
胚芽精米ごはん 200kcal（0g）

＋例❶
・ブロッコリーのからしあえ
30kcal（0.2g）→p.49
・かぶの豆乳スープ
63kcal（0.6g）→p.53
合計：434kcal（1.4g）

＋例❷
・もやしとにらのナムル風
40kcal（0.4g）→p.144
・豆腐と三つ葉のスープ
29kcal（0.6g）→p.149
合計：410kcal（1.6g）

朝から野菜がたっぷりとれる献立です。
れんこんの甘酢あえはまとめ作りしておくと、
いつでもおいしくいただける常備菜になります。

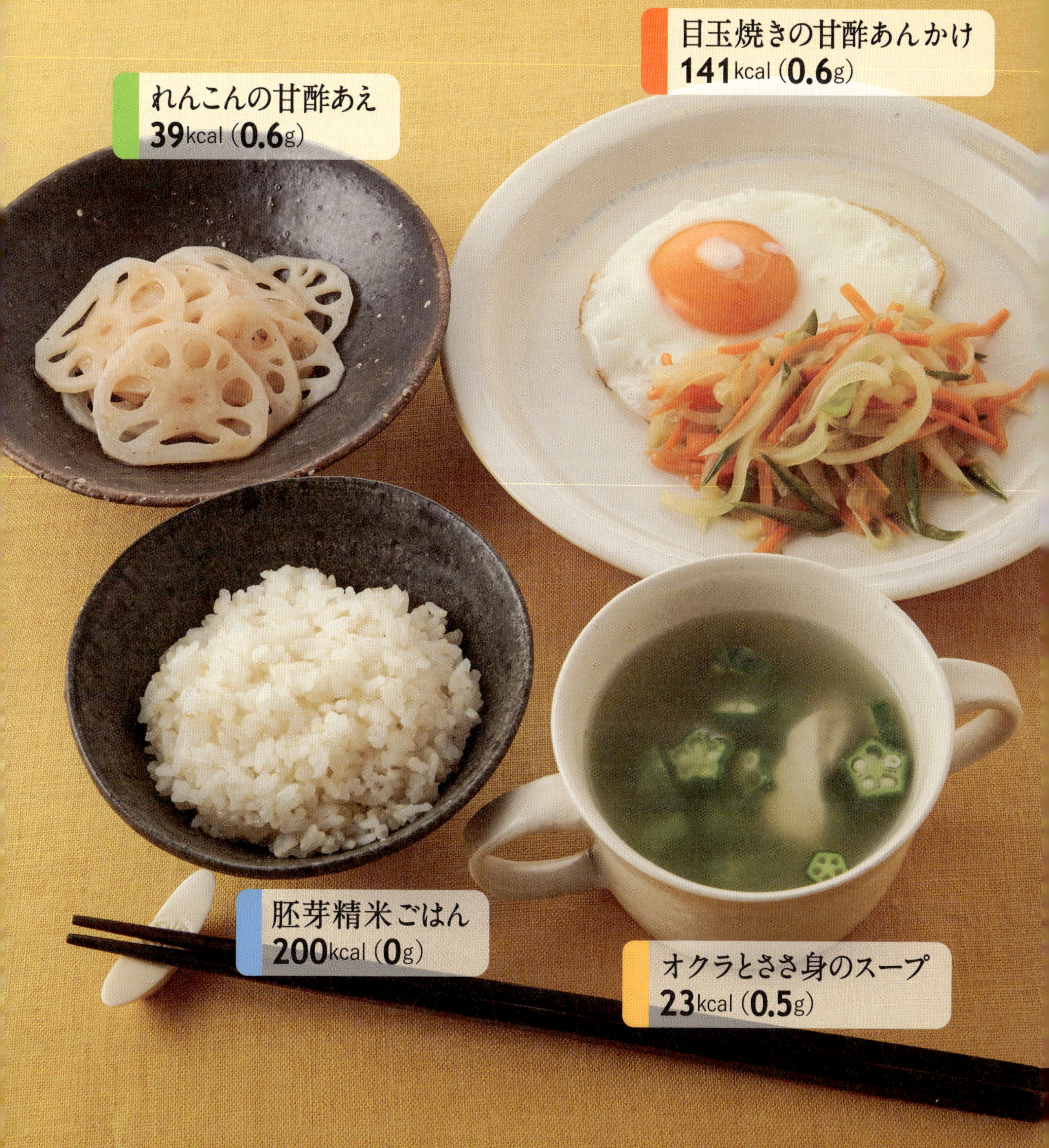

目玉焼きの甘酢あんかけ
141kcal（0.6g）

れんこんの甘酢あえ
39kcal（0.6g）

胚芽精米ごはん
200kcal（0g）

オクラとささ身のスープ
23kcal（0.5g）

簡単白がゆ献立

318kcal／塩分（**1.8**g）

- 主菜 ピータン豆腐 …… 95kcal（0.8g）
- 副菜 青菜のごまあえ …… 50kcal（1.0g）
- 主食 簡単白がゆ …… 173kcal（0g）

POINT
おかゆには塩けがほしいところですが、代わりに香り高いごま油を垂らします。

ピータン豆腐

材料（2人分）

- 絹ごし豆腐 ……… ½丁（160g）
- ピータン ……… ½個
- ねぎ ……… ¼本（25g）
- しょうが ……… 1かけ
- 貝割れ菜 ……… 小½パック（25g）
- a
  - 酢 ……… 大さじ½
  - しょうゆ ……… 大さじ½
  - しょうが汁 ……… 小さじ½
  - ごま油 ……… 小さじ½
  - 辣《らー》油《ゆ》 ……… 少量

作り方

1 ピータンは殻をむいてあらみじんに切る。ねぎとしょうがはみじん切りにする。

2 貝割れ菜は根元を切り除き、2つか3つに切る。

3 豆腐は半分に切ってそれぞれ器に盛り、①を等分にのせて②を等分に散らす。aを混ぜ、等分にかける。

青菜のごまあえ

材料（2人分）

- 青菜※ ……… ⅔束（200g）
- すり白ごま ……… 大さじ1½
- a
  - 砂糖 ……… 小さじ1
  - しょうゆ ……… 大さじ⅔
  - だし ……… 大さじ½

※小松菜、ほうれん草、春菊、菜の花など。栄養価は小松菜で計算。

作り方

1 なべにたっぷりの湯を沸かし、塩適量（分量外）を加えて小松菜をゆでる。冷水にとって水けを絞り、根元を切り除いて3～4㎝長さに切る。

2 すりごまとaを混ぜ合わせる。

3 ②に①を加えてあえ、味をなじませる。

簡単白がゆ

材料（2人分）

- 精白米ごはん ……… 200g
- 水 ……… 2½カップ
- ごま油 ……… 小さじ⅓

作り方

1 深めの厚手なべにごはんと水を入れ、さっと混ぜて強火にかける。煮立ったら弱火にし、ふたをずらして約20分煮る。

2 器に盛り、ごま油を垂らす。

一日の献立例

1536 kcal／塩分（5.9 g）

- 朝 簡単白がゆ献立 318kcal（1.8g）
- 昼 豚肉のしょうが焼き献立 597kcal（1.9g） →p.58
- 夕 サバの塩焼き献立 621kcal（2.2g） →p.122

朝食献立例 2例

簡単白がゆ 173kcal（0g）

＋例❶
- にら玉 199kcal（0.7g）→p.44
- 三色野菜のカレーじょうゆいため 58kcal（0.5g）→p.145

合計：430kcal（1.2g）

＋例❷
- ゆでアスパラのオイスター風味温玉のせ 102kcal（0.8g）→p.45
- きゅうりときくらげのからしあえ 19kcal（0.6g）→p.92

合計：294kcal（1.4g）

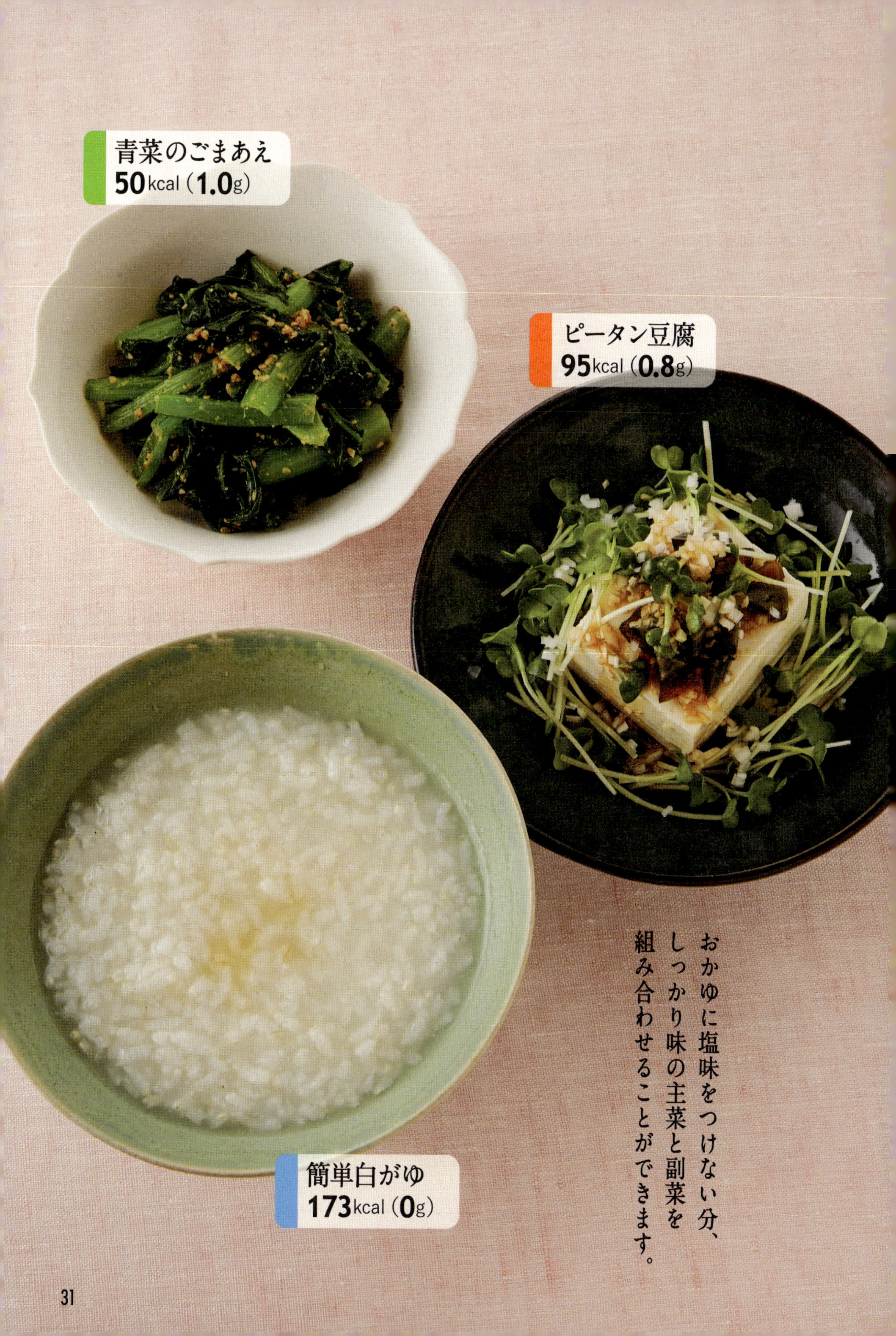

青菜のごまあえ
50kcal（1.0g）

ピータン豆腐
95kcal（0.8g）

簡単白がゆ
173kcal（0g）

おかゆに塩味をつけない分、しっかり味の主菜と副菜を組み合わせることができます。

味つけ青魚缶と野菜のさっと煮献立

485kcal／塩分（1.7g）

- 主菜 味つけ青魚缶と野菜のさっと煮 …… 206kcal（1.1g）
- 副菜 もずくときゅうりの酢の物 …… 14kcal（0.3g）
- 副菜 ゆでいんげん …… 12kcal（0.2g）
- 主食 黒米＋五穀ごはん …… 253kcal（0g）
- 飲み物 番茶 …… 0kcal（0g）

POINT

魚の味つけ缶詰めの塩分だけで野菜を煮ます。煮汁はうま味も含んでいますので、水で薄めて煮汁に使いましょう。

味つけ青魚缶と野菜のさっと煮

材料（2人分）

サンマかイワシのしょうが煮缶詰め …… 1½缶（150g）
酒 …… 大さじ1
キャベツ …… 1～2枚（100g）
玉ねぎ …… ½個（100g）

作り方

1 キャベツは一口大に切る。玉ねぎは1cm幅に切ってほぐす。
2 缶詰めは中身と缶汁とに分ける。中身に酒を加えてほぐす。
3 小なべか小さめのフライパンに①と②の缶汁と水大さじ2を入れて混ぜる。中身をのせ、ふたをして中火で3～4分蒸し煮にし、全体を混ぜる。

もずくときゅうりの酢の物

材料（2人分）

もずく（甘酢の味つき） …… 2パック（120g）
きゅうり …… 1本（100g）

作り方

1 きゅうりは1cm角に切って器に盛り、もずくを汁ごとかける。
★器に残った甘酢は飲まない。

ゆでいんげん

材料（2人分）

さやいんげん …… 100g
塩 … ミニスプーン½弱（0.5g）
こしょう …… 少量

作り方

1 いんげんはゆでて湯をきり、へたを切って4cm長さに切る。器に盛り、塩とこしょうをふる。

黒米＋五穀ごはん

材料（2人分）

黒米＋五穀ごはん …… 300g

番茶

材料（2人分）

番茶 …… 1½カップ

一日の献立例

1546 kcal／塩分（5.4 g）

- 朝　味つけ青魚缶と野菜のさっと煮献立　485kcal（1.7g）
- 昼　じゃが芋とツナの重ね焼き献立　486kcal（1.5g）→p.64
- 夕　麻婆豆腐献立　575kcal（2.2g）→p.132

朝食献立例 2 例

味つけ青魚缶と野菜のさっと煮 206kcal（1.1g）
黒米＋五穀ごはん 253kcal（0g）

＋例❶
- アスパラのしょうがじょうゆがけ 14kcal（0.4g）→p.47
- のりすい 11kcal（0.5g）→p.50

合計：484kcal（2.0g）

＋例❷
- ゆでいんげん 12kcal（0.2g）→p.32
- ヨーグルトみその浅漬け 19kcal（0.4g）→p.46

合計：490kcal（1.7g）

塩分チェック
サンマの味つけ缶詰め……100gあたり塩分 **1.4g**
イワシの味つけ缶詰め……100gあたり塩分 **1.4g**

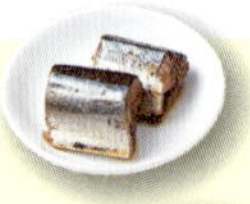

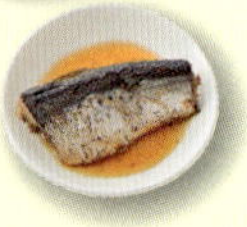

魚の缶詰めは常備しておくと便利な食品です。味つけしたものは塩分が濃いめなので、使う調味料を加減しましょう。

塩分チェック
味つけもずく……市販品1パック塩分 **0.4～1.0g**

市販のもずくのほとんどは調味液といっしょにパックに入ったものが出回っています。商品のパッケージに表記されている栄養表示を確認しましょう。減塩のためには調味液は飲まないようにしましょう。

魚の缶詰めは常備しておくと便利な食品。煮汁ごと野菜と合わせてさっと煮た主菜は、時間のないときの夕食にもおすすめです。ゆで野菜には塩だけ。よく噛《か》んで食べてみてください。野菜の味がきわ立つ食べ方です。

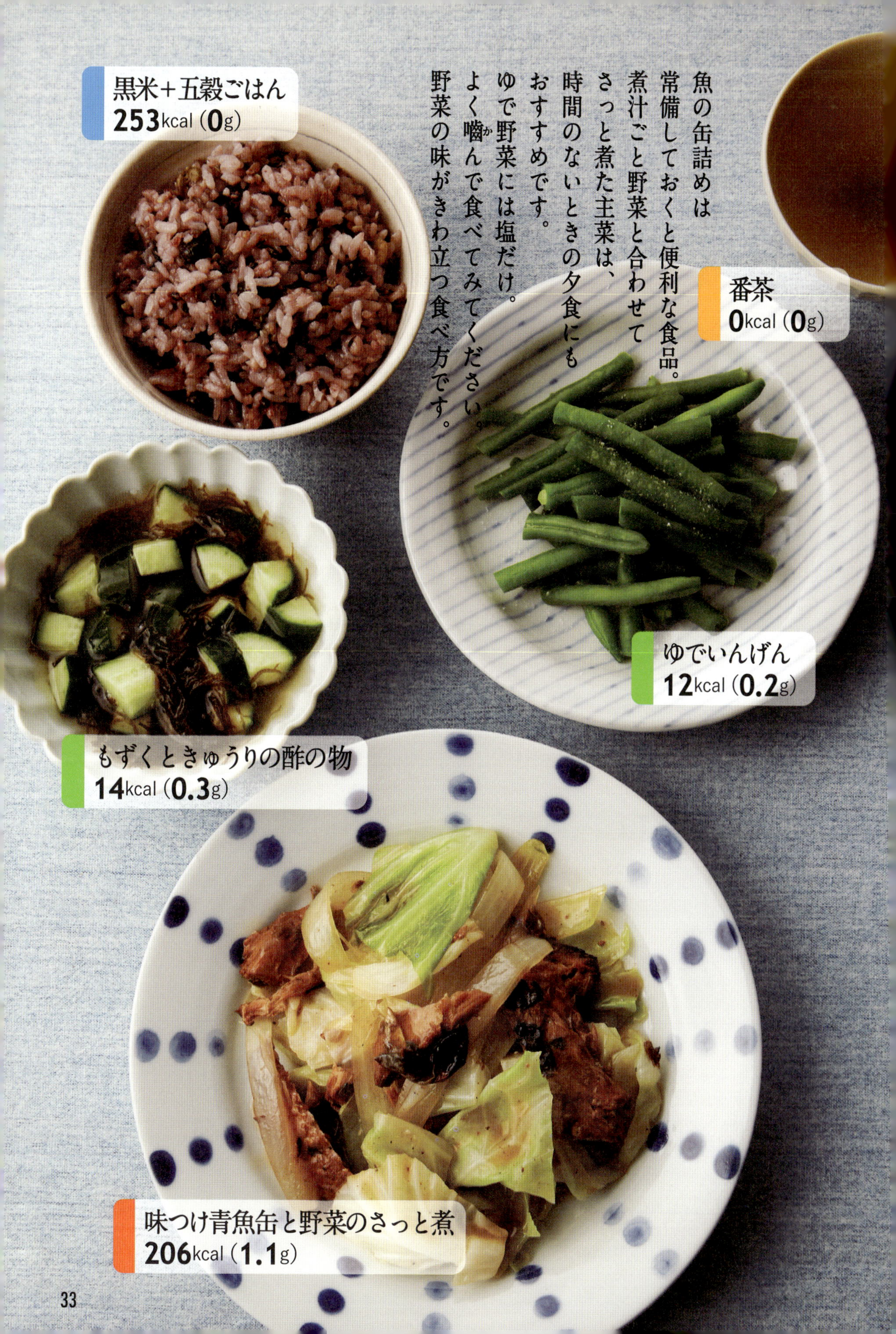

黒米＋五穀ごはん
253kcal (0g)
番茶
0kcal (0g)
ゆでいんげん
12kcal (0.2g)
もずくときゅうりの酢の物
14kcal (0.3g)
味つけ青魚缶と野菜のさっと煮
206kcal (1.1g)

チキンサラダ献立

447kcal／塩分（1.7g）

- 主菜副菜　チキンサラダ……148kcal（1.0g）
- 主食　レーズンパン……161kcal（0.6g）
- 飲み物　ホットミルクティー……83kcal（0.1g）
- デザート　グレープフルーツの砂糖がけ……55kcal（0g）

POINT

サラダチキンにはかなり塩分があるので、サラダの味つけは薄めです。野菜に塩をしないので、食べる直前にマヨネーズとあえます。

チキンサラダ

材料（2人分）

- サラダチキン(市販品)‥80g※
- 玉ねぎ……………… ¼個(50g)
- きゅうり………… 1本(100g)
- セロリ……………… 1本(50g)
- レタス……………… 2枚(50g)
- マヨネーズ……… 大さじ1½

※鶏ささ身100gを耐熱皿にのせて酒小さじ1をふり、ラップをかけて電子レンジ(500W)で1分～1分30秒加熱し、そのままさましたものでもよい。

作り方

1. サラダチキンは薄いそぎ切りにする。玉ねぎは薄切りにしてふきんに包んでもみ、しんなりしたら水で洗い、水けを絞る。きゅうりは縦半分に切ってから斜め薄切りにする。セロリは筋を除いて斜め薄切りにする。
2. レタスは食べやすい大きさにちぎり、器に盛る。
3. ①を合わせてマヨネーズであえ、②の上に盛る。

レーズンパン

材料（2人分）

- レーズンパン（6枚切り）…………………2枚(120g)

ホットミルクティー

材料（2人分）

- 濃いめにいれた熱い紅茶……………………… 1カップ
- 牛乳………………… 1カップ
- 砂糖(好みで)……… 小さじ2

作り方

1. 牛乳は温める。
2. カップに紅茶と①を注ぎ、好みで砂糖を加え混ぜる。

グレープフルーツの砂糖がけ

材料（2人分）

- グレープフルーツ………………… 1個(300g)
- 砂糖（グラニュー糖）……………………… 小さじ2

作り方

1. グレープフルーツは横半分に切って器に盛り、砂糖をふる。

★薄皮と果肉の間に包丁目を入れておくと、より食べやすくなる。

塩分チェック　サラダチキン…. 市販品100gあたり塩分 1.2~2.2g

鶏胸肉などに味つけをして加熱した食品で、コンビニエンスストアやスーパーマーケットなどでさまざまな種類が販売されています。すぐに料理に使えるので便利で重宝な食品ですが、塩分には注意しましょう。100gあたりだいたい1.2～2.2gと商品によって塩分に差があります。栄養表示を確認しましょう。

この料理には、100gあたり塩分1.8gのものを使いました。サラダチキン1人分40gの塩分0.7gです。さらに塩分を減らしたいときは、ささ身や鶏胸肉をゆでたり電子レンジ加熱したりしたものを使うと塩分は0gです。

一日の献立例

1543 kcal／塩分（5.4g）

- 朝　チキンサラダ献立　447kcal（1.7g）
- 昼　豆腐ステーキ　ねぎみそのせ献立　523kcal（1.9g）→p.68
- 夕　青椒肉絲献立　573kcal（1.8g）→p.108

朝食献立例2例

チキンサラダ 132kcal(0.7g)

＋例❶
- ・コーンスープ　124kcal(0.9g)→p.52
- ・バターロール　190kcal(0.7g)→p.24
- 合計：446kcal(2.3g)

＋例❷
- ・ガスパチョ　118kcal(0.1g)→p.51
- ・シナモントースト　169kcal(0.6g)→p.20
- 合計：419kcal(1.4g)

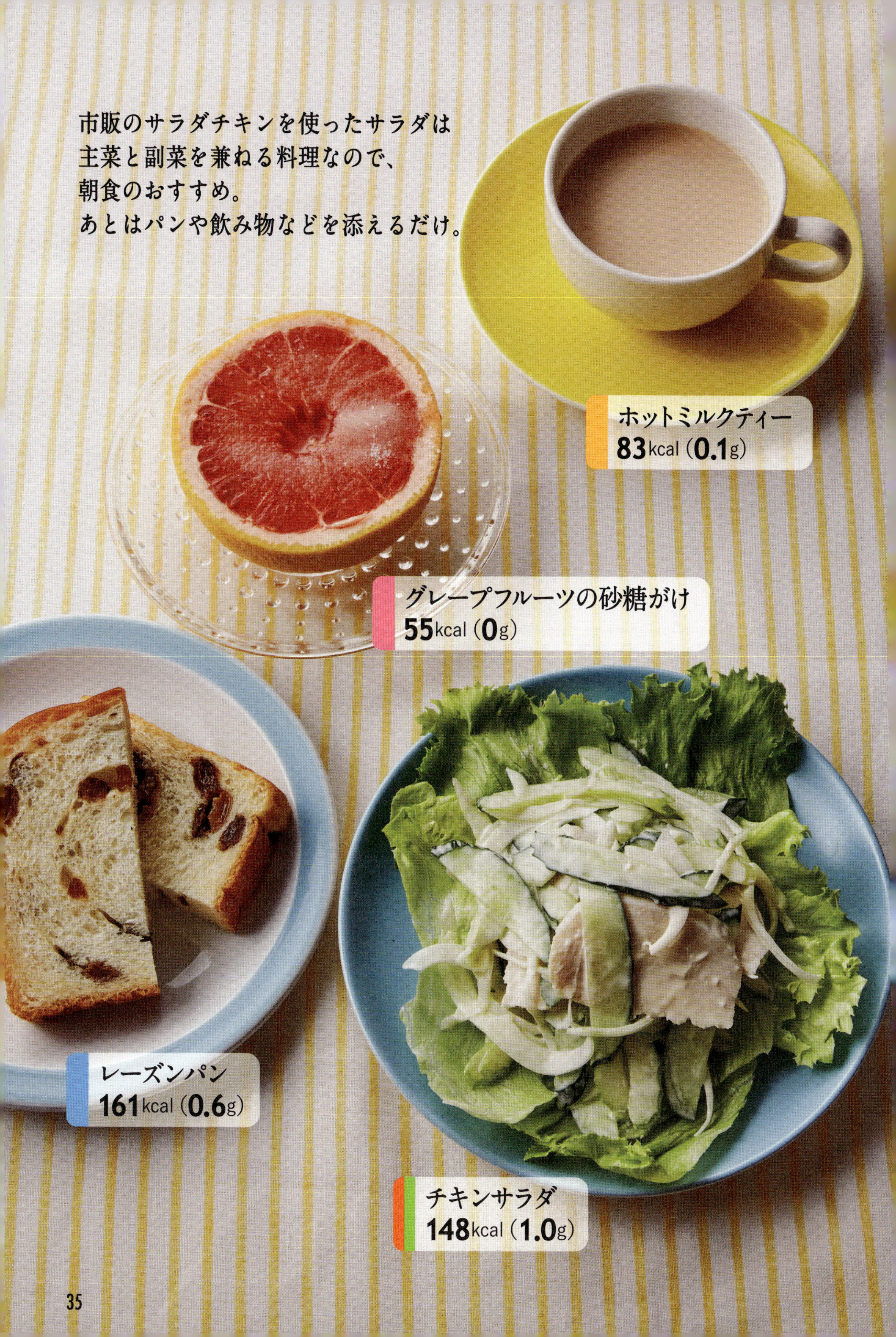

市販のサラダチキンを使ったサラダは
主菜と副菜を兼ねる料理なので、
朝食のおすすめ。
あとはパンや飲み物などを添えるだけ。

ホットミルクティー
83kcal (0.1g)

グレープフルーツの砂糖がけ
55kcal (0g)

レーズンパン
161kcal (0.6g)

チキンサラダ
148kcal (1.0g)

あんかけ豆腐献立

456kcal／塩分（**1.5**g）

区分	料理	エネルギー	塩分
主菜	あんかけ豆腐	128kcal	（0.9g）
副菜	アスパラとにんじんのいため物	76kcal	（0.6g）
主食	精白米ごはん	252kcal	（0g）
飲み物	番茶	0kcal	（0g）

POINT

冷ややっこにしょうゆを何度もかけて塩分をとりすぎていませんか。あんにすると豆腐全体にからむのでそれを防げます。いため物は、最後に塩をふって仕上げます。

あんかけ豆腐

材料（2人分）

- 絹ごし豆腐………1丁（300g）
- 水菜……………⅔袋（100g）
- a
  - だし……………¾カップ
  - みりん…………大さじ1
  - しょうゆ………小さじ2
- b
  - かたくり粉………小さじ2
  - 水…………………大さじ1
- ときがらし………………少量

作り方

1 豆腐は半分に切り、水菜は4cm長さに切る。

2 ①を耐熱容器に入れてラップをかけ、電子レンジ（500W）で6分加熱する。水けを充分にきって（またはキッチンペーパーでふきとって）器に盛る。

3 なべにaを入れて煮立て、bでとろみをつける。②の全体にかけ、豆腐にからしをかける。

アスパラとにんじんのいため物

材料（2人分）

- グリーンアスパラガス……………2～3本（50g）
- にんじん…………1本（150g）
- サラダ油……………小さじ2
- 酒……………………大さじ1
- 塩……………………小さじ⅙

作り方

1 アスパラガスは根元を切り除き、下1/3の皮をピーラーでむいて斜めに切る。にんじんは皮をむいて4～5cm長さの短冊切りにする。

2 フライパンにサラダ油を熱してにんじんをいためる。油がまわったらアスパラガスを加えていため、ふたをして2～3分蒸しいためにする。

3 酒を加えていりつけ、いため上がったら塩をふって仕上げる。

精白米ごはん

材料（2人分）

- 精白米ごはん……………300g

番茶

材料（2人分）

- 番茶………………1½カップ

減塩ポイント 塩は最後にふる

いため物は、いため上がってから最後に塩をふると、食べたときに塩がダイレクトに舌に感じられるので、少量の塩でも塩味を強く感じることができます。

減塩ポイント 汁物がつかない献立には、温かいお茶を添える

食事中にお茶があると料理が食べやすくなります。また、食事をゆっくりと食べるようになるので、料理をしっかり味わうことができます。

一日の献立例

1576 kcal ／塩分（5.7 g）

朝　あんかけ豆腐献立　456kcal（1.5g）

昼　肉野菜いため献立　612kcal（2.1g）　→ p.56

夕　魚の中国風蒸し献立　508kcal（2.1g）　→ p.128

朝食献立例2例

あんかけ豆腐 128kcal（0.9g）
精白米ごはん 252kcal（0g）

＋例❶
- アスパラのしょうがじょうゆがけ 14kcal（0.4g）→ p.47
- とろろこんぶのすまし汁 8kcal（0.5g）→ p.40

合計：402kcal（1.8g）

＋例❷
- にんじんとオレンジのサラダ 74kcal（0.3g）→ p.58
- たたききゅうりとサクラエビのレモンあえ 26kcal（0.3g）→ p.38

合計：480kcal（1.5g）

冬の朝には、温かい豆腐料理がいいですね。
豆腐も水菜もいっしょにレンジで温めて、
あんをかけるだけ。

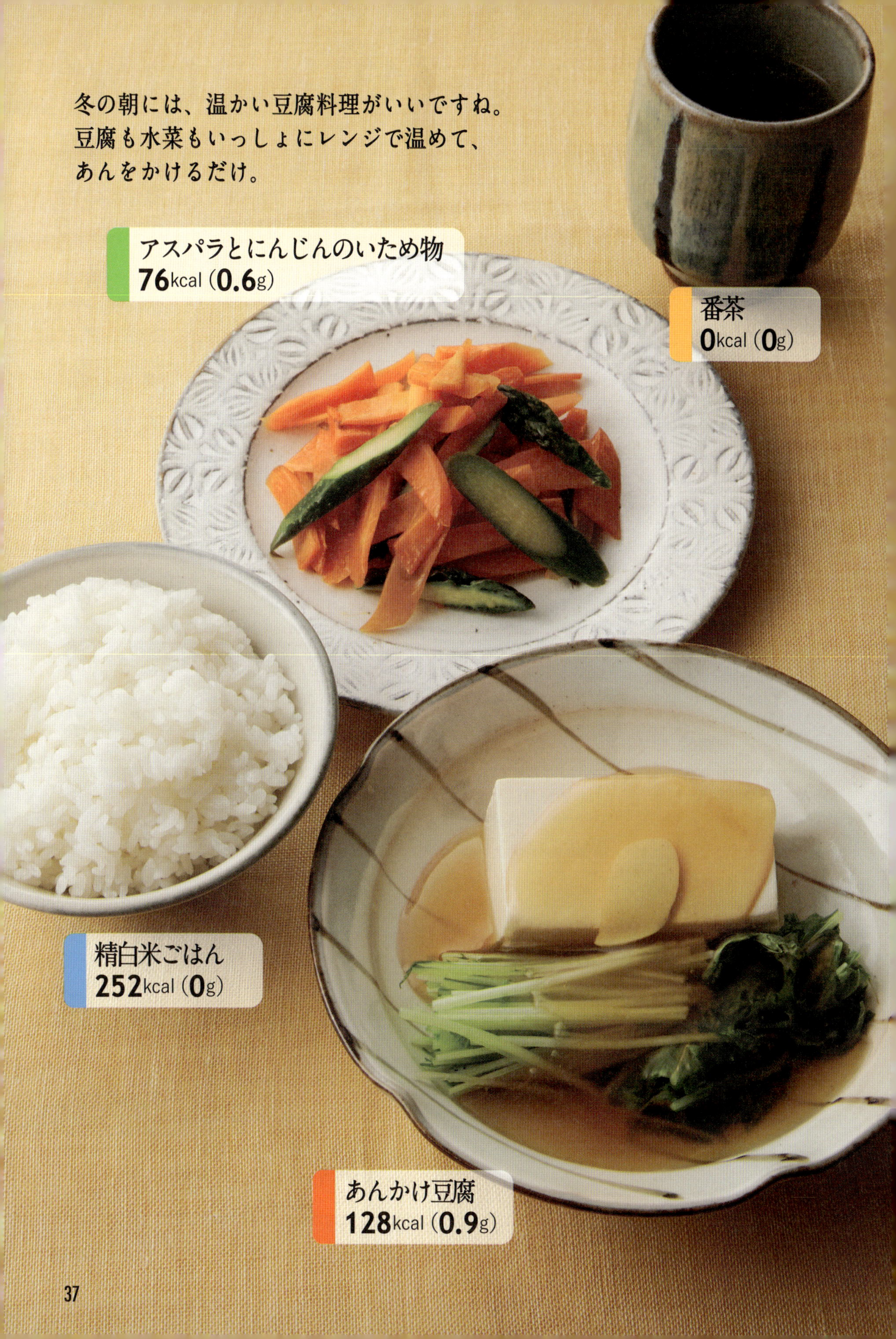

アスパラとにんじんのいため物
76kcal（0.6g）

番茶
0kcal（0g）

精白米ごはん
252kcal（0g）

あんかけ豆腐
128kcal（0.9g）

613kcal／塩分（1.9g）

厚揚げのおかかマヨ焼き献立

主菜 厚揚げのおかかマヨ焼き……196kcal（0.6g）
副菜 たたききゅうりとサクラエビのレモンあえ……26kcal（0.3g）
汁物 なすとみょうがのみそ汁……27kcal（0.9g）
主食 胚芽精米ごはん……251kcal（0g）
デザート パインヨーグルト……113kcal（0.1g）

POINT

食材の切り方も減塩のポイントになります。たとえば、きゅうりをたたき割ると表面積が大きくなるので、少ない調味料でもからみやすくなるのでうす味を補います。

厚揚げのおかかマヨ焼き

材料（2人分）

厚揚げ…大1枚（200g）
a マヨネーズ‥大さじ1
a 削りガツオ………2g
a しょうゆ…‥小さじ1

作り方

1 厚揚げはキッチンペーパーで押さえて水けと油分を吸いとる。横長に置き、縦に6等分に切る。
2 オーブントースターのトレーにオーブンシートを敷き、①を並べ、aを混ぜて塗り、オーブントースターで3～5分焼く。

たたききゅうりとサクラエビのレモンあえ

材料（2人分）

きゅうり‥大1本（120g）
サクラエビ（乾）
……大さじ1½（3g）
ごま油…………小さじ1
a レモン果汁‥小さじ2
a しょうゆ…‥小さじ1
a こしょう………少量

作り方

1 きゅうりは手でぐっと押しつぶす。一口大にポキポキと折り、種があれば除く。
2 ①をごま油とあえる。aをかけ、サクラエビを加えて混ぜ合わせる。

なすとみょうがのみそ汁

材料（2人分）

なす………1本（100g）
みょうが……1個（16g）
だし…………1¾カップ
みそ……………小さじ2

作り方

1 なすはへたを切り除いて一口大の棒状に切り、さっと水洗いする。みょうがは小口切りにする。
2 小なべにだしを温め、なすを入れて煮る。みそをとき入れて器に盛り、みょうがを加える。

胚芽精米ごはん

材料（2人分）

胚芽精米ごはん…‥300g

パインヨーグルト

材料（2人分）

パイナップル
（生または冷凍）…‥200g
プレーンヨーグルト200g

作り方

1 パイナップルは食べやすい大きさに切る。
2 ①を器に盛り、プレーンヨーグルトをかける。

一日の献立例

1527kcal／塩分（5.8g）

朝 厚揚げのおかかマヨ焼き献立
613kcal（1.9g）

昼 鶏ささ身のカレー風味から揚げ献立
399kcal（1.8g）
→p.60

夕 サケのムニエル献立
515kcal（2.1g）
→p.126

朝食献立例2例

厚揚げのおかかマヨ焼き 196kcal（0.6g）
胚芽精米ごはん 251kcal（0g）

＋例❶
・もずくときゅうりの酢の物
14kcal（0.3g）→p.32
・野菜入りとろみ汁
36kcal（0.6g）→p.51
合計：497kcal（1.5g）

＋例❷
・たたききゅうりとサクラエビのレモンあえ
26kcal（0.3g）→p.38
・のりすい
11kcal（0.5g）→p.50
合計：484kcal（1.4g）

塩分チェック サクラエビ（素干し）…‥100gあたり塩分3.6g／カルシウム2000mg

ちりめんじゃこに比べると塩分は低いのですが、カルシウムは多く含みます。香りとうま味があるので、減塩の手助けになります。

おかかマヨネーズは、
淡白な味わいの素材に合います。
厚揚げに塗って焼くと主菜として
しっかりとした味に仕上がります。
ささ身などにもおすすめ。

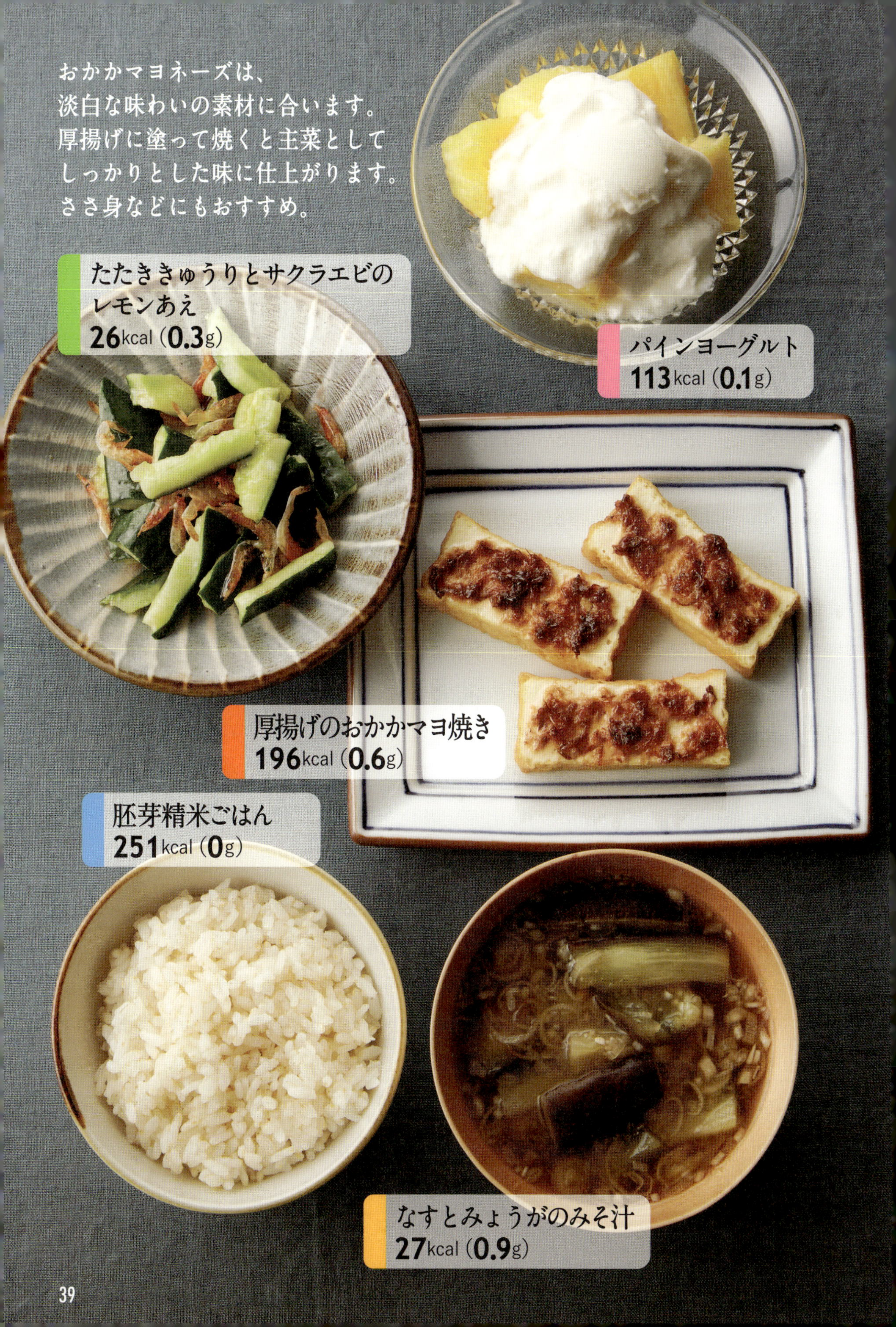

たたききゅうりとサクラエビのレモンあえ
26kcal (**0.3**g)

パインヨーグルト
113kcal (**0.1**g)

厚揚げのおかかマヨ焼き
196kcal (**0.6**g)

胚芽精米ごはん
251kcal (**0**g)

なすとみょうがのみそ汁
27kcal (**0.9**g)

458kcal／塩分（1.3g）

漬物納豆献立

- 主菜　漬物納豆……91kcal（0.5g）
- 副菜　チーズのせ蒸しかぼちゃ……107kcal（0.3g）
- 汁物　とろろこんぶのすまし汁……8kcal（0.5g）
- 主食　精白米ごはん……252kcal（0g）

漬物納豆

材料（2人分）

納豆…………2パック（80g）
漬物（野沢菜など。
減塩タイプのもの）‥60g※
いり白ごま…………小さじ1
焼きのり……………全型¼枚
※減塩タイプではないときは40g。

作り方

1 漬物は細かく刻む。
2 のりは小さくちぎる。
3 納豆に①を混ぜ、ごまと②を加えて混ぜる。

チーズのせ蒸しかぼちゃ

材料（2人分）

かぼちゃ………⅛個（160g）
とろけるチーズ…………20g

作り方

1 かぼちゃは一口大に切る。耐熱皿に入れてチーズをのせ、ラップをかける。
2 電子レンジ（500W）で3～4分加熱する。

とろろこんぶのすまし汁

材料（2人分）

とろろこんぶ………………3g
えのきたけ…⅕パック（20g）
ねぎ………………10cm（10g）
熱湯………………1¼カップ
しょうゆ……………小さじ1

作り方

1 えのきは石づきを除いて3cm長さに切る。ねぎは長さを3等分に切り、縦に細切りにする。
2 ①とこんぶを器に入れる。熱湯を注ぎ、しょうゆで調味する。

ごはん

材料（2人分）

精白米ごはん……………300g

塩分チェック

プロセスチーズ
- 100gあたり　塩分2.8g／カルシウム630mg
- 1切れ（10g）あたり　塩分0.3g／カルシウム63mg

とろけるチーズ
- 100gあたり　塩分1.3g／カルシウム1200mg
- 大さじ1強（10g）あたり　塩分0.1g／カルシウム120mg

チーズも塩分を含む食品です。しかし、カルシウムの供給源でもあるので、適量は食べたいものです。

POINT

減塩するときに漬物は敬遠されがちですが、調味料の代わりに使う方法があります。たとえば、納豆にかけるしょうゆの代わりに。とはいえ、できるだけ減塩のものを選びましょう。

一日の献立例

1586 kcal／塩分（4.9g）

朝　漬物納豆献立
458kcal（1.3g）

昼　レンジおこわ献立
485kcal（2.1g）
→p.80

夕　豚肉とキャベツのケチャップ煮献立
643kcal（1.5g）
→p.102

朝食献立例2例

漬物納豆 91kcal（0.5g）
精白米ごはん 252kcal（0g）

＋例❶
- 小松菜とじゃこの煮浸し
  120kcal（0.8g）→p.14
- 野菜入りとろみ汁
  36kcal（0.6g）→p.51

合計：499kcal（1.9g）

＋例❷
- アスパラとにんじんのいため物
  76kcal（0.6g）→p.36
- なすとみょうがのみそ汁
  27kcal（0.9g）→p.38

合計：446kcal（2.0g）

漬物が好きだけど塩分が多い、
でも食べたい……。それならしょうゆ代わりとして
納豆と組み合わせてはどうでしょう。
いつもと違う納豆の味わいと歯ごたえが楽しめます！

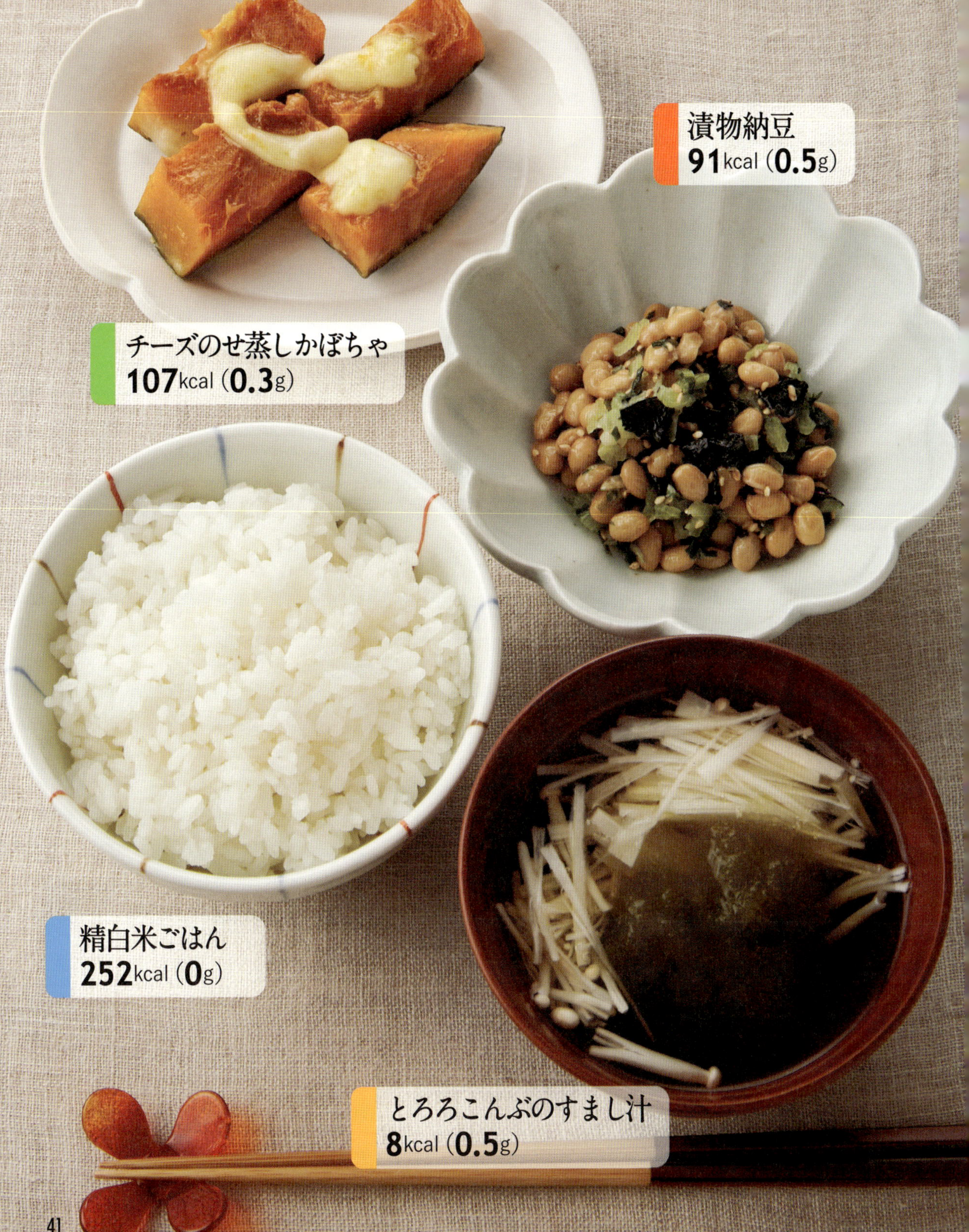
漬物納豆
91kcal (0.5g)
チーズのせ蒸しかぼちゃ
107kcal (0.3g)
精白米ごはん
252kcal (0g)
とろろこんぶのすまし汁
8kcal (0.5g)

きのことねぎのみそ卵とじ

電子レンジで作る具だくさん卵とじ。

材料（2人分）

- 卵……2個
- まいたけ……1/3パック（30g）
- 生しいたけ……3個（30g）
- えのきたけ……1/3パック（30g）
- ねぎ……1/5本（20g）
- カニ風味かまぼこ……2本（20g）
- a みそ……小さじ1 1/2
- a 酒……大さじ1

作り方

1 まいたけは石づきを除いてほぐす。しいたけは軸を除いて3㎜幅に切る。えのきは石づきを除いて4㎝長さに切ってほぐす。ねぎは小口切りにする。カニ風味かまぼこはほぐす。

2 aは混ぜる。

3 ①に②を加えて混ぜ、耐熱の器に入れる。ラップをかけ、電子レンジ（500W）で2分加熱する。

4 卵をほぐして③に流し入れる。ラップをかけ、さらに電子レンジで1～2分加熱する。

★小さめのフライパンで野菜とカニ風味かまぼこに火を通して調味し、卵でとじてもよい。

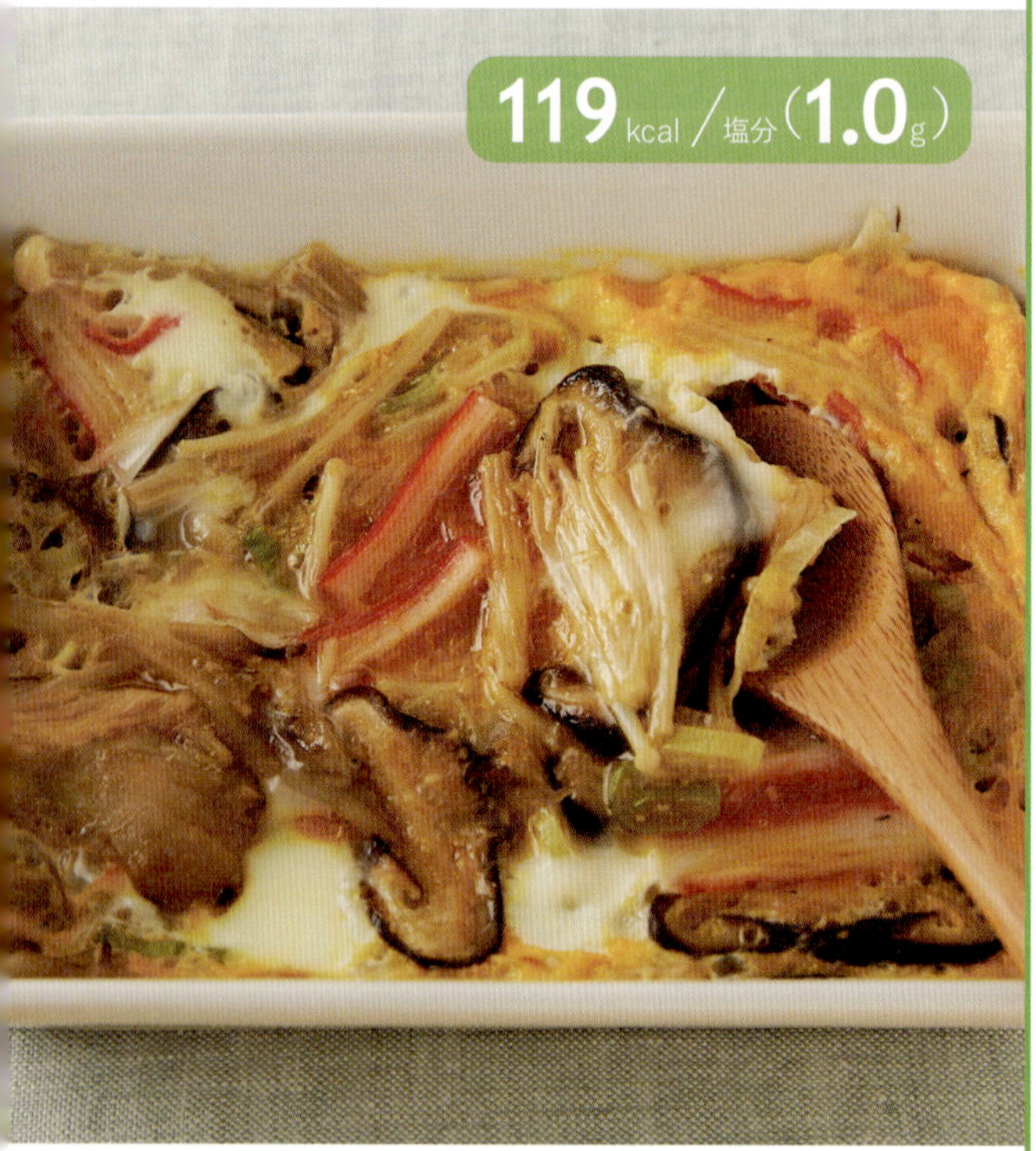

119kcal／塩分（1.0g）

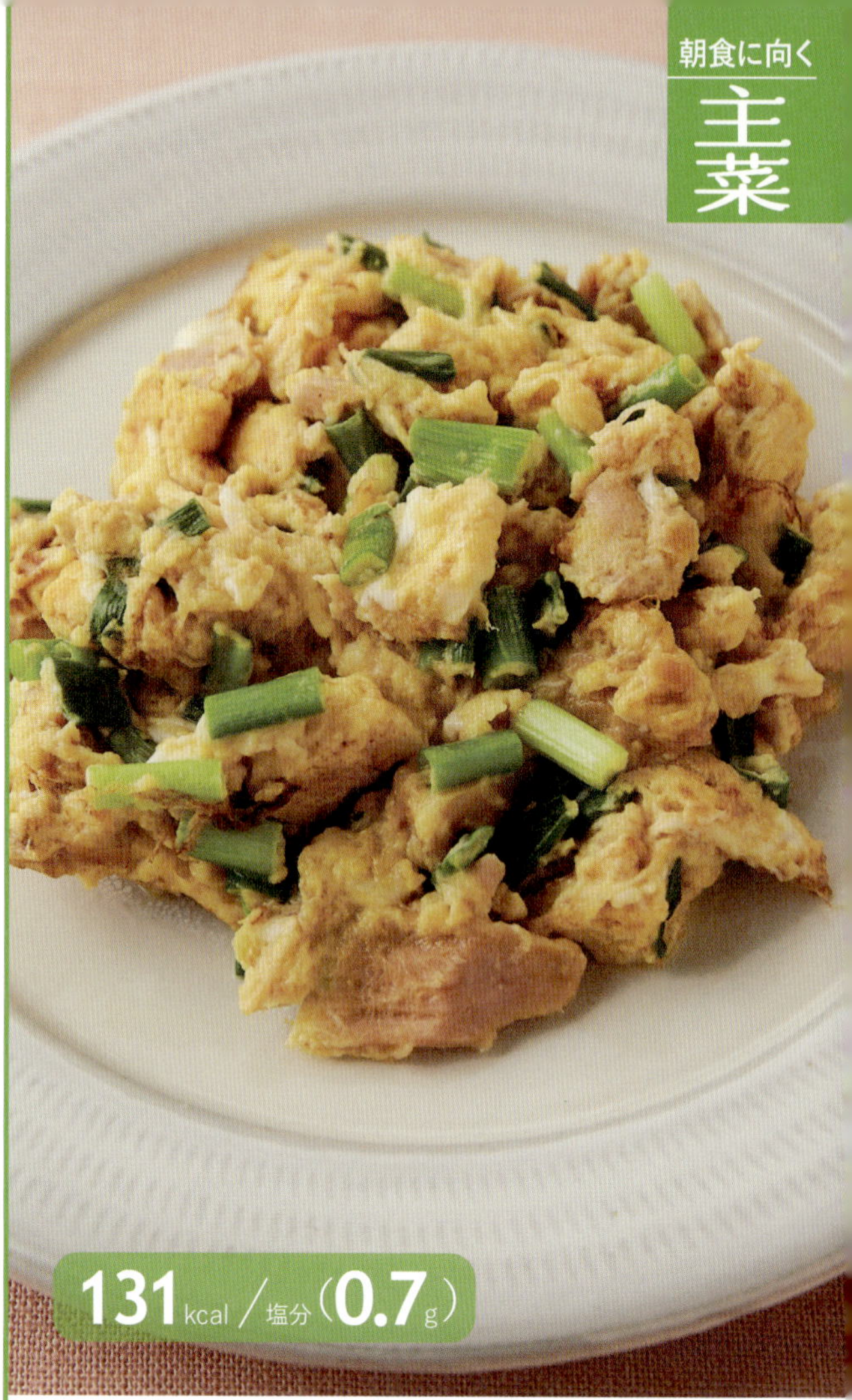

131kcal／塩分（0.7g）

ツナ入りいり卵

ツナのうま味と味わいを利用します。

材料（2人分）

- ツナ水煮缶詰め……50g
- 卵……2個
- a みりん……小さじ2
- a しょうゆ……小さじ1
- a 小ねぎ……4本（20g）
- サラダ油……小さじ1

作り方

1 小ねぎは1.5㎝長さに切る。

2 ツナは缶汁をきってボールに入れ、aと①を順に加えては混ぜる。

3 卵をほぐし、②に加えて混ぜる。

4 小さめのフライパンにサラダ油を熱して③を入れ、混ぜながら好みのかたさになるまで加熱する。

卵のスフレ

電子レンジで作るふわふわでやさしい味わいの卵料理

材料（2人分）

卵……………………………2個
牛乳…………………………大さじ3
塩…………………ミニスプーン½
あらびき黒こしょう…………少量
バター（食塩不使用）
…………………小さじ1強（5g）

作り方

1 ボールに卵を割りほぐし、牛乳を加えてよく混ぜる。耐熱の器に1人分ずつ注ぎ入れ、ラップをかけて電子レンジ（500 W）で1分加熱する。

2 塩とこしょうで調味し、バターをのせる。

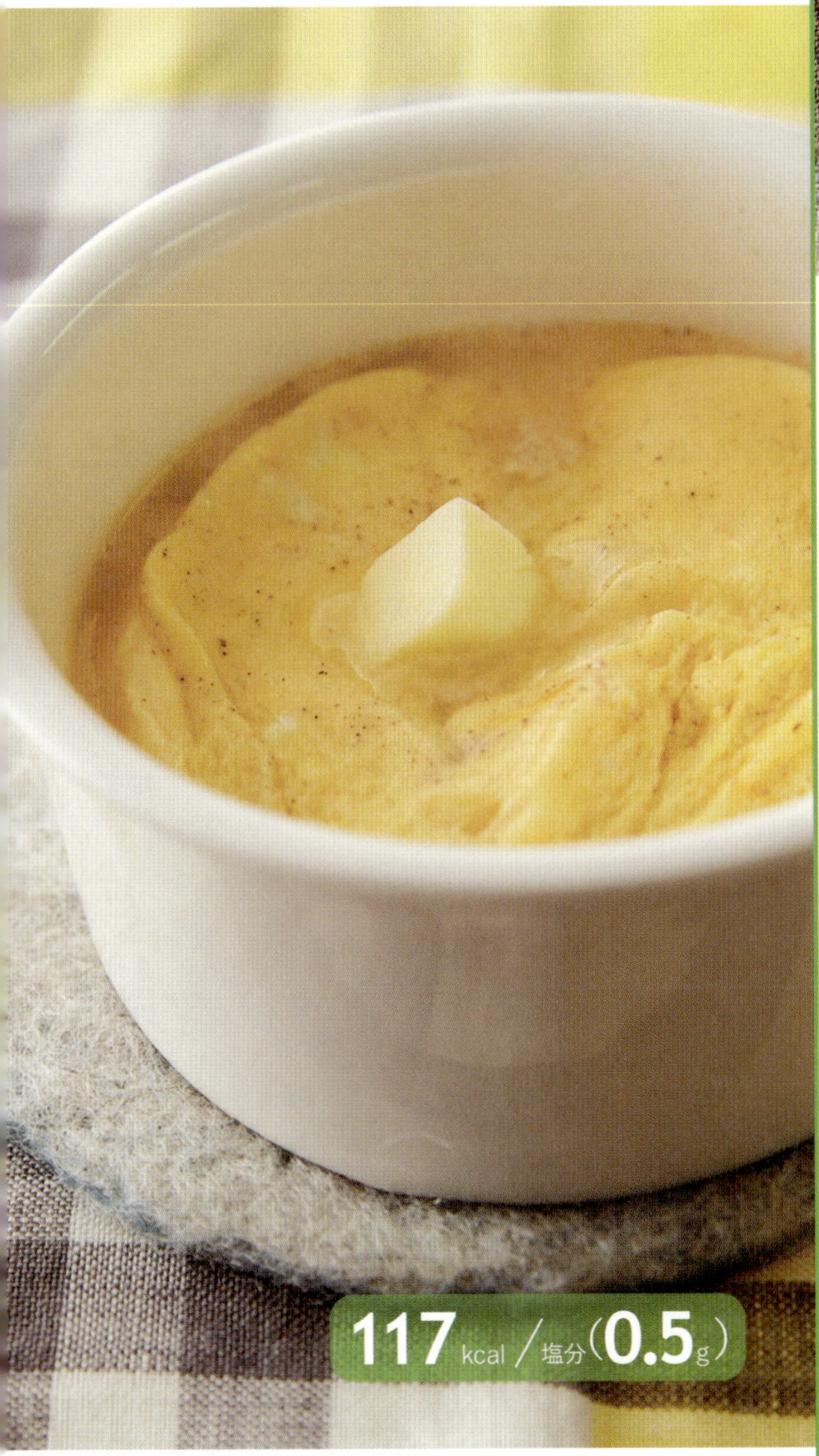

117 kcal／塩分（0.5 g）

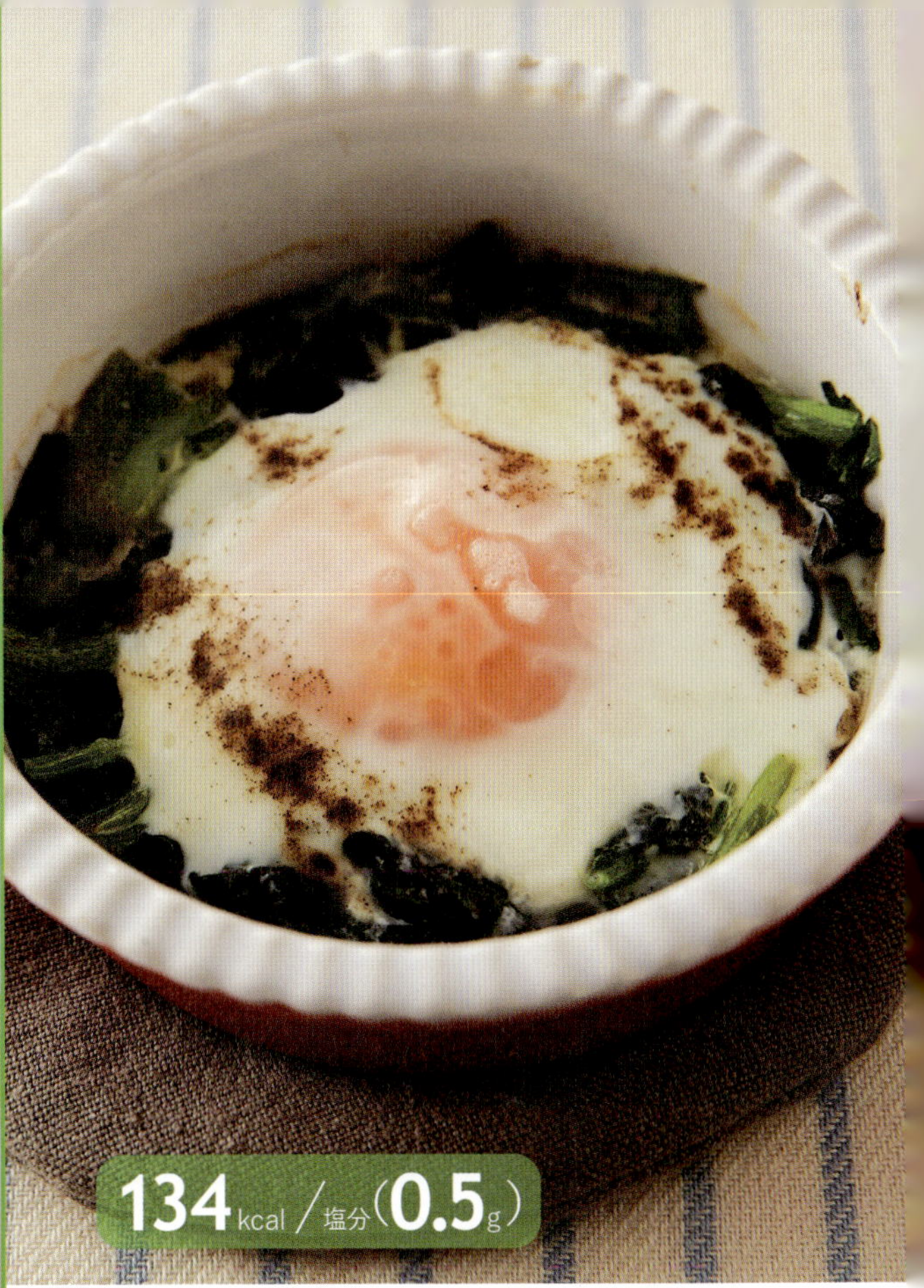

134 kcal／塩分（0.5 g）

卵のココット

半熟の卵をほうれん草にからめながら食べます

材料（2人分）

卵……………………………2個
［ほうれん草………⅓束（100g）
　こしょう…………………少量
バター（食塩不使用）
…………………小さじ2½（10g）
a｜塩……………ミニスプーン½
　｜こしょう…………………少量

作り方

1 ほうれん草はゆでて冷水にとり、絞る。根元を切り除いて3cm長さに切り、こしょうをふる。

2 耐熱の器2つに①を半量ずつ入れ、中央をくぼませて卵を1個ずつ割り入れる。バターを散らしてaをふり、オーブントースターで5～6分、半熟状になるまで焼く。

★電子レンジで作る場合は、卵黄に竹串などで穴をあけてからラップをかけ、電子レンジ（500W）で1分半～2分加熱する。

にら玉

いため上がってから塩とこしょうで調味すると塩味を強く感じます。

材料（2人分）

- 卵……………………………3個
- a
  - しょうゆ………ミニスプーン1
  - 塩………………ミニスプーン¼
  - こしょう……………………少量
- にら…………………1⅕束（120g）
- 生しいたけ……………4枚（60g）
- サラダ油…………………大さじ1
- 塩…………………ミニスプーン¼
- こしょう………………………少量

作り方

1 にらは5～6cm長さに切る。生しいたけは石づきを除いて薄切りにする。

2 卵はときほぐし、aを加えて混ぜる。

3 中華なべにサラダ油を入れて強火で熱し、しいたけを加えてさっといため、にらも加えていためる。②を一気に流し入れて手早く混ぜ、塩とこしょうで調味する。

199 kcal／塩分（0.7 g）

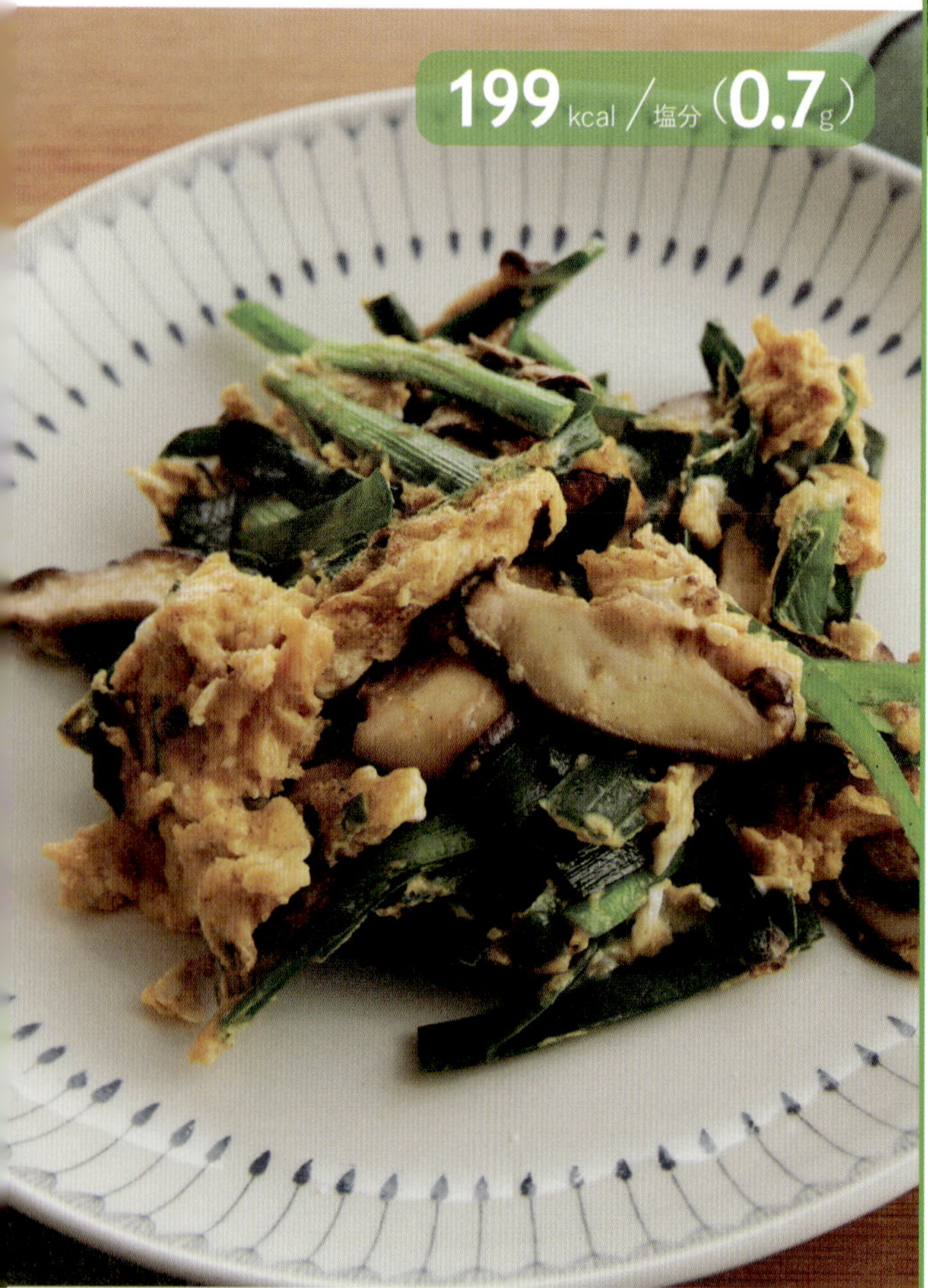

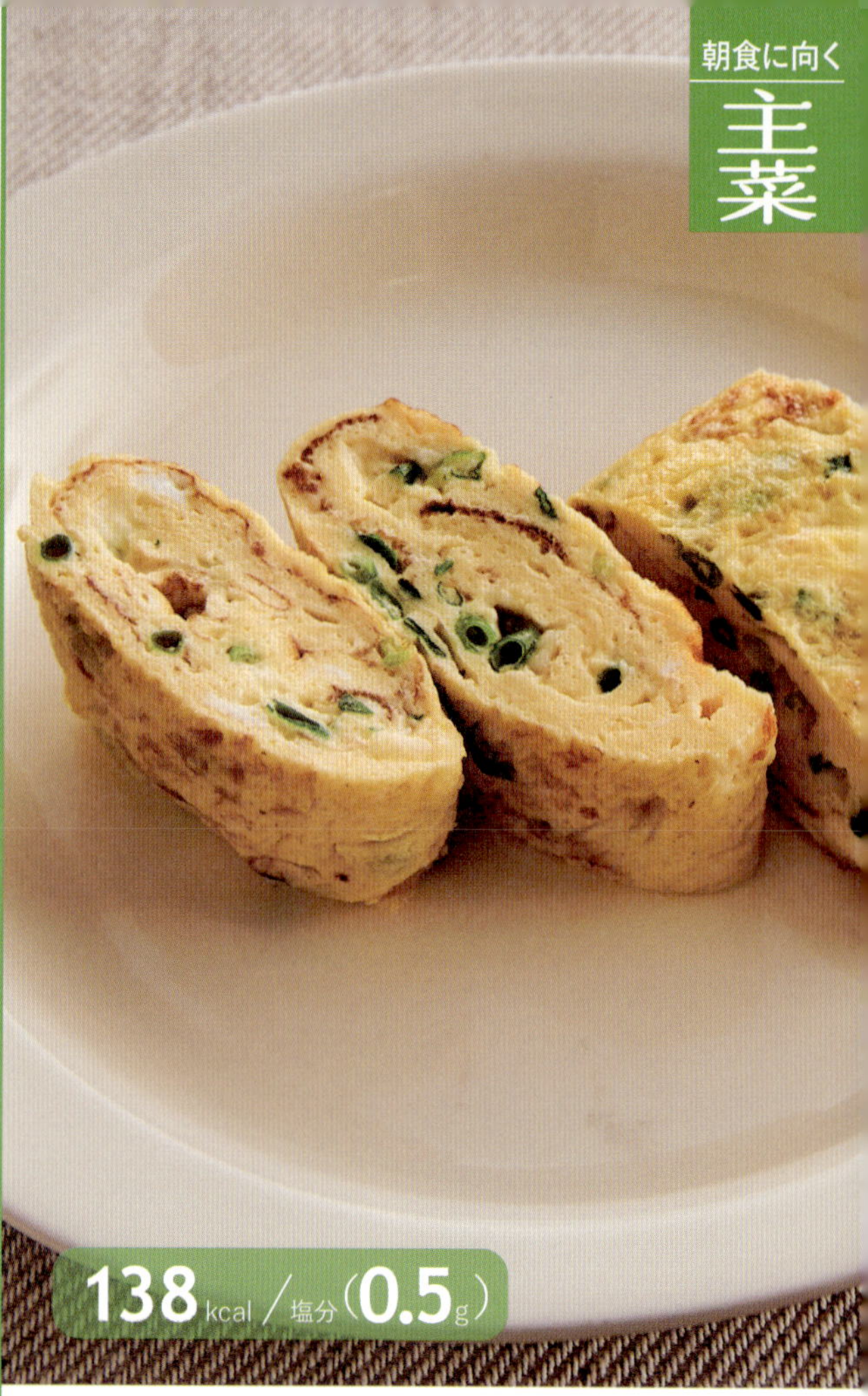

138 kcal／塩分（0.5 g）

チーズ入り厚焼き卵

調味料は使わず、チーズの塩けとねぎの香りが味つけです。

材料（2人分）

- 卵……………………………2個
- とろけるチーズ………………20g
- 小ねぎ…………………½本（10g）
- 牛乳……………………大さじ2
- こしょう……………………少量
- サラダ油……………………少量

作り方

1 小ねぎは小口切りにする。

2 ボールに卵を割りほぐし、こしょうと牛乳を加えて混ぜる。さらにチーズと①も加えて混ぜる。

3 フライパン（卵焼き器）にサラダ油を熱し、②を流し入れて卵焼きを作る。

4 食べやすい大きさに切り分けて器に盛る。

刺し身の梅しょうが蒸し

昨晩残った刺し身を簡単リメイク。梅としょうがでさっぱりと。

材料（2人分）

刺し身のスライス
（マグロ・アジ・白身魚など）
…………………………………… 80g
梅干し（塩分8%のもの）
………………… 種を除いたもの12g
みりん ……………………… 小さじ1
しょうゆ …………………… 小さじ½
しょうが ……………… ⅓かけ（5g）
白菜の葉 ………………………… 60g

作り方

1 しょうがはせん切りにする。白菜の葉は細く切る。
2 梅干しは細かく刻んでみりんとしょうゆを混ぜ、しょうがも加えて混ぜる。
3 刺し身に②をまぶす。
4 耐熱の器に白菜の葉を敷き、③を並べる。ラップをかけ、電子レンジ（500W）で2～3分加熱する。

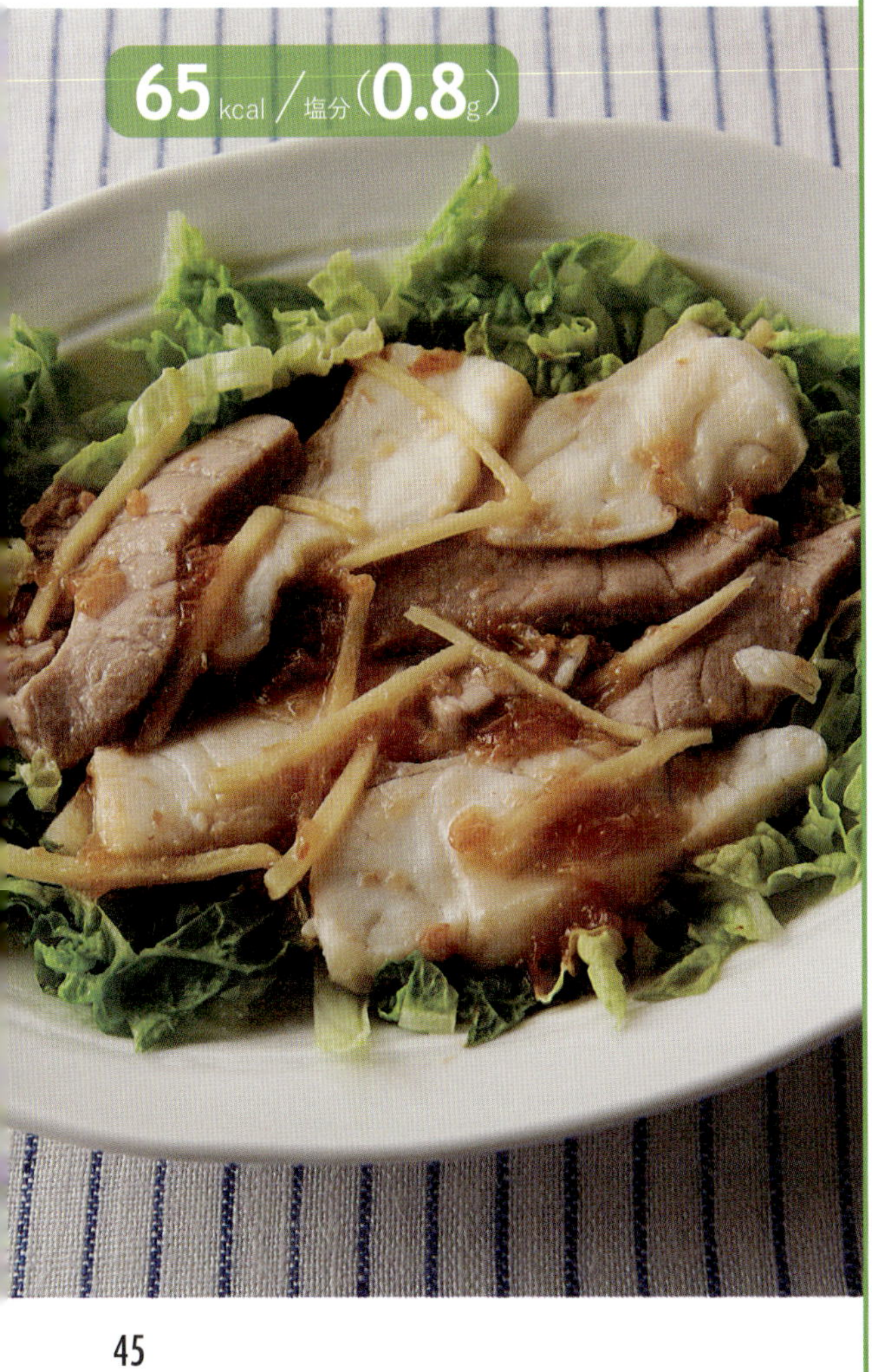

65 kcal／塩分（0.8 g）

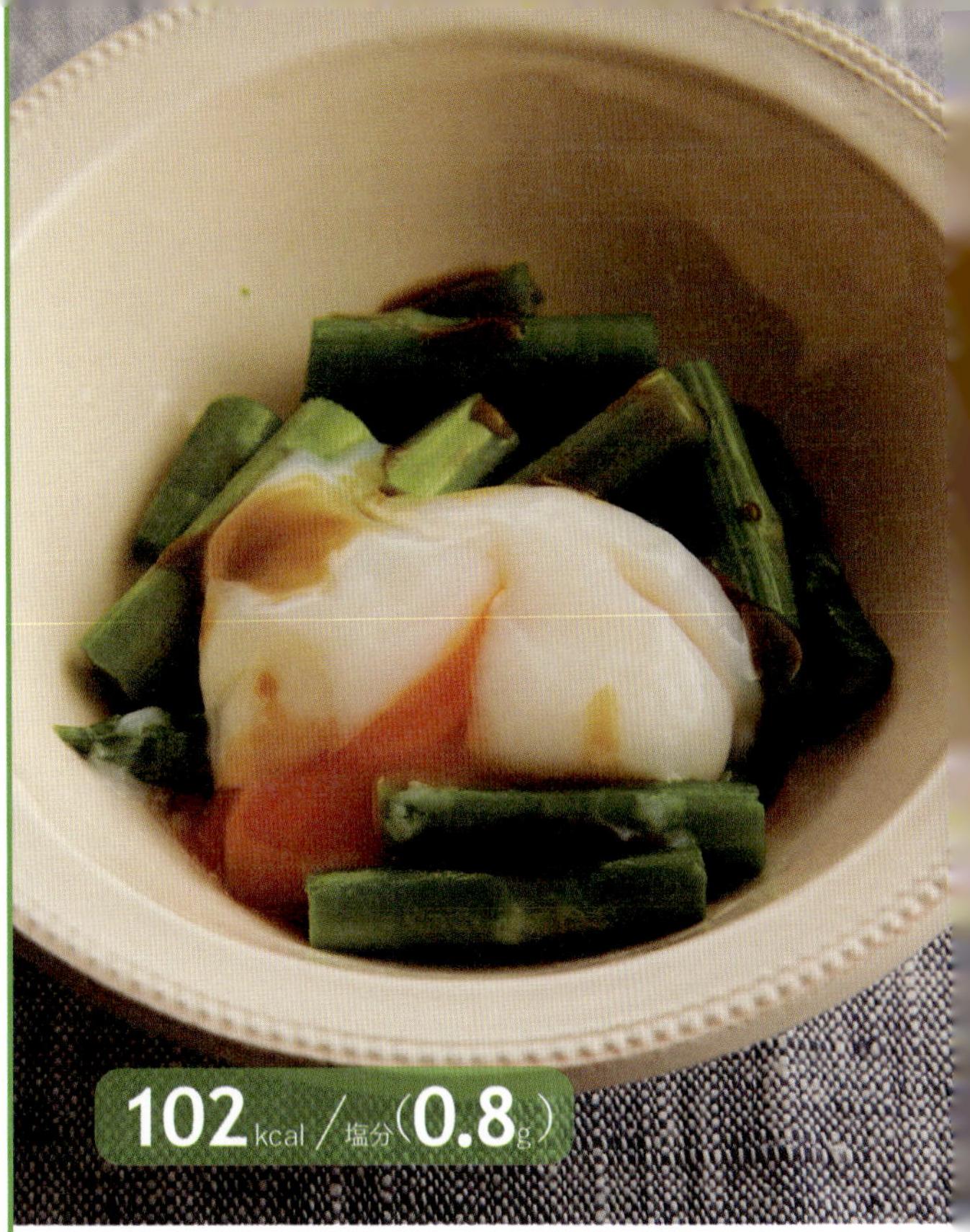

102 kcal／塩分（0.8 g）

ゆでアスパラのオイスター風味 温玉のせ

温泉卵のまろやかさとオイスターソースのうま味とコクでおいしさ倍増。

材料（2人分）

グリーンアスパラガス‥5本（100g）
a サラダ油 ……………… 大さじ½
a 塩 ……………………… 小さじ½
b ぬるま湯 ……………… 大さじ⅔
b 顆粒鶏がらだし　ミニスプーン½
b オイスターソース …… 小さじ2
温泉卵※ ……………………… 2個

作り方

1 アスパラガスは根元を切り除いて4㎝長さに切る。
2 なべに水2カップを入れて火にかけ、沸騰したらaを加えて①をゆでる。湯をきって器に盛る。
3 bを混ぜて②のアスパラにかけ、温泉卵をのせる。

※温泉卵の作り方
なべに水5カップを入れて火にかけ、沸騰したら火を消し、水1カップを加えて卵を入れてふたをし、20分おく。冬場は時間をもう少し長くする。

青《チン》梗《ゲン》菜《サイ》のミルク煮

牛乳は塩味が引き立つので塩の量を減らせます。

材料（2人分）

青梗菜 …………………… 2株（200g）
a 酒 …………………… 大さじ1
a 水 …………………… 大さじ2
牛乳 …………………… ¾カップ
かたくり粉 …………………… 小さじ1
塩 …………………… 小さじ¼
こしょう …………………… 少量
ごま油 …………………… 小さじ1

作り方

1 青梗菜は一口大に切る。小さめのフライパンに入れてaをふり、ふたをして3～4分加熱する。

2 かたくり粉に牛乳を少しずつ加えてとく。①に少しずつ加えて混ぜながらとろみをつけ、塩とこしょうとごま油で味をととのえる。

89kcal／塩分（0.9g）

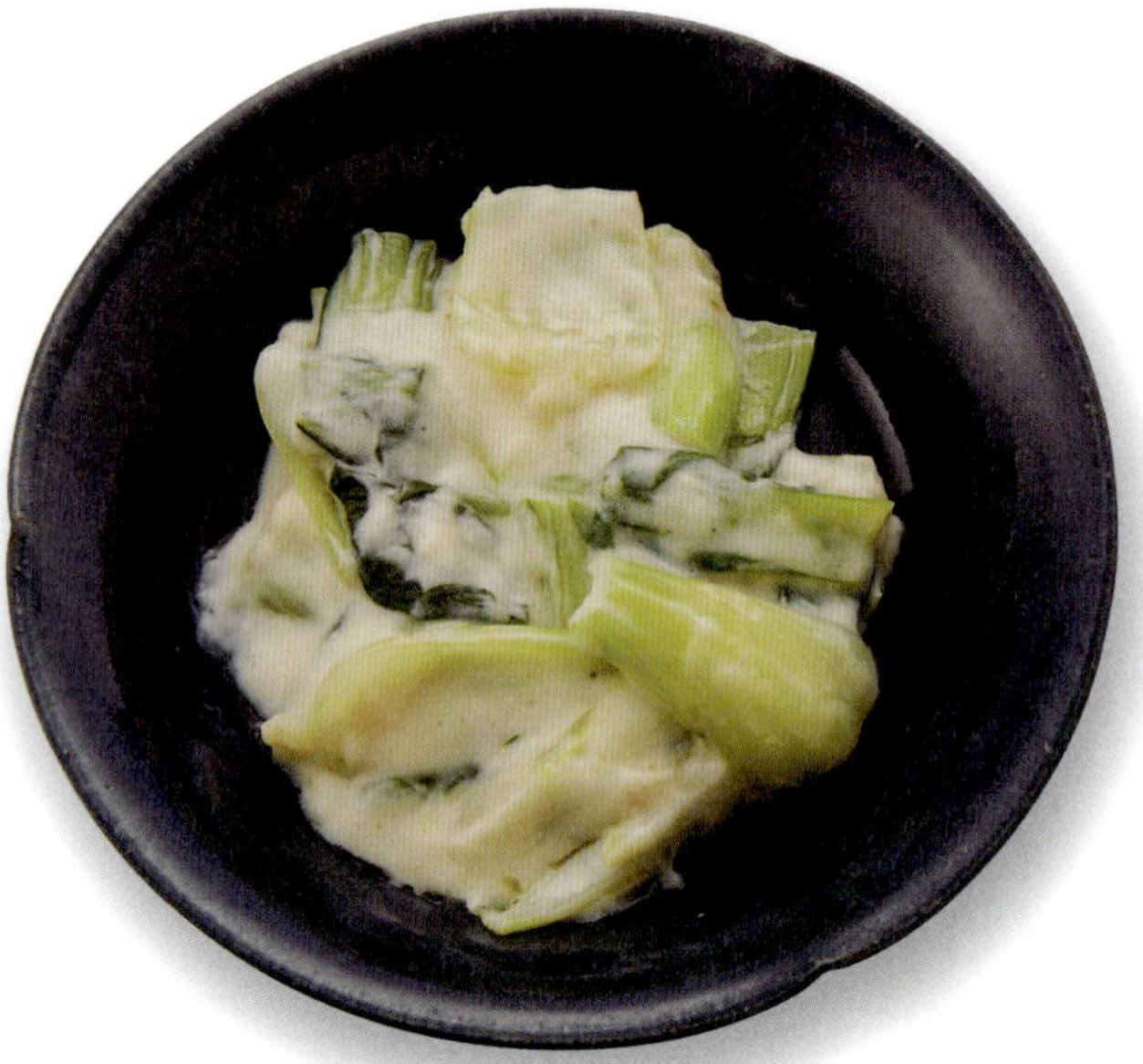

ヨーグルトみその浅漬け

漬物を食べたいときは、低塩に漬かるこのヨーグルトみその漬け床がおすすめ。

材料（2人分）

セロリ …………………… 1本（70g）
にんじん …………………… ⅓本（50g）
a プレーンヨーグルト …… 70ml
a みそ …………………… 小さじ2

作り方

1 セロリは筋を除き、にんじんは皮をむく。いずれも太めの棒状に切る。

2 ポリ袋にaを入れ、よく混ぜる（漬け床）。

3 ②に①を漬け、冷蔵庫に一晩おく。

4 セロリとにんじんをとり出して漬け床をよくしごき、一口大に切る。

19kcal／塩分（0.4g）

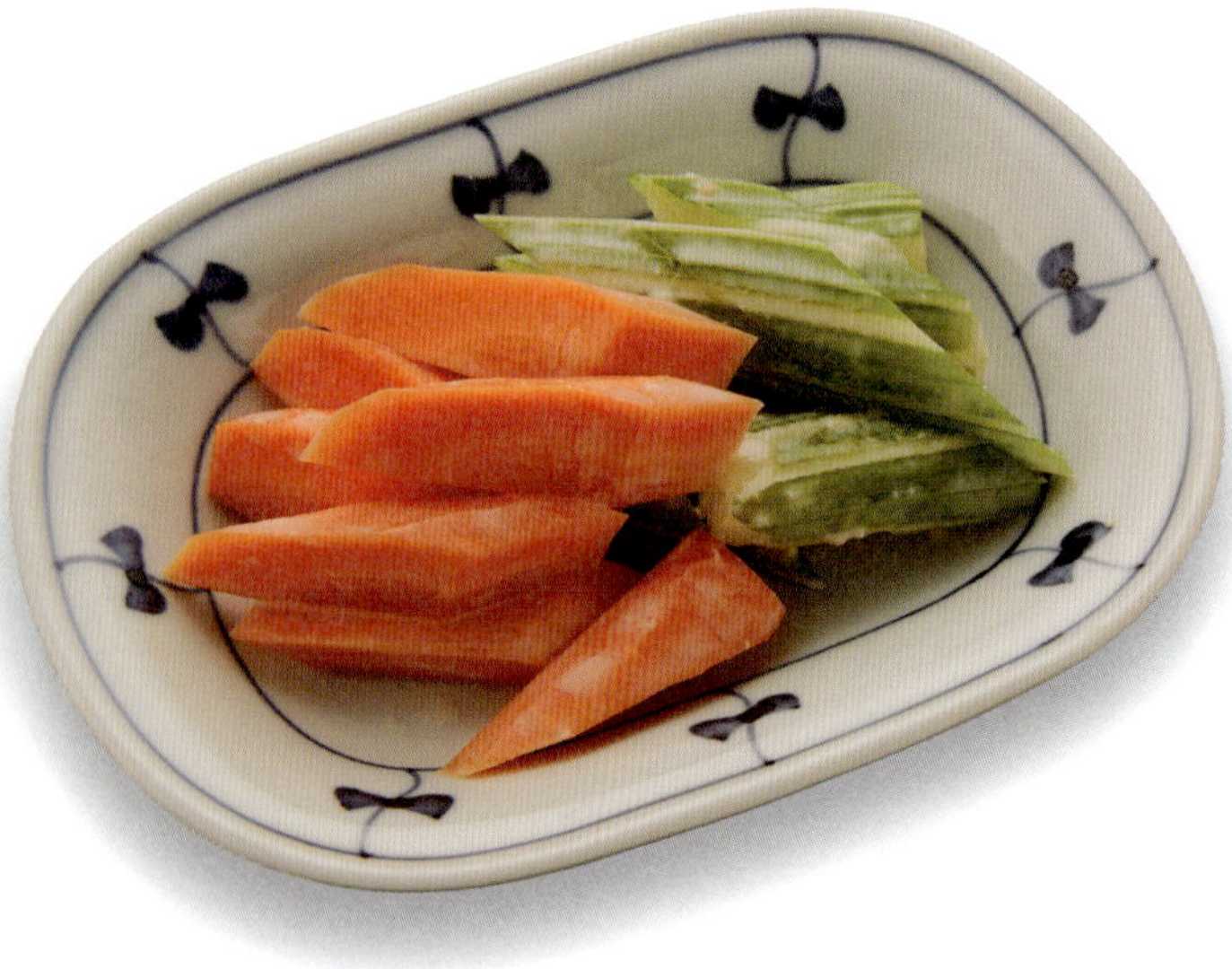

アスパラのしょうがじょうゆがけ

アスパラは斜めに切ると調味料がよくからんで味がしっかりつきます。

材料（2人分）

グリーンアスパラガス……………………5本（100g）

しょうが……………1かけ（5g）
しょうゆ……………小さじ1½

作り方

1 アスパラガスは根元を切り除き、下1/3の皮をピーラーでむく。さっとゆで、斜めに切って器に盛る。

2 しょうがはすりおろし、しょうゆと混ぜる。①にかける。

★器に残ったしょうゆは食べないこと。

14kcal／塩分（0.4g）

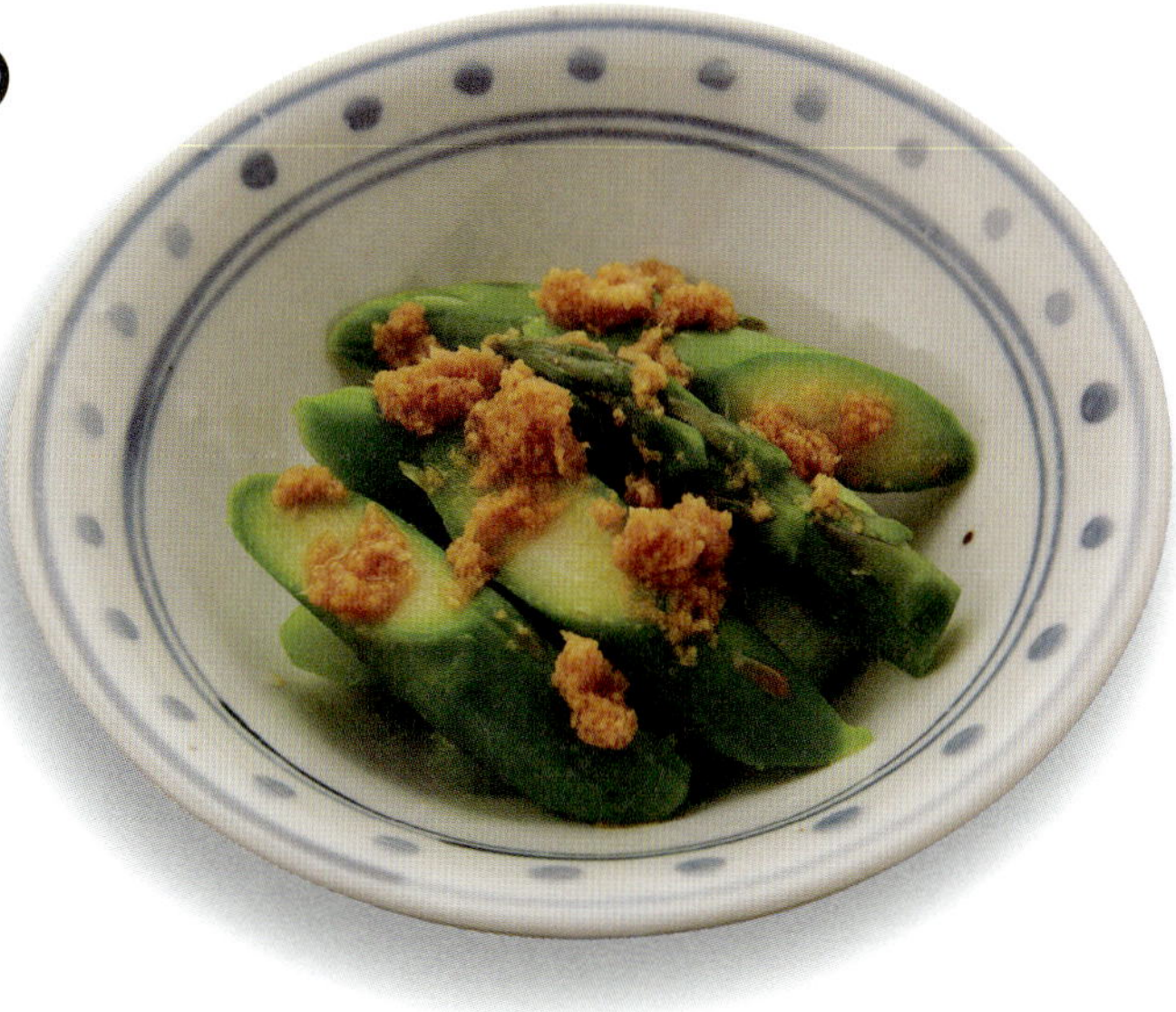

コールスローサラダ

野菜に下塩をせずに作る減塩タイプ。

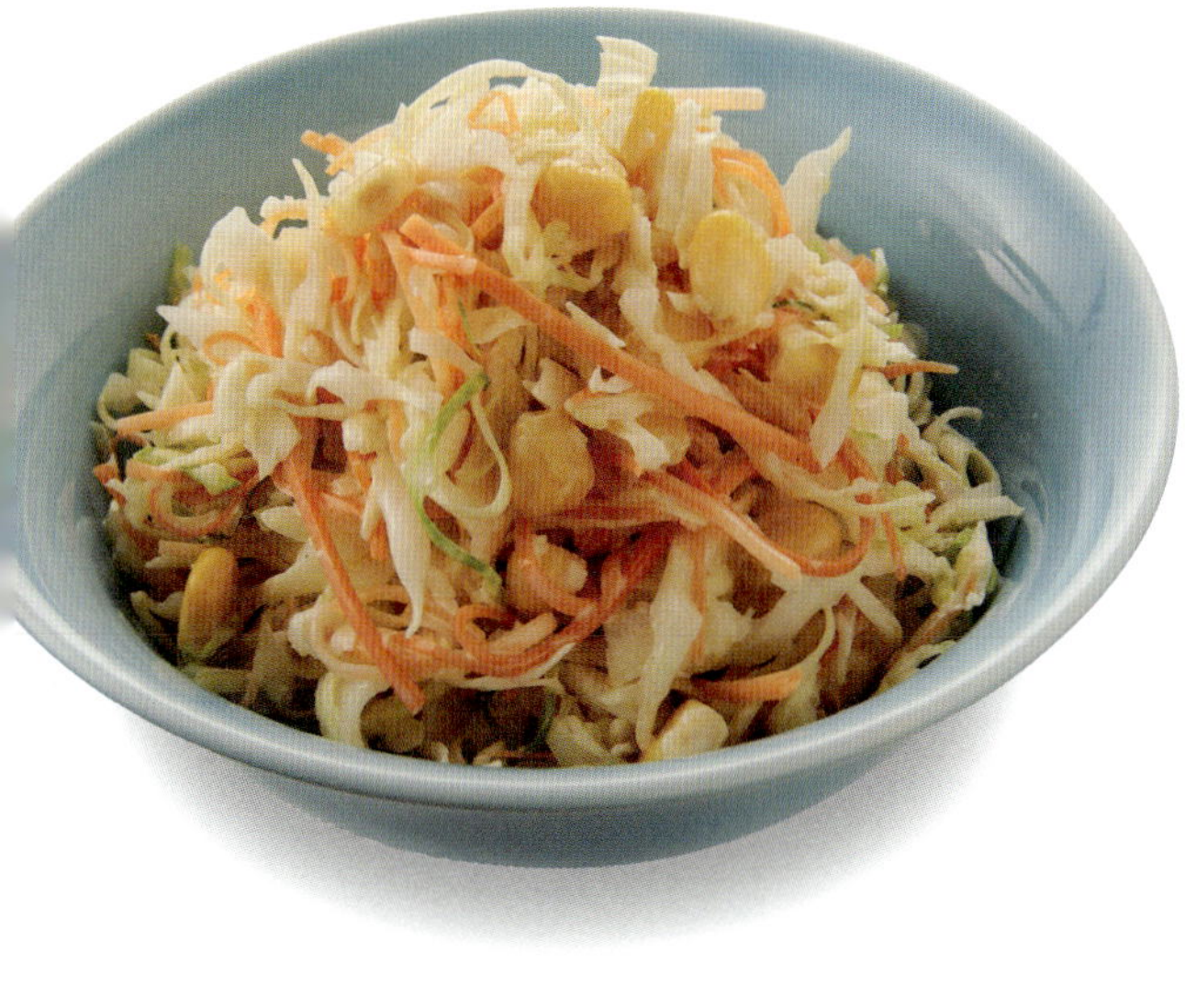

材料（2人分）

キャベツ…………2～3枚（200g）

にんじん…………………¼本（40g）

a
- ホールコーン（缶詰め）………………大さじ2（25g）
- 砂糖……………………小さじ2
- こしょう……………………少量
- 酢……………………大さじ2

マヨネーズ………………大さじ2

作り方

1 キャベツはせん切りにする。にんじんは皮をむいてせん切りにする。

2 ボールに①とaを入れて混ぜ、しんなりとなったら水けを絞る。マヨネーズとあえる。

136kcal／塩分（0.4g）

ゆで豆のサラダ

マヨネーズにしょうゆを少量加えるだけで香りとうま味と塩味がプラスされてうす味を補います。

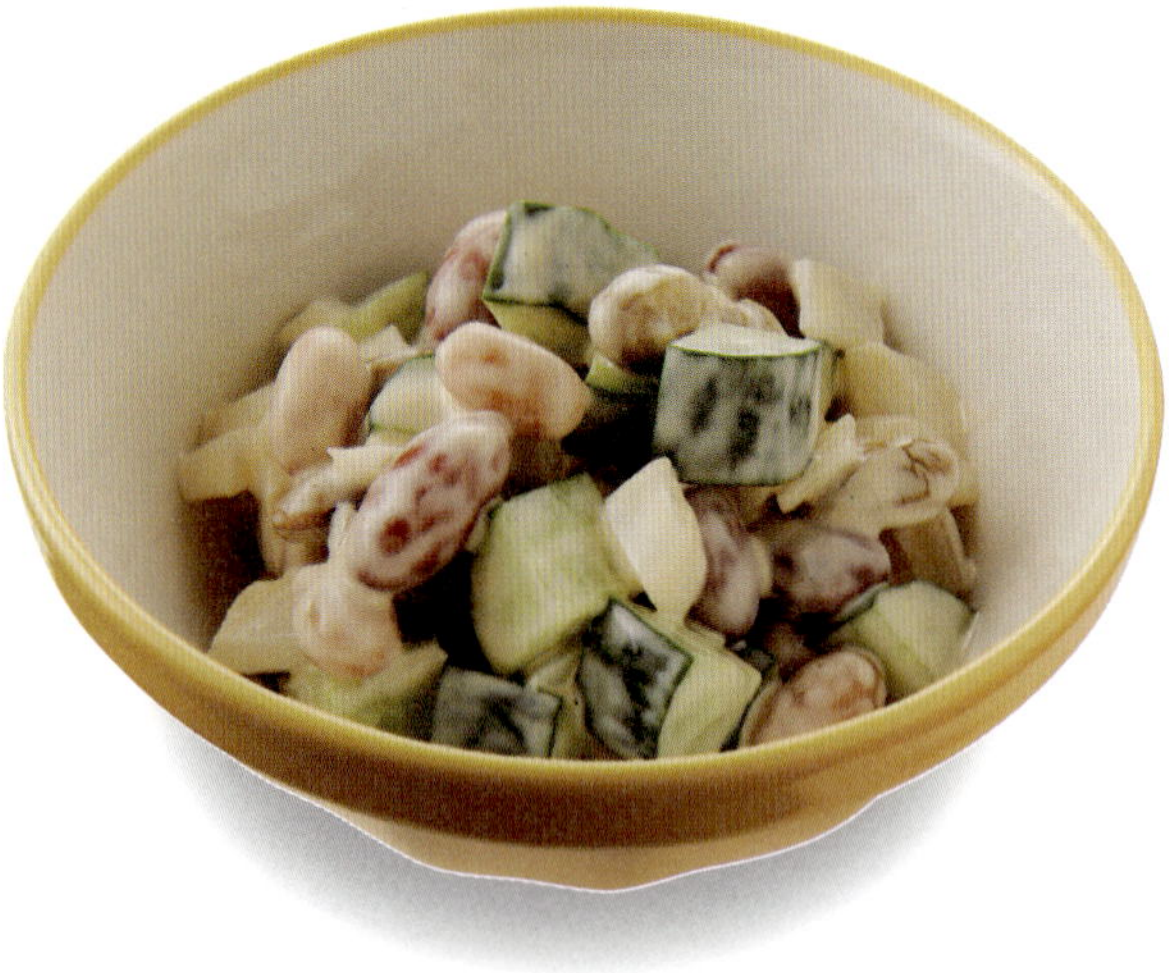

材料（2人分）

ミックスビーンズ

（ドライパック）………… 80g

玉ねぎ……………小¼個（30g）

きゅうり……………½本（50g）

a マヨネーズ……… 大さじ1½

a しょうゆ…… ミニスプーン1

作り方

1 玉ねぎは1cm角に切り、水にさらして水けをきる。

2 きゅうりは縦に4つに割り、さらに1cm幅に切る。

3 ボールにaを入れて混ぜ、①②とミックスビーンズを加えてあえる。

130 kcal／塩分（**0.3** g）

ほうれん草ときのこのソテー

塩を減らした分の味わいは、バターの香りとコクでカバー。

材料（2人分）

ほうれん草……………½束（150g）

しめじ類……………½パック（50g）

バター（食塩不使用）

…………………小さじ2½（10g）

酒または白ワイン………… 大さじ1

塩…………………… ミニスプーン½

こしょう………………………… 少量

作り方

1 ほうれん草は根元を切り除いて4cm長さに切る。しめじは石づきを除いてほぐす。

2 フライパンにバターを熱して①を加えていためる。酒をふり入れてさらにいため、しんなりしたら塩とこしょうで調味する。

63 kcal／塩分（**0.3** g）

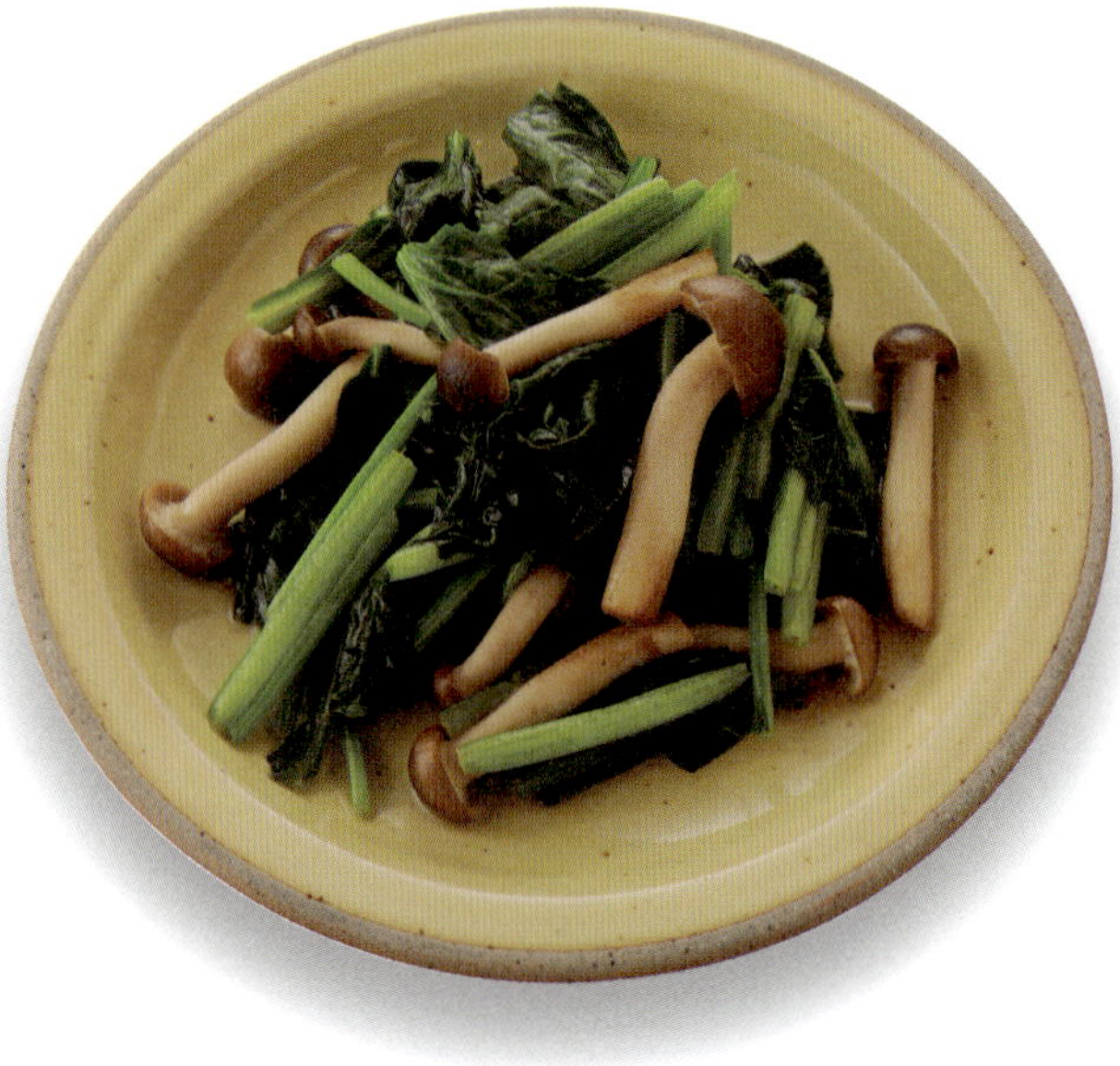

きゅうりときのこの酢の物

甘酢にごま油の香りとこくをプラス。

34kcal／塩分(0.2g)

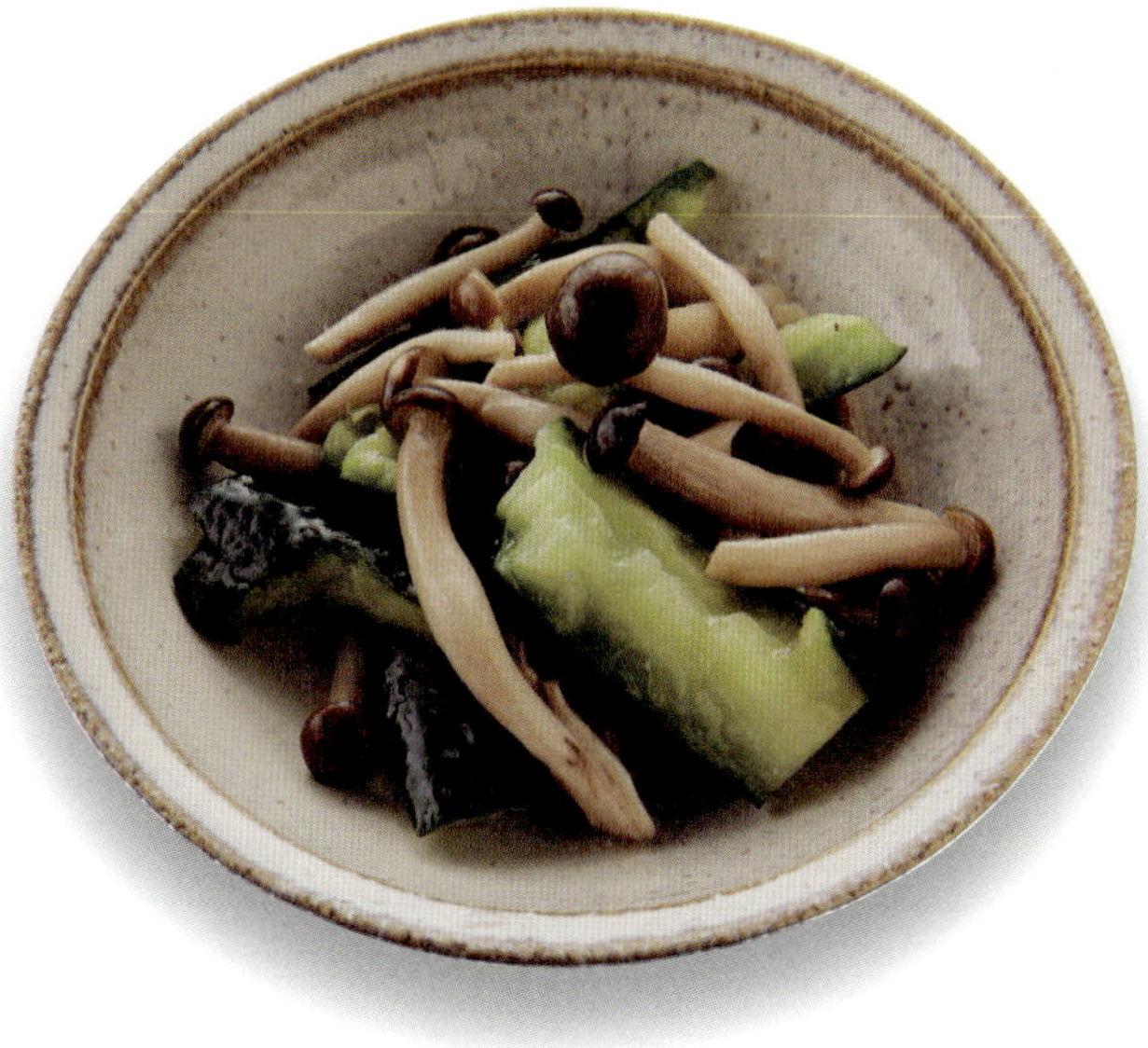

材料（2人分）

きゅうり……………………1本(100g)
しめじ類……………⅘パック(80g)
酒………………………………小さじ1

a
- 酢……………………………大さじ1
- 砂糖…………………………小さじ½
- 塩………………ミニスプーン½
- ごま油………………………小さじ1

作り方

1 きゅうりは塩適量（分量外）をまぶして板ずりをし、水洗いして水けをふく。めん棒などでたたいて割り、4cm長さに切る。

2 しめじは石づきを除いて小房に分け、耐熱皿に入れて酒をふる。ラップをかけ、電子レンジ（500W）で1分30秒〜2分加熱する。

3 ボールにaを入れて混ぜ、①②を加えてあえる。

ブロッコリーのからしあえ

強い甘味の砂糖には強い塩味がほしくなるので、さっぱりとしたはちみつで甘味をつけて塩を減らします。

材料（2人分）

ブロッコリー……1株分(150g)
ときがらし……………小さじ1
はちみつ………………小さじ½
しょうゆ………………小さじ½
だし……………………小さじ2

作り方

1 ブロッコリーは小房に分け、塩適量（分量外）を加えた湯でゆで、冷水にとって水けをきる。

2 ボールにからしとはちみつを入れて混ぜ、しょうゆとだしを加えてのばす。①を加えてあえる。

30kcal／塩分(0.2g)

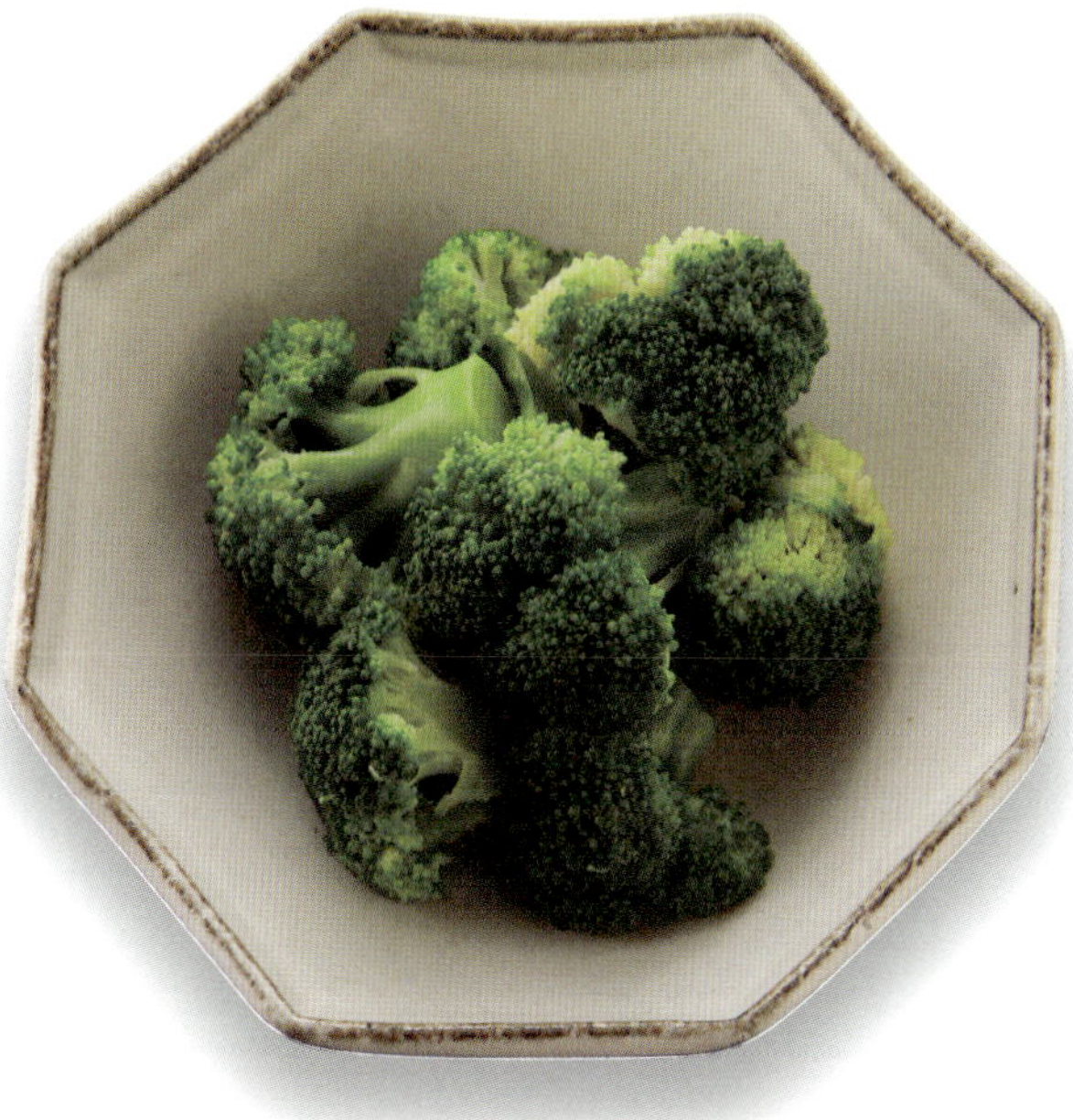

たぬき汁

たぬき汁とはこんにゃくをごま油でいためた汁物のことです。

材料（2人分）

こんにゃく……………⅘枚（200g）
ねぎ……………………½本（50g）
ごま油……………………小さじ2
だし……………………1½カップ
みそ………………………小さじ2
七味とうがらし………………少量

作り方

1 こんにゃくは一口大にちぎる。ねぎは斜めに切る。
2 小なべに湯を沸かしてこんにゃくを入れ、グラグラと煮立ったらざるにあげて湯をきる。
3 小なべにごま油を熱して②のこんにゃくをいため、ねぎも加えてさっといためる。
4 だしを加えて4～5分煮、みそをとき入れる。器に盛り、七味をふる。

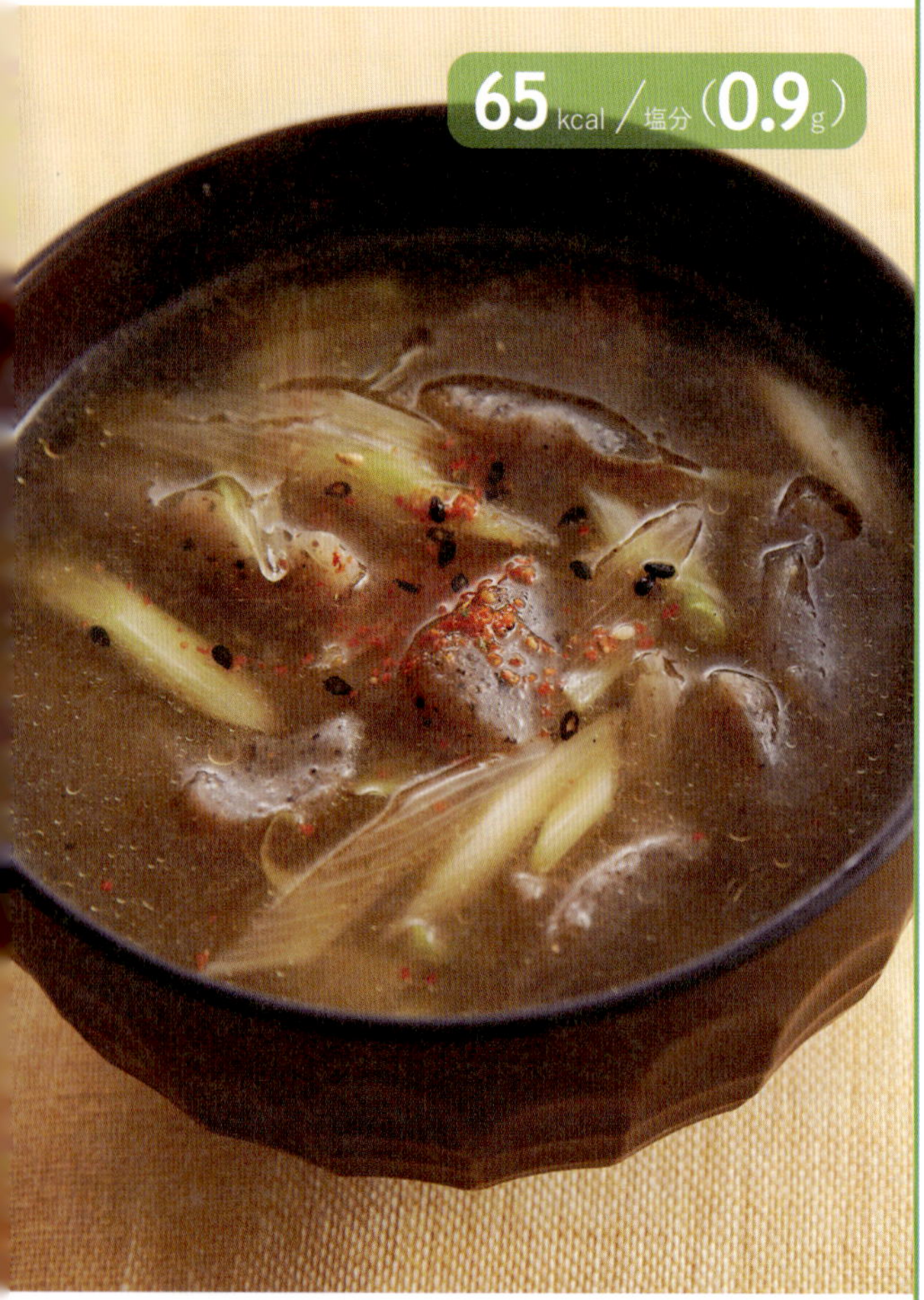

65 kcal／塩分（0.9g）

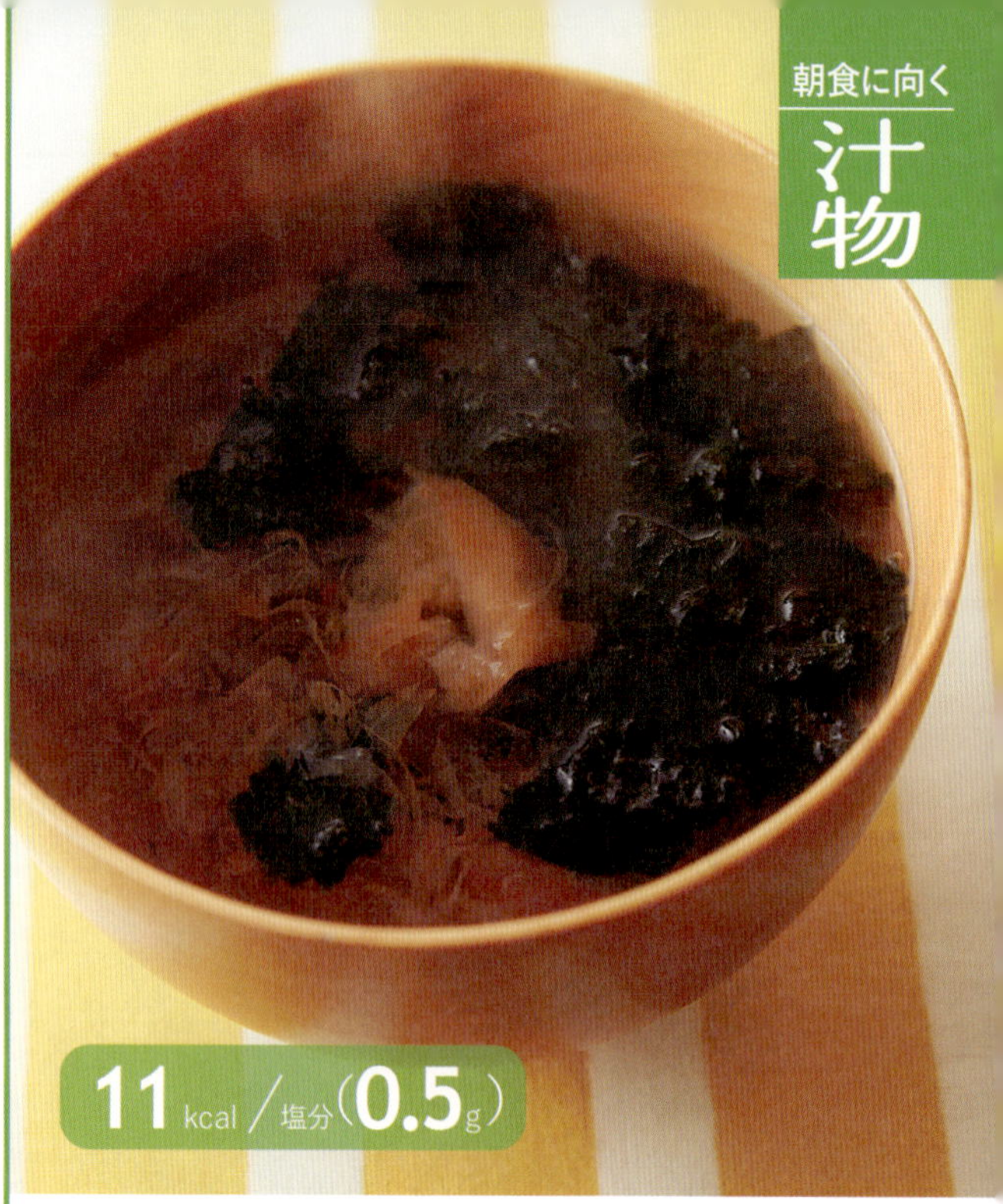

11 kcal／塩分（0.5g）

のりすい

おわんにすべての材料を入れて熱湯を注ぐだけなので、朝食にもってこい！

材料（2人分）

焼きのり……………全型½枚
梅干し（塩分8％のもの）
…………種を除いたもの12g
削りガツオ…………………2g
熱湯…………………1カップ

作り方

1 のりは大まかにちぎる。梅干しは小さくちぎる。
2 ①と削りガツオを等分に器に入れ、熱湯を注ぎ入れる。

塩分チェック

梅干し（1個20g／種を除いて16g）
塩分22.1％…… 3.5g
塩分10％…… 1.6g
塩分8％…… 1.3g
塩分7％…… 1.1g

梅干しの酸味と香りはうす味を補うので減塩にはおすすめですが、塩分が高い食品なので使いすぎないようにしましょう。また、梅干しは、さまざまな塩分のものが出回るようになりました。できるだけ低塩のものを使うとよいでしょう。

ガスパチョ

野菜とパンで作る冷製スープ。夏の暑い日にぴったり。

材料（2人分）

玉ねぎ……………………¼個（50g）
きゅうり…………………½本（50g）
トマト……………………½個（100g）
にんにく……………………¼かけ
食パン…………………………15g
オリーブ油…………………大さじ1
a｜酢……………………………小さじ1
　｜トマトジュース（無塩）1カップ
　｜砂糖………………………小さじ⅓
　｜こしょう……………………少量

作り方

1 トマトはへたを除いて皮を湯むきする。玉ねぎ、きゅうりとともに5㎜角に切る。各少量とりおく。
2 にんにくはみじん切りにし、食パンは細かくちぎる。
3 ボールに①②を入れてオリーブ油をかけ、5分おく。aを加えて混ぜ、冷蔵庫で冷やす。
4 食べる直前に器に盛り、とりおいた①を飾る（写真左）。
※③をミキサーで攪拌《かくはん》してなめらかなスープにしてもよい（写真右）。
※好みで塩少量やタバスコ少量をプラスするのもよい。

118kcal／塩分（0.1g）

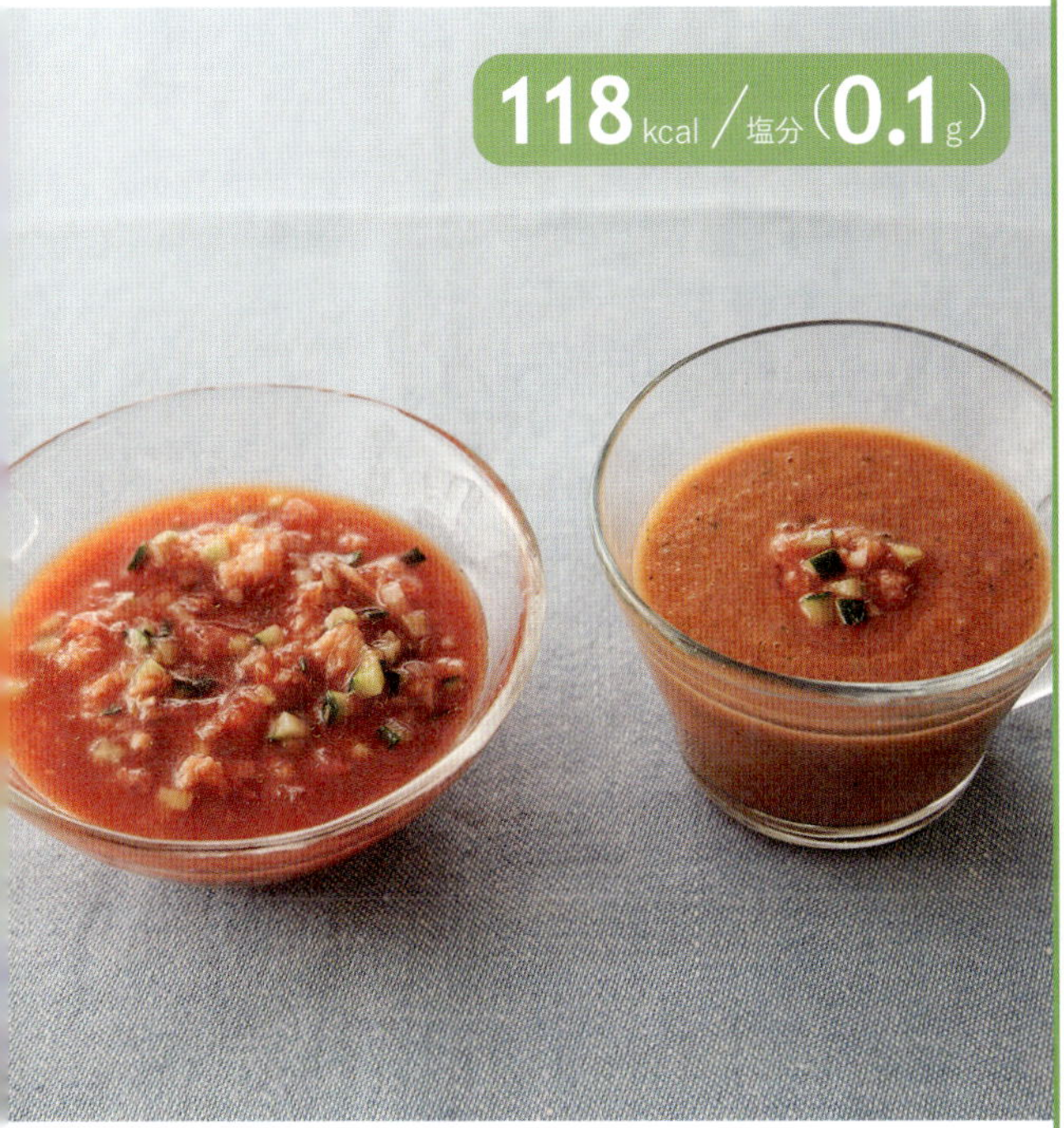

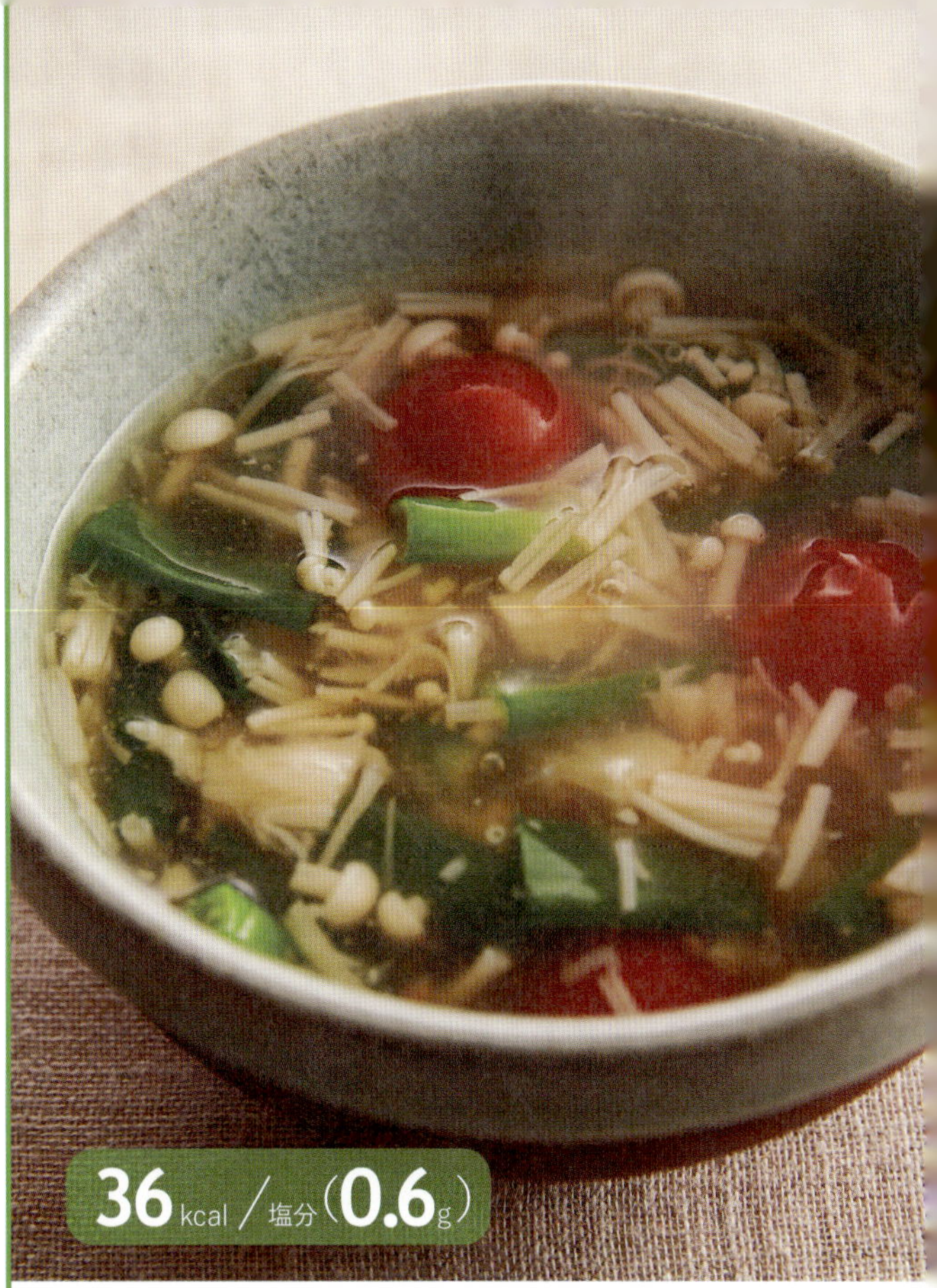

36kcal／塩分（0.6g）

野菜入りとろみ汁

汁にとろみをつけると、塩分を感じやすくなります。

材料（2人分）

えのきたけ………1パック（100g）
ミニトマト……………6個（60g）
小ねぎ…………………4本（20g）
a｜だし…………………1¼カップ
　｜酒……………………大さじ1
b｜かたくり粉…………小さじ½
　｜水……………………小さじ2
しょうゆ…………………小さじ1

作り方

1 えのきは石づきを除いて1㎝長さに切る。ミニトマトはへたを除き、大きければ半分に切る。小ねぎは2㎝長さに切る。
2 小なべにえのきとaを入れて火にかけ、煮立ったらbでとろみをつける。ミニトマトと小ねぎとしょうゆを加えてひと煮する。

アサリのミルクスープ

塩は使わず、アサリの水煮缶詰めを、うま味と塩味を含んだ缶汁ごと使います。

材料（2人分）

アサリ水煮缶詰め…1缶（70g）
玉ねぎ………………¼個（50g）
にんじん…………⅕個（30g）
じゃが芋…………⅓個（50g）
サラダ油………………小さじ2
小麦粉…………………大さじ1
a　アサリ水煮缶詰めの缶汁+水
　　……………………1カップ
牛乳……………………1カップ

作り方

1 にんじんとじゃが芋は皮をむき、玉ねぎとともに1㎝角に切る。
2 なべにサラダ油を熱して玉ねぎとにんじんをいためる。油がまわったら小麦粉をふり入れてさらにいためる。
3 aを少しずつ加えてときのばし、じゃが芋を加えて15分煮る。アサリと牛乳を加えてひと煮する。

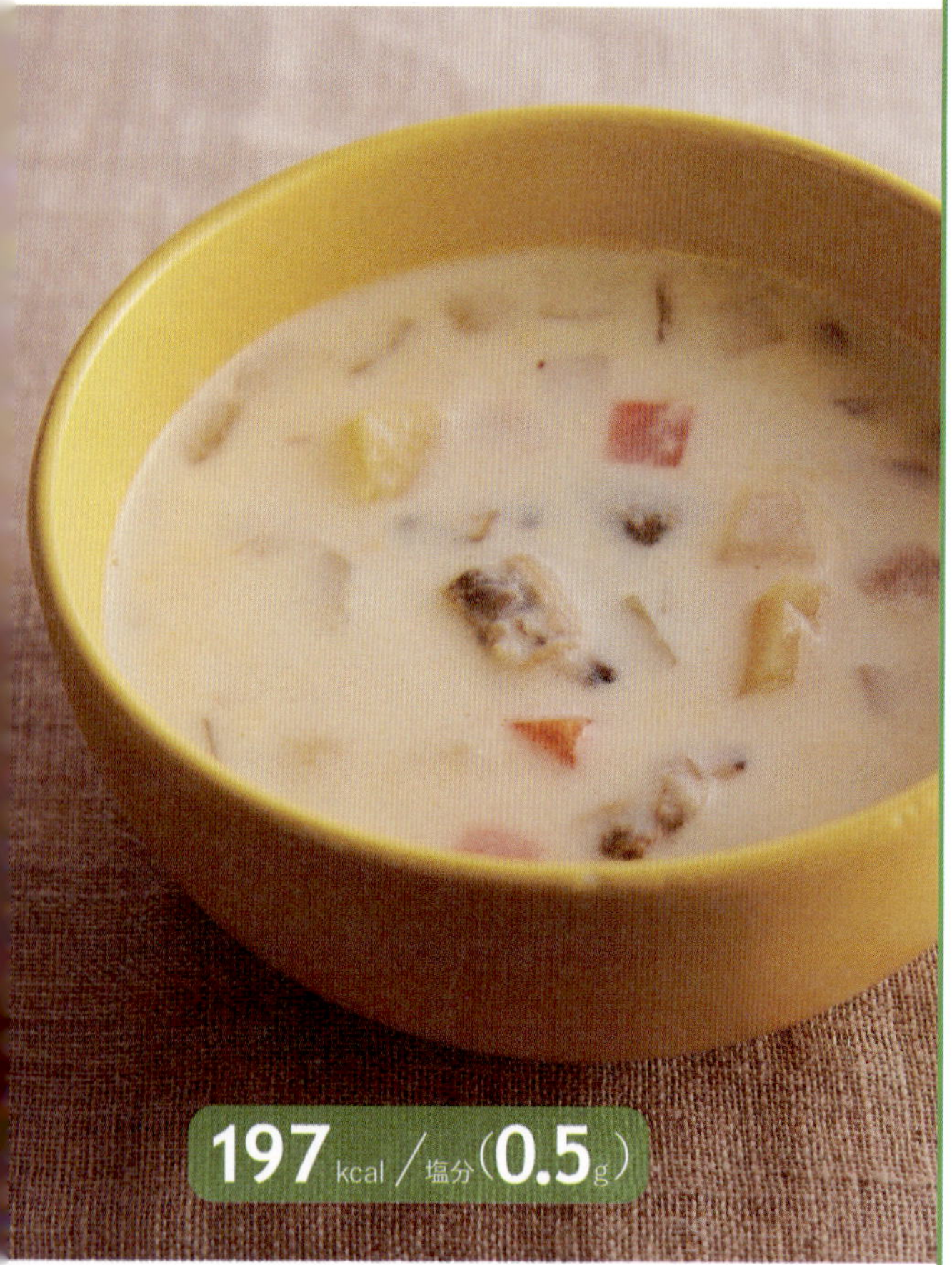

コーンスープ

缶詰めのクリームコーンに含まれる塩分（0.7g／100g）を忘れずに。

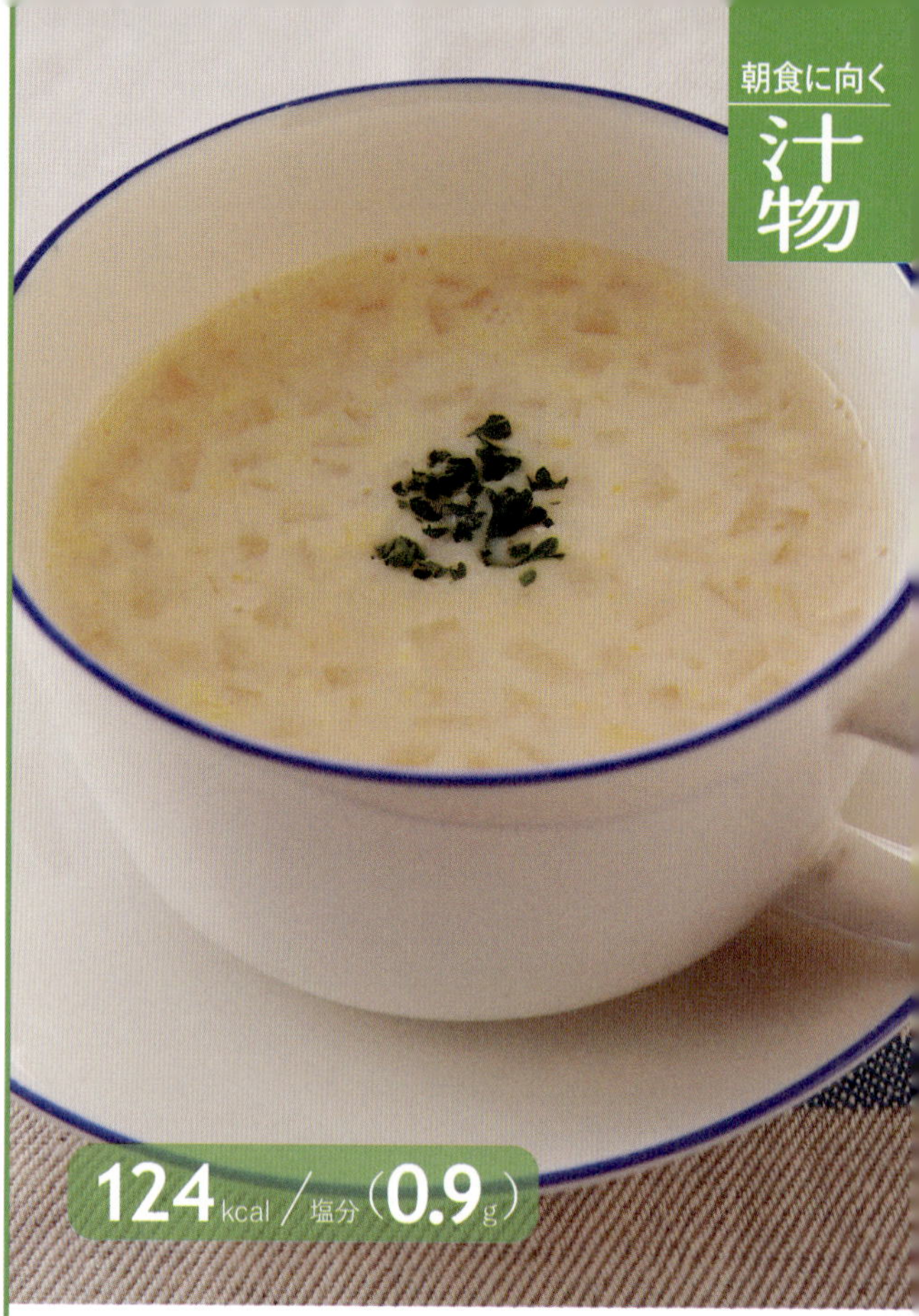

材料（2人分）

クリームコーン（缶詰め）‥100g
玉ねぎ………………¼個（50g）
a　水…………………1カップ
　固形ブイヨン…………½個
牛乳…………………1カップ
こしょう…………………少量
パセリのみじん切り……少量

作り方

1 玉ねぎはみじん切りにする。
2 なべに①とコーンとaを入れて火にかけ、煮立ったら中火で4～5分煮る。牛乳を加え混ぜてひと煮し、こしょうをふる。
3 器に盛り、パセリをのせる。

かぶの豆乳スープ

かぶが少し煮くずれたくらいがおいしい。

材料（2人分）

かぶ……………………2個（160g）
かぶの葉………………2本（10g）
a 水……………………1カップ
a 顆粒鶏がらだし………小さじ⅓
豆乳……………………1カップ
塩…………………ミニスプーン⅔
こしょう……………………少量

作り方

1 かぶは皮をむいて薄いいちょう切りにする。葉はあらく刻む。

2 小なべにaを入れて火にかけ、煮立ったらかぶを加えて2～3分ほど煮る。豆乳を加えて温め、塩とこしょうで調味し、葉を加えてさっと煮る。

63kcal／塩分（0.7g）

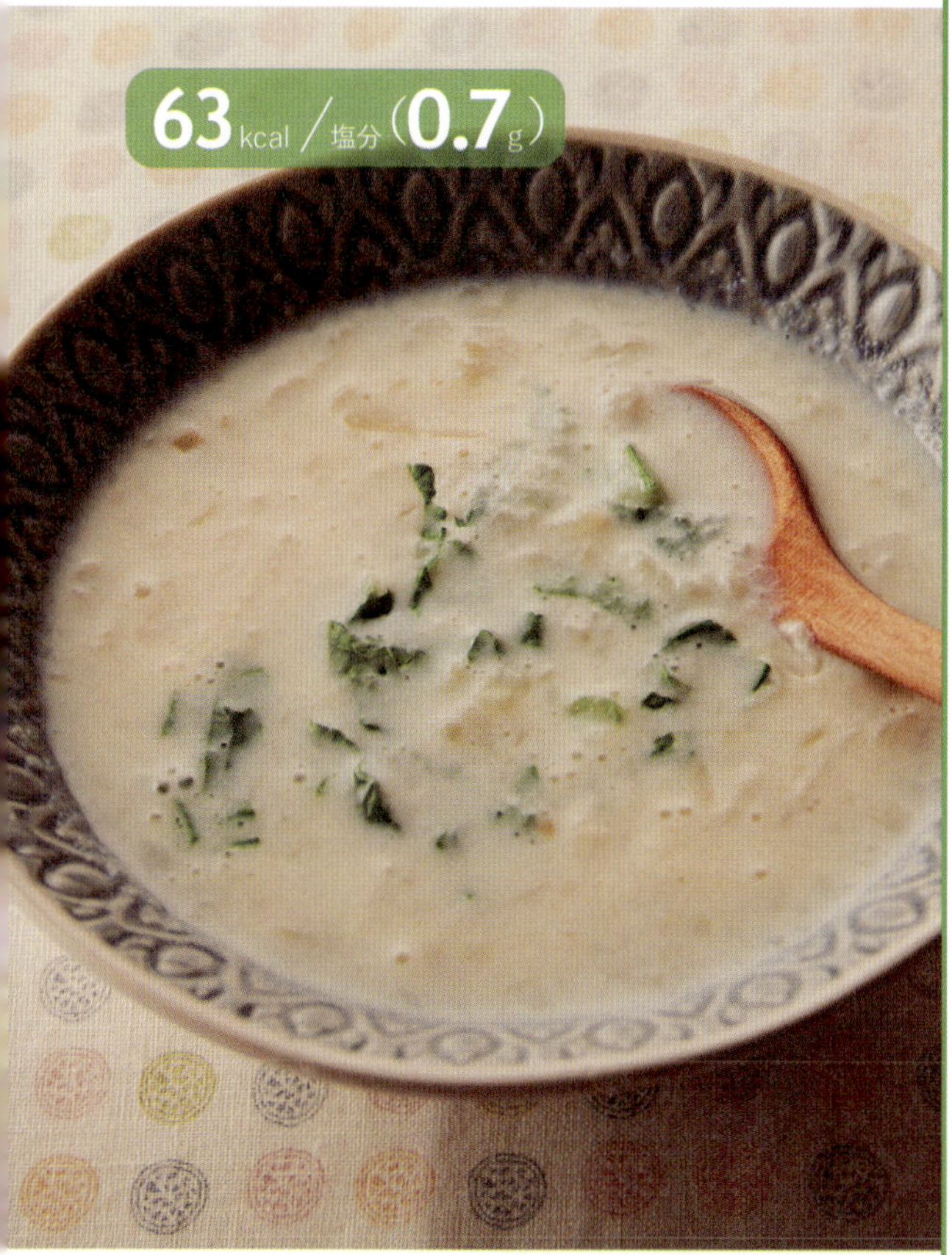

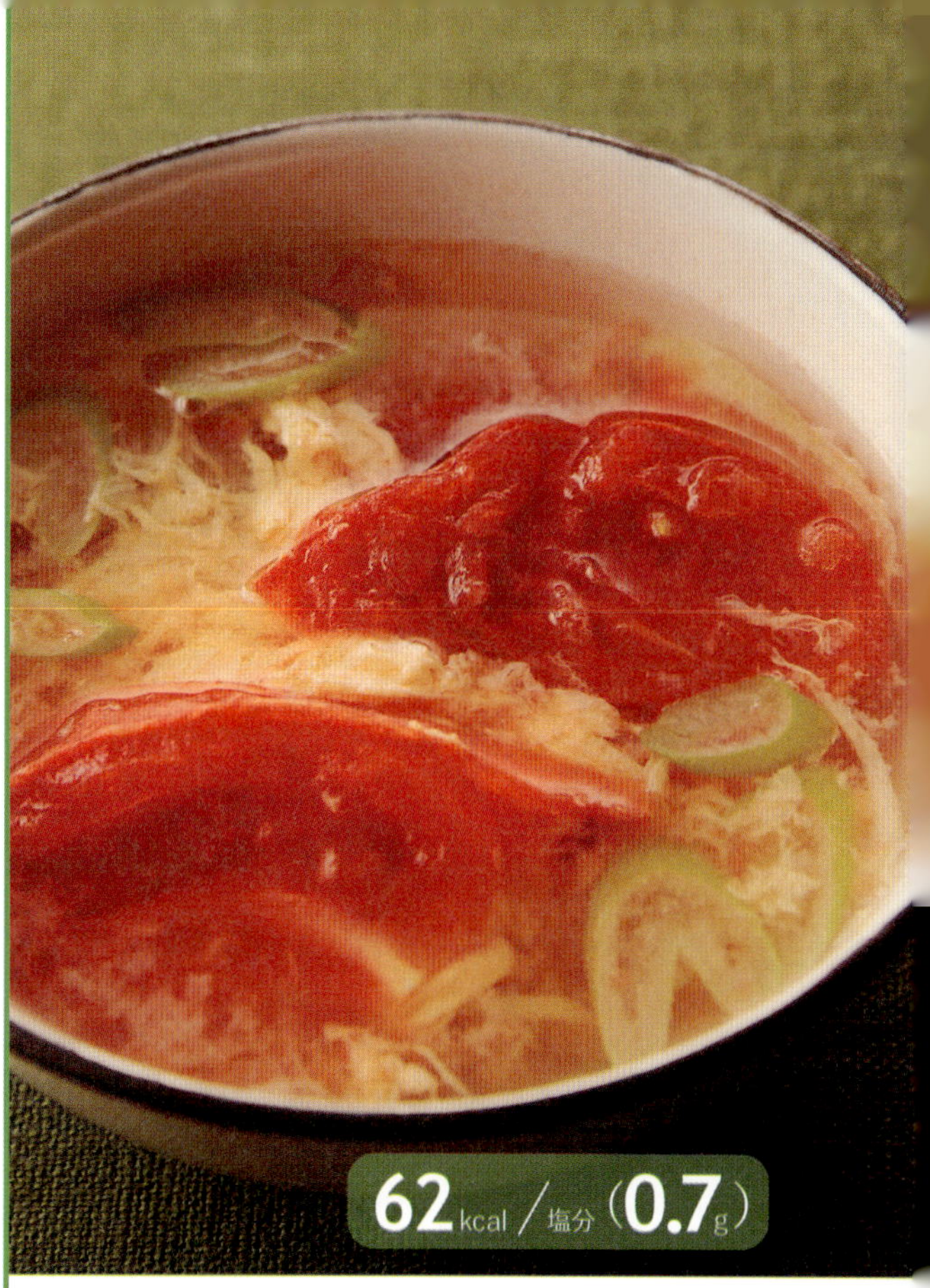

62kcal／塩分（0.7g）

トマトと卵のスープ

トマトの甘ずっぱさとうま味を生かしたスープです。

材料（2人分）

トマト…………………1個（200g）
ねぎ………………………5cm（5g）
とき卵……………………1個分
a 水…………………1½カップ
a 顆粒鶏がらだし………小さじ¼
b 塩……………ミニスプーン½
b こしょう…………………少量
b しょうゆ………ミニスプーン1

作り方

1 トマトはへたを除いてくし形に切る。ねぎは斜め薄切りにする。

2 小なべにaを入れて火にかけ、煮立ったらbで調味する。トマトとねぎを加え、再度煮立ったらとき卵を少しずつ流し入れて卵がふんわりと浮いてきたら火を消す。

昼食のとり方アドバイス

できるだけ手作りをして減塩を

昼食で減塩を実践するには、料理を手作りすることがいちばんのおすすめです。自分で作った料理であれば、塩分を調節することができるので、減塩の強い味方となります。

献立の基本は、主食になるごはん、パン、めん類とし、メインのおかずである主菜には、肉や魚、豆腐のおかず、そして副菜には野菜や芋、豆などを組み合わせます。とはいえ、毎日の昼食作りや自宅でひとりで食べる場合は、昼食に何品もの料理を毎日作るのは、たいへんでしょう。ですので、主菜と副菜を兼ねるような料理や、主食と主菜がいっしょになった料理などで、調理もできるだけシンプルなものにするとよいでしょう。ひとりの食事もたいせつにしましょう。

これらに組み合わせる副菜には、ゆでた野菜がおすすめです。うすく味をつけるぐらいでもおいしく食べられます。野菜には緑黄色野菜を使うと、彩りもよく、見た目も映える献立となるでしょう。さらに、ビタミン、ミネラル、食物繊維などの栄養源としても活躍します。

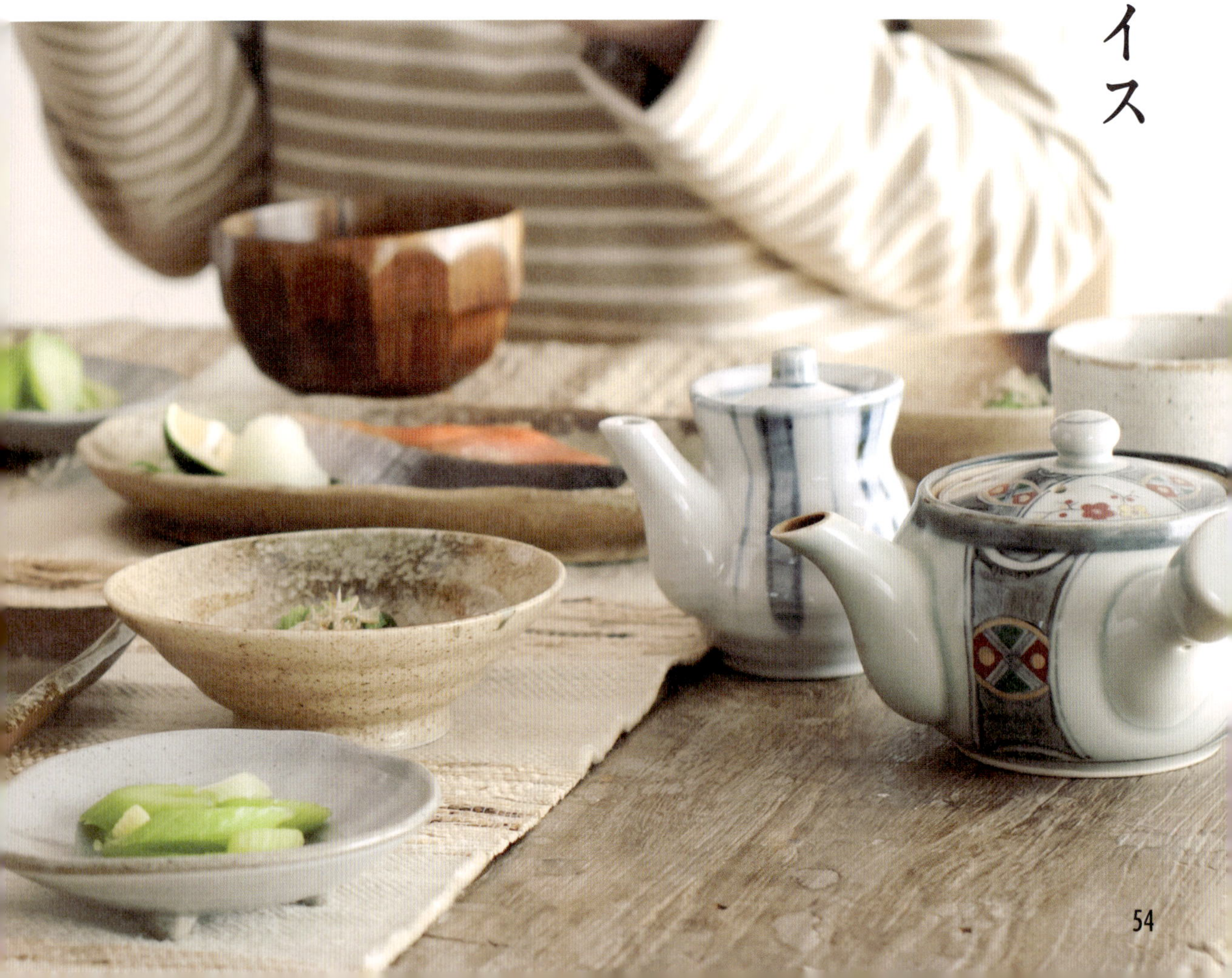

これらの考え方は、手作りのお弁当を持参するときにも活用できます。お弁当も自由な発想で、いつもの昼食をお弁当箱に詰めればでき上がりです。

昼食に外食するときの注意点

昼食は外食をする人も多いことでしょう。外食する場合は、食べ方に気をつけることで減塩を目指しましょう。

①栄養表示などがあれば、塩分をチェックする。できるだけ低い料理を選ぶ。
②自分で塩分を調整できるメニューを選ぶ。
③汁物は半量飲むだけにしたり、めんのつゆやスープはできるだけ飲まない。
④料理にかけたりつけたりする調味料（しょうゆ、ソース、ドレッシング、など）をできるだけ少量にする。
⑤塩分の高い漬物は毎回食べない。できれば残す。
⑥毎日、塩分の高い料理ばかり選ばない。

ですが、どれだけ外食で減塩のくふうをしても塩分は高くなりがちなので、実際に減塩効果を考える場合は、手作りのお弁当を持参することも考慮するとよいでしょう。

あるいは、昼食で塩分を多くとった分、朝食や夕食で減らして調整しましょう。

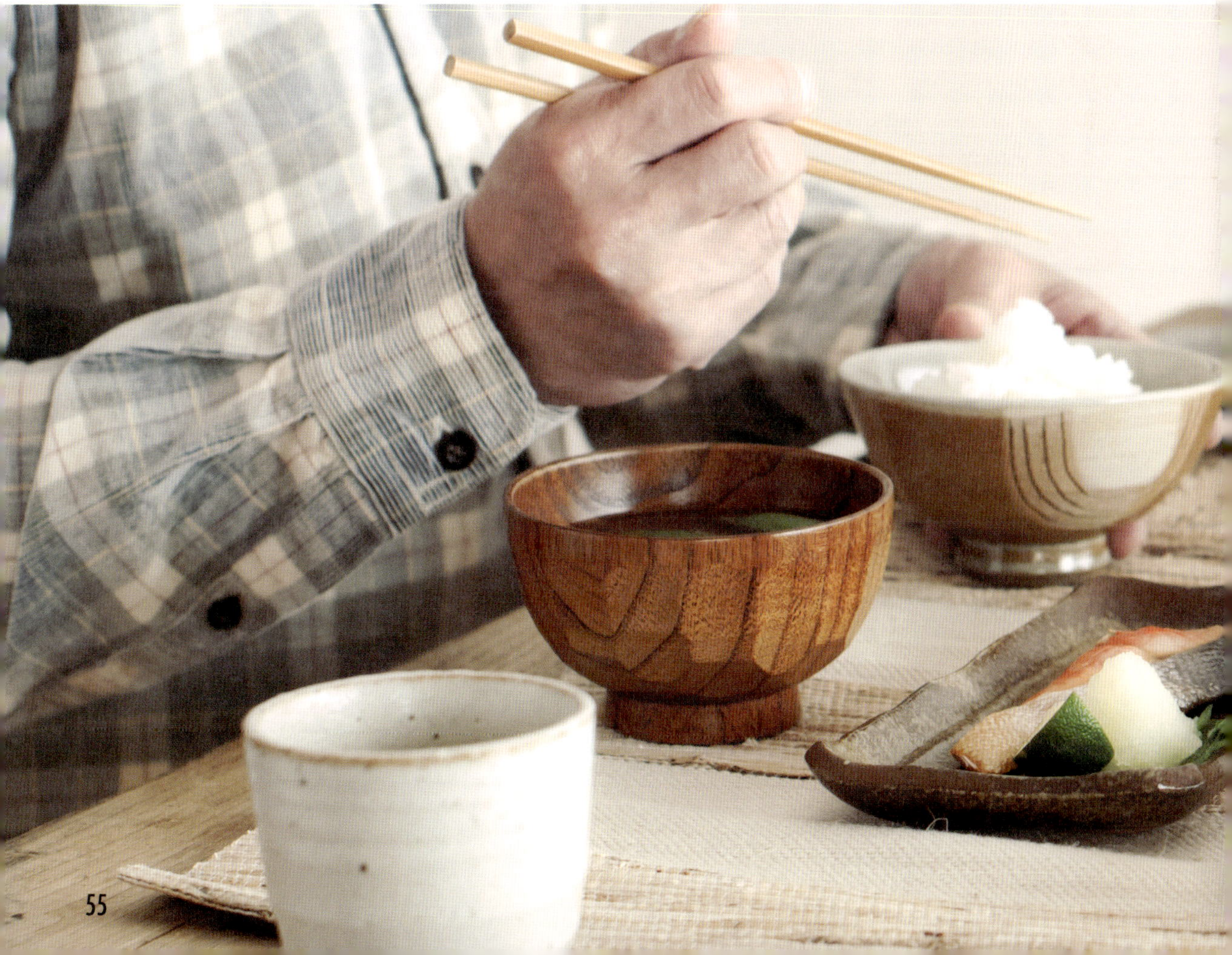

肉野菜いため献立

612kcal／塩分（2.1g）

- 主菜 肉野菜いため……245kcal（1.6g）
- 副菜 山芋のわさびあえ……115kcal（0.5g）
- 主食 麦ごはん……252kcal（0g）

POINT
肉に酒で下味をつけておくことがたいせつな減塩ポイント。また、かたくり粉をまぶして焼くとジューシーに仕上がり、肉のうま味とおいしさが増して満足する味になります。

肉野菜いため

材料（2人分）

- 豚もも薄切り肉…………150g
- a
  - 酒…………………小さじ1
  - かたくり粉………小さじ1
- にんじん…………⅓本（50g）
- 玉ねぎ……………¼個（50g）
- キャベツ…… 1～2枚（100g）
- ピーマン…………1個（30g）
- サラダ油……………大さじ1
- 酒……………………大さじ1
- 塩……………………小さじ½
- こしょう…………………少量

作り方

1 にんじんは皮をむいて薄い半月切りまたは輪切りにする。玉ねぎは細切り、キャベツは大きめの一口大に切り、ピーマンはへたと種を除いて一口大に切る。

2 豚肉は一口大に切って a を順にまぶす。フライパンにサラダ油を熱して肉を広げるように入れ、両面をカリッと焼いて、油を残しながら皿などにとり出す。

3 残った油に①の野菜を順に加えてはいため、酒をふってふたをして火が通るまで加熱する。

4 ②の肉を戻し入れ、塩とこしょうで味をととのえる。

★野菜は市販のカット野菜を使用するのもよい。

山芋のわさびあえ

材料（2人分）

- 山芋（粘りの強いもの）‥180g
- 練りわさび………………少量
- a
  - 酢…………………小さじ1
  - しょうゆ…………小さじ1
- 刻みのり…………………少量

作り方

1 山芋は皮をむいて厚手のポリ袋に入れ、びんなどでたたいてつぶす。

2 器に盛り、a を混ぜてかける。刻みのりとわさびをのせる。

麦ごはん

材料（2人分）

- 麦ごはん………………300g

減塩ポイント 和風の香りや辛味の食材

香辛料など、香りや辛味のある食材は、その効果でうす味に感じにくいようです。のりやわさび、からし、さんしょう、一味とうがらし、七味とうがらしなどは、和風の減塩料理に効果的に使いましょう。

一日の献立例

1558 kcal／塩分（5.7 g）

- 朝 オムレツ 野菜ソースがけ献立 459kcal（1.7g） →p.22
- 昼 肉野菜いため献立 612kcal（2.1g）
- 夕 刺し身献立 487kcal（1.9g） →p.118

昼食献立例 2例

肉野菜いため 245kcal（1.6g）
麦ごはん 252kcal（0g）

＋例❶
- なすといんげんのごまじょうゆあえ 37kcal（0.4g） →p.74
- 冷やしトマト 24kcal（0g） →p.14

合計：558kcal（2.0g）

＋例❷
- セロリのクリームチーズあえ 77kcal（0.2g） →p.72
- かぶのミニみそ汁 16kcal（0.5g） →p.58

合計：436kcal（2.3g）

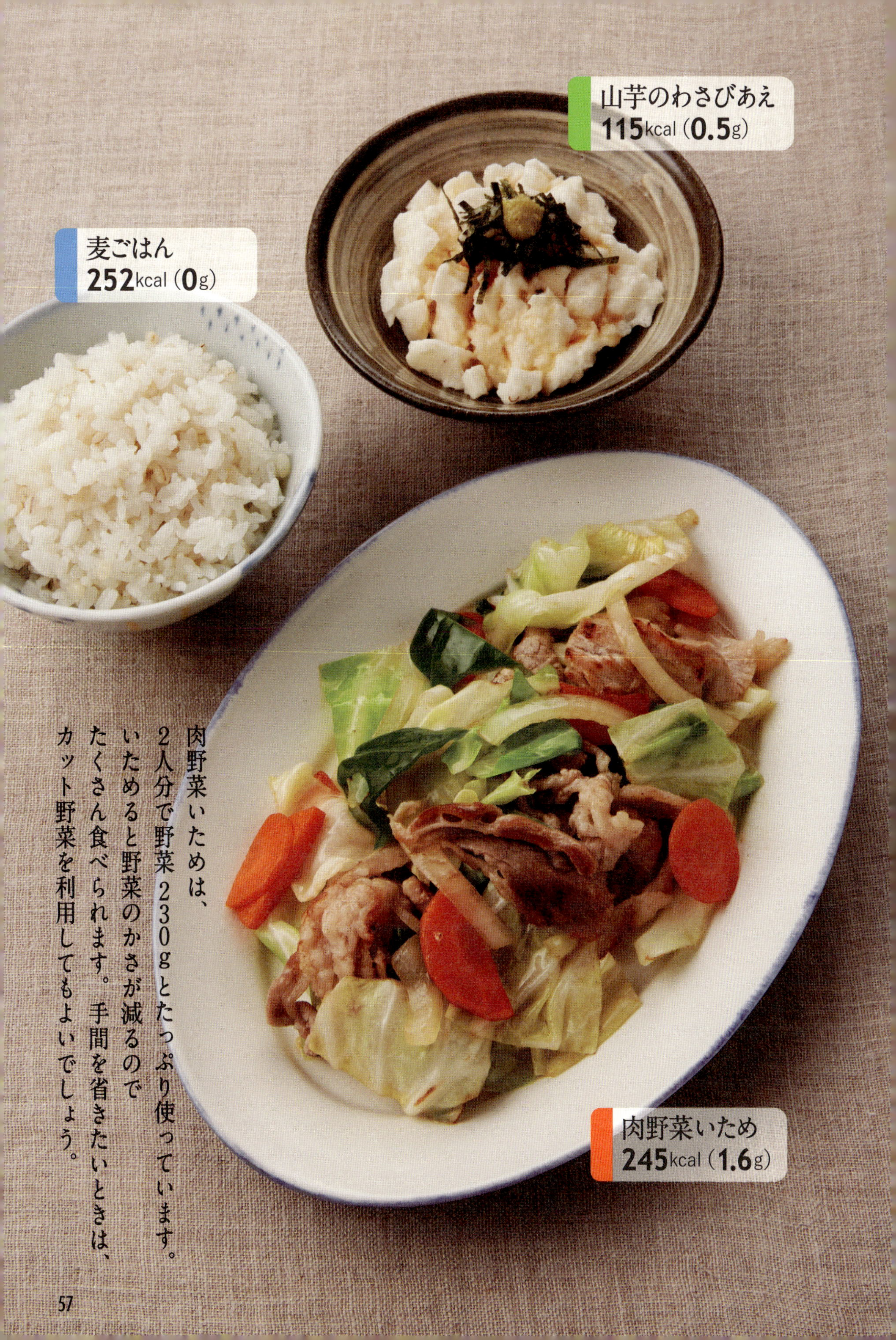

山芋のわさびあえ
115kcal (0.5g)

麦ごはん
252kcal (0g)

肉野菜いため
245kcal (1.6g)

肉野菜いためは、
2人分で野菜230gとたっぷり使っています。
いためると野菜のかさが減るので
たくさん食べられます。手間を省きたいときは、
カット野菜を利用してもよいでしょう。

597kcal／塩分（1.9g）

豚肉のしょうが焼き献立

- 主菜　豚肉のしょうが焼き……255kcal（1.1g）
- 副菜　にんじんとオレンジのサラダ……74kcal（0.3g）
- 汁物　かぶのミニみそ汁……16kcal（0.5g）
- 主食　精白米ごはん……252kcal（0g）

POINT

しょうが焼きのたれに玉ねぎとりんごをすりおろして加えることで、味わいが増して調味料を減らすことができます。

豚肉のしょうが焼き

材料（2人分）

- 豚もも薄切り肉　6枚（160g）
- しょうが‥‥大1かけ（20g）
- 小麦粉…………………少量
- サラダ油…………大さじ1
- 玉ねぎ…………¼個（50g）
- りんご…………¼個（50g）
- a　しょうゆ………大さじ1
- a　酒………………大さじ2
- キャベツ‥‥½～1枚（50g）
- 青じそ…………10枚（7g）

作り方

1 しょうがはすりおろし、しょうが汁小さじ1を搾って豚肉にまぶす（残ったしょうがはとりおく）。

2 玉ねぎはすりおろす。りんごは芯《しん》と皮を除いてすりおろす。

3 キャベツはせん切りにし、青じそは細切りにする。ざっと混ぜて器に盛る。

4 ①の豚肉に小麦粉を薄くまぶす。フライパンにサラダ油を熱して両面を焼き、バットなどにとり出す。

5 フライパンをきれいにして②を加え、少し煮つめる。aととりおいたしょうがを加え混ぜ、④の肉を戻し入れて軽く煮からめる。③の器に盛る。

にんじんとオレンジのサラダ

材料（2人分）

- にんじん………⅘本（120g）
- オレンジ…………⅔個（80g）
- オリーブ油………小さじ2
- 塩‥ミニスプーン½弱（0.5g）
- こしょう………………少量

作り方

1 にんじんはピーラーで皮をむき、さらにピーラーで薄く切る。ゆでてざるにあげてさまし、食べやすく切る。

2 オレンジは皮をむいて果肉を1房ずつとり出す。大きいものは半分に切る。

3 ボールに①②を合わせてオリーブ油をまぶし、塩とこしょうで調味する。

かぶのミニみそ汁

材料（2人分）

- かぶ……………1個（70g）
- かぶの葉………………5g
- だし………………1カップ
- みそ………………小さじ1

作り方

1 かぶは皮をむいてくし形に切る。だしとともに耐熱容器に入れ、ラップをかけて電子レンジ（500W）で3～4分加熱する。

2 かぶの葉は2㎝長さに切る。みそとともに①に加え、ラップをかけてさらに1分加熱する。

精白米ごはん

材料（2人分）

- 精白米ごはん…………300g

減塩ポイント　汁物やスープ

汁物やスープは減塩献立となると一日1杯程度にすることがすすめられます。ですが、半量にすれば、塩分も半分になるのでもっと献立に入れられれます。

一日の献立例

1584 kcal／塩分（5.3g）

- 朝　ミニトマト入りスクランブルエッグ献立　479kcal（1.3g）→p.20
- 昼　豚肉のしょうが焼き献立　597kcal（1.9g）
- 夕　魚の中国風蒸し献立　508kcal（2.1g）→p.128

昼食献立例2例

豚肉のしょうが焼き 255kcal（1.1g）
精白米ごはん 252kcal（0g）

＋例❶
- ・春雨サラダ　61kcal（0.6g）→p.68
- ・のりすい　11kcal（0.5g）→p.50

合計：579kcal（2.2g）

＋例❷
- ・ひじきの和風サラダ　82kcal（0.7g）→p.93
- ・アスパラのしょうがじょうゆがけ　14kcal（0.4g）→p.47

合計：603kcal（2.2g）

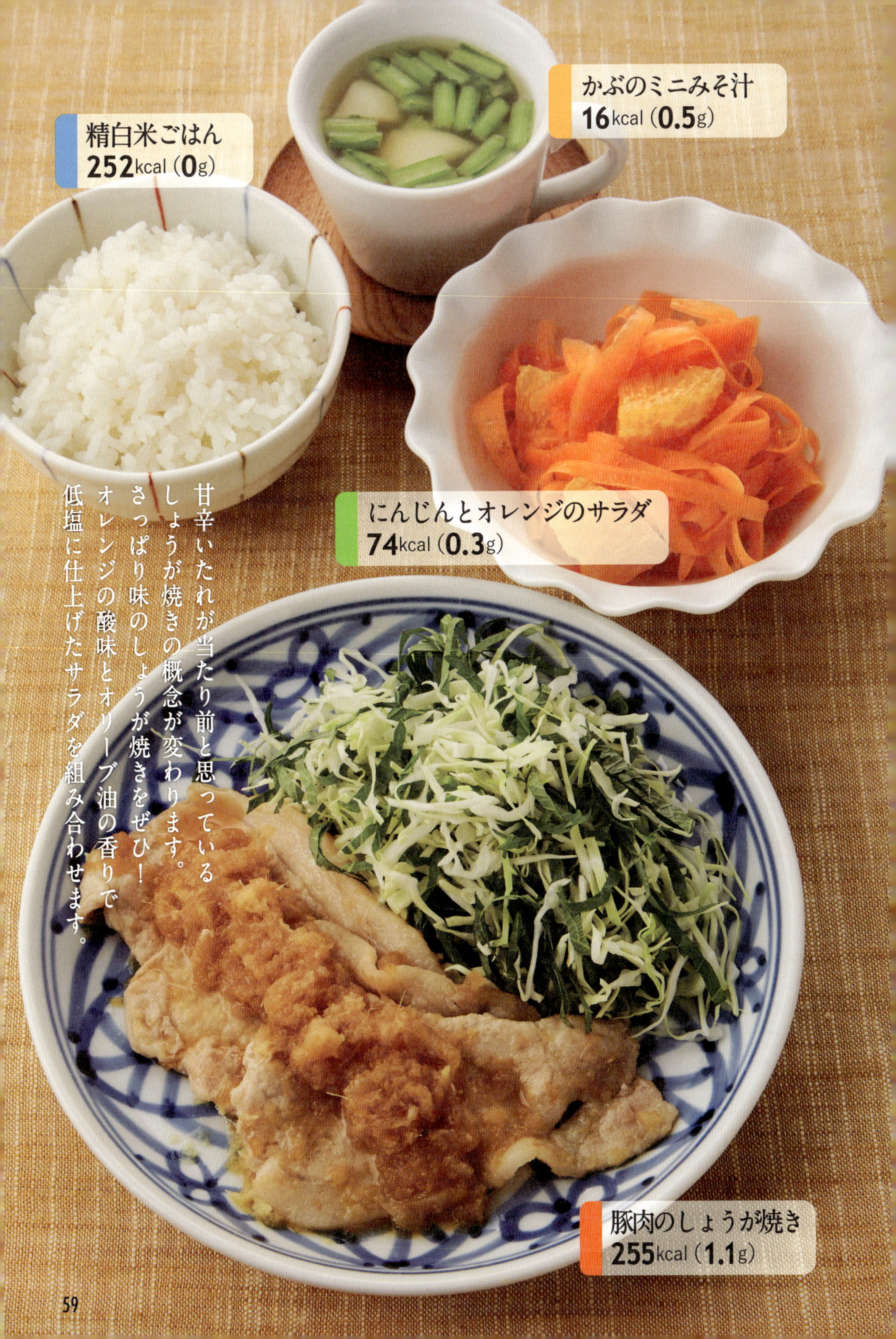
かぶのミニみそ汁
16kcal（0.5g）
精白米ごはん
252kcal（0g）
にんじんとオレンジのサラダ
74kcal（0.3g）
豚肉のしょうが焼き
255kcal（1.1g）

甘辛いたれが当たり前と思っている
しょうが焼きの概念が変わります。
さっぱり味のしょうが焼きをぜひ！
オレンジの酸味とオリーブ油の香りで
低塩に仕上げたサラダを組み合わせます。

399kcal／塩分（1.8g）

鶏ささ身のカレー風味から揚げ献立

主菜 鶏ささ身のカレー風味から揚げ……131kcal（0.5g）

副菜 トマトとシラスのレモンじょうゆあえ……31kcal（0.3g）

主食 青菜おかゆ……237kcal（0.9g）

POINT

干しエビからはおいしいだしがとれるので、その味を生かしておかゆを作ります。

鶏ささ身のカレー風味から揚げ

材料（2人分）

- 鶏ささ身…………3本（180g）
- a
  - カレー粉…………小さじ½
  - しょうゆ…………小さじ1
  - にんにくのすりおろし…………小さじ½
  - こしょう…………少量
- b
  - かたくり粉……大さじ½強
  - 小麦粉…………大さじ½強
- 揚げ油
- サラダ菜…………6枚（48g）
- レモンのくし形切り……2切れ

作り方

1 ささ身は一口大に切り、aで下味をつける。

2 bを混ぜ合わせて①にまぶし、170℃に熱した油でカラリと揚げて火を通す。

3 器に盛り、サラダ菜とレモンを添える。

トマトとシラスのレモンじょうゆあえ

材料（2人分）

- トマト…………1個（200g）
- シラス干し…大さじ1強（7g）
- 青じそ…………3枚
- a
  - レモン汁…………小さじ1
  - しょうゆ…………小さじ½
  - ごま油…………小さじ½

作り方

1 トマトは一口大に切り、冷蔵庫で冷やす。

2 青じそはせん切りにし、水にさらして水けをきる。

3 aを混ぜる。

4 ①②とシラスをざっと混ぜ、③を加えてあえる。

青菜おかゆ

材料（2人分）

- 春菊…………⅖束（80g）
- 胚芽精米ごはん…………200g
- a
  - 干しエビ……大さじ½（3g）
  - ぬるま湯…………¼カップ
  - 水…………2½カップ
  - 顆粒鶏がらだし…小さじ⅔
- 塩…………ミニスプーン½

作り方

1 干しエビは分量のぬるま湯に浸してもどす。

2 春菊はあらく刻む。

3 なべに②を汁ごと入れ、aも加えて強火にかける。煮立ったら弱火にして2～3分煮る。

4 ごはんを加えほぐし、強めの弱火で15～20分煮る。塩で調味し、①を加え混ぜて1～2分煮る。

塩分チェック 干しえび……100gあたり塩分3.8g

中国料理によく使う干しエビはうま味と塩味（3.8g/100g）を含んでいます。ぬるま湯などに浸してもどして、うま味と塩味の出た浸し汁ごと料理に使います。

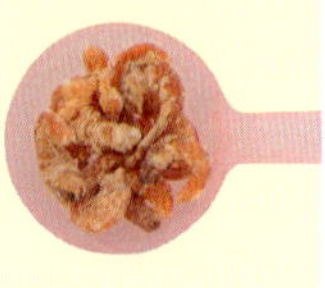

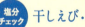

一日の献立例

1592 kcal／塩分（4.7 g）

朝 漬物納豆献立 458kcal（1.3g） →p.40

昼 鶏ささ身のカレー風味から揚げ献立 399kcal（1.8g）

夕 カレーライス献立 735kcal（1.6g） →p.106

昼食献立例2例

鶏ささ身のカレー風味から揚げ 131kcal（0.5g）

＋例❶
- きゅうりときくらげのからしあえ 19kcal（0.6g） →p.92
- 豆乳コーンスープ 75kcal（0.6g） →p.149
- 胚芽精米ごはん 251kcal（0g） →p.38

合計：476kcal（1.7g）

＋例❷
- ゆでレタスのオイスターソースかけ 22kcal（0.5g） →p.95
- 大根と牛肉のスープ 81kcal（0.6g） →p.148
- 胚芽精米ごはん 251kcal（0g） →p.38

合計：485kcal（1.6g）

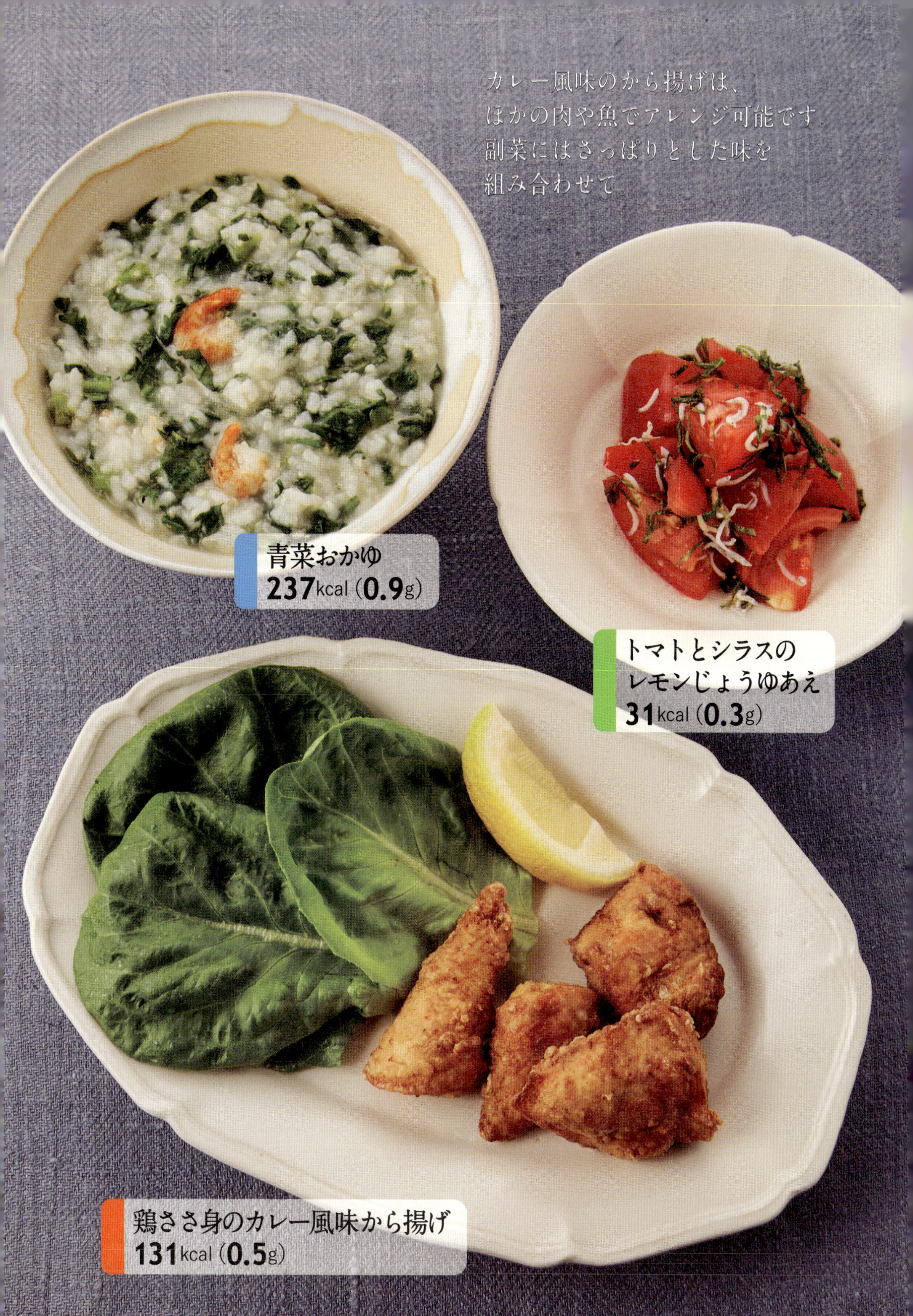

カレー風味のから揚げは、
ほかの肉や魚でアレンジ可能です。
副菜にはさっぱりとした味を
組み合わせて。

青菜おかゆ
237kcal（0.9g）

トマトとシラスの
レモンじょうゆあえ
31kcal（0.3g）

鶏ささ身のカレー風味から揚げ
131kcal（0.5g）

466kcal ／塩分（1.7g）

鶏つくね焼き献立

主菜 鶏つくね焼き…… 154kcal（0.6g）

副菜 青梗菜《チンゲンサイ》の練りごまあえ…… 61kcal（0.5g）

主食 きのこの混ぜごはん…… 252kcal（0.6g）

POINT

炊き込みごはんは塩分が高くなりがち。いためて調味した具を混ぜる混ぜごはんなら塩分をおさえられます。

鶏つくね焼き

材料（2人分）

- 鶏ひき肉……150g
- えのきたけ……½パック（50g）
- ねぎ……5cm（5g）
- a
  - かたくり粉……小さじ1
  - 酒……小さじ1
  - しょうが汁……小さじ½
  - しょうゆ……ミニスプーン2
  - 辣油《らーゆ》……ミニスプーン2
- ごま油……小さじ1
- b
  - しょうゆ……小さじ1
  - みりん……小さじ1
  - 酒……小さじ½
  - 砂糖……ふたつまみ
- ししとうがらし……6本（24g）

作り方

1 えのきは石づきを除いて1cm長さに切る。ねぎは縦に2つに切り、端から薄く切る。

2 ししとうは柄を1cm残して切り除き、斜めに2つに切ってから表面に浅い切れ目を入れる。

3 ボールにひき肉とaを入れてよく練り、①を加えて混ぜる。4等分して円盤型に成型する。

4 bを混ぜる。

5 フライパンにごま油小さじ1/2を熱し、②をいためてとり出す。残りのごま油を熱して③を並べて両面を中火で焼き、④を加えてふたをして2分煮る。ふたをとり、煮汁を煮つめながら肉にからめる（つくね）。

6 器につくねを盛り、ししとうを添える。

青梗菜の練りごまあえ

材料（2人分）

- 青梗菜……2株（200g）
- a
  - 練り白ごま……大さじ1
  - 砂糖……小さじ1
  - しょうゆ……小さじ1
  - だし……大さじ½～1

作り方

1 青梗菜は4～5cm長さに切る。軸の部分は4つに割る。なべにたっぷりの湯を沸かし、塩少量（分量外）を加えて青梗菜の軸を入れ、ひと混ぜしたら葉を入れてゆでる。冷水にとって水けを絞る。

2 ボールにaを入れて混ぜ、①を加えてあえ、味をなじませる。

きのこの混ぜごはん

材料（2人分）

- 温かい胚芽精米ごはん……250g
- 生しいたけ……3～4個（50g）
- しめじ類……½パック（50g）
- 油揚げ……⅙枚
- ねぎ……¼本（25g）
- ごま油……小さじ1
- a
  - 酒……大さじ1
  - しょうゆ……小さじ1
  - 塩……ミニスプーン¼
  - こしょう……少量

作り方

1 しいたけは石づきを除いて薄く切る。しめじは石づきを除いてほぐす。油揚げは長い辺を半分に切って端から細切りにする。ねぎは小口切りにする。

2 なべにごま油を熱して①を加えてしんなりするまでいため、aを加えていため合わせる。

3 ボールにごはんを入れて②を加え、さっくりと混ぜる。

一日の献立例

1537 kcal ／塩分（5.9g）

朝 ハムエッグ献立 573kcal（2.3g）
→ p.24

昼 鶏つくね焼き献立 466kcal（1.7g）

夕 サケのホイル焼き献立 498kcal（1.9g）
→ p.124

昼食献立例 2例

鶏つくね焼き 154kcal（0.6g）

＋例❶
- ・もやしとにらのナムル風 40kcal（0.4g）→ p.144
- ・きのこの混ぜごはん 252kcal（0.6g）→ p.62

合計：446kcal（1.6g）

＋例❷
- ・蒸しなすの黒酢ごまだれがけ 46kcal（0.3g）→ p.132
- ・青菜おかゆ 237kcal（0.9g）→ p.60

合計：437kcal（1.8g）

混ぜごはんなど
塩分がある主食のときは、
できるだけ低塩のおかずを
組み合わせましょう。

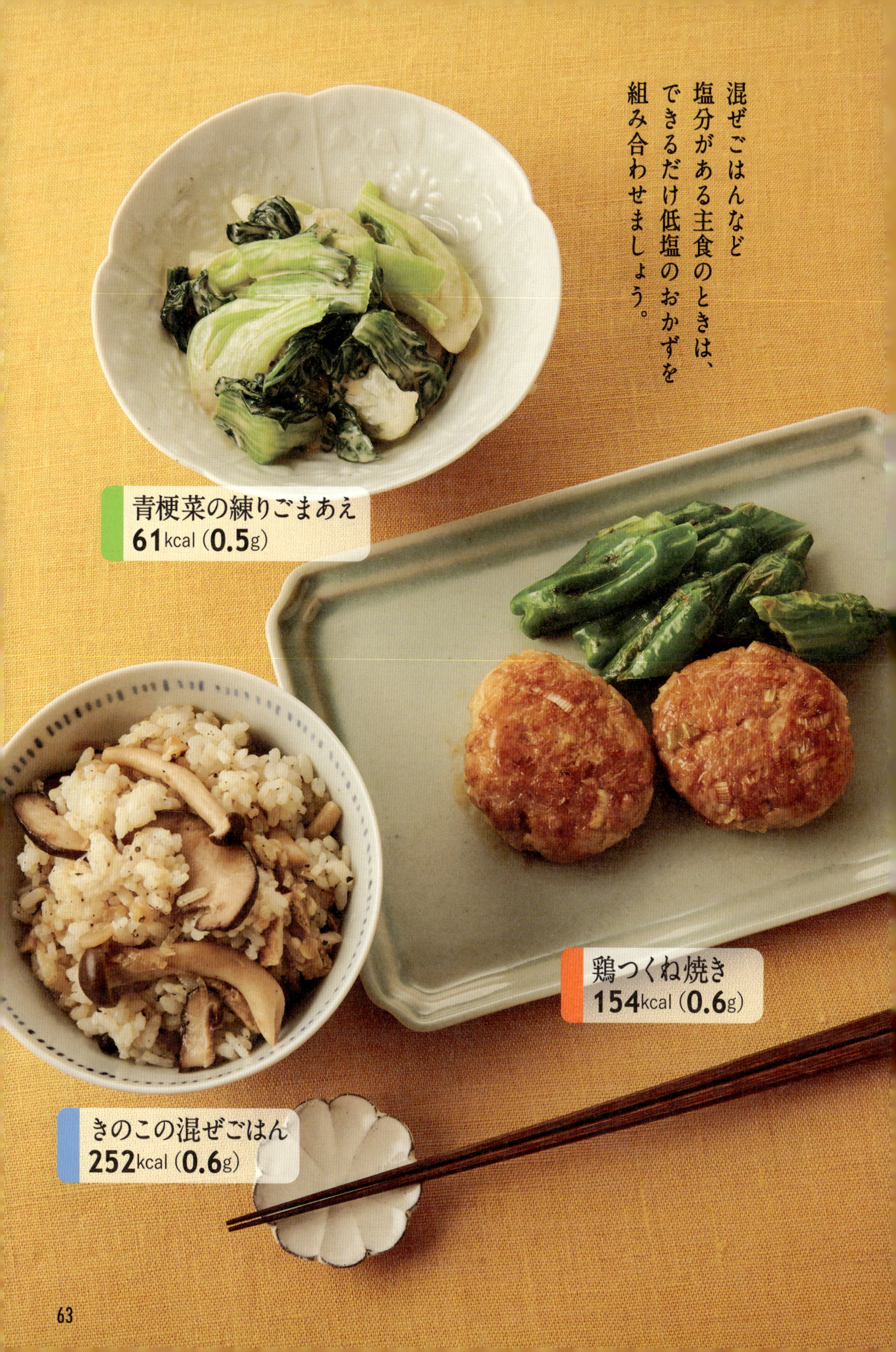

青梗菜の練りごまあえ
61kcal（0.5g）

鶏つくね焼き
154kcal（0.6g）

きのこの混ぜごはん
252kcal（0.6g）

じゃが芋とツナの重ね焼き献立

486kcal／塩分（1.5g）

主菜 じゃが芋とツナの重ね焼き……302kcal（0.6g）
副菜 水菜とレタスのしょうがドレッシングサラダ……72kcal（0.3g）
主食 フランスパン……112kcal（0.6g）

POINT
重ね焼きには塩などは使わずにツナと粉チーズの塩けとうま味で味わいます。じゃが芋を牛乳で煮るのもポイント。

じゃが芋とツナの重ね焼き

材料（2人分）

- じゃが芋……1～2個（200g）
- 牛乳……1カップ
- 玉ねぎ……½個（100g）
- サラダ油……小さじ1
- こしょう……少量
- ツナ水煮缶詰め‥小1缶（80g）
- パン粉……大さじ5（15g）
- 粉チーズ‥‥大さじ1 ⅔（10g）
- バター（食塩不使用）……小さじ2½（10g）

作り方

1 じゃが芋は皮をむいて3～4㎜厚さに切り、さっと洗ってなべに入れる。牛乳を加えて火にかけ、グラグラ煮立たせないように気をつけながら、やわらかくなるまで4～5分煮る。

2 玉ねぎは薄切りにする。フライパンにサラダ油を熱してしんなりするまでいため、こしょうをふる。

3 グラタン皿に②、①、ツナを¼量ずつ入れて重ねる。これをもう一度くり返し、パン粉、チーズ、バターを散らす。これをもう1つ作る。200℃のオーブンで15～20分焼く。

★オーブントースターを使うときは、途中でアルミ箔《はく》をかぶせて焼くとよい。

水菜とレタスのしょうがドレッシングサラダ

材料（2人分）

- 水菜……⅔袋（100g）
- レタス……2枚（50g）
- a
  - 酢……小さじ2
  - しょうゆ……小さじ½
  - おろししょうが…小さじ½
  - サラダ油……大さじ1

作り方

1 水菜は3㎝長さに切り、レタスは一口大にちぎる。ボールに入れ、味がしみ込みやすくなるように手で少しもむ。

2 別のボールにaを入れて混ぜ（ドレッシング）、①を加えてあえる。

フランスパン

材料（2人分）

- フランスパン……4切れ（80g）

減塩ポイント しょうが

しょうがの辛味と香りはうす味を補います。煮魚に入れたり、刺し身に添えたり、薬味にしたり、さまざまな用途があるので、使い方をくふうしてみてください。

塩分チェック

ツナ水煮缶詰め……100gあたり塩分0.5g
ツナ油漬け缶詰め……100gあたり塩分0.9g

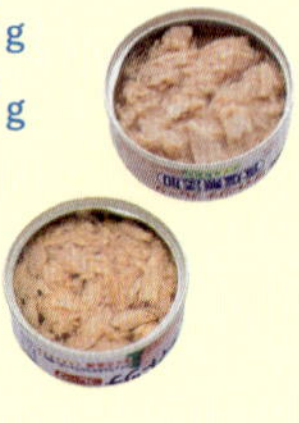

ツナとはマグロのことで、缶詰めはキハダマグロやビンナガマグロなどが原料。似たような商品にカツオを使ったものもある。

一日の献立例

1522kcal／塩分（5.4g）

朝 巣ごもり卵献立 459kcal（1.9g）
→p.16

昼 じゃが芋とツナの重ね焼き献立 486kcal（1.5g）

夕 回鍋肉献立 577kcal（2.0g）
→p.110

昼食献立例2例

じゃが芋とツナの重ね焼き 302kcal（0.6g）

＋例❶
- きゅうりとセロリのひらひらサラダ 66kcal（0.3g）→p.78
- ロールパン 190kcal（0.7g）→p.24

合計：558kcal（1.6g）

＋例❷
- グリーンアスパラガスとグレープフルーツのサラダ 87kcal（0.3g）→p.143
- ライ麦パン 132kcal（0.6g）→p.22
- カフェオレ 74kcal（0.1g）→p.20

合計：595kcal（1.6g）

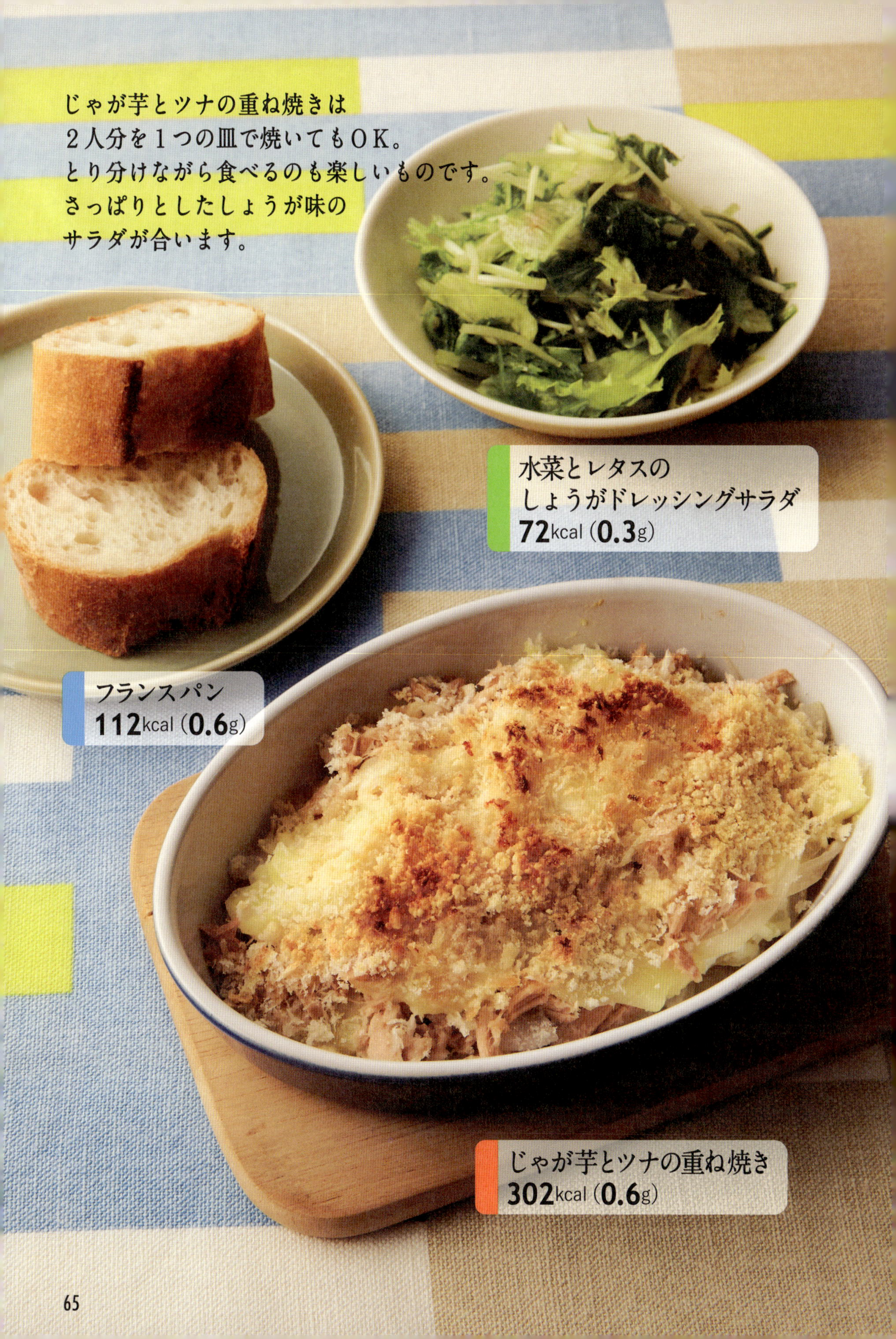

じゃが芋とツナの重ね焼きは
２人分を１つの皿で焼いてもＯＫ。
とり分けながら食べるのも楽しいものです。
さっぱりとしたしょうが味の
サラダが合います。

水菜とレタスの
しょうがドレッシングサラダ
72kcal（0.3g）

フランスパン
112kcal（0.6g）

じゃが芋とツナの重ね焼き
302kcal（0.6g）

アサリとキャベツのスパゲティ献立

549kcal／塩分（1.7g）

- 主菜主食 アサリとキャベツのスパゲティ …… 356kcal（1.4g）
- 副菜 白いポテトサラダ …… 166kcal（0.3g）
- デザート いちご …… 27kcal（0g）

POINT
アサリは砂抜きしても塩分を含んでいるので、最後の仕上げの塩はかならず味をみて、調整しながら加えましょう。スパゲティのゆで湯に塩を入れずにゆでます。

アサリとキャベツのスパゲティ

材料（2人分）

- スパゲティ（乾）…………120g
- アサリ（砂出ししたもの）…………殻つき250g
- キャベツ……2～3枚（200g）
- しめじ類………½パック（50g）
- にんにく…………1かけ（5g）
- 赤とうがらし……………1本
- オリーブ油………大さじ1½
- 白ワインまたは酒…．大さじ2
- 塩……………ミニスプーン½
- こしょう…………………少量

作り方

1 アサリは殻をこすり洗いする。キャベツは3㎝角に切る。しめじは石づきを除いて小房に分ける。
2 にんにくはたたいてつぶす。とうがらしは種を除いて2つか3つに切る。
3 スパゲティはゆで湯に塩を加えずにゆで、袋に表示のゆで時間の1分前になったら、キャベツを加えていっしょにゆで上げる。
4 フライパンにオリーブ油と②を入れて火にかけ、香りが立ったらアサリとしめじを加えてさっといためる。白ワインをふり入れてふたをし、アサリの口が開くまで蒸し焼きにする。
5 ③の湯をきって④に加え、手早く混ぜる。味みをしてから塩とこしょうで調味する。

白いポテトサラダ

材料（2人分）

- じゃが芋……1～2個（200g）
- a
  - マヨネーズ………大さじ2
  - プレーンヨーグルト…………………大さじ2
  - こしょう………………少量

作り方

1 じゃが芋は皮をむいて1.5㎝角に切り、やわらかくゆでる。なべの湯を捨てて再度火にかけ、ときどきなべを揺すりながら焦がさないようにして水けをとばし、ボールに移してさます。
2 aを混ぜ、①に加えてあえる。

いちご

材料（2人分）

- いちご……8～10個（160g）

塩分チェック

マヨネーズ（卵黄型）…… 100gあたり塩分 **2.3g／670kcal**
マヨネーズ（全卵型）…… 100gあたり塩分 **1.8g／703kcal**

市販のマヨネーズには「卵黄型」と「全卵型」があります。前者の代表はキユーピー㈱の商品で、後者の代表は味の素㈱の商品です。「日本食品標準成分表2015年版（七訂）」では、マヨネーズ（卵黄型）は大さじ1（12g）あたり、108㎉、塩分0.3g。マヨネーズ（全卵型）は、大さじ1（12g）あたり、83㎉、塩分0.2g。

一日の献立例

1498 kcal／塩分（5.3 g）

- 朝 いり卵のおろしのせ献立 400kcal（1.8g） →p.26
- 昼 アサリとキャベツのスパゲティ献立 549kcal（1.7g）
- 夕 牛肉とブロッコリーのオイスターソースいため献立 549kcal（1.8g） →p.112

昼食献立例 2例

アサリとキャベツのスパゲティ 356kcal（1.4g）

＋例❶
- せん切りじゃが芋のソテー 107kcal（0.1g）→p.94
- オレンジ 26kcal（0g）→p.18
- カフェオレ 74kcal（0.1g）p.20

合計：563kcal（1.6g）

＋例❷
- ブロッコリーと卵のサラダ 122kcal（0.4g）→p.116
- グレープフルーツ 55kcal（0g）→p.34

合計：533kcal（1.8g）

パスタ料理は塩分が高くなりがちなので、
組み合わせる料理はできるだけ低塩のものにしましょう。
ポテサラのマヨネーズはヨーグルトを混ぜてさらに減塩。

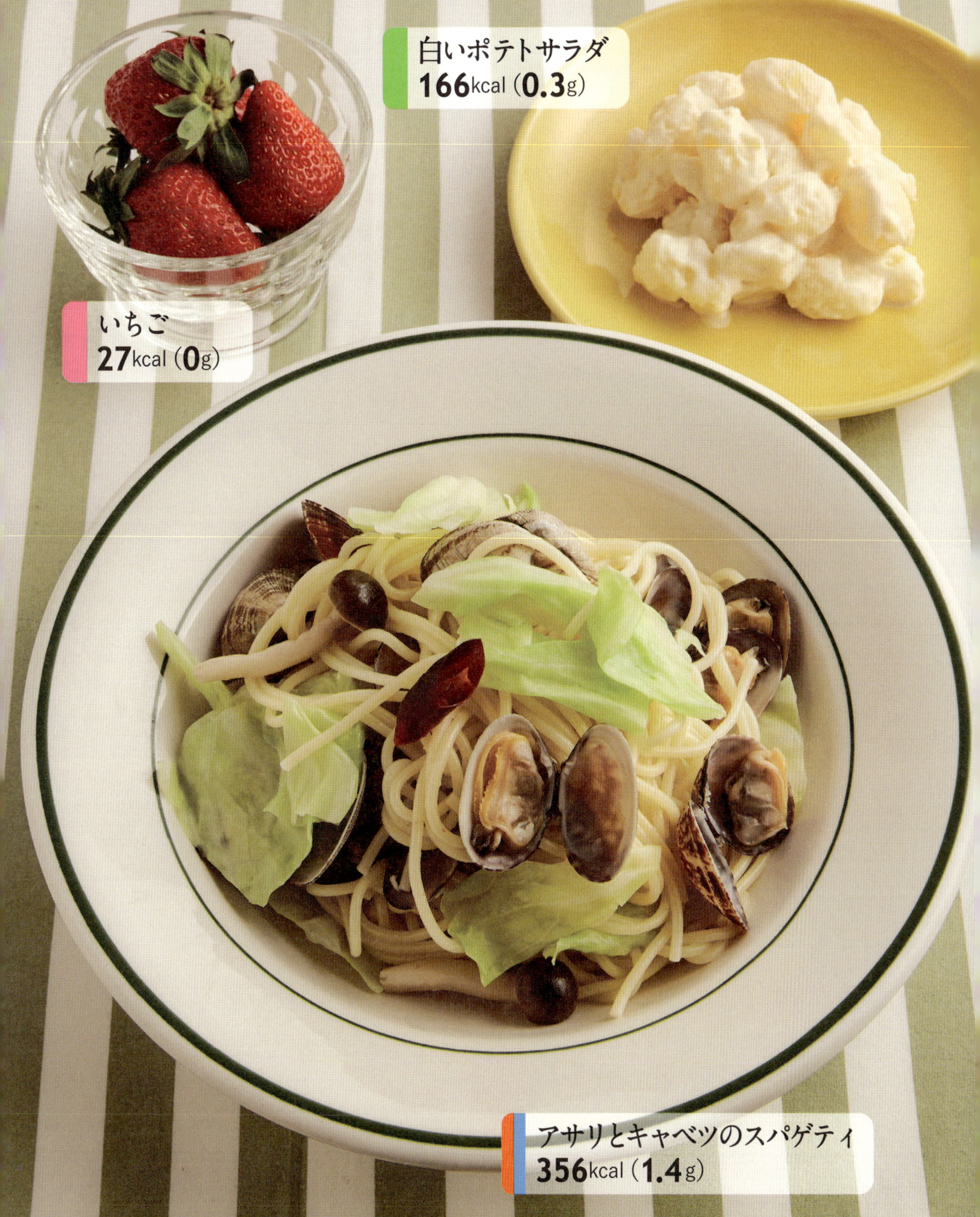
白いポテトサラダ
166kcal（0.3g）
いちご
27kcal（0g）
アサリとキャベツのスパゲティ
356kcal（1.4g）

523kcal／塩分（1.9g）

豆腐ステーキ　ねぎみそのせ献立

- 主菜　豆腐ステーキ　ねぎみそのせ……211kcal（1.3g）
- 副菜　春雨サラダ……61kcal（0.6g）
- 主食　胚芽精米ごはん……251kcal（0g）

POINT
ソテーした豆腐に田楽のようにねぎみそをのせると、全量口に入るので、少量の調味料でもむだなく味わえます。

豆腐ステーキ　ねぎみそのせ

材料（2人分）

- もめん豆腐……1丁（300g）
- 小麦粉……大さじ1
- オクラ……4本（50g）
- ミニトマト……8個（100g）
- サラダ油……大さじ1
- ねぎ……30cm（30g）
- a みそ……大さじ1
- a みりん……大さじ1

作り方

1 豆腐は4等分に切る。キッチンペーパーを敷いたバットなどに並べて10～15分ほどおき、水けをきる。

2 オクラはがくの部分をぐるりとむき、縦に切れ目を入れる。ミニトマトはへたを除く。

3 ねぎはあらみじんに切って耐熱容器に入れ、ラップをかけて電子レンジ（500W）で1分加熱する。aを混ぜ、ラップをかけてさらに1分加熱する（ねぎみそ）。

4 ①の表面をキッチンペーパーでふき、両面に小麦粉を薄くまぶす。フライパンにサラダ油を熱して両面をカリッと焼き、さらに②も加えていっしょに焼く。

5 器に④を盛り合わせ、豆腐に③を等分にのせる。

春雨サラダ

材料（2人分）

- 春雨（乾）……20g
- レタス……2枚（60g）
- ラディシュ……3個（25g）
- ごま油……小さじ1
- a しょうゆ……小さじ2
- a 砂糖……小さじ1
- a レモン果汁……小さじ2

作り方

1 春雨は熱湯に5分ほどつけてもどす。水洗いして水けをよく切り、食べやすい長さに切る。

2 レタスは細く切り、ラディシュは6～8つに割る。

3 aを混ぜる。

4 ボールに①②を合わせてごま油をからめる。器に盛り、③をかける。

胚芽精米ごはん

材料（2人分）

- 胚芽精米ごはん……300g

減塩ポイント　ごま油

油はこくやうま味の感じ方を高めるといわれているので、うす味でもおいしく感じることができます。また、ごま油やオリーブ油などは、その独特の香りでうす味を補います。

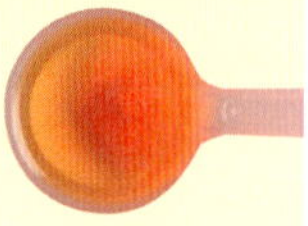

一日の献立例

1579 kcal／塩分（5.4g）

- 朝　チキンサラダ献立　447kcal（1.7g）→p.34
- 昼　豆腐ステーキ　ねぎみそのせ献立　523kcal（1.9g）
- 夕　肉じゃが献立　609kcal（1.8g）→p.98

昼食献立例2例

豆腐ステーキ　ねぎみそのせ 211kcal（1.3g）
胚芽精米ごはん 251kcal（0g）

＋例❶
- なすといんげんのごまじょうゆあえ　37kcal（0.4g）→p.74
- とろろこんぶのすまし汁　8kcal（0.5g）→p.40
- りんご100g（1/2個）　57kcal（0g）

合計：564kcal（2.2g）

＋例❷
- にんじんとオレンジのサラダ　74kcal（0.3g）→p.58
- 野菜入りとろみ汁　36kcal（0.6g）→p.51

合計：572kcal（2.2g）

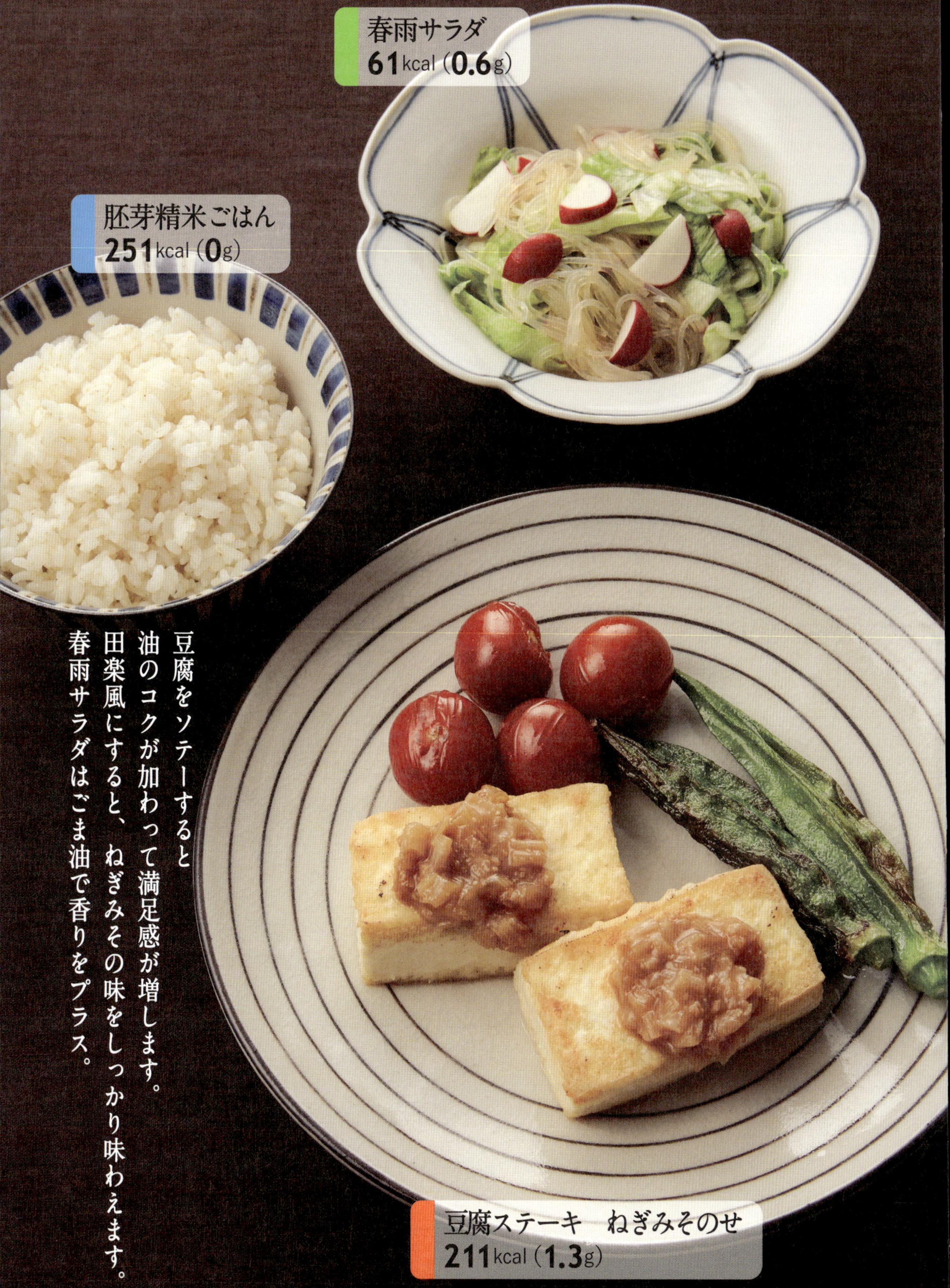

春雨サラダ
61kcal（0.6g）

胚芽精米ごはん
251kcal（0g）

豆腐ステーキ　ねぎみそのせ
211kcal（1.3g）

豆腐をソテーすると
油のコクが加わって満足感が増します。
田楽風にすると、ねぎみその味をしっかり味わえます。
春雨サラダはごま油で香りをプラス。

ラタトゥイユ献立

470kcal／塩分（1.6g）

主菜 副菜	ラタトゥイユ	181kcal（1.0g）
主食	パンケーキ	289kcal（0.6g）
飲み物	アイスハーブティー	0kcal（0g）

POINT

いろいろな夏野菜をベーコンといっしょに煮込むので、低塩でもそれぞれのおいしさが合わさった味わい深いラタトゥイユに仕上がります。

ラタトゥイユ

材料（2人分）

- なす……1本（100g）
- ベーコンの薄切り‥2枚（34g）
- 玉ねぎ……小⅔個（80g）
- トマト……1個（200g）
- セロリ……1本（50g）
- ピーマン……2個（50g）
- サラダ油……大さじ1
- a 塩……ミニスプーン1
- a こしょう……少量
- b 水……¼カップ
- b 砂糖……小さじ½

作り方

1 なすはへたを切り除いて7〜8㎜厚さの輪切りにする。ベーコンは2cm幅に切る。

2 玉ねぎは1cm幅のくし形切りにする。トマトはへたを除いて7〜8㎜厚さの輪切りにする。セロリは筋を除いて小さめの乱切りにする。ピーマンはへたと種を除いて5㎜厚さの輪切りにする。

3 なべにサラダ油を熱してベーコンを加えていためる。なすも加えていため、全体に油がまわったら②を順に重ねるようにして加える。

4 aをふり、bを加えてふたをする。ときどきなべを揺すりながら、弱火で15〜20分蒸し煮にする。

パンケーキ

材料（2人分）

- パンケーキミックス（市販品）※……100g
- 牛乳……¼カップ
- 卵……1個
- サラダ油……少量
- バター（食塩不使用）……10g

※甘みを抑えた食事の主食に向くパンケーキの素を使用。

作り方

1 ボールに牛乳と卵を入れて混ぜ、パンケーキミックスを加えて混ぜ合わせる。

2 フッ素樹脂加工のフライパンに油を薄く塗り、①の1/4量を流し入れる。
やや弱めの中火にし、表面にポツポツと穴があき始めたら裏返し、軽く焼く。同様にあと3枚焼く。

3 器に盛り、バターをのせる。

アイスハーブティー

材料（2人分）

- ハーブティー……1カップ
- 氷……適量

塩分チェック

ベーコン……100gあたり塩分 **2.0〜2.4g**

減塩ベーコン……100gあたり塩分 **0.6〜1.8g**

ベーコンは豚のバラ肉を塩漬けして燻製《くんせい》にしたものなので、塩分が多い食材に挙げられますが、うま味もあるので、じょうずに使いましょう。ベーコン1枚（17g）塩分0.3〜0.4g。ベーコンの減塩タイプもありますので利用しましょう。減塩ベーコン1枚（17g）塩分0.1〜0.3g。

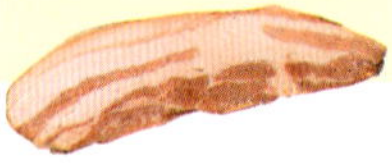

一日の献立例

1528 kcal／塩分（5.1 g）

朝 味つけ青魚缶と野菜のさっと煮献立
485kcal（1.7g）
→p.32

昼 ラタトゥイユ献立
470kcal（1.6g）

夕 青椒肉絲献立
573kcal（1.8g）
→p.108

昼食献立例2例

ラタトゥイユ 181kcal（1.0g）

＋例❶
- アサリのミルクスープ 197kcal（0.5g）→p.52
- フランスパン 167kcal（1.0g）→p.126
- びわ 14kcal（0g）→p.130

合計：559kcal（2.5g）

＋例❷
- 白いポテトサラダ 166kcal（0.3g）→p.66
- シナモントースト 169kcal（0.6g）→p.20
- カフェオレ 74kcal（0.1g） p.20

合計：590kcal（2.0g）

ラタトゥイユは温かくても冷やしてもおいしい料理。
まとめてたくさん作るとさらにおいしいので、
まとめ作りして冷蔵庫に入れておきましょう。
夏の常備菜にぴったり。

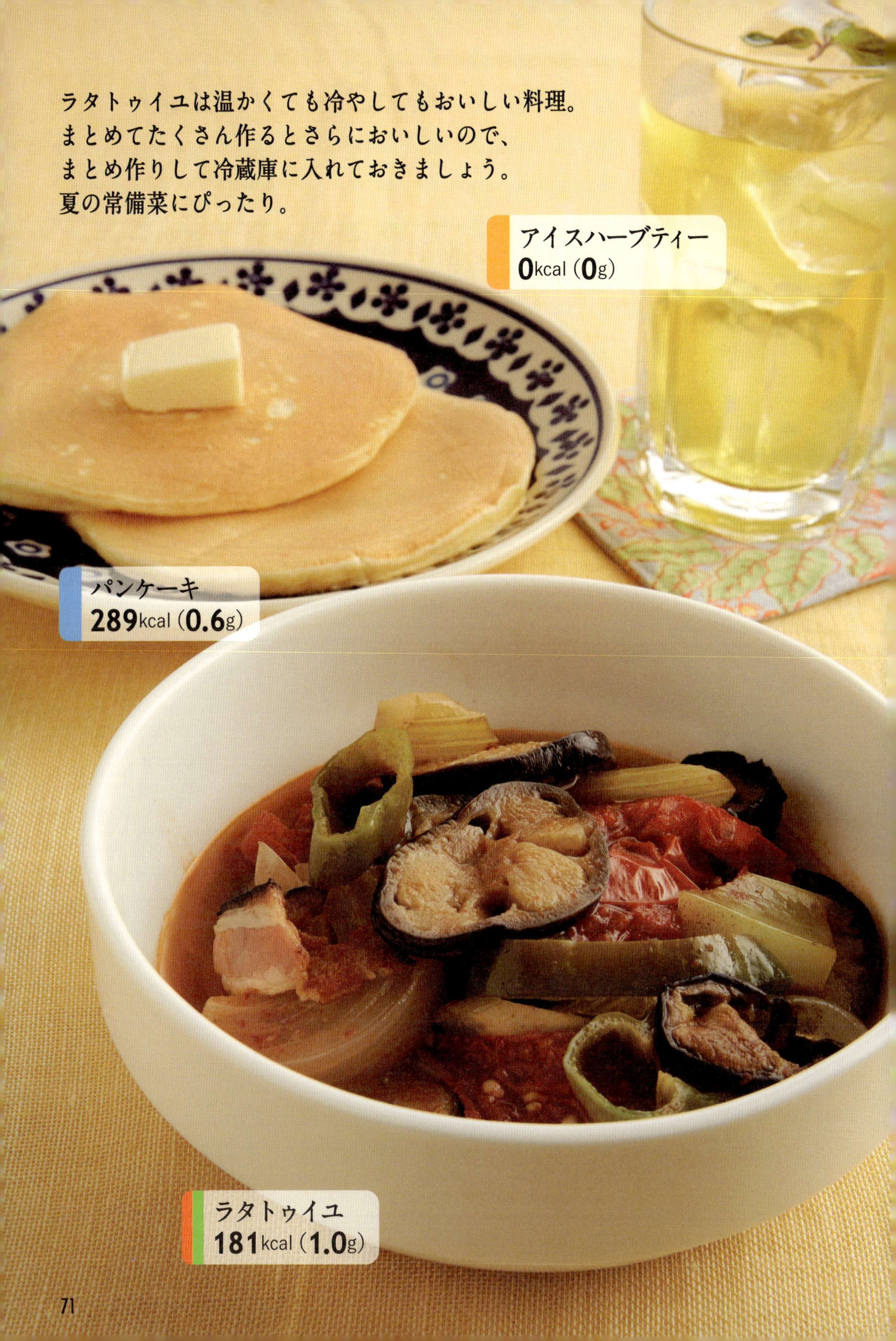

アイスハーブティー
0kcal（**0**g）

パンケーキ
289kcal（**0.6**g）

ラタトゥイユ
181kcal（**1.0**g）

ぶっかけそうめん献立

455kcal／塩分（2.0g）

主食 主菜 ぶっかけそうめん……378kcal（1.8g）

副菜 セロリのクリームチーズあえ……77kcal（0.2g）

POINT
そうめんなどは、つけつゆで食べるよりぶっかけにするほうが、かけつゆの塩分が薄くてもおいしく食べられるので、塩分を低くおさえられます。

ぶっかけそうめん

材料（2人分）

- そうめん（乾）…………150g
- a以外の下ごしらえ：
  - 鶏ささ身……2本（100g）
  - 酒……大さじ1
- 大根……2.5cm（100g）
- 貝割れ菜…小3/5パック（30g）
- 梅干し（塩分8％のもの）……種を除いて12g
- a
  - だし……大さじ3
  - みりん……大さじ1
  - しょうゆ……大さじ1
- 削りガツオ……4g

作り方

1 めんつゆを作る。小なべにaを入れて煮立て、しょうゆを加えて火から下ろし、冷やしておく。

2 ささ身は耐熱皿にのせて酒をふる。ラップをかけて電子レンジ（500W）で1～2分加熱し、そのままさましてほぐす。

3 大根は皮をむき、おろして水けをざっときる。貝割れ菜は根元を切り除く。梅干しはたたき刻む。

4 そうめんはゆでて冷水で洗い、水けをよくきる。

5 器に④を盛って②③と削りガツオとおろし大根を彩りよく盛り合わせる。①をかける。

セロリのクリームチーズあえ

材料（2人分）

- セロリ……1～2本（100g）
- クリームチーズ……40g
- あらびき黒こしょう……少量

作り方

1 セロリは筋を除いてさいの目に切る。

2 チーズはやわらかく練り、①を加えてあえる。器に盛り、こしょうをふる。

塩分チェック

かけつゆ……1人分：大さじ2½（40g）塩分0.9g
つけつゆ……1人分：大さじ2½（40g）塩分1.3g

かけつゆ1人分で実際口に入るのは0.6g。
つけつゆ1人分で実際口に入るのは0.9g。

一日の献立例

1590 kcal／塩分（5.4 g）

朝 いり卵のおろしのせ献立 400kcal（1.8g）
→p.26

昼 ぶっかけそうめん献立 455kcal（2.0g）

夕 カレーライス献立 735kcal（1.6g）
→p.106

昼食献立例2例

ぶっかけそうめん 378kcal（1.8g）

＋例❶
- 冷やしトマト 24kcal（0g）→p.14
- チーズのせ蒸しかぼちゃ 107kcal（0.3g）→p.40
- バナナ90g 77kcal（0g）

合計：586kcal（2.1g）

＋例❷
- 山芋のわさびあえ 115kcal（0.5g）→p.56
- マンゴー130g（1/2個） 83kcal（0g）

合計：576kcal（2.3g）

めん料理は塩分が高くなる料理ですが、ぶっかけにして具だくさんで見た目も食べても満足感のあるそうめんに仕上げます。梅干しの酸味と塩味がアクセント。

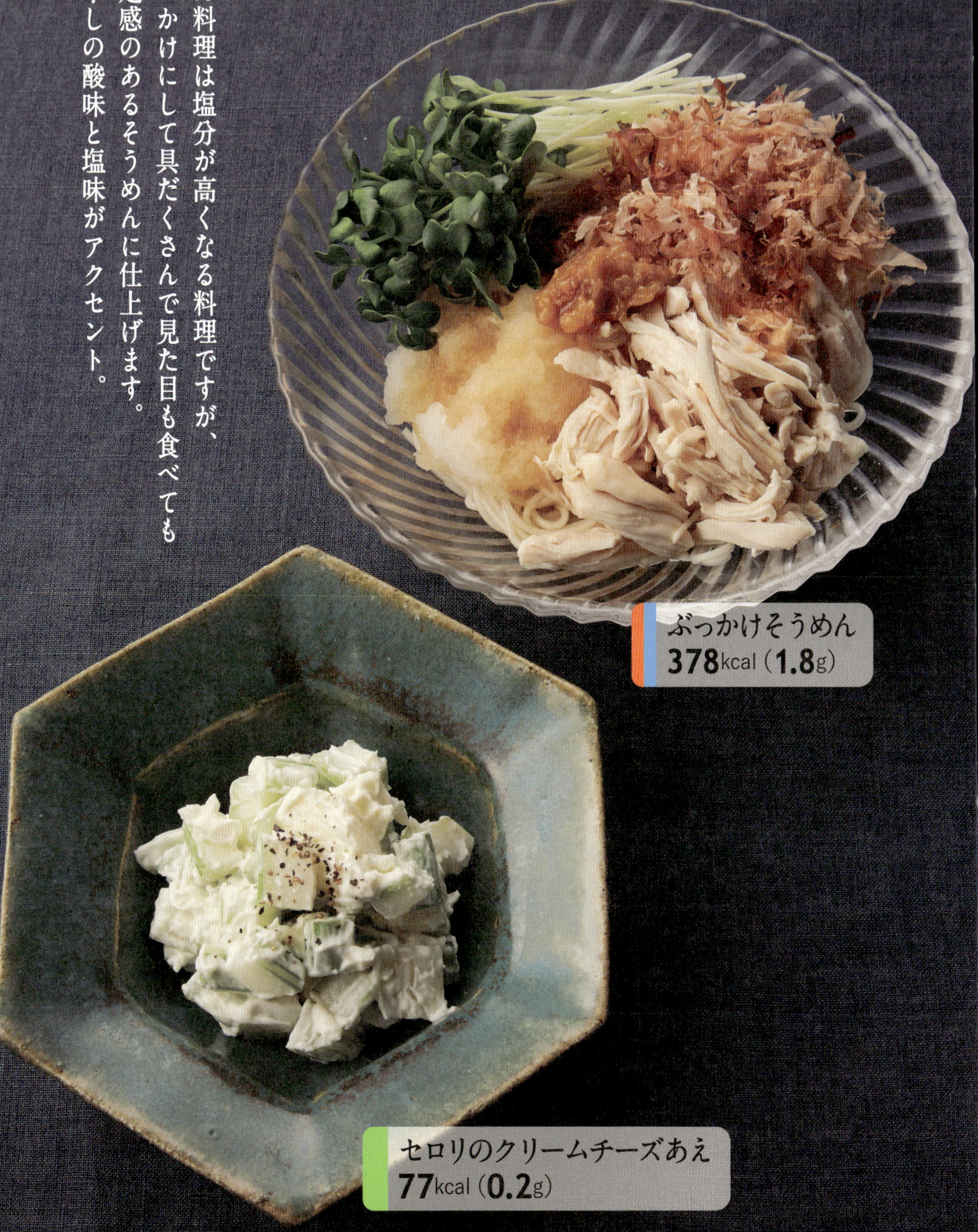

ぶっかけそうめん
378kcal（1.8g）

セロリのクリームチーズあえ
77kcal（0.2g）

502kcal／塩分（1.9g）

和風パスタ献立

主菜 主食 和風パスタ……465kcal（1.4g）

副菜 なすといんげんのごまじょうゆあえ……37kcal（0.4g）

POINT
ゆで湯に塩を入れずにゆでたパスタの塩分は0gです。その分、具に調味料を使うことができます。そうしたほうが味を濃く感じます。

和風パスタ

材料（2人分）

スパゲティ（乾）	150g
鶏ひき肉	100g
a 塩	小さじ1/6
a こしょう	少量
しめじ類	1/2パック（50g）
エリンギ	2～3本（100g）
にんにく	小1かけ（4g）
赤とうがらし	1/2本
サラダ油	小さじ2
酒	大さじ1
b バター	小さじ2
b しょうゆ	小さじ2
小ねぎ	6本（30g）
レモン	1/4個

作り方

1 ひき肉はaをふってざっくりと混ぜる。

2 しめじは石づきを除いてほぐす。エリンギは薄切りにする。小ねぎは3cm長さに切る。

3 にんにくは半分に切ってたたきつぶす。赤とうがらしは種を除く。

4 フライパンに③とサラダ油を入れて弱火で熱し、香りが立ったら①を加えてポロポロしすぎない程度にいためる。しめじとエリンギを加えてさっといため、酒をふってふたをして火が通るまで加熱する。

5 スパゲティはゆで湯に塩を加えずに、袋の表示時間通りにゆでる。ゆでたてを④に加えてさっといため合わせ、bを加え混ぜて調味し、小ねぎを加えて混ぜる。

6 器に盛り、くし形に切ったレモンを添える。

なすといんげんのごまじょうゆあえ

材料（2人分）

なす	1本（100g）
さやいんげん	60g
しょうゆ	小さじ1
すり白ごま	大さじ1

作り方

1 なすはへたを切り除いて縦半分に切る。

2 なべに湯を沸かし、いんげん、①の順にゆでてはざるにあげてさます。いんげんはへたを切り除いて4cm長さの斜め切りにし、なすは水けを絞って斜めに切る。

3 ボールに②を入れてしょうゆをかけてあえ、すりごまをまぶす。

減塩ポイント　パスタはゆで湯の塩分の違い

ゆで湯に入れる塩の濃度によってゆで上がったパスタの塩分が大幅に変わります。減塩するなら塩は入れずにゆでましょう。

ゆで湯の塩分量の違いによるゆでパスタの塩分量

ゆで湯の塩分	0%	0.5%	1.0%	1.5%
パスタ（ゆで）1人分165gの塩分量	0g	0.7g	1.3g	2.0g

※パスタ（乾）をゆでると2.2倍になる。パスタ（乾）75g→パスタ（ゆで）165g

一日の献立例

1584 kcal／塩分（5.3 g）

朝 青のり入り厚焼き卵献立
530kcal（1.5g）
→p.14

昼 和風パスタ献立
502kcal（1.9g）

夕 鶏手羽先と里芋の煮物献立
552kcal（1.9g）
→p.114

昼食献立例２例

和風パスタ 465kcal（1.4g）

＋例❶
・ひじきの和風サラダ
82kcal（0.7g）→p.93
・グレープフルーツ 100g
38kcal（0g）
合計：585kcal（2.1g）

＋例❷
・セロリのクリームチーズあえ
77kcal（0.2g）→p.72
・アスパラのしょうがじょうゆがけ
14kcal（0.4g）→p.47
合計：556kcal（2.0g）

パスタをゆでるときに、ゆで湯に塩を入れずにゆでましょう。具にきちんと味がついていれば、おいしく食べられます。仕上げにレモンでアクセントを。香りのよいごまあえを組み合わせます。

なすといんげんのごまじょうゆあえ
37kcal（**0.4**g）

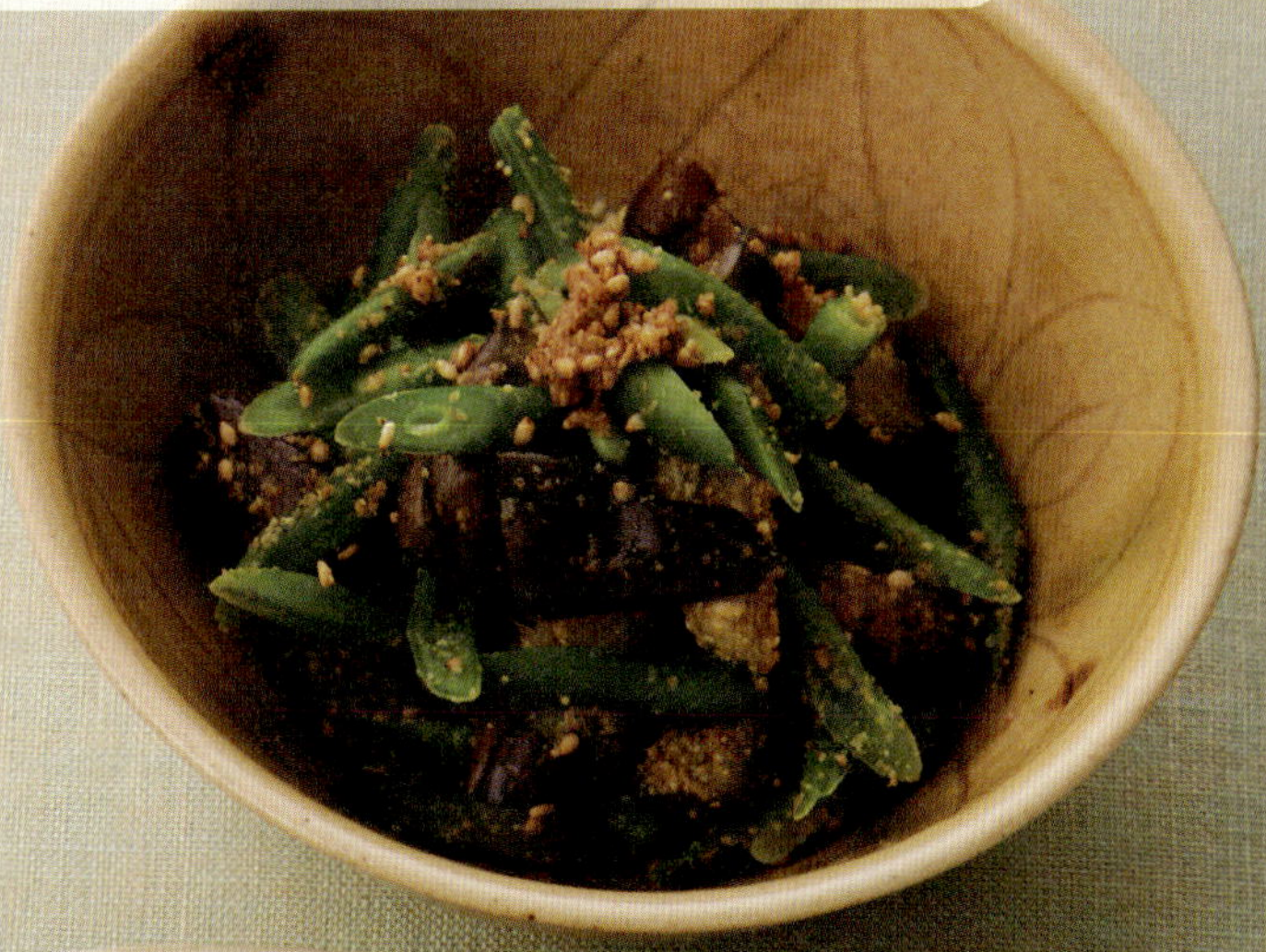

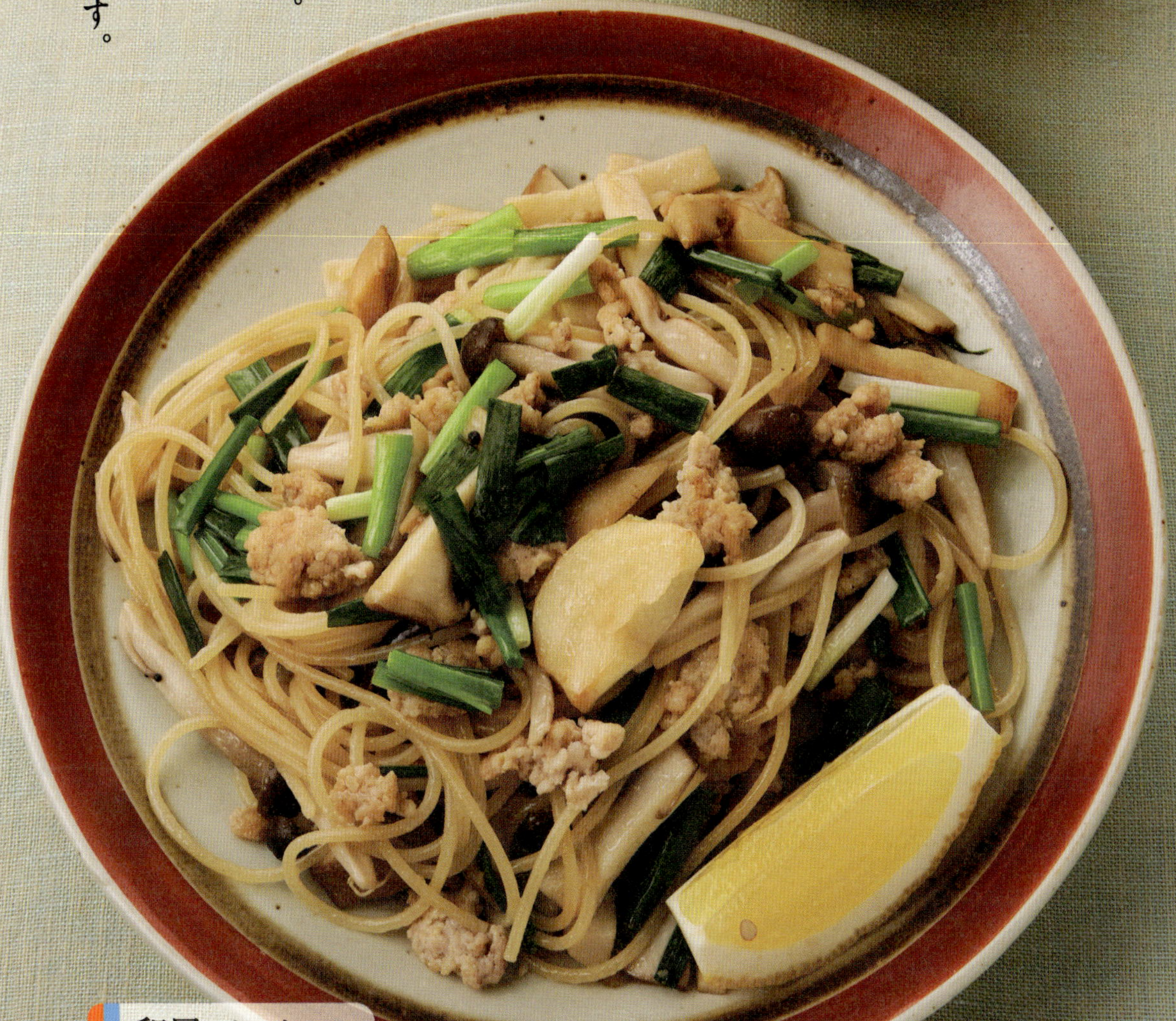

和風パスタ
465kcal（**1.4**g）

マカロニグラタン献立

509kcal／塩分(1.4g)

主食主菜 マカロニグラタン 461kcal (0.7g)
副菜 きゅうりとわかめのサラダ わさびドレッシングがけ 45kcal (0.7g)
飲み物 緑茶 3kcal (0g)

POINT
牛乳は0.2%の塩分を含んでいます。ですが、少量の塩でも塩けを感じやすいので、牛乳を使った料理は減塩しやすいのです。

マカロニグラタン

材料（2人分）

- マカロニ（乾）………… 80g
- こしょう ……………… 少量
- 鶏胸肉 ………… ⅓枚（80g）
- 生しいたけ・えのきたけ ………… 合わせて150g
- 白ワイン ………… 大さじ1
- 玉ねぎの薄切り‥ ¼個分（50g）
- サラダ油 …………… 大さじ1
- 小麦粉 …………… 大さじ1½
- 牛乳 ……………… 1½カップ
- a 熱湯 ………… ½～1カップ
- a 固形ブイヨン ………… ⅕個
- 塩 …………… ミニスプーン½
- こしょう ………………… 少量
- ロリエ ……………………… 1枚
- パセリのみじん切り …… 少量
- バター（食塩不使用） ………… 小さじ2½（10g）
- 粉チーズ……… 小さじ1（2g）

作り方

1 マカロニはゆで湯に塩を加えずに、袋の表示時間通りにゆでる。ざるにあげ、こしょうをふる。

2 しいたけとえのきは石づきを除く。耐熱皿に入れて上に鶏肉をのせ、白ワインをふり入れてラップをかける。電子レンジ（500W）で3分加熱し、あら熱がとれるまでそのまま置く。鶏肉はそぎ切りにし、きのこは食べやすい大きさに切る。

3 ホワイトソースを作る。なべにサラダ油を熱して玉ねぎを入れていためる。しんなりしたら小麦粉をふり入れ、粉っぽさがなくなるまでいためる。牛乳を少しずつ注いでなめらかにのばし、aを加えて塩とこしょうで調味する。ロリエを加え、混ぜながらさらに5分煮る。

4 半量の③に①②とパセリを加えて混ぜ、グラタン皿2つに等分して入れる。残りの③を半量ずつかけてバターを散らし、チーズをふる。200°Cのオーブンで7～8分焼く。

きゅうりとわかめのサラダ わさびドレッシングがけ

材料（2人分）

- きゅうり ……… 1本（100g）
- 塩 ………… ミニスプーン1
- もどしたわかめ ………… 40g
- a 練りわさび ……… 小さじ½
- a 塩 ………… ミニスプーン½
- a 酢 ………………… 小さじ2
- a サラダ油 ………… 大さじ1

作り方

1 きゅうりは輪切りにして塩をまぶし、しんなりしたら手でもみ、水洗いして水けを絞る。

2 わかめは一口大に切る。

3 aは混ぜる（わさびドレッシング）。

4 ①②をざっと混ぜて器に盛り、③をかける。

緑茶

材料（2人分）

- 緑茶 ……………… 1½カップ

塩分チェック ホワイトソース…… 市販品100gあたり塩分 1.0g

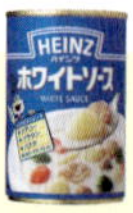

市販のホワイトソースは、100gあたり1.0gの塩分があります。できるだけ手作りしましょう。

一日の献立例

1534kcal／塩分（5.3g）

朝 目玉焼きの甘酢あんかけ献立 404kcal（1.7g）
→p.28

昼 マカロニグラタン献立 509kcal（1.4g）

夕 サバの塩焼き献立 621kcal（2.2g）
→p.122

昼食献立例2例

マカロニグラタン 461kcal(0.7g)

＋例❶
- トマトの輪切りサラダ 84kcal(0.6g) →p.24
- グレープフルーツの砂糖がけ 55kcal(0g) →p.34

合計：600kcal(1.3g)

＋例❷
- 水菜とレタスのしょうがドレッシングサラダ 72kcal(0.3g) →p.64
- いちご 27kcal(0g) →p.66

合計：560kcal(1.1g)

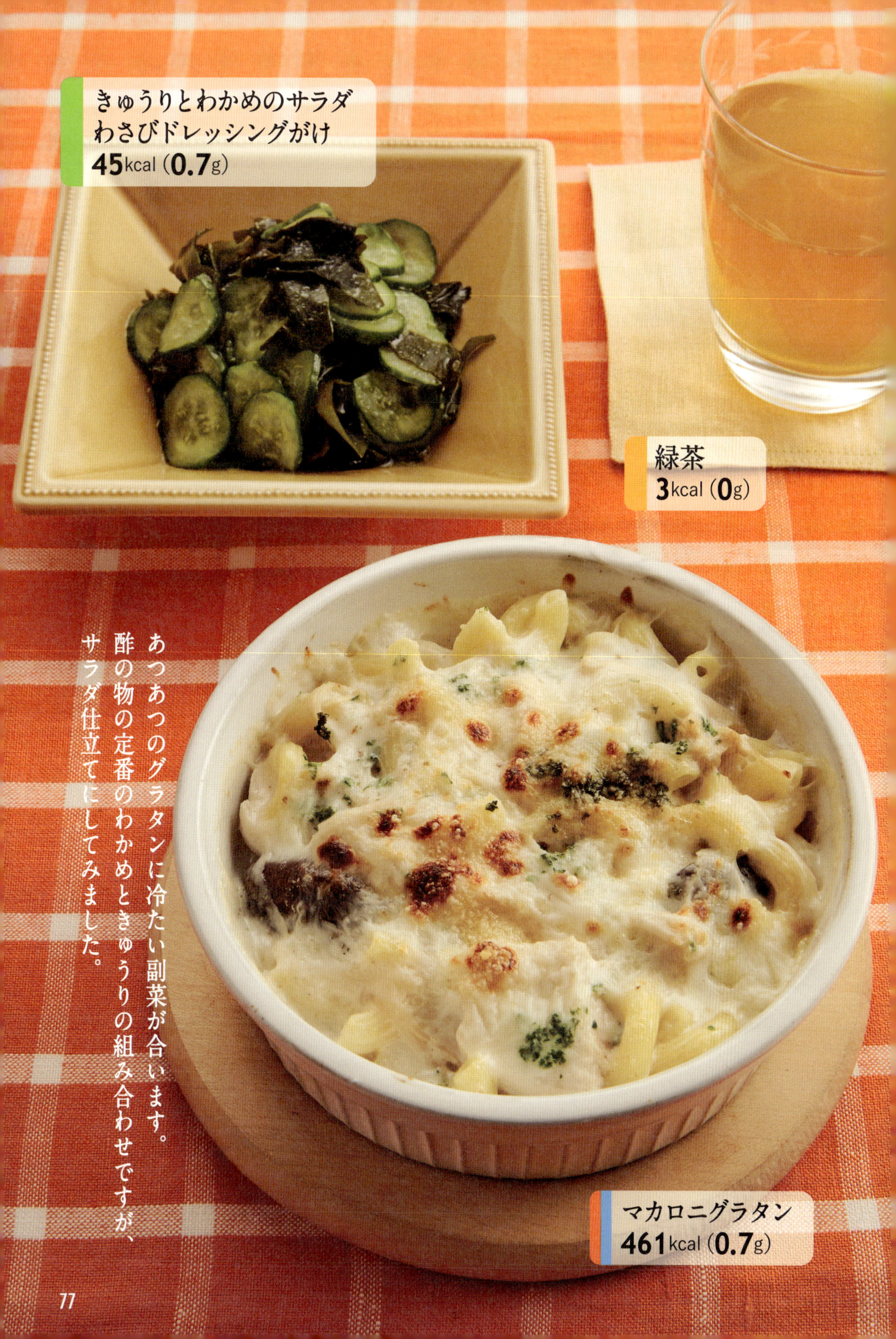

きゅうりとわかめのサラダ
わさびドレッシングがけ
45kcal（**0.7**g）

緑茶
3kcal（**0**g）

あつあつのグラタンに冷たい副菜が合います。酢の物の定番のわかめときゅうりの組み合わせですが、サラダ仕立てにしてみました。

マカロニグラタン
461kcal（**0.7**g）

簡単トマトリゾット献立

331 kcal ／塩分（**1.0** g）

主菜・主食　簡単トマトリゾット……264 kcal（0.7g）

副菜　きゅうりとセロリのひらひらサラダ……66 kcal（0.3g）

POINT
トマトジュースだけで煮込むリゾットです。トマトにうま味があるので、塩は入れず、顆粒ブイヨンも少量だけ使います。

簡単トマトリゾット

材料（2人分）

胚芽精米ごはん…………120g
玉ねぎ……………½個（100g）
ウインナソーセージ 2本（30g）
マッシュルーム……5個（40g）
にんにく…………1かけ（5g）
赤とうがらし……………1本
オリーブ油…………大さじ1
a ┃トマトジュース（無塩）…………………2カップ
a ┃顆粒ブイヨン……小さじ½
こしょう…………………少量

作り方

1 玉ねぎはみじん切り、ソーセージは1cm幅に切る。マッシュルームは薄切りにする。

2 にんにくはたたいてつぶし、赤とうがらしは種を除く。

3 なべにオリーブ油と②を入れて火にかけ、香りが立ったら①を加えていためる。

4 aとごはんを加え、ときどき混ぜながら、ごはんがふっくらするまで弱火で10分ほど煮る。仕上げにこしょうをふる。

きゅうりとセロリのひらひらサラダ

材料（2人分）

きゅうり…………1本（100g）
セロリ……………1本（50g）
塩……………ミニスプーン½
こしょう…………………少量
オリーブ油…………大さじ1

作り方

1 セロリは筋を除く。きゅうりとともにピーラーで薄くスライスする。

2 ボールに①を合わせて塩とこしょうを加えて混ぜ、オリーブ油をふり入れてさっとあえる。

減塩ポイント　トマトジュース

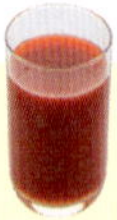

トマトにはうま味があるので、生トマトはもちろん、水煮缶詰めやジュースも減塩するときに役に立ちます。ジュースには食塩が添加されたものもありますので、食塩無添加のものを選びましょう。

一日の献立例

1540 kcal ／塩分（4.8 g）

朝　厚揚げのおかかマヨ焼き献立
613kcal（1.9g）
→ p.38

昼　簡単トマトリゾット献立
331kcal（1.0g）

夕　タイの煮つけ献立
596kcal（1.9g）
→ p.120

昼食献立例2例

簡単トマトリゾット 264kcal（0.7g）

＋例❶
・せん切りじゃが芋のソテー
107kcal（0.1g）→ p.94
・ブロッコリーのシンプルサラダ
78kcal（0.6g）→ p.18
・カフェオレ
74kcal（0.1g）→ p.20
・いちご
27kcal（0g）→ p.66
合計：550kcal（1.5g）

＋例❷
・ゆで豆のサラダ
130kcal（0.3g）→ p.48
・ホットミルクティー
55kcal（0g）→ p.34
・りんご
61kcal（0g）→ p.104
合計：538kcal（1.0g）

ごはんから作るリゾットと
ピーラーでスライスするだけの
サラダの献立なので、
あっという間に作れる
ランチメニューです。

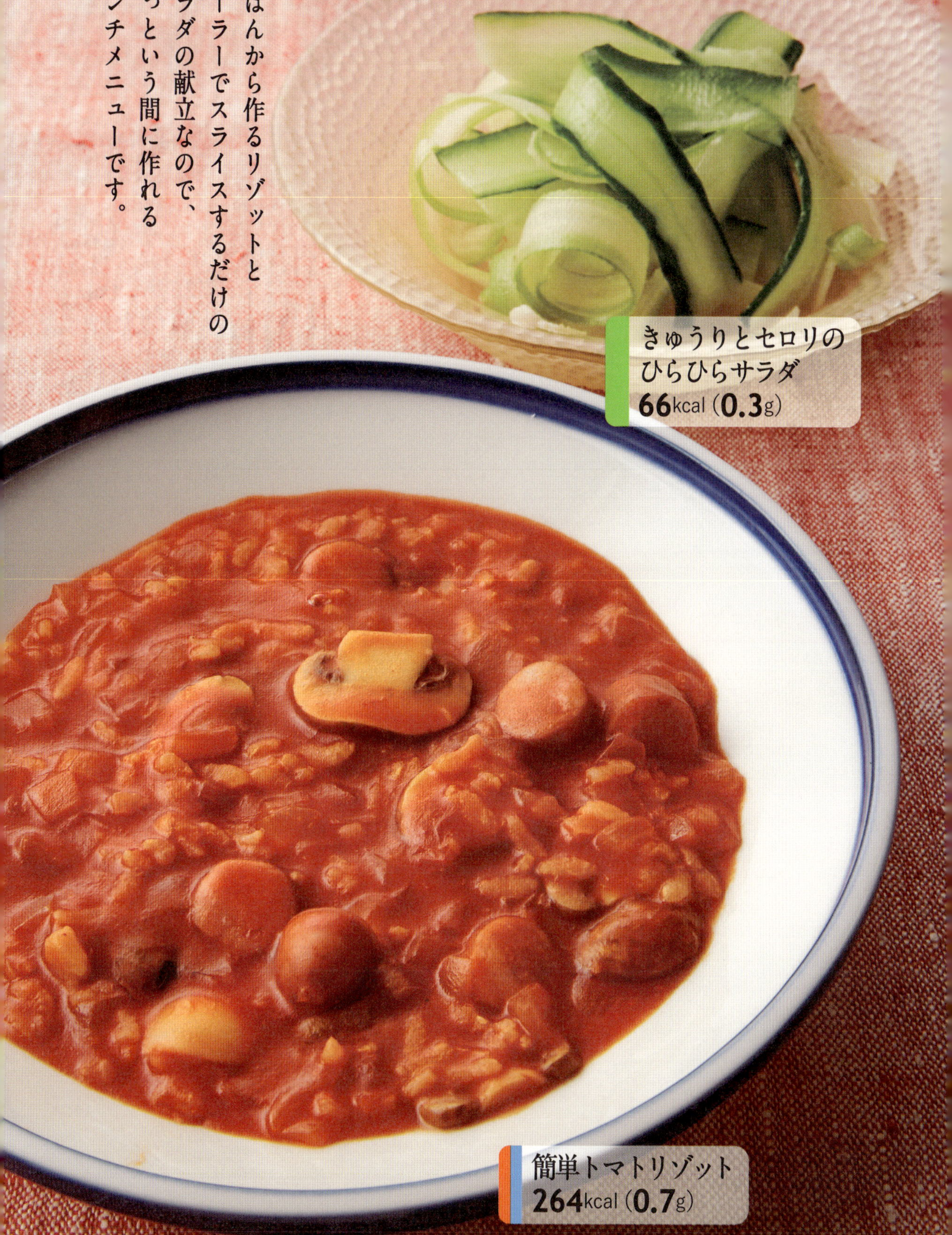

きゅうりとセロリのひらひらサラダ
66kcal (0.3g)

簡単トマトリゾット
264kcal (0.7g)

レンジおこわ献立

485kcal／塩分（2.1g）

- 主食 主菜　レンジおこわ……405kcal（0.8g）
- 副菜　ピーマンのピリ辛いため……43kcal（0.6g）
- 副菜　いろいろ野菜の甘酢漬け……37kcal（0.7g）

POINT
野菜の甘酢漬けはまとめ作りすると常備菜として活躍します。低塩なので保存はかならず冷蔵庫で。

ピーマンのピリ辛いため

材料（2人分）

緑・赤ピーマン ……………… 各2個（各60g）
赤とうがらし …………… ½本
ごま油 ……………… 大さじ½
a しょうゆ ………… 小さじ1
a 塩 ………… ミニスプーン¼
a こしょう ……………… 少量

作り方

1 ピーマンはへたと種を除いて横に5㎜幅に切る。赤とうがらしは種を除く。
2 フライパンにごま油を熱してピーマンを加え、強火～中火で手早くいためる。油が全体になじんだら赤とうがらしを加えて中火で30秒～1分いため、aを加えて全体にからめるようにいためる。

いろいろ野菜の甘酢漬け

材料（2人分）

にんじん ……… ¼本（約40g）
セロリ ……………… 1本（60g）
きゅうり ………… ½本（50g）
しめじ類 …… ½パック（50g）
a 酢 ……………… ⅓カップ
a 水 ……………… ⅓カップ
a 砂糖 ……… ⅓カップ（45g）
a 塩 ………………… 小さじ1

作り方

1 セロリは筋を除き、にんじん、きゅうりとともに3～5㎝長さの拍子木切りにする。しめじは石づきを除いてほぐし、さっとゆでて湯をきる。
2 小なべにaを合わせて火にかけ、沸騰したら火を消し、①を加えて混ぜる。そのまま15～20分おく。
★前日に作りおきできる。

レンジおこわ

材料（2人分）

もち米 ……………… 1カップ
豚もも薄切り肉 ………… 50g
しめじ類 ……………… 70g
にんじん ………… ½本（70g）
a サラダ油 ……… 小さじ½
a ごま油 ………… 小さじ½
b 鶏がらスープ ……………… ¾カップ※
b 酒 ……………… 大さじ½
b しょうゆ ………… 小さじ1
b 砂糖 ……………… 小さじ½

※湯¾カップに顆粒鶏がらだし小さじ½弱をとかし、さましたもの。

作り方

1 もち米は洗ってざるにあげ、水けをきる。
2 豚肉は1㎝幅に切る。しめじは石づきを除いて小房に分ける。にんじんは皮をむいて1㎝角に切る。
3 深めの耐熱容器か耐熱ボール（直径17～20㎝、深さ8～10㎝）に②を入れてaを加えて混ぜる。さらに①とbも加え混ぜて5～10分おく。
4 ラップをかけて電子レンジ（500W）で15分ほど加熱し、とり出して全体を混ぜる。再度ラップをかけて6分ほど加熱し、とり出して混ぜる。米に白いところがあれば、さらにラップをかけて1～2分半加熱し、そのまま10分ほど蒸らす。全体を混ぜて器に盛る。

一日の献立例

1584 kcal／塩分（5.1g）

- 朝　あんかけ豆腐献立　456kcal（1.5g） →p.36
- 昼　レンジおこわ献立　485kcal（2.1g）
- 夕　豚肉とキャベツのケチャップ煮献立　643kcal（1.5g） →p.102

昼食献立例2例

レンジおこわ 405kcal（0.8g）

＋例❶
- 鶏ささ身とトマトのサラダ　58kcal（0.4g） →p.108
- 大根と牛肉のスープ　81kcal（0.6g） →p.148

合計：544kcal（1.8g）

＋例❷
- レタスとピーマンのしょうが風味いため　53kcal（0.4g） →p.144
- れんこんの甘酢あえ　39kcal（0.6g） →p.28

合計：497kcal（1.8g）

電子レンジで簡単に作れるおこわに
ピリ辛味と甘酢のおかずの組み合わせ。
味のバランスをとるのも減塩のポイント。

いろいろ野菜の甘酢漬け
37kcal（0.7g）

ピーマンのピリ辛いため
43kcal（0.6g）

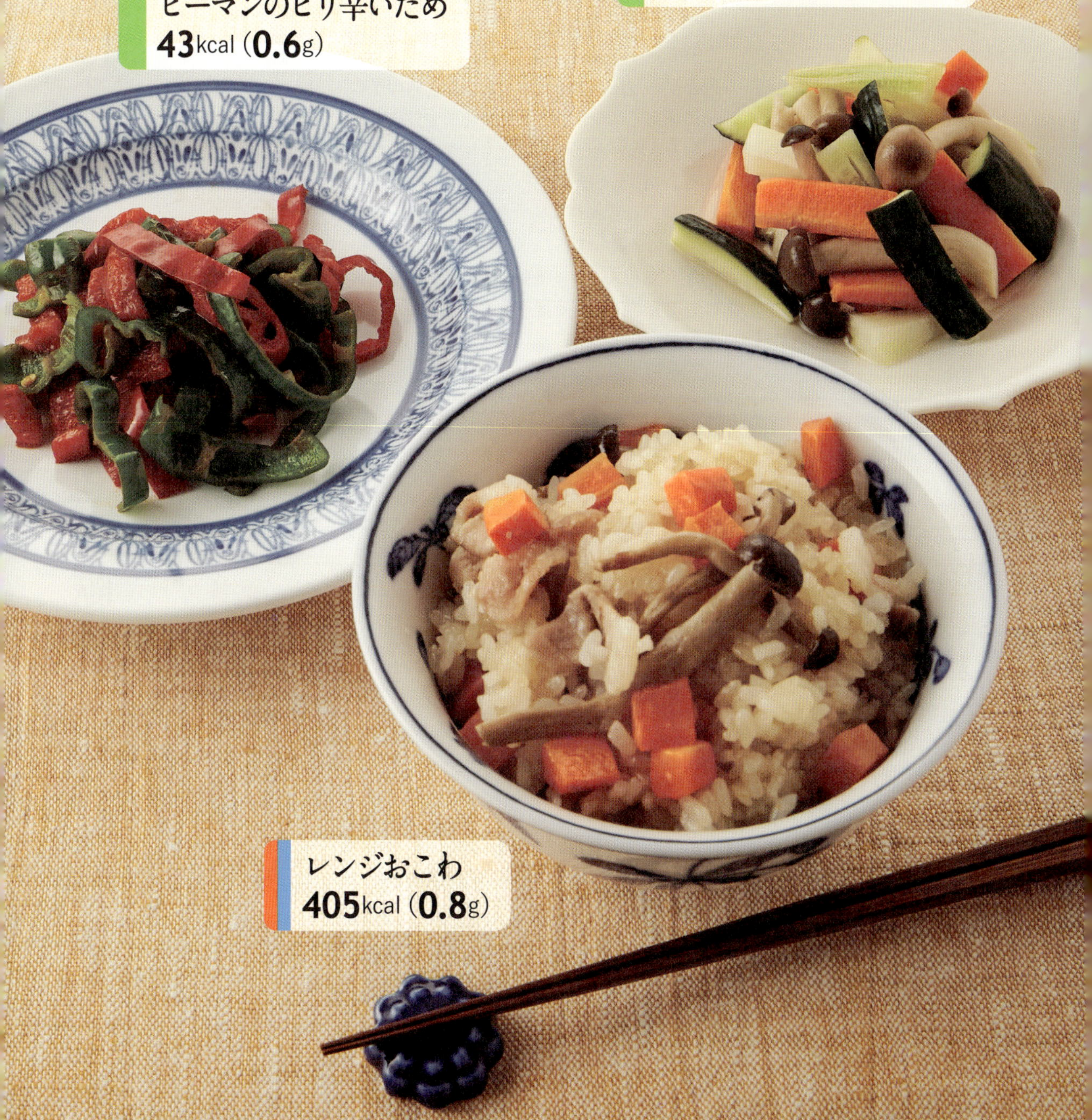

レンジおこわ
405kcal（0.8g）

474kcal／塩分（1.7g）

中華風そぼろごはん レタス包み献立

主食 副菜 主菜 中国風そぼろごはん レタス包み……438kcal（1.2g）
汁物 きのこの豆乳スープ……37kcal（0.5g）

POINT
豆乳のほんのりとした甘さとうま味、大豆の香りがうす味を補います。塩分も0gなので牛乳の代わりに使うとよいでしょう。

中国風そぼろごはん レタス包み

材料（2人分）

豚赤身ひき肉……150g
a
- しょうが汁……少量
- 酒……小さじ½
- しょうゆ……小さじ½

干ししいたけ……2枚
ゆで竹の子……中⅗個（30g）
b
- サラダ油……大さじ½
- しょうがのみじん切り……½かけ分

c
- 甜麺醤《てんめんじゃん》……大さじ½強
- 豆板醤《とうばんじゃん》……小さじ½

ねぎのみじんぎり……⅓本分（30g）
d
- 砂糖……小さじ½
- 酒……小さじ½
- しょうゆ……小さじ½

胚芽精米ごはん……300g
レタス……5～6枚（160g）
青じそ……4枚

作り方

1 ひき肉はaを混ぜて下味をつける。
2 干ししいたけは水でもどし、軸を除いて7～8㎜角に切る。竹の子も7～8㎜角に切る。
3 dを混ぜる。
4 フライパンにbを入れて火にかけ、香りが立ったら①を加えてほぐしながらいためる。色が変わったら②を干ししいたけ、竹の子の順に加えてはいため、cを加えて全体になじませる。ねぎと③を加え、全体をいため合わせる（中国風そぼろ）。
5 レタスは食べやすい大きさにちぎり、青じそは縦に2等分する。
6 器にごはんと④⑤を盛り合わせる。レタスにしそとごはんとそぼろをのせ、包んで食べる。

きのこの豆乳スープ

材料（2人分）

しめじ類……½パック（50g）
えのきたけ……½パック（50g）
豆乳……½カップ
a
- 水……1¼カップ
- 顆粒鶏がらだし…小さじ⅔

こしょう……少量
小ねぎの小口切り……2本分（10g）

作り方

1 しめじは石づきを除いて小房に分ける。えのきは石づきを除いて2つに切る。
2 なべにaを入れて煮立て、①を加えてひと煮する。弱火にしてこしょうをふり、豆乳を加えて温める。
3 器に盛って小ねぎを散らす。

塩分チェック
豆乳……100gあたり塩分 0g／46kcal
牛乳……100gあたり塩分 0.1g／67kcal

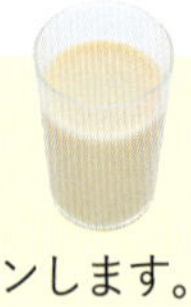

牛乳を使う料理に豆乳を使うと塩分もエネルギーもダウンします。

一日の献立例
1545kcal／塩分（5.9g）

朝 ハムエッグ献立 573kcal（2.3g） →p.24
昼 中国風そぼろごはん レタス包み献立 474kcal（1.7g）
夕 サケのホイル焼き献立 498kcal（1.9g） →p.124

昼食献立例2例
中国風そぼろごはん レタス包み 438kcal（1.2g）

＋例❶
・かぶの豆乳スープ 63kcal（0.6g） →p.53
合計：501kcal（1.8g）

＋例❷
・トマトのエスニックスープ 60kcal（0.8g） →p.132
合計：498kcal（2.0g）

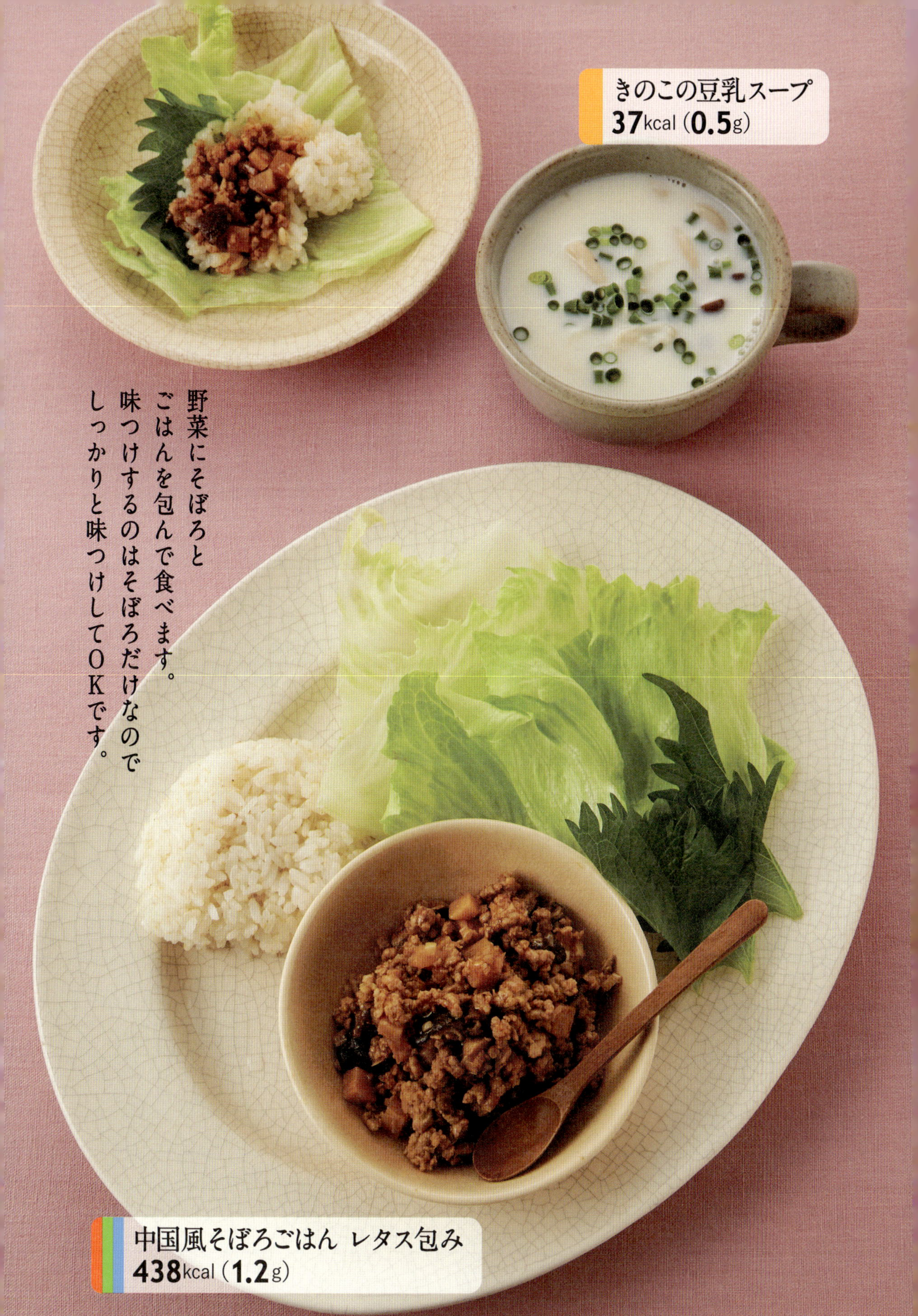

きのこの豆乳スープ
37kcal（0.5g）

野菜にそぼろと
ごはんを包んで食べます。
味つけするのはそぼろだけなので
しっかりと味つけしてＯＫです。

中国風そぼろごはん　レタス包み
438kcal（1.2g）

和風あんかけ丼

和風味の野菜たっぷり八宝菜をごはんにかけました。

材料（2人分）

精白米ごはん……………………300g
［鶏胸肉（皮なし）……⅓枚（80g）
［酒・かたくり粉……各小さじ1
うずらの卵……………………6個
白菜…………………1½枚（150g）
にんじん・ねぎ…………… 各30g
生しいたけ…………1～2枚（20g）
さやえんどう……………4枚（10g）
サラダ油…………………大さじ1
a｜だし……1カップ　酒……大さじ2
b｜みりん…………………大さじ2
b｜しょうゆ……………小さじ2½
c｜かたくり粉小さじ2½ 水大さじ2
ごま油……………………小さじ1

作り方

1 鶏肉はそぎ切りにして酒をふる。

2 うずらの卵はゆでて殻をむく。さやえんどうはへたと筋を除いてゆで、冷水にとって水けをきる。

3 白菜は大きめの一口大に切り、葉と軸とに分ける。にんじんは皮をむいて薄い短冊切りにし、ねぎは斜め薄切りにする。しいたけは石づきを除いて薄く切る。

4 ①にかたくり粉をまぶす。フライパンにサラダ油を熱し、焼いてとり出す。白菜の軸とにんじん、ねぎをいため、白菜の葉としいたけとaを加え、2～3分煮る。

5 bを加え、cでとろみをつける。鶏肉を戻し入れて1～2分煮、ごま油と②を加えて火を通す。

6 器にごはんを盛り、⑤をかける。

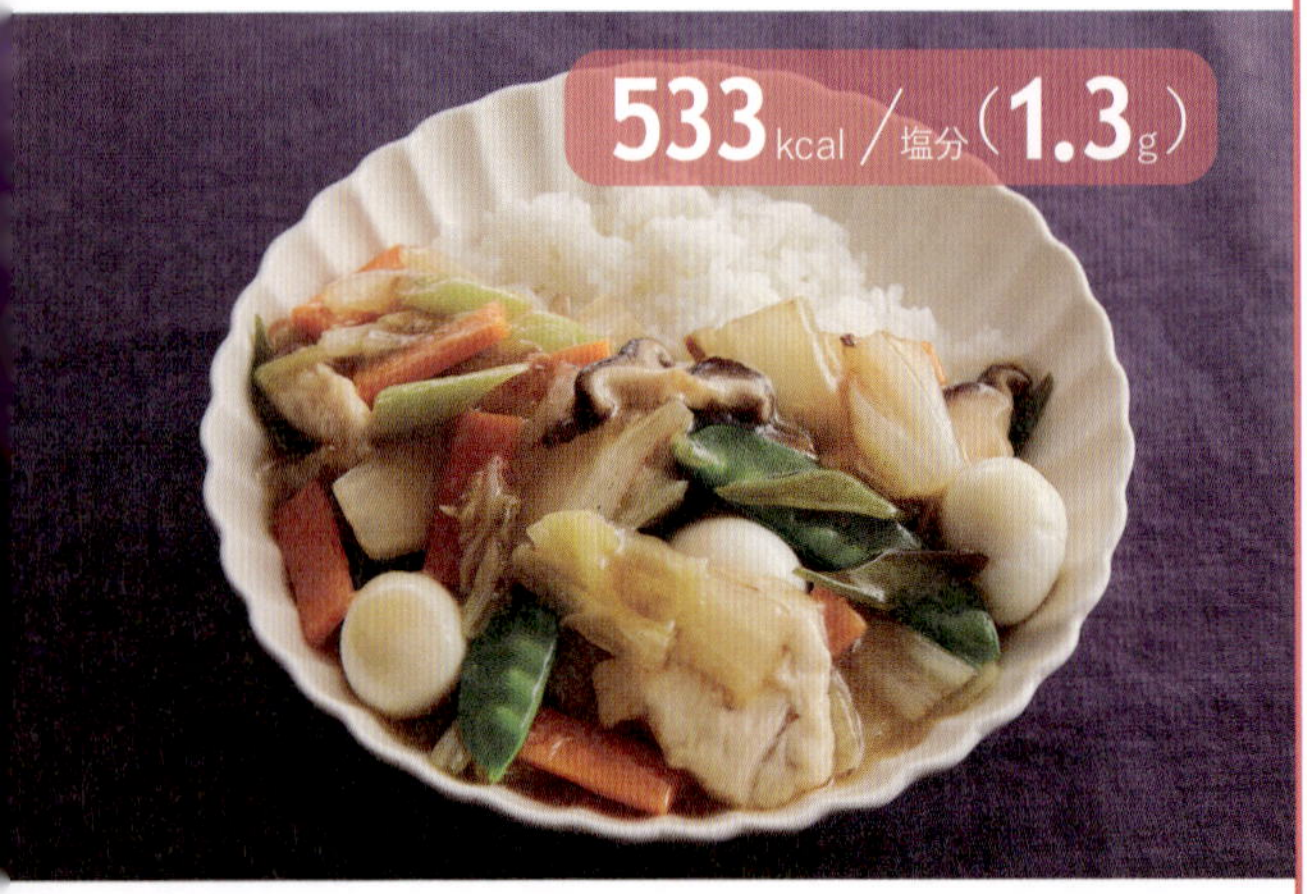

533kcal／塩分（1.3g）

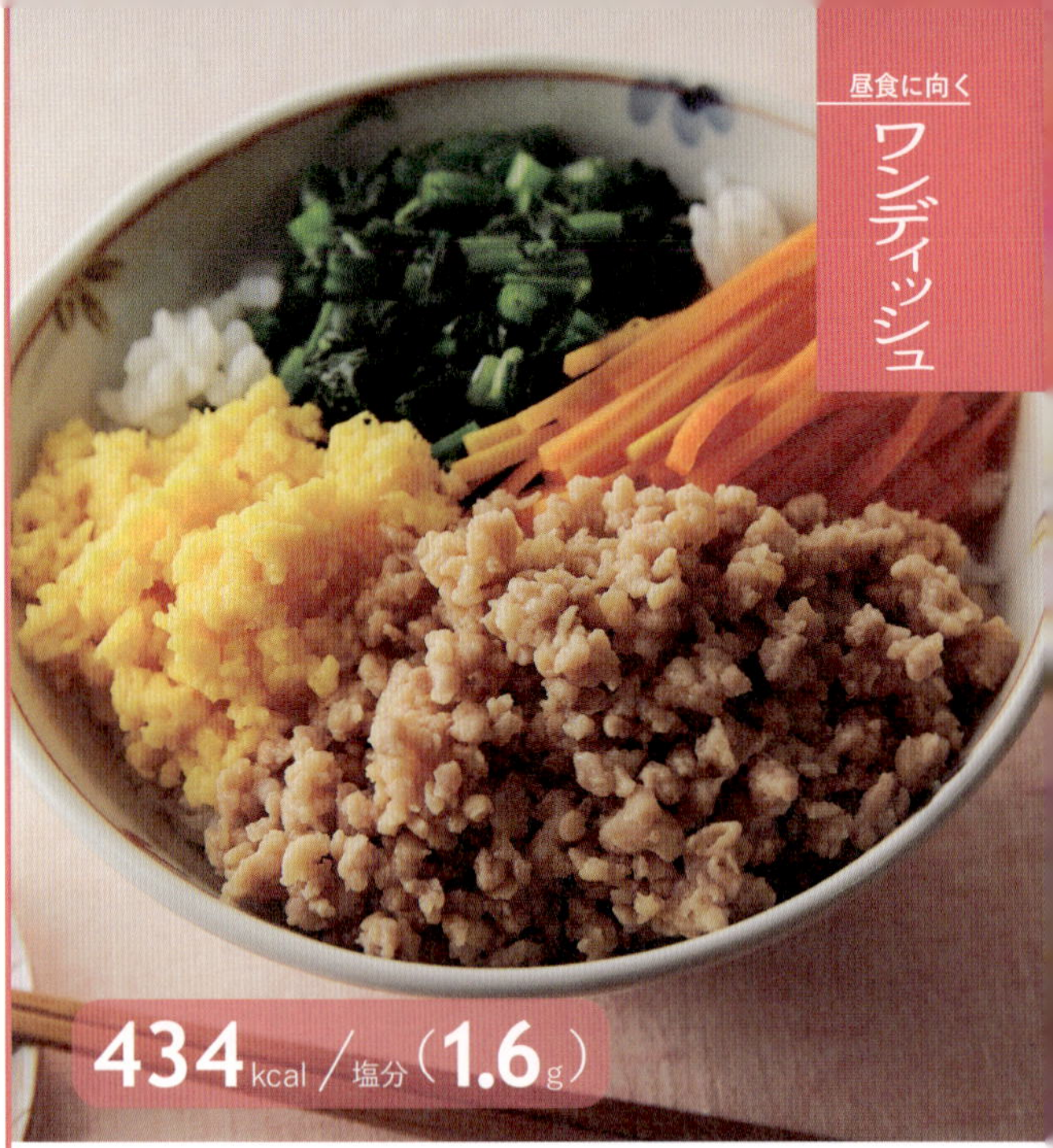

434kcal／塩分（1.6g）

そぼろ丼

鶏そぼろにしっかりと味をつけて、ほかの具はうす味に仕上げます。

材料（2人分）

精白米ごはん……………………300g
鶏ひき肉………………………100g
a｜みりん…………………小さじ2
a｜しょうゆ……………小さじ1½
とき卵…………………………1個分
b｜みりん…………………小さじ1
b｜塩……ミニスプーン½弱（0.5g）
ほうれん草……………⅓束（100g）
c｜しょうゆ……………小さじ1½
c｜だし……………………大さじ2
にんじん………………⅓本（50g）
酒…………………………小さじ1

作り方

1 小さめのフライパンにひき肉とaを入れて弱火にかけ、混ぜながら加熱してそぼろにする。

2 卵とbも、①と同様に加熱してそぼろにする。

3 ほうれん草はゆでて冷水にとり、絞る。根元を切り除いて細かく刻み、半量のcであえる。再度汁けを絞って残りのcであえる。

4 にんじんは皮をむいて細く切り、耐熱皿に広げる。酒をふってラップをかけ、電子レンジ（500W）で1分加熱する。

5 器にごはんを盛り、①②③④を彩りよくのせる。

ふわふわ卵のオムライス

卵には塩は使いませんが、バターの風味とこく、チキンライスの味でおいしく食べられます。

材料（2人分）

卵……………………………………2個
a 牛乳……………………大さじ3
a こしょう…………………少量
バター（食塩不使用）
………………小さじ2½（10g）
胚芽精米ごはん………………220g
鶏胸肉…………………¼枚（60g）
玉ねぎ…………………½個（100g）
しめじ類…………½パック（50g）
サラダ油…………………小さじ2
b トマトケチャップ……大さじ2
b こしょう…………………少量

作り方

1 鶏肉は1㎝角に切る。玉ねぎは薄切りにする。しめじは石づきを除いて小房に分ける。

2 フライパンにサラダ油を熱して玉ねぎと鶏肉を順に加えてはいため、火が通ったらしめじを加えてさっといためる。

3 ごはんを加えてほぐすようにいため、bで調味する（チキンライス）。器に1人分ずつこんもりと盛る。

4 オムレツを作る。卵は割りほぐし、aを加えてよく混ぜる（卵液）。フライパンに半量のバターをとかして半量の卵液を流し入れ、全体を大きく混ぜて半熟状になったらオムレツの形に整える。これをもう一つ作る。

5 ③の上に④をのせる。食べるときにオムレツに切れ目を入れて卵を広げる。

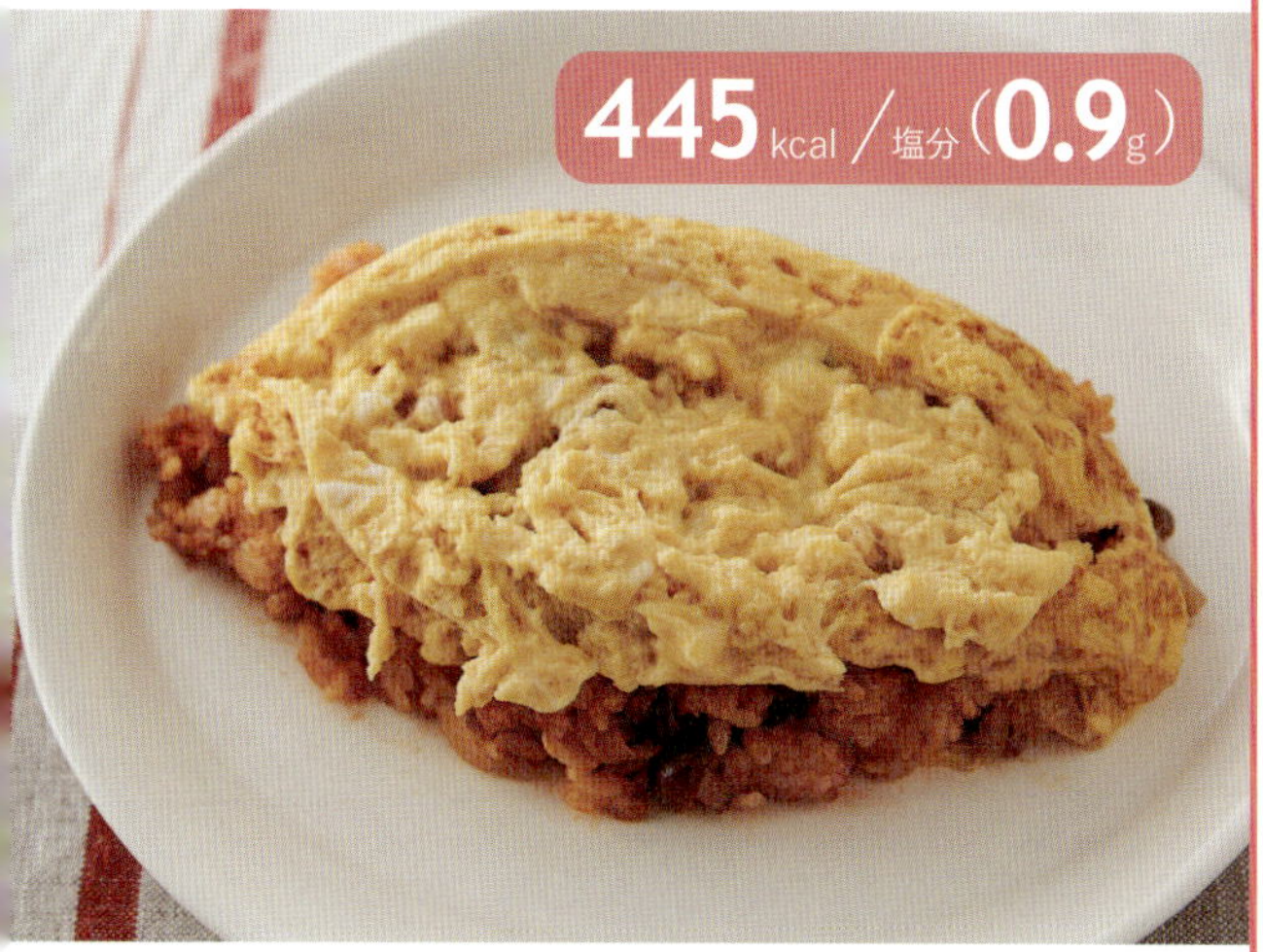

445 kcal／塩分（0.9 g）

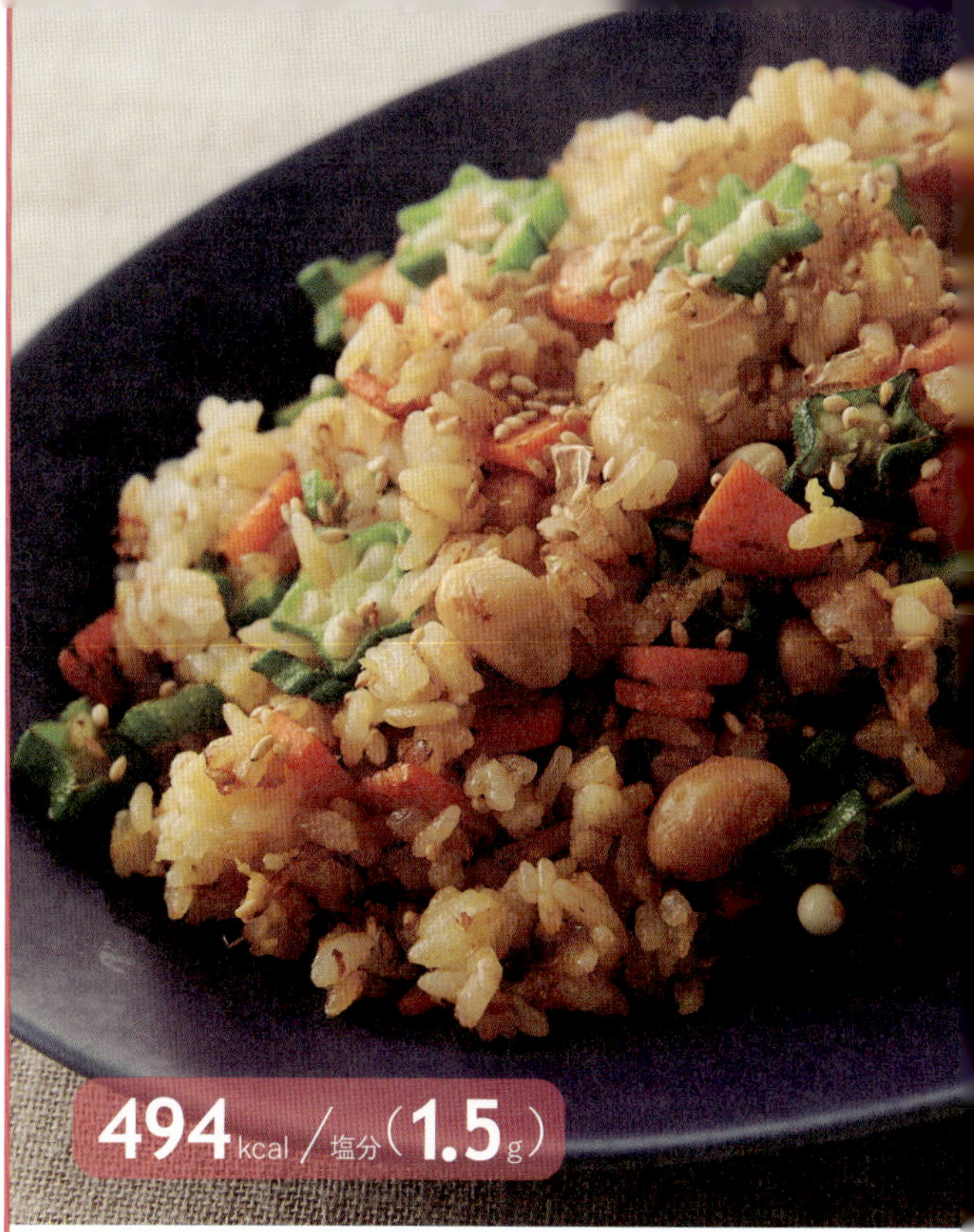

494 kcal／塩分（1.5 g）

おかか入り焼きめし

肉ではなく大豆を入れたヘルシー焼きめし。カツオ節のうま味と香りがアクセント。

材料（2人分）

温かい精白米ごはん…………300g
卵……………………………………1個
にんじん……………⅔本（100g）
水煮大豆……………………100g
オクラ……………4～5本（50g）
サラダ油…………………大さじ1
a しょうゆ………………大さじ1
a 酒…………………………大さじ1
いり白ごま………………小さじ2
削りガツオ…………………………4g

作り方

1 卵はほぐし、ごはんを加えてざっと混ぜる。

2 にんじんは皮をむいて1㎝角の色紙切りにする。オクラは小口切りにする。

3 フライパンにサラダ油を熱してにんじんをいため、①を加えてパラパラになるまでいためる。

4 大豆を加えていため、オクラも加えてさらにいためる。

5 aを合わせて④に加え、全体に味をなじませる。いりごまと削りガツオを加え、さっといため合わせる。

三宝菜の中華丼

シンプルに3種類の食材で作った中華丼です。

材料（2人分）

豚もも薄切り肉……………… 180g

a
- 酒……………………… 小さじ2
- しょうゆ……… ミニスプーン1
- しょうが汁…………… 小さじ1

白菜…………………… 4枚（400g）

しめじ類……… 1½パック（150g）

サラダ油……………… 大さじ1½

b
- 豆板醤《とうばんじゃん》……………… 小さじ½
- 砂糖…………………… 小さじ1
- 顆粒鶏がらだし‥ミニスプーン1
- 塩……………………… 小さじ⅕
- こしょう………………… 少量
- しょうゆ……………… 小さじ1
- 酒……………………… 大さじ2
- 湯………………… 1½カップ

c
- かたくり粉………… 大さじ1½
- 水……………………… 大さじ3

胚芽精米ごはん……………… 300g

作り方

1 豚肉は一口大に切り、aをふって軽くもむ。

2 白菜は葉と軸とに分け、葉は一口大に切り、軸は3㎝幅のそぎ切りにする。しめじは石づきを除いて小房に分ける。

3 フライパンを熱してサラダ油を入れ、①を強火でいためる。肉の色が変わったら白菜の軸、白菜の葉、しめじの順に加えてはいためる。

4 bを混ぜ合わせて加え、煮立ったら中火で2分ほど煮る。cをよく混ぜて加えてとろみをつける。

5 器にごはんを盛り、④をかける。

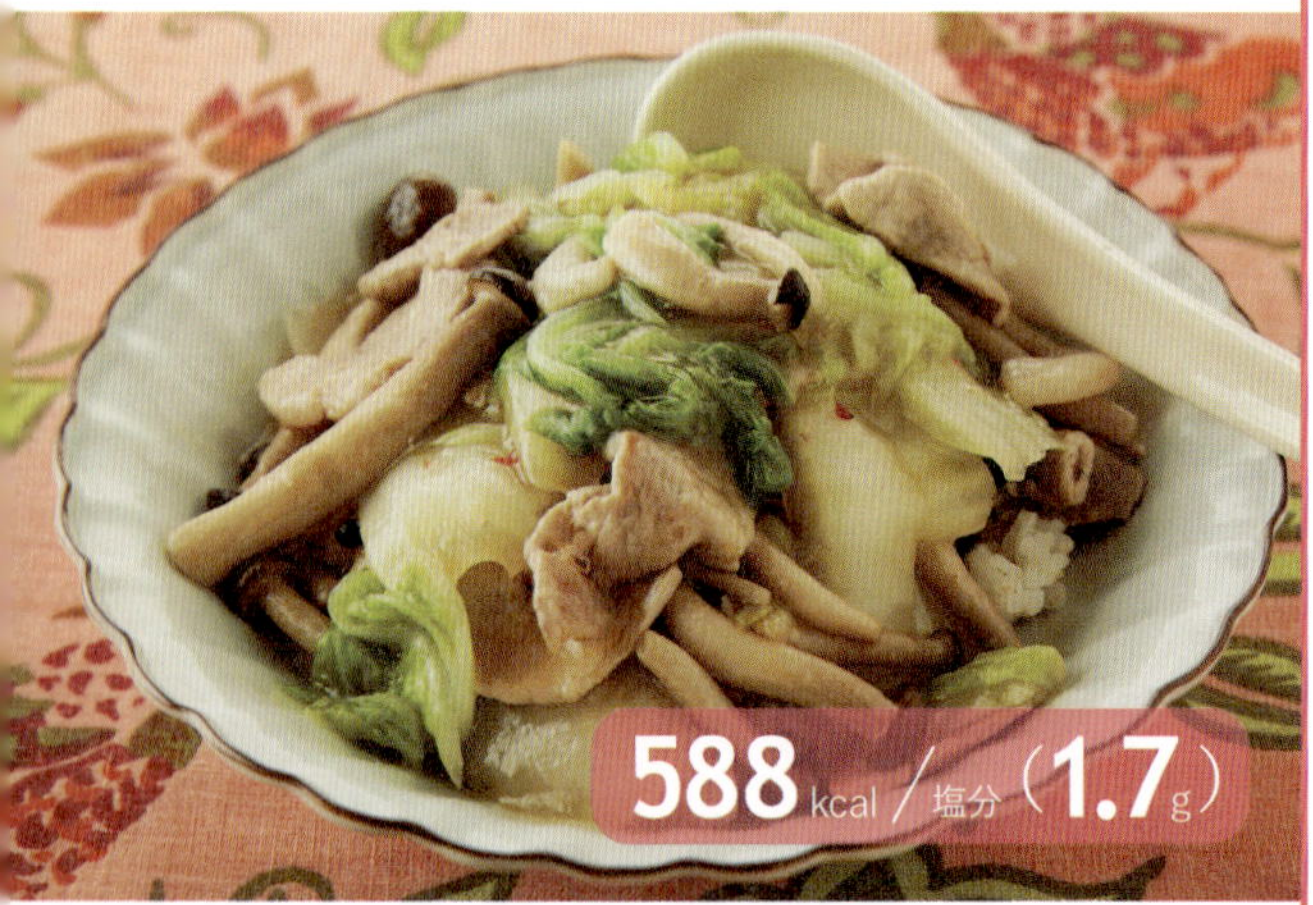

588 kcal / 塩分（1.7 g）

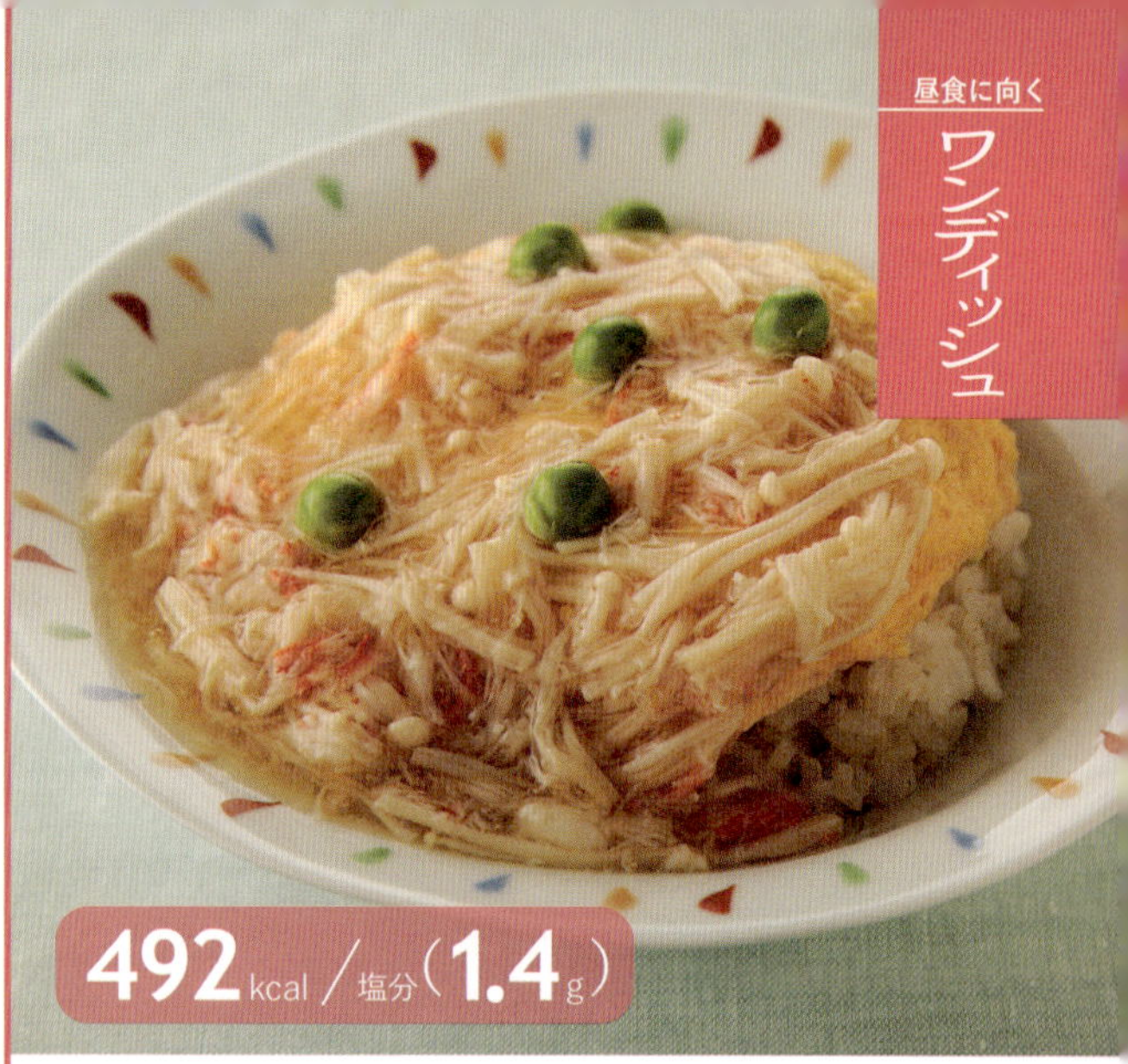

492 kcal / 塩分（1.4 g）

カニ玉丼

カニは卵に入れず、あんに入れることでカニの存在感と味わいがアップ！

材料（2人分）

卵……………………………… 4個

塩‥ミニスプーン¼　こしょう‥少量

ねぎの小口切り……… ¼本分（25g）

サラダ油…………………… 大さじ2

カニのほぐし身または水煮缶詰め
……………………………… 40g

えのきたけ（石づきを除く）…… 60g

グリーンピース（冷凍）
………………… 大さじ½（5g）

a
- 水……………………… ¾カップ
- 顆粒鶏がらだし‥ミニスプーン1
- しょうゆ……………… 小さじ1
- 砂糖大さじ½ 塩ミニスプーン¼

酢…………………………… 大さじ⅔

b かたくり粉大さじ½　水大さじ1

胚芽精米ごはん……………… 300g

作り方

1 えのきは半分に切る。グリーンピースは熱湯をかけて湯をきる。

2 小なべにaを入れて煮立て、カニと①を加えてひと煮する。酢を加え、bでとろみをつける（あん）。

3 卵は割りほぐして塩とこしょうで調味し、ねぎを加えて混ぜる。

4 フライパンに半量のサラダ油を熱して③の半量を流し入れる。卵のまわりがふくらんできたら大きく混ぜ、八分《はちぶ》程度に火が通ったら裏返して20～30秒焼き、とり出す。もう1枚も同様に焼く。

5 器にごはん、④、②の順に盛る。

ミニトマトと生ハムのスパゲティ

スパゲティはゆで湯に塩を入れずにゆでます。できたてを食べてください。

材料（2人分）

スパゲティ（乾）……………… 120g
ミニトマト…………… 15個（150g）
生ハム…………………… 6枚（30g）
ルッコラ………………… 1束（50g）
にんにく…………………… ½かけ
赤とうがらし………………… ½本
オリーブ油……………… 大さじ1
塩………………… ミニスプーン1
こしょう……………………… 少量

作り方

1 ミニトマトはへたを除いて半分に切る。生ハムは2cm幅に切る。
2 ルッコラは2つか3つに切る。
3 にんにくはたたきつぶす。赤とうがらしは種を除いて2つに切る。
4 スパゲティはゆで湯に塩を加えずにゆで、袋に表示のゆで時間の1分前に②を加えてゆで上げる。
5 フライパンにオリーブ油と③を入れて火にかけ、香りが立ったら①を加えていためる。ゆで上がった④を加えて手早く混ぜ、塩とこしょうで調味する。

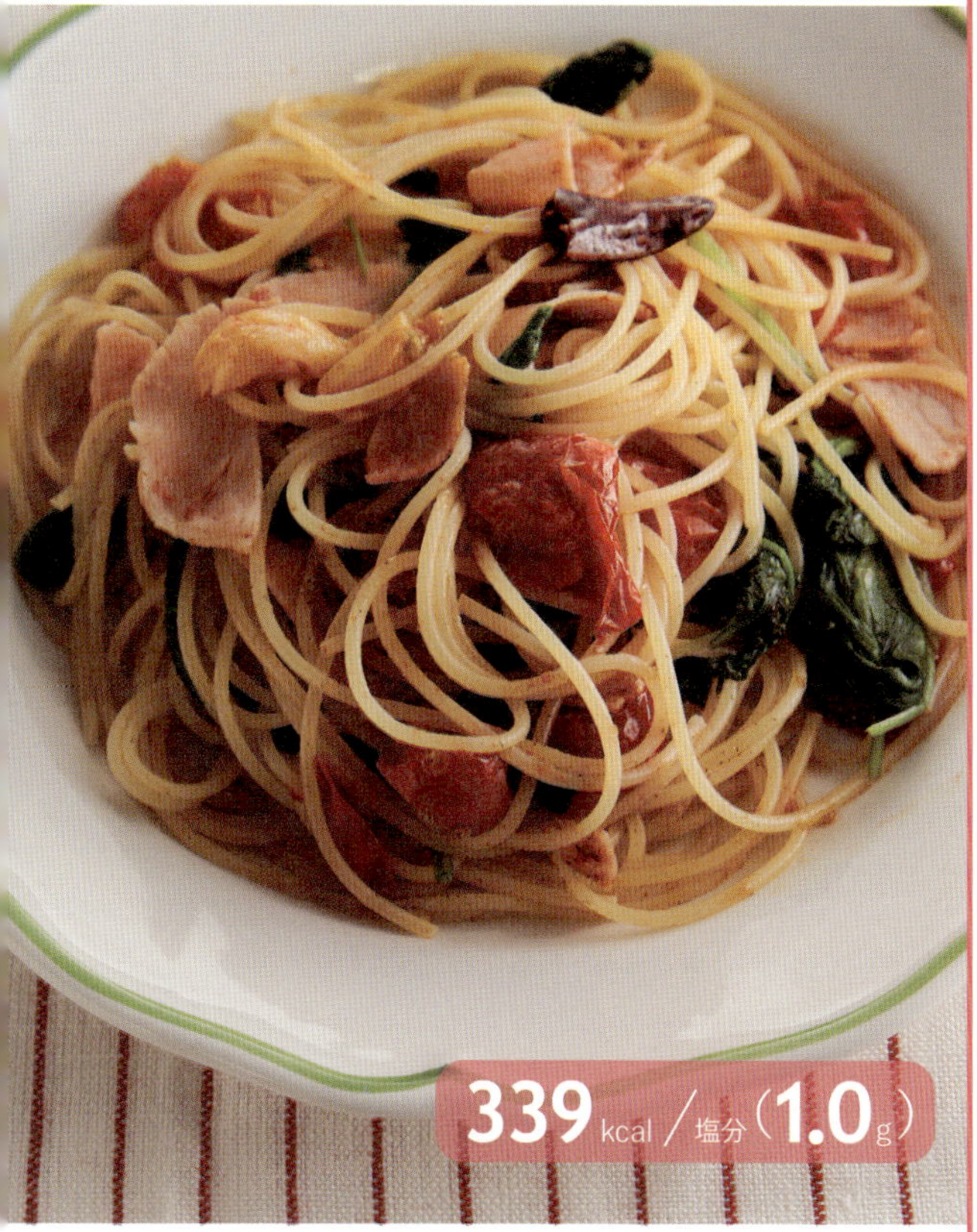

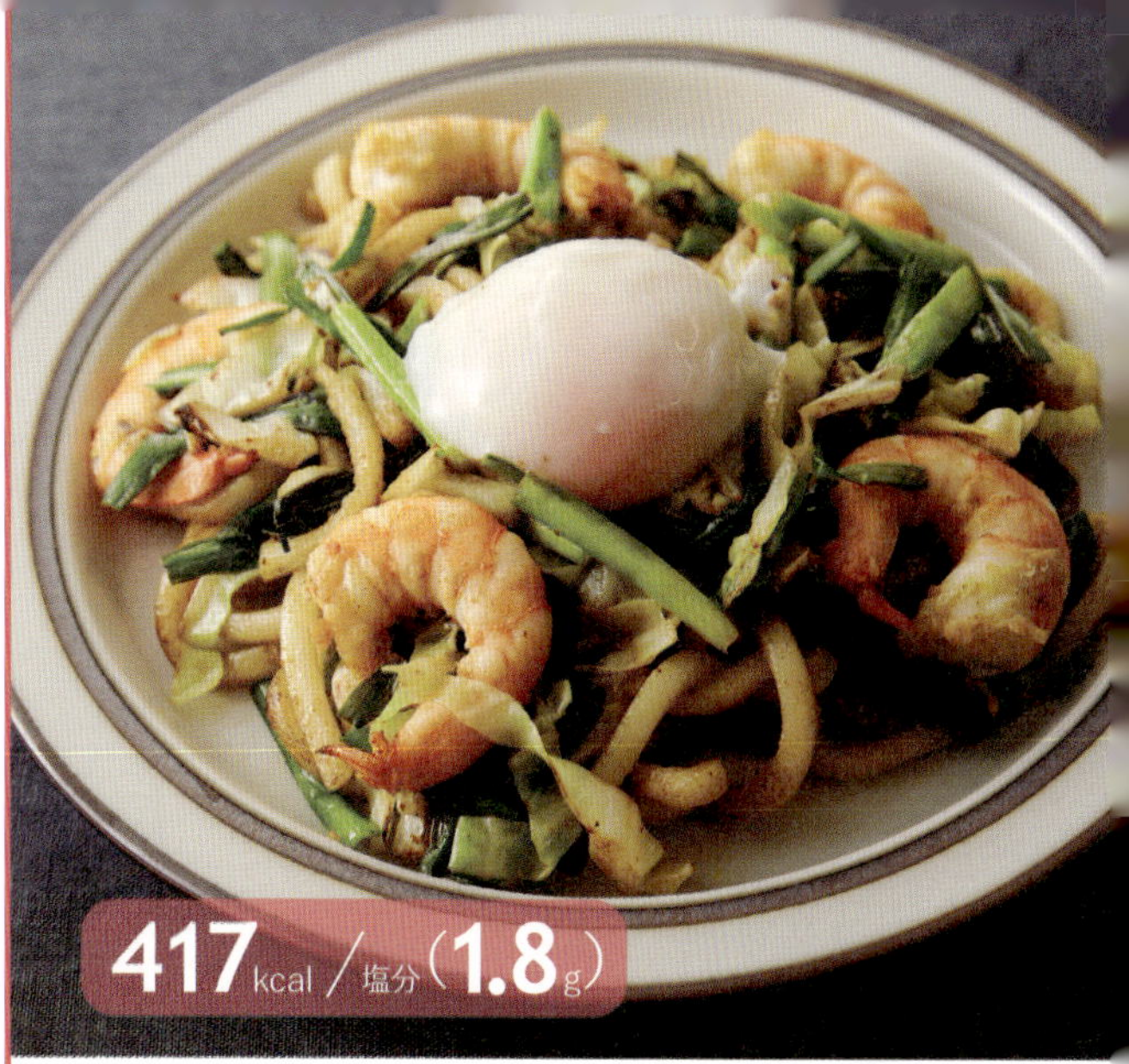

焼きうどん　カレーじょうゆ味

カレーとしょうゆの風味でうす味に思えない味わいです。

材料（2人分）

ゆでうどん………… 1½袋（300g）
エビ（殻つき）…… 10尾ほど（150g）
キャベツ……………… 2枚（150g）
酒…………………………… 大さじ1
にら…………………… 1束（100g）
サラダ油………………… 小さじ4
a しょうゆ……………… 小さじ2
a カレー粉……………… 小さじ1½
a 酒…………………………… 大さじ1
温泉卵……………………………… 2個

作り方

1 うどんは耐熱皿にのせてラップをかけ、電子レンジ（500W）で3〜4分加熱してほぐす。
2 エビは竹串で背わたを引き抜いてゆでてさまし、殻と尾を除く。大きいものは厚みを半分に切る。
3 キャベツは大きめの一口大に切り、にらは4〜5cm長さに切る。
4 aは混ぜる。
5 フライパンに半量のサラダ油を熱して①を加え、焼き色がつくまでいためてとり出す。残りのサラダ油を熱してキャベツと②を加え、酒をふってふたをして蒸らしいためにする（水分が足りないときは水少量をふる）。
6 うどんを戻し入れてさらにいためる。④を加えて調味し、にらを加えてさっと火を通す。
7 器に盛り、温泉卵をのせる。

小松菜と竹の子入り　しょうゆ焼きそば

野菜たっぷりでソースではなくしょうゆで味つけ。味が物足りないときは黒酢をかけてみて。

材料（2人分）

- ［蒸し中華めん…… 1½袋（225g）
- 　サラダ油……………… 大さじ½
- 豚ロース薄切り肉……………… 80g
- a｜しょうゆ・酒……… 各小さじ½
- 小松菜…………………… ⅓束（100g）
- ゆで竹の子………… 中1個（50g）
- にんじん……………… ⅓本（50g）
- もやし…………………… ½袋（100g）
- 干ししいたけ…………………… 2枚
- ねぎ………………………… 10cm（10g）
- しょうが………… 大1かけ（15g）
- サラダ油…………………… 大さじ1
- b｜酒………………………… 大さじ2
- 　｜塩……………… ミニスプーン1
- 　｜こしょう…………………… 少量
- 　｜しょうゆ…………… 小さじ1⅓

作り方

1 中華めんは油をまぶしてほぐす。

2 豚肉は2～3cm幅に切り、aで下味をつける。

3 干ししいたけはぬるま湯に浸してもどし、軸を除いて薄切りにする。竹の子は薄切りにする。にんじんは皮をむいて短冊切りにする。小松菜は根元を切り除いて5cm長さに切る。もやしはひげ根を除く。

4 ねぎは斜め薄切り、しょうがはせん切りにする。

5 フライパンにサラダ油を熱して②と④を加えていため、肉の色が変わったら③を順に加えてはいためる。①を加えていため合わせ、bを加えて全体に味をなじませる。

★好みで黒酢をかけるのもよい。

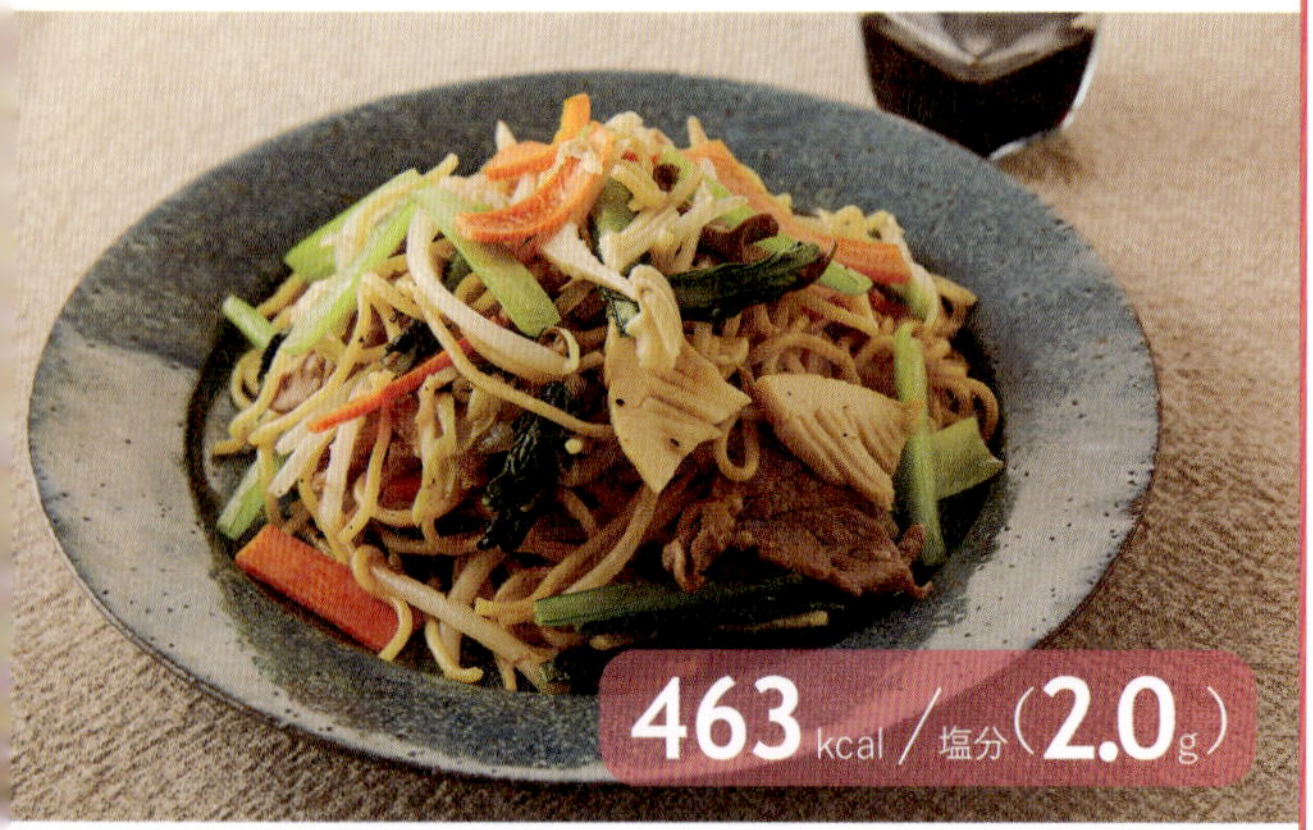

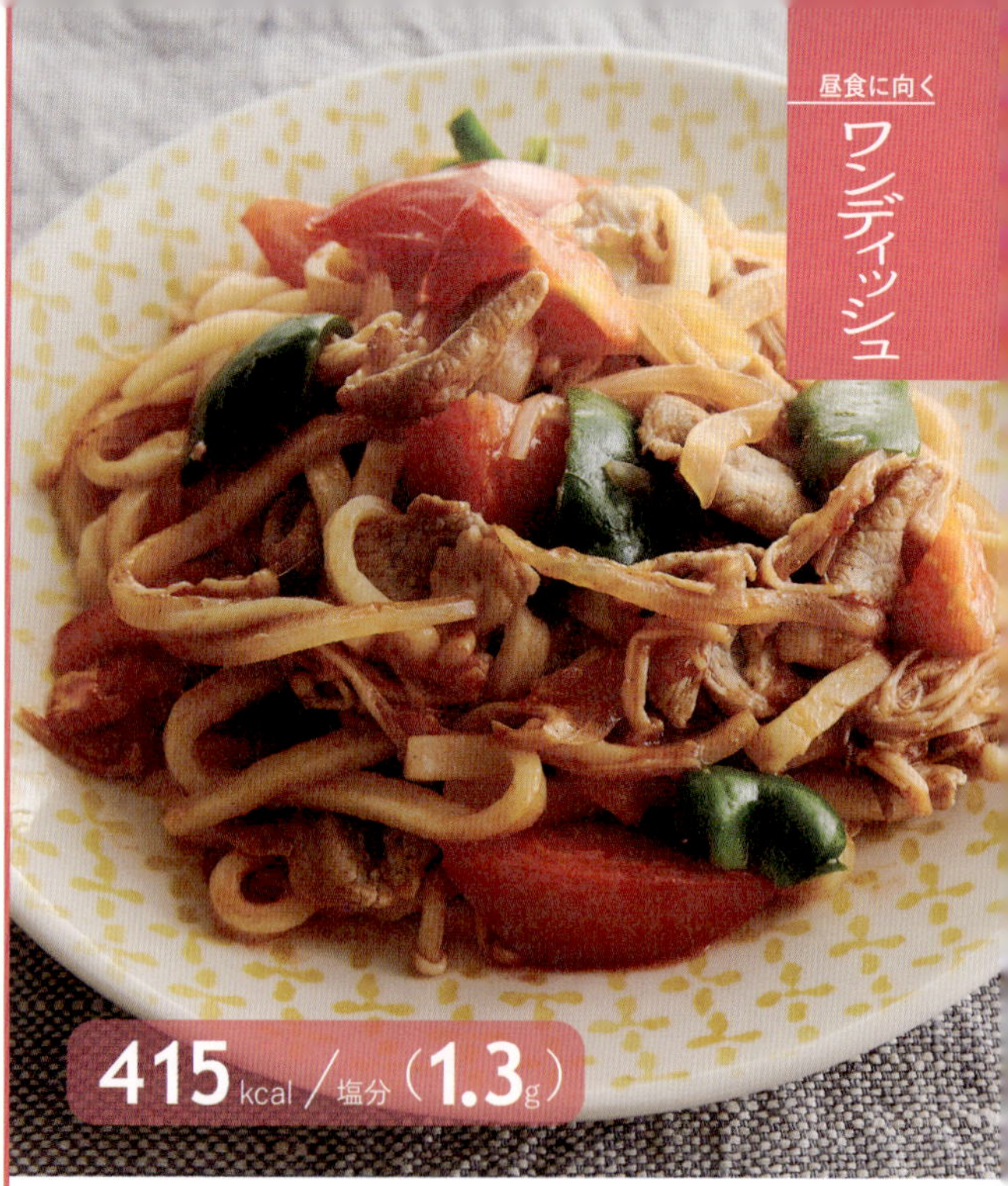

野菜たっぷり洋風焼きうどん

味つけはトマトケチャップだけ。パスタ感覚の焼きうどんです。

材料（2人分）

- ゆでうどん…………… 2袋（400g）
- 豚もも薄切り肉……………… 100g
- 玉ねぎ………………… ½個（100g）
- ピーマン……………… 1個（25g）
- えのきたけ……… ½パック（50g）
- トマト………………… ½個（100g）
- オリーブ油………………… 大さじ1
- a｜トマトケチャップ…… 大さじ2
- 　｜こしょう…………………… 少量

作り方

1 うどんはざるに入れ、熱湯をかけてほぐす。または耐熱皿に入れてラップをかけ、電子レンジ（500W）で1分ほど加熱してほぐす。

2 豚肉は食べやすい大きさに切る。

3 玉ねぎは薄切りにする。ピーマンはへたと種を除いて一口大に切る。えのきは石づきを除いて2つに切る。

4 トマトはへたを除いて乱切りにする。

5 フライパンにオリーブ油を熱して②を加えていためる。③を加えていため、油がまわったら①を加えてよくいため合わせる。

6 ④とaを加え、全体に味をなじませるようにいためる。

ピザ風トースト

市販のピザソースではなくトマト缶から作った減塩ピザソースを使います。

材料（2人分）

食パン（6枚切り）……2枚（120g）
バター（食塩不使用）小さじ2（8g）
玉ねぎ……小⅓個（40g）
ピーマン……1個（25g）
ハムの薄切り……4枚（40g）
［カットトマト缶……¼缶（100g）
こしょう……少量
バジルの葉または青じそ……2枚］
とろけるチーズ……30g

作り方

1 食パンにバターを塗る。
2 玉ねぎは薄切りにする。ピーマンはへたと種を除いて薄い輪切りにする。ハムは一口大に切る。
3 バジルはみじん切りにし、トマト缶、こしょうと合わせて混ぜる（ピザソース）。
4 ①に玉ねぎ、ハム、ピーマンを順にのせ、③をかけてチーズをのせる。オーブントースターで7～8分焼く。

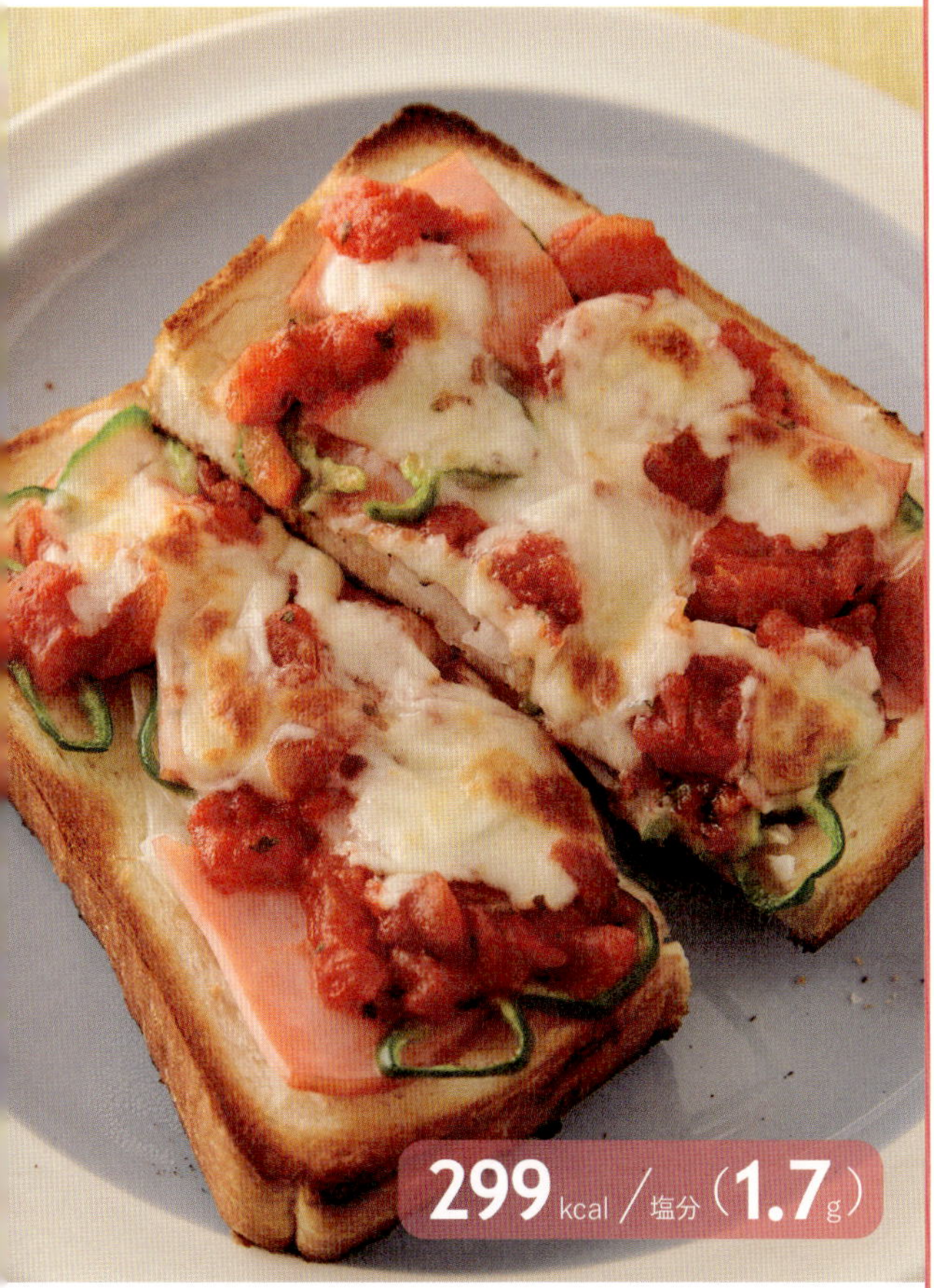

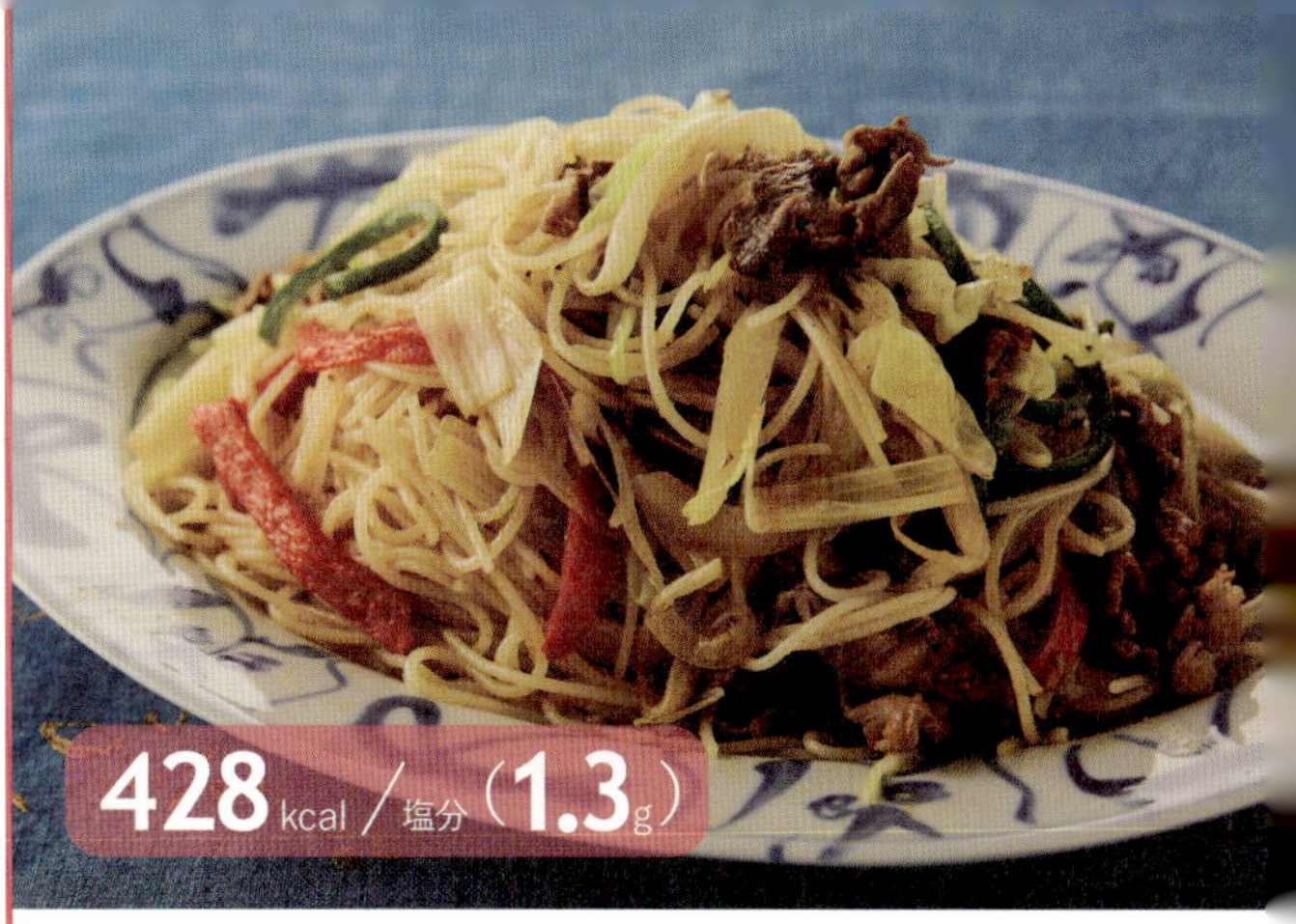

カレービーフン

ビーフンは、ゆでたら水で洗い、油をからめておくとパラリと仕上がります。

材料（2人分）

［ビーフン（乾）……1½袋（120g）
サラダ油……小さじ1］
［牛赤身こま切れ肉……80g
カレー粉……ミニスプーン2］
玉ねぎ……¼個（50g）
緑・赤ピーマン…各1個（各30g）
ねぎ……½本（50g）
キャベツ……1～2枚（100g）
もやし……⅓袋（60g）
サラダ油……小さじ2
a［カレー粉……大さじ¾
塩……ミニスプーン1
こしょう……少量
しょうゆ……大さじ½］

作り方

1 なべにたっぷりの湯を沸かしてビーフンは袋の表示どおりにゆでる。ざるにあげて水にとって軽くぬめりをとり、ざるにあげてサラダ油をまわしかけてからめる。
2 牛肉は一口大に切り、カレー粉をまぶす。
3 玉ねぎは薄切りにする。ピーマンはへたと種を除いて細切りにする。ねぎは4cm長さに切ってから4つに割る。キャベツは細切りにする。もやしはひげ根を除く。
4 aを混ぜる。
5 フライパンにサラダ油を熱して強火にし、②をいためる。③を順に加えながらいため、火を通す。
6 ①を加えていため、全体に油がまわったら④を加えてよく混ぜ合わせ、全体に味をなじませる。

鶏肉のクリーム煮

生クリームやホワイトソースを使わずに牛乳だけで煮るのでさっぱり味です。

材料（2人分）
- 鶏もも肉 ………… 小1枚（200g）
- こしょう ………………… 少量
- サラダ油 ………………… 小さじ2
- 白ワインまたは酒 ………… 大さじ2
- じゃが芋 ………………… 1個（100g）
- にんじん ………………… 1/5個（30g）
- 生しいたけ ……………… 2枚（30g）
- 牛乳 …………………… 1カップ
- 塩 ……………… ミニスプーン1
- グリーンピース（冷凍）… 大さじ1

作り方

1 鶏肉は一口大に切り、こしょうをふる。フライパンにサラダ油を熱して両面に焼き色をつけ、ワインをふり入れてふたをして弱火で10分蒸し焼きにする。

2 じゃが芋は皮をむいて2cm厚さの半月切りにする。にんじんは皮をむいて1cm厚さの輪切りにする。

3 しいたけは石づきを除いて4つに切る。

4 なべに②とかぶるくらいの湯を入れて火にかけ、2〜3分ゆでる。湯を捨ててから牛乳を加えてグラグラ煮立たせないように気をつけながら弱火で10分煮る。

5 ③と塩を加えて1〜2分煮る。①を蒸し汁ごと加えてひと煮し、グリーンピースを加えて火を通す。

371 kcal ／ 塩分 0.9g

主菜（昼食に向く）

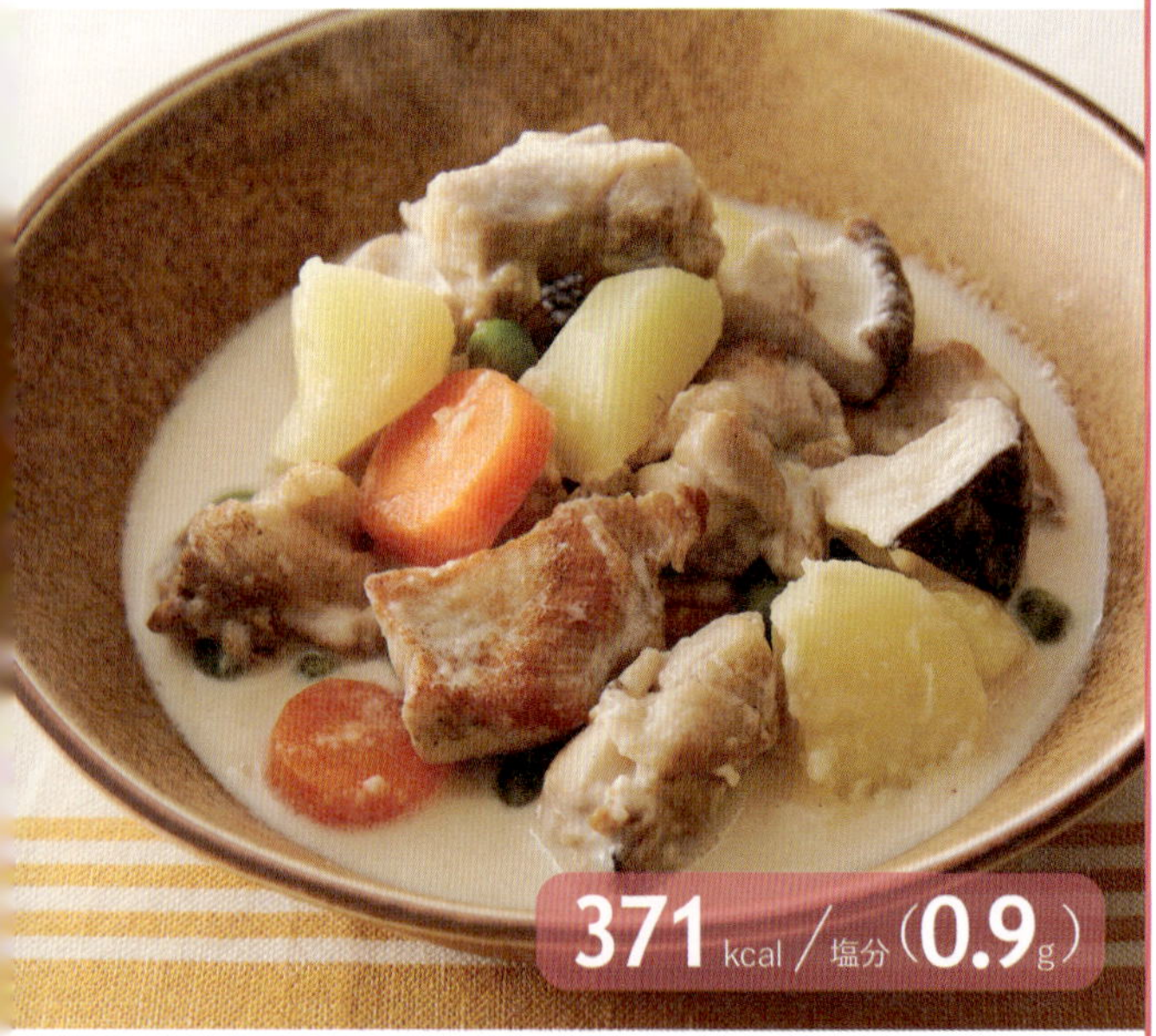

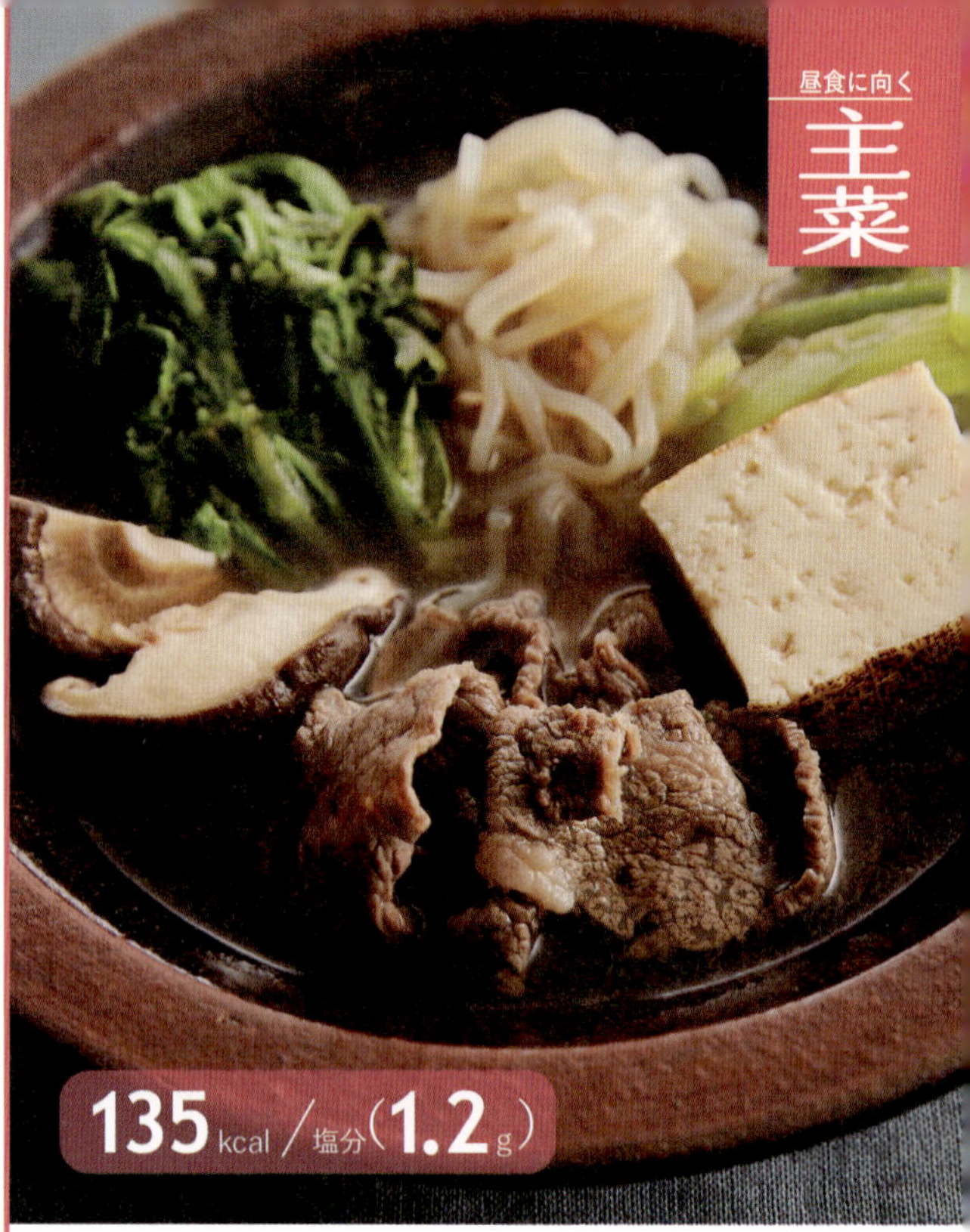

牛肉と焼き豆腐のすき煮

煮汁はできるだけ残すようにしましょう。

135 kcal ／ 塩分 1.2g

材料（2人分）
- 牛もも薄切り肉 ………… 60g
- 焼き豆腐 ………………… 50g
- ねぎ ……………… 50cm（50g）
- しらたき ………… 1/4袋（50g）
- 生しいたけ ……… 2枚（30g）
- 春菊 ……………… 1/4束（50g）
- a { だし ………………… 1/2カップ
    砂糖 ……………… 大さじ1 1/2
    酒 ………………… 大さじ1 }
- b { しょうゆ …………… 大さじ1
    酒 ………………… 大さじ1 }

作り方

1 焼き豆腐は一口大に切る。ねぎは斜め薄切りにする。しらたきはさっとゆでて食べやすい長さに切る。しいたけは軸を除いて大きければ半分に切る。

2 春菊は半分に切る。

3 なべに①とaを入れて火にかけ、やわらかくなるまで煮る（少なめの煮汁で作るレシピなので、煮つまりそうになったら水少量を足すか、ふたをして煮るようにする）。

4 肉を加え、肉にbをかけて軽く煮る。具を寄せて②を入れ、火を通す。

牛肉とミニトマトのピリ辛いため

薄切り肉は少量の調味料がよくからみます。

材料（2人分）

牛もも薄切り肉……………… 130g
a 酒……………………… 小さじ½
a しょうゆ……… ミニスプーン1
ミニトマト
……… 10～12個（100～120g）
玉ねぎ………………… ½個（100g）
しょうが…………………… ½かけ
にんにく…………………… ½かけ
ごま油……………………… 大さじ½
b 砂糖……………………… 小さじ½
b しょうゆ……………… 小さじ½
b 酒……………………… 小さじ½
b 塩………………………… 少量
b 豆板醤《とうばんじゃん》………………… 小さじ¼

作り方

1 牛肉は5cm幅に切り、aをからめて10分おく。
2 ミニトマトはへたを除いて縦半分に切る。玉ねぎはくし形に切る。
3 しょうがとにんにくは薄切りにする。
4 bを混ぜる。
5 フライパンにごま油半量を入れて熱し、③を加えて強火で香りが立つまでいためる。①を加えてほぐしながらいため、色が変わったらとり出す。
6 続けて残りのごま油を熱し、玉ねぎを加えて透き通るまでいためる。ミニトマトと④を加えてざっといため、⑤の牛肉を戻し入れて手早くいためる。すぐに器に盛る。

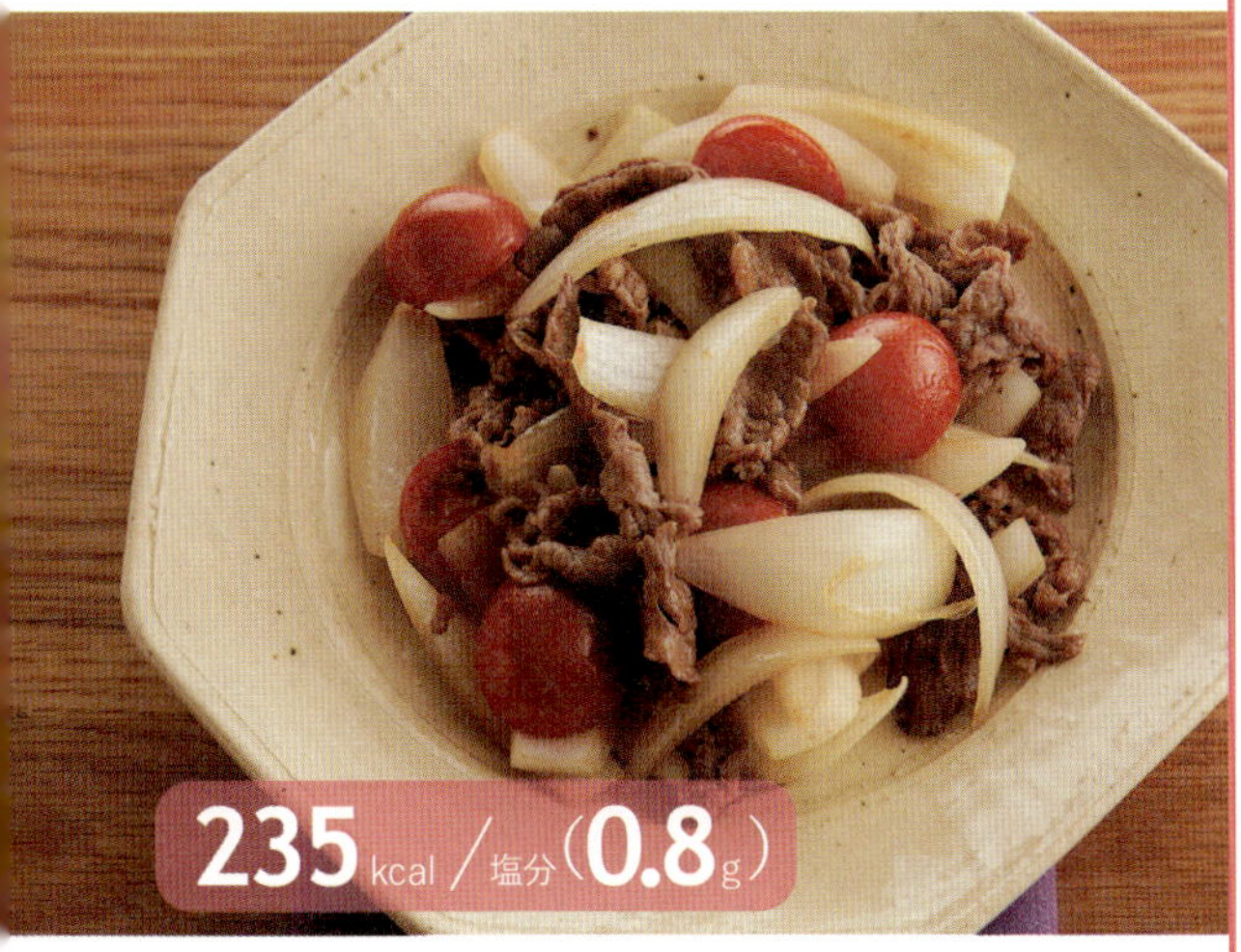

235kcal／塩分（0.8g）

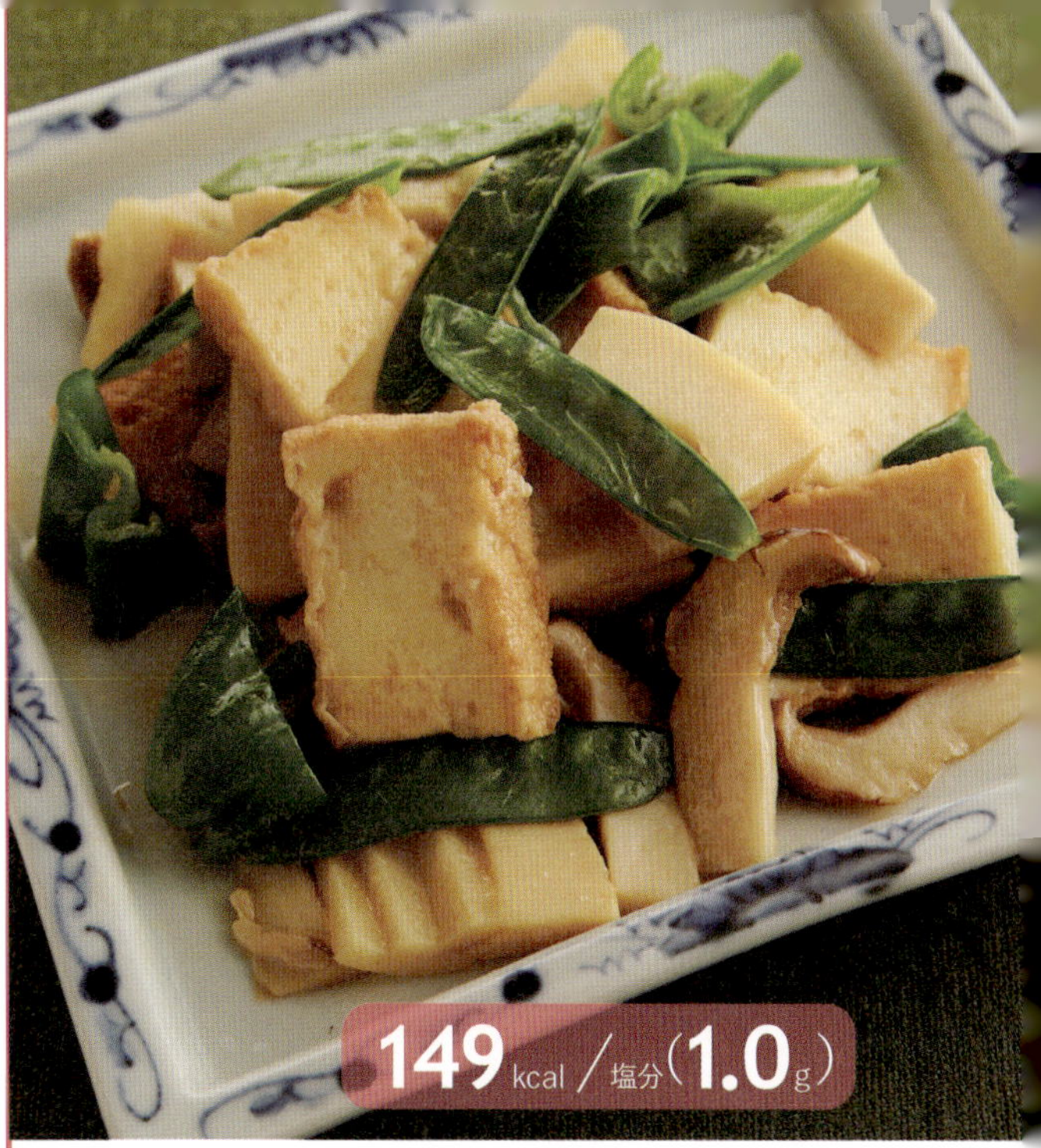

149kcal／塩分（1.0g）

厚揚げのオイスターソース煮

たんぱく質源である厚揚げとたっぷりの野菜を使っているので、主菜にも副菜にもなります。

材料（2人分）

厚揚げ………… 大⅔枚（約130g）
ピーマン……………… 2個（60g）
エリンギ……………… 1本（40g）
ゆで竹の子…………… 1個（60g）
さやえんどう………………… 20g
サラダ油………………… 小さじ1
a 水……………………… ⅓カップ
a 顆粒鶏がらだし‥ミニスプーン1
a オイスターソース…… 小さじ2
a 酒……………………… 小さじ1
a しょうゆ……………… 小さじ½
a 砂糖……………………… 少量

作り方

厚揚げはざるにのせて熱湯をまわしかけ、油抜きする。水けをきって食べやすい大きさに切る。

ピーマンはへたと種を除き、エリンギ、竹の子とともに食べやすい大きさに切る。さやえんどうはへたと筋を除く。

フライパンにサラダ油を入れて熱し、①を加えていためる。油がまわったらエリンギ、ピーマン、竹の子の順に加えてはいため、最後にさやえんどうを加えていため、火が通ったらaを加えて混ぜながら、汁けがほとんどなくなるまで煮からめる。

きゅうりとりんごのおろしあえ

ちくわの塩味とうま味がアクセント。

材料（2人分）

きゅうり……………………1本（100g）
りんご……………………½個（100g）
ちくわ……………………40g
おろし大根……………………100g
a 砂糖……………………小さじ2
a 酢……………………小さじ2
a 塩……………………小さじ¼

作り方

1 りんごは芯《しん》を除いてきゅうりとちくわとともにさいの目に切る。
2 おろし大根は水けをきり、aを加えて混ぜる。
3 ①を②であえる。

80kcal／塩分（0.9g）

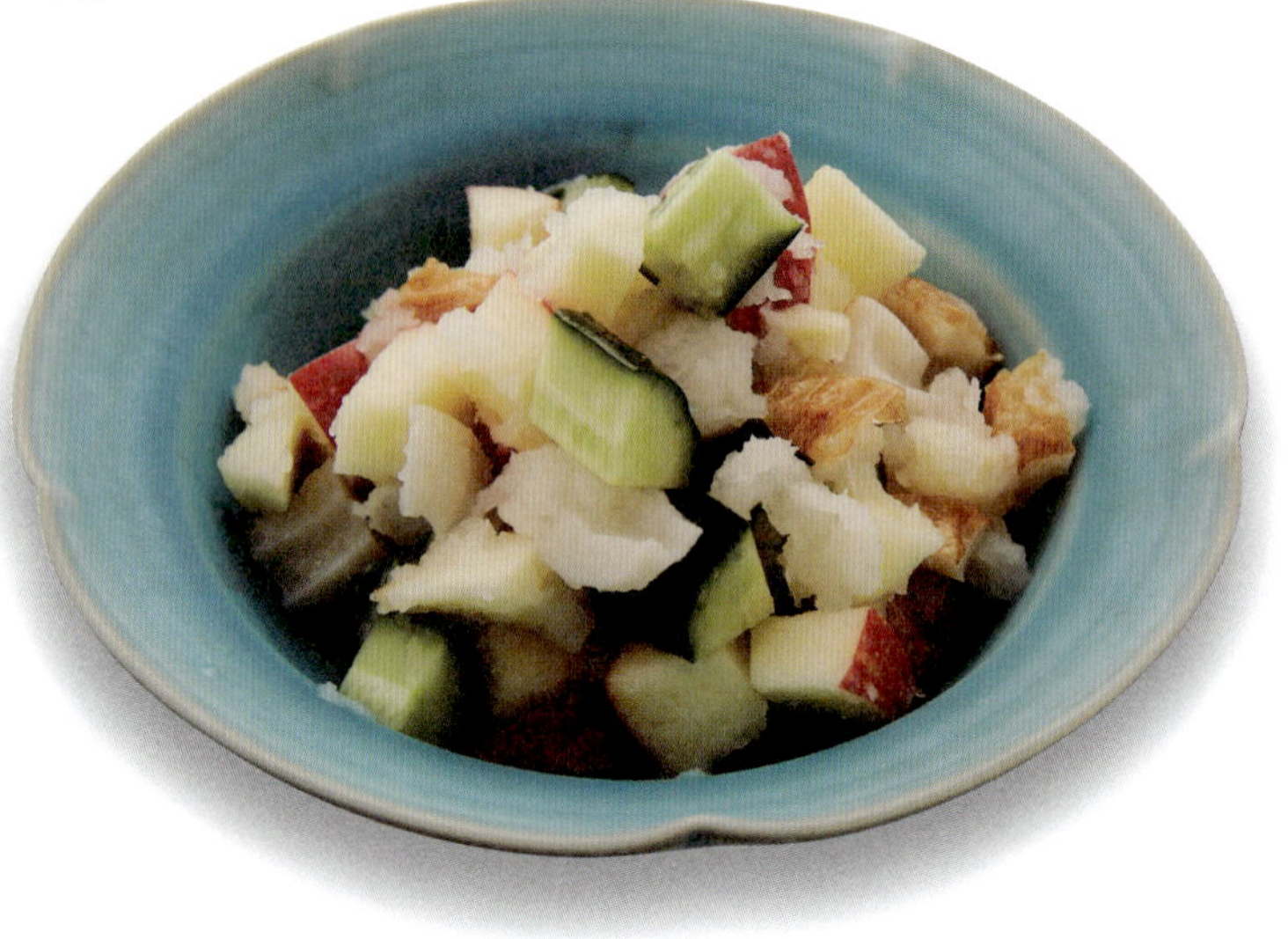

きゅうりときくらげのからしあえ

きゅうりのパリパリ、きくらげのコリコリとした食感を楽しむあえ物です。

材料（2人分）

きゅうり……………………1本（100g）
塩……………………ミニスプーン1
きくらげ（乾）……………………4g
a ときがらし……………………小さじ1
a みりん……………………小さじ1
a うす口しょうゆ……………………小さじ1

作り方

1 きゅうりは薄い輪切りにする。塩をまぶして軽くもみ、しんなりしたら水けを絞る。
2 きくらげは水でもどして石づきを切り除き、大きいものは食べやすい大きさに切る。
3 aを混ぜる。
4 ボールに①②を入れてざっと混ぜ、③を加えてあえる。

19kcal／塩分（0.6g）

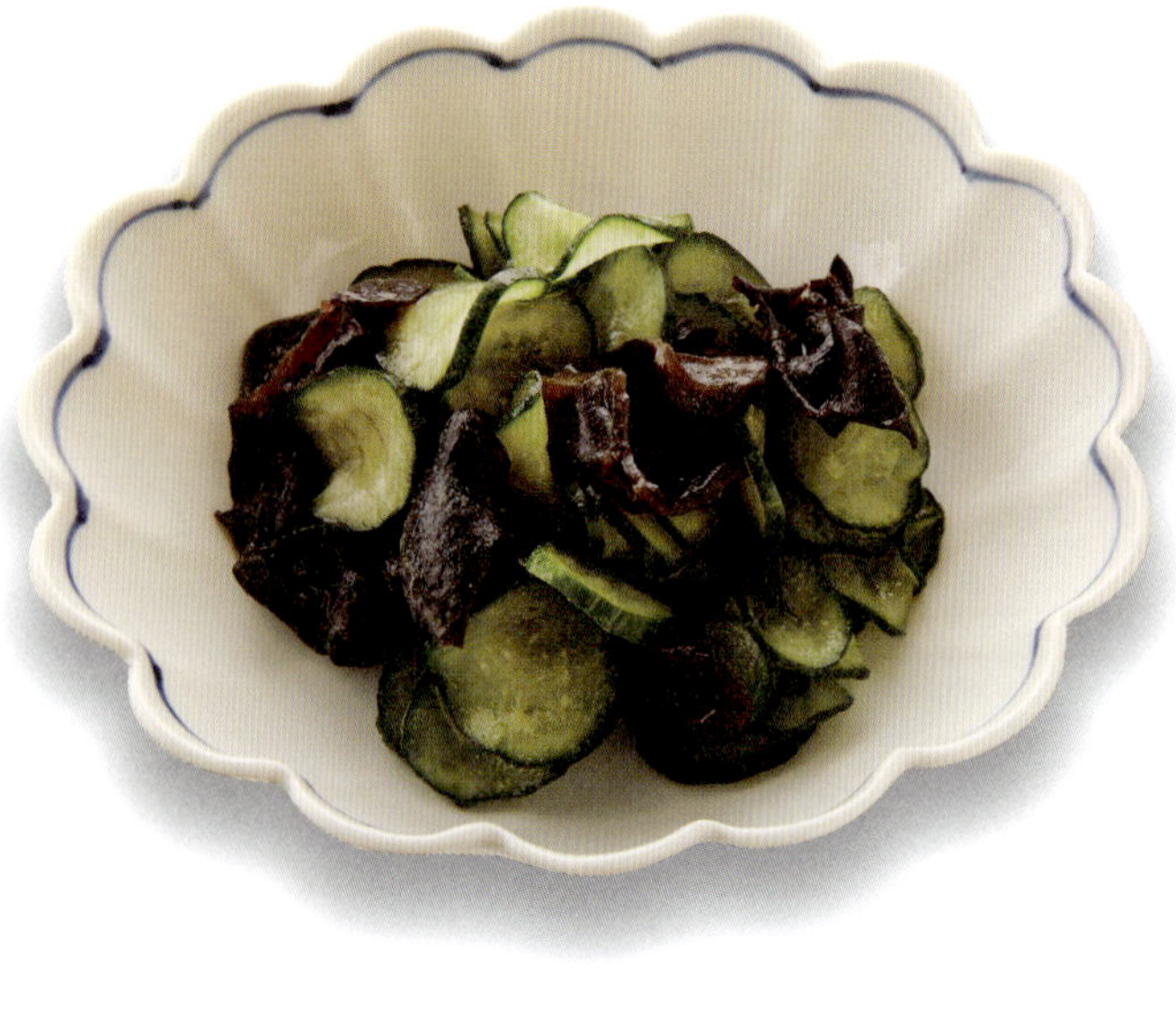

ひじきの和風サラダ

ひじきはもどしてゆでると塩分がほとんど抜けます。煮物以外にもサラダやあえ物にどうぞ。

材料（2人分）

ひじき（乾）……………………5g
玉ねぎ……………小¼個（30g）
ハムの薄切り………2枚（20g）
a 酢……………………大さじ1
a 砂糖…………………小さじ1
a しょうゆ……………小さじ1
a サラダ油……………大さじ1
パセリ………………⅓枝（5g）

作り方

1 玉ねぎは薄切り、ハムはせん切りにする。
2 aを混ぜ、①とあえる。
3 パセリはちぎる。
4 ひじきは水でもどしてさっと洗い、軽くゆでて湯をよくきる。熱いうちに②と合わせ、さめたら③を加え混ぜる。

82kcal／塩分（0.7g）

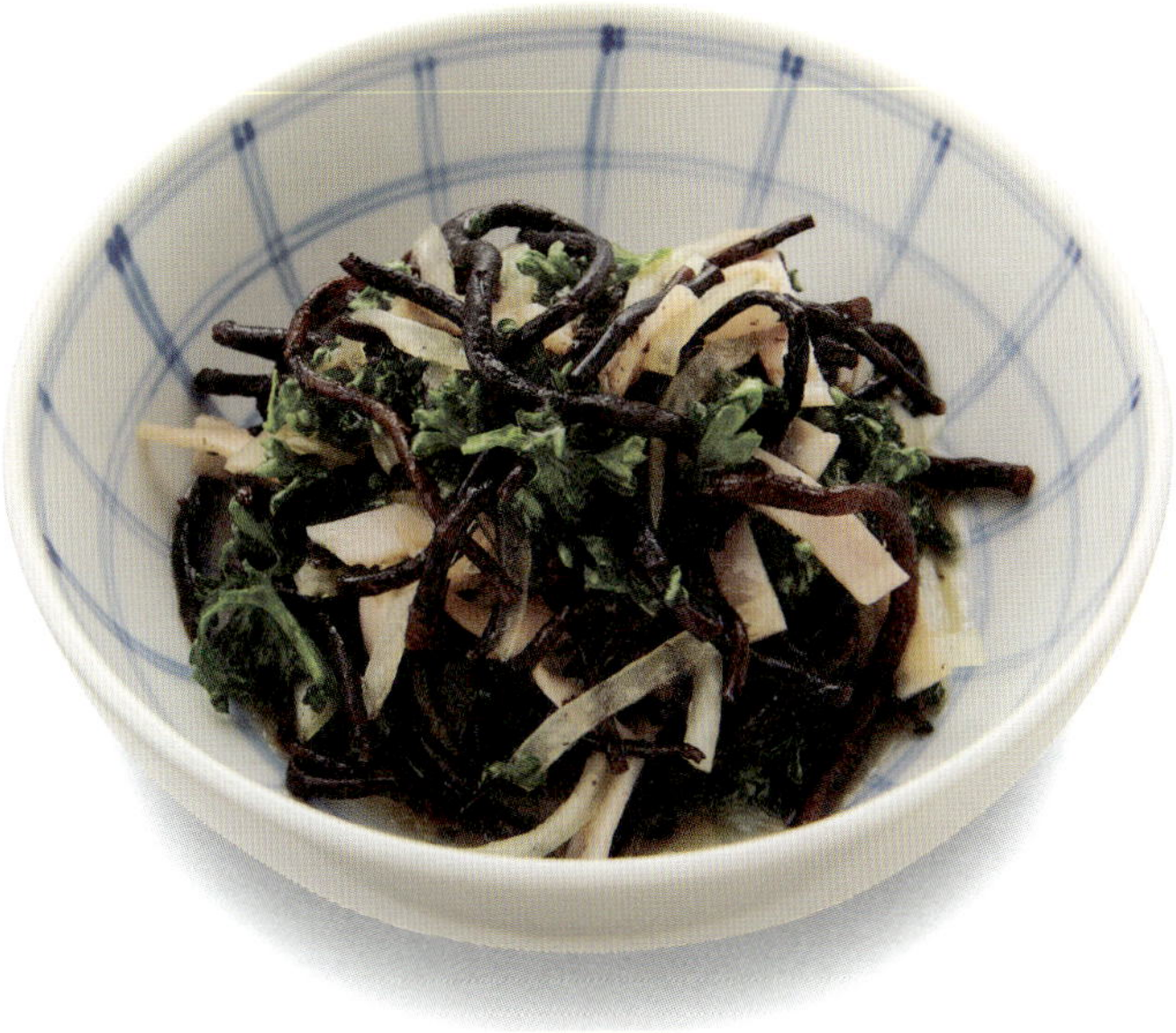

はるさめのレモン風味サラダ

レモン汁を使うのでさわやかな香りと酸味のサラダです。

材料（2人分）

はるさめ（乾）……………………30g
赤ピーマン……………1個（30g）
きゅうり………………½本（50g）
もやし………………½袋（100g）
a レモン汁………………大さじ1
a しょうゆ………ミニスプーン3
a 顆粒鶏がらだし………小さじ⅓
a 塩……………ミニスプーン¼
a こしょう……………………少量
a ごま油………………小さじ½
香菜（好みで）…………………適量

作り方

1 なべに湯を沸かし、はるさめを入れて1～2分ゆでる。湯をきって冷水にとり、さめたら水けをきって食べやすい長さに切る。
2 赤ピーマンはへたと種を除いて細く切る。きゅうりも細く切る。もやしはひげ根を除き、塩少量（分量外）を加えた沸騰湯でゆで、湯をきる。
3 ボールにaを入れて混ぜ、①②を加えてあえる。器に盛り、香菜をちぎってのせる。

82kcal／塩分（0.7g）

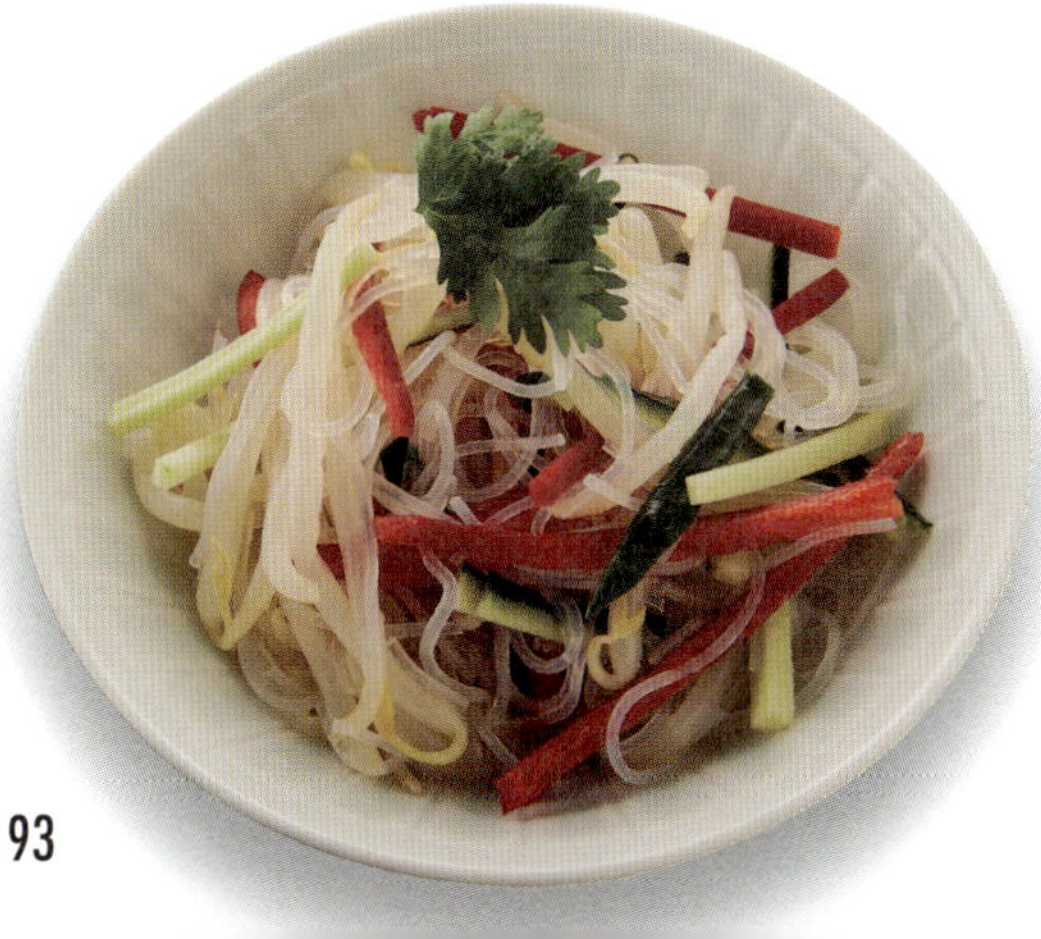

せん切りじゃが芋のソテー

じゃが芋のでんぷんが〝つなぎ〟になるので切ったら水にさらさずに焼きます。

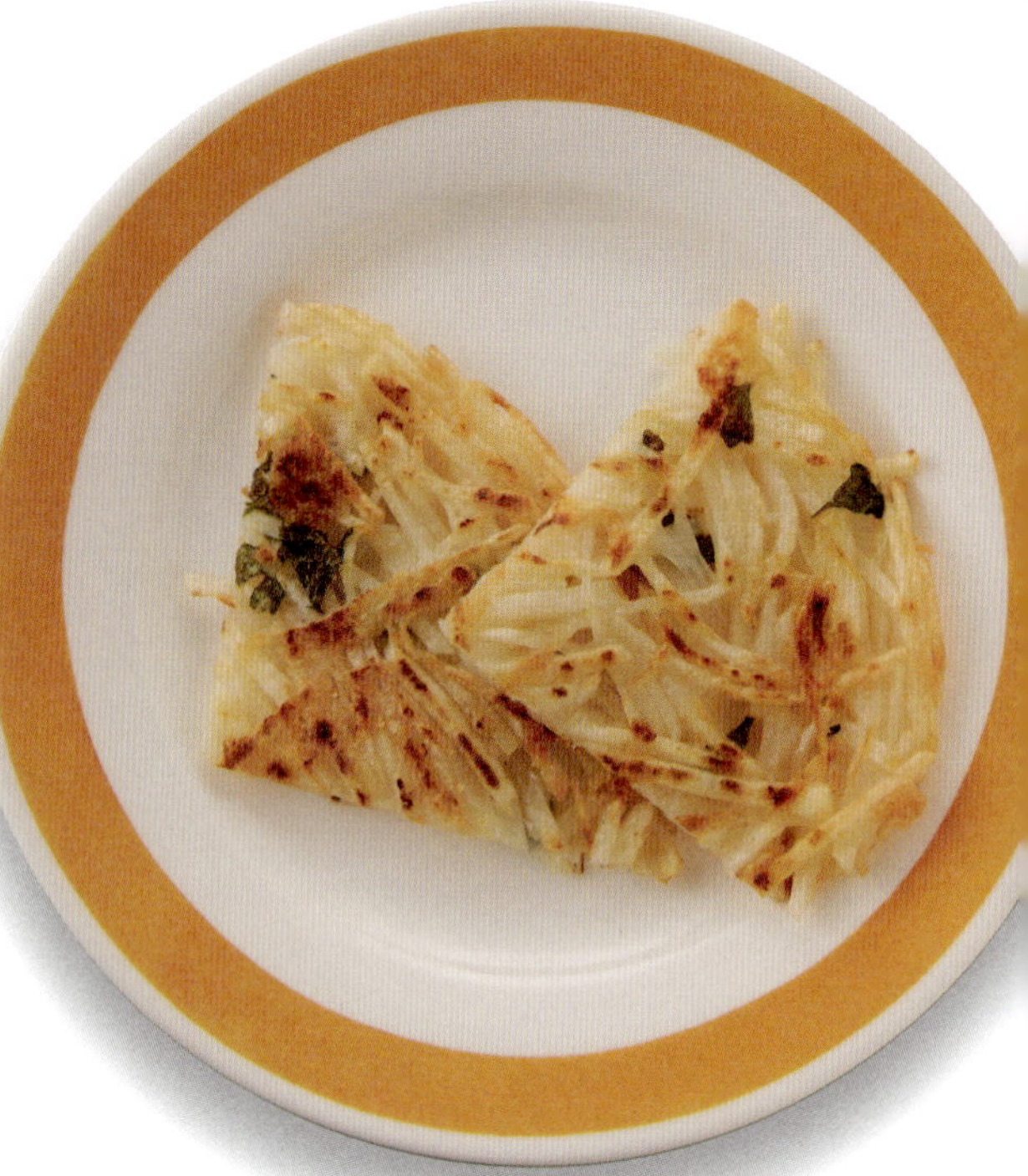

材料（2人分）

じゃが芋……………………1個（160g）

a
- 粉チーズ…………小さじ2（4g）
- イタリアンパセリ（乾または生）……………………………適量
- こしょう……………………少量

サラダ油…………………小さじ2

作り方

1 じゃが芋は皮をむいて2～3㎜太さの棒状に切り（水にはさらさない）、aを加えてよく混ぜる。

2 小さめのフライパンに油を熱して①を入れ、フライ返しでおさえながら形よくまとめる。弱火にしてなべぶたなどでおさえながら焼き、焼き色がついたら裏返して同様に焼いて火を通す（両面で合わせて10分ほど焼く）。

107kcal／塩分（0.1g）

じゃが芋とトマトの重ね煮

仕上げにふるチーズが味の決め手！

材料（2人分）

じゃが芋…………1～2個（200g）

トマト………………小1個（150g）

玉ねぎ…………………½個（100g）

a
- 塩………………ミニスプーン1
- こしょう……………………少量

バター（食塩不使用）

………………小さじ2½（10g）

水…………………………½カップ

粉チーズ……………大さじ1（6g）

作り方

1 じゃが芋は皮をむいて2～3㎜厚さの輪切りにし、水にさらして水けをきる。トマトは皮を湯むきして1㎝角に切る。玉ねぎは薄切りにする。

2 分量のバターから少量をとり分け、なべの内側に塗る。じゃが芋、玉ねぎ、トマトを1/2量ずつ順に重ねて入れ、aの1/2量をふり、残りのバターの1/2量を散らす。これをもう一度くり返す。

3 分量の水を注いで紙ぶたをして火にかけ、煮立ったら弱火にして汁けがほぼなくなるまで20分ほど煮る。粉チーズをふりかけて器に盛る。

161kcal／塩分（0.7g）

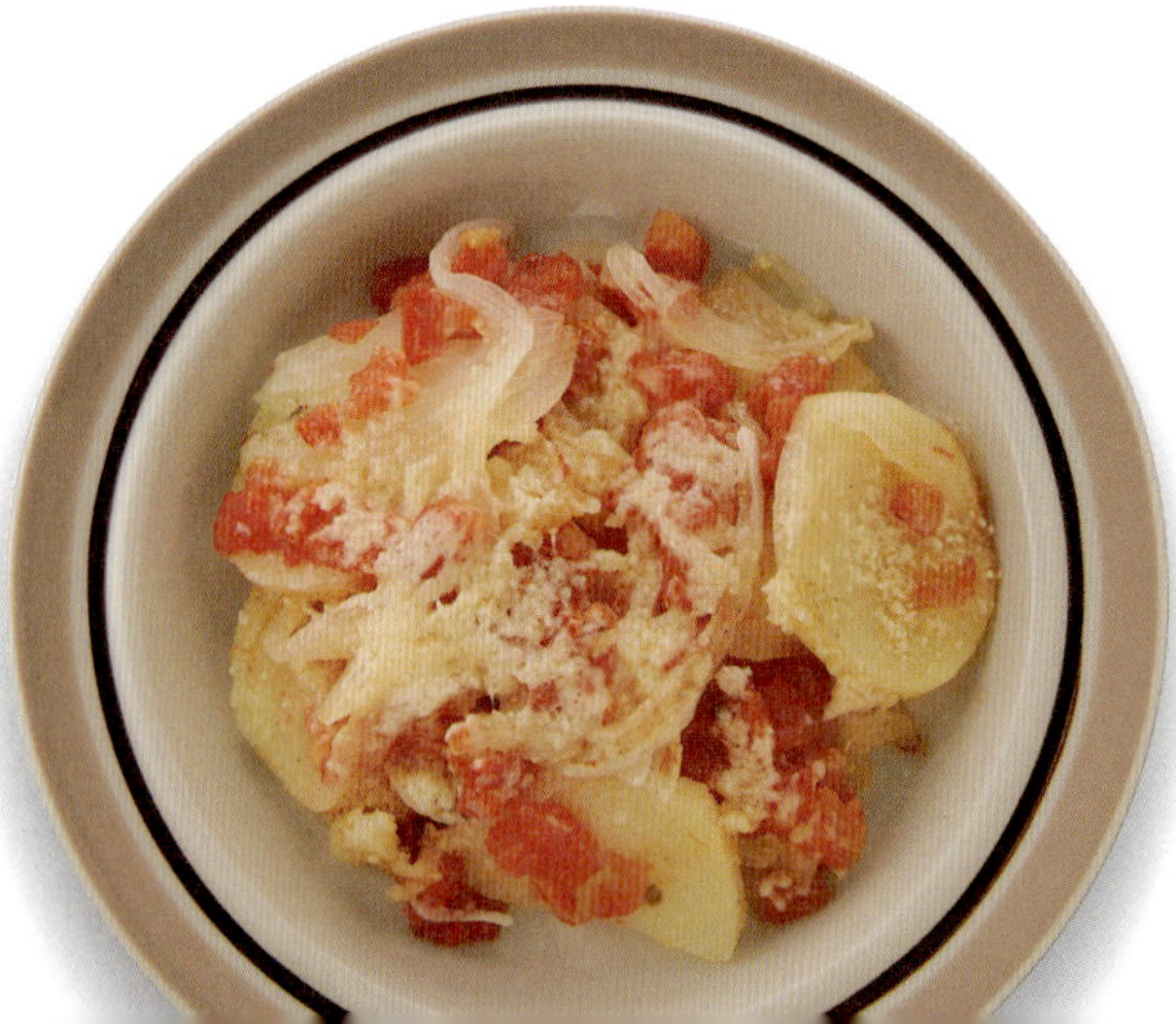

かぶとベーコンのスープ煮

ベーコンが調味料の役割を果たしてくれます。

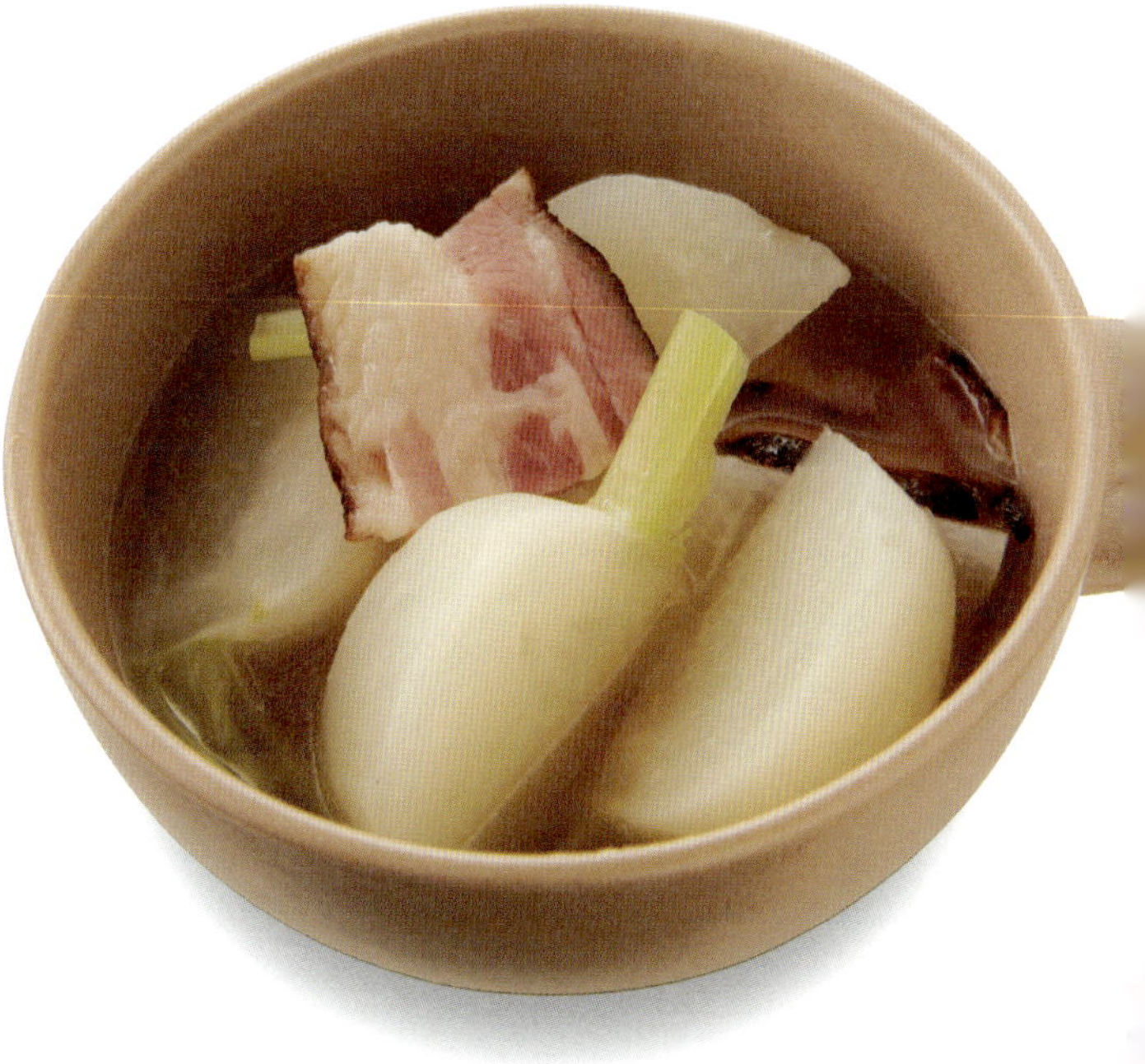

材料（2人分）

かぶ……………………3個（240g）
ベーコンの薄切り……2枚（34g）
a 水……………………1½カップ
a 固形ブイヨン……………½個
こしょう……………………少量

作り方

1 かぶは葉柄を2cm残して皮をむき、4つに切る。葉柄の部分は竹串などでよく洗う。
2 ベーコンは横長に置いて4等分に切る。
3 なべに①②とaを入れて火にかけ、煮立ったら中火にしてふたをして10分煮る。こしょうをふる。

96kcal／塩分（**0.8**g）

ゆでレタスのオイスターソースがけ

調理法も味つけもシンプルな料理ですが、おいしさは抜群です。

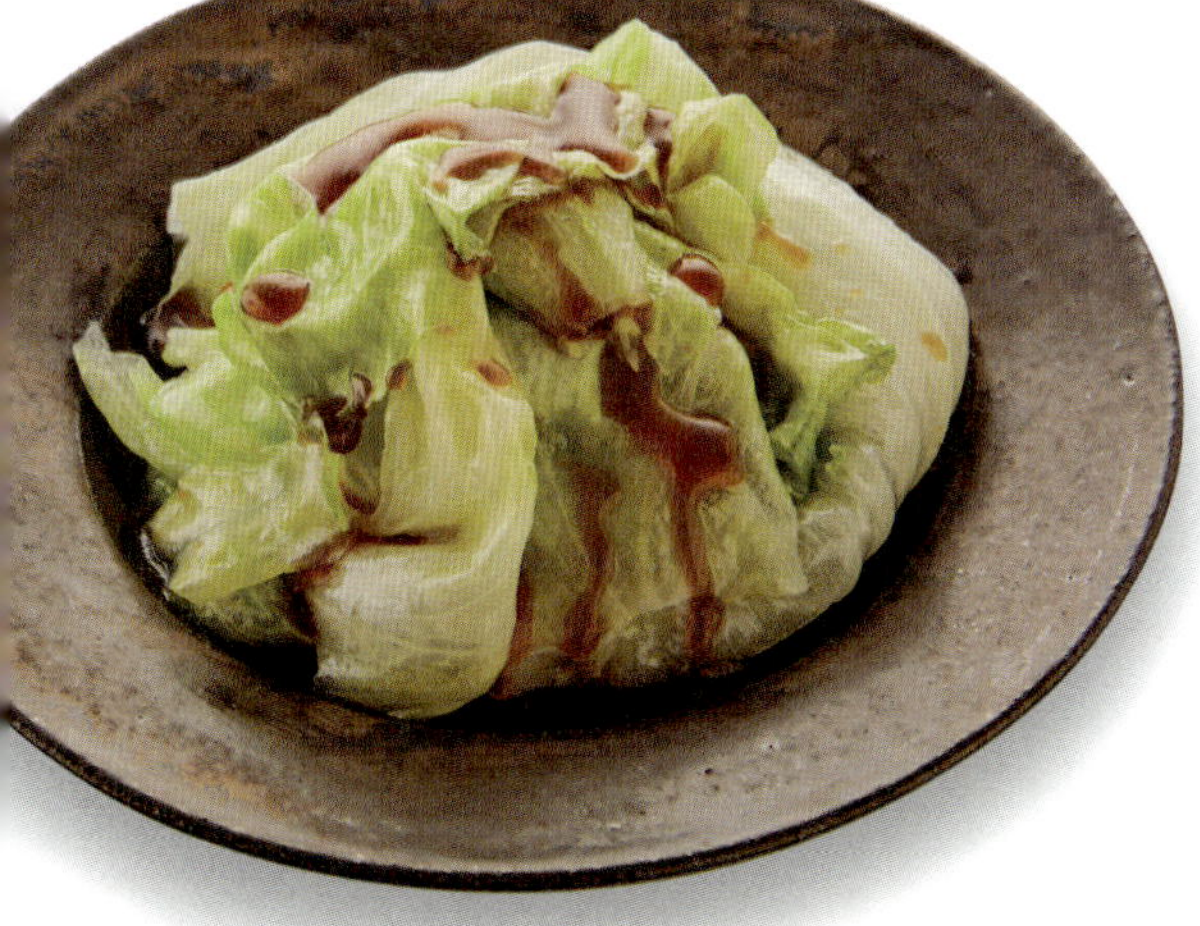

材料（2人分）

レタス……………………½玉（200g）
水……………………3～4カップ
a 酒……………………大さじ½
a 塩……………………小さじ½
a サラダ油……………大さじ1
b オイスターソース……小さじ2
b 酒……………………少量
b レタスのゆで汁………大さじ½

作り方

1 レタスは食べやすい大きさにちぎる。
2 なべに分量の水を入れて火にかけ、沸騰したらaを加える。①を加えてひと混ぜし、ゆで汁大さじ1/2をとりおいて、レタスをざるにあげる。
3 bを混ぜる。
4 器に②を盛り、③をかける。

22kcal／塩分（**0.5**g）

塩分チェック オイスターソース
……100gあたり塩分**11.4**g

カキを主原料とした中国の調味料。うま味とコクがあるので、少量使うだけでもうす味を補いますのでじょうずに活用しましょう。小さじ1（6g）塩分0.7g。

夕食のとり方アドバイス

夕食は一日の食事の調整役

夕食には、朝食と昼食に重ならない料理を選ぶのが一般的です。朝食と昼食に、どんな食材やどんな料理を食べたかはもちろん、塩分やエネルギーの多少も考えて、夕食の献立を組み立てましょう。

そのために役立つのが食事記録です。食事記録をつけると、その日に食べた料理が一目瞭然ですし、足りない食品（栄養素）や食べすぎた食品（栄養素）などをチェックすることができます。

夕食の献立の組み立てるポイント

減塩するためには、一日の献立の中で、めん類、丼物、汁物、スープ、シチュー類など塩分が高くなりがちな料理が、なるべく重ならないような夕食を考えると自然と減塩につながります。

昼食で外食をした場合は、塩分を比較的多くとっているので、夕食では、汁物やスープ類を減らし、副菜を酢の物や生野菜などのサラダにしたり、から

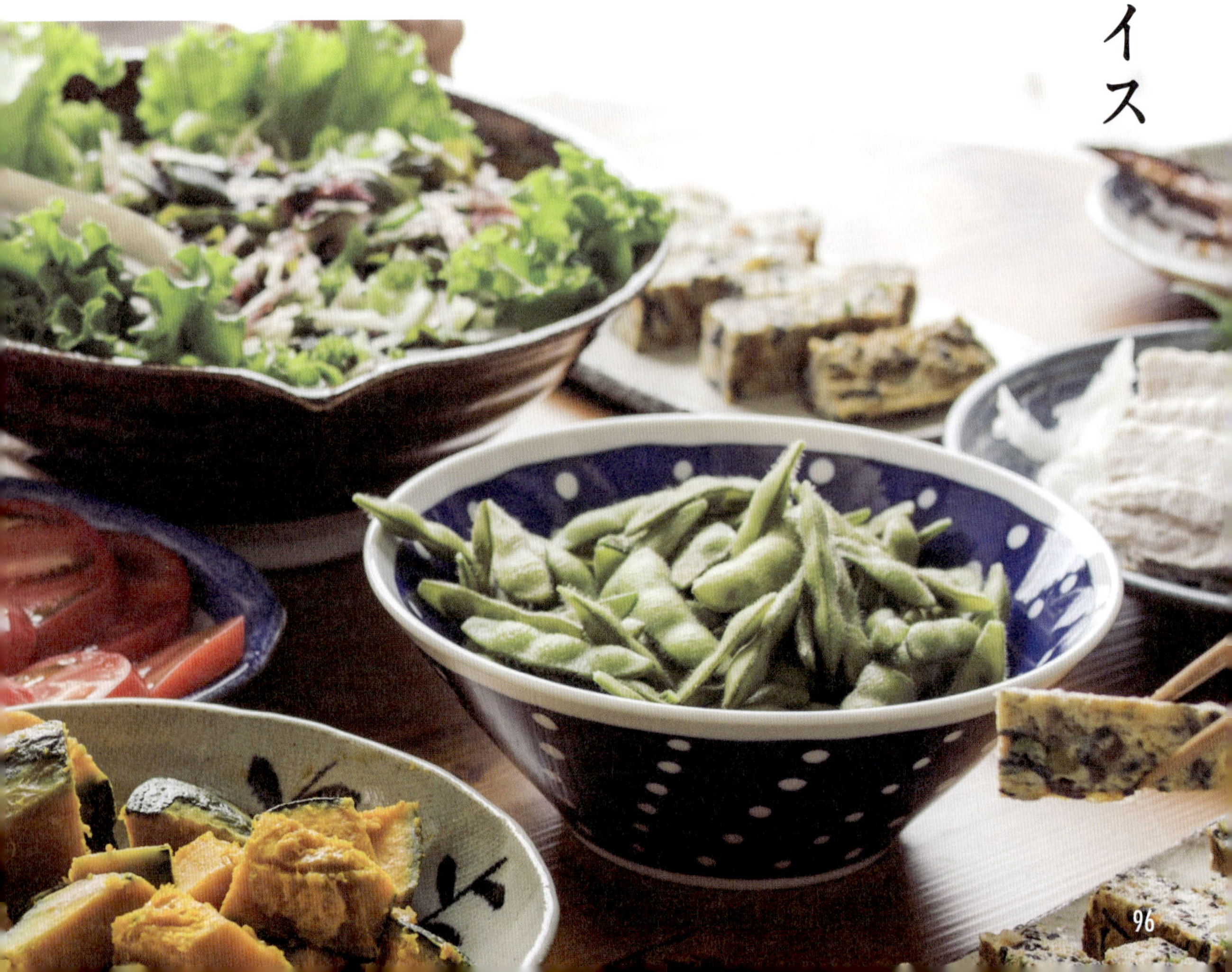

しやとうがらし、レモン、こしょうなど、味のアクセントになる香辛料を使って減塩した料理にして、無理のない減塩献立にするとよいでしょう。

帰宅が遅い日の献立は……

帰宅後の食事が午後9時をまわってしまう場合に、お腹がすいていて食べすぎてしまうか、反対に食事をせずに寝てしまうかになりがちです。それを防ぐには、昼食にボリュームのあるおかずを食べるようにして、午後6〜7時ぐらいに、油分の少ないおにぎりやそばなど炭水化物系のものを食べておき、夕食は、比較的エネルギーも控えめにし、なるべく野菜料理のみを食べるくふうをするとよいでしょう。こうした食事を心がけると食べすぎを防ぐことができ、塩分の調節も楽になってきます。

家での晩酌は、だいたい1日20g程度のアルコール（ビールで５００mℓ程度、ワインや日本酒は１合程度）は、肝臓で処理される時間が3〜4時間ほどなので、この量を目安にして飲むとよいでしょう。ただし、つまみに塩辛いものを食べてしまいがちなので気をつけましょう。なるべく塩分を減らしても楽しめるつまみを手作りするとよいでしょう。

また、食後のデザートとしてのくだものですが、食べすぎると、夕食後は中性脂肪が増えやすいので、なるべく少量におさえることをおすすめします。

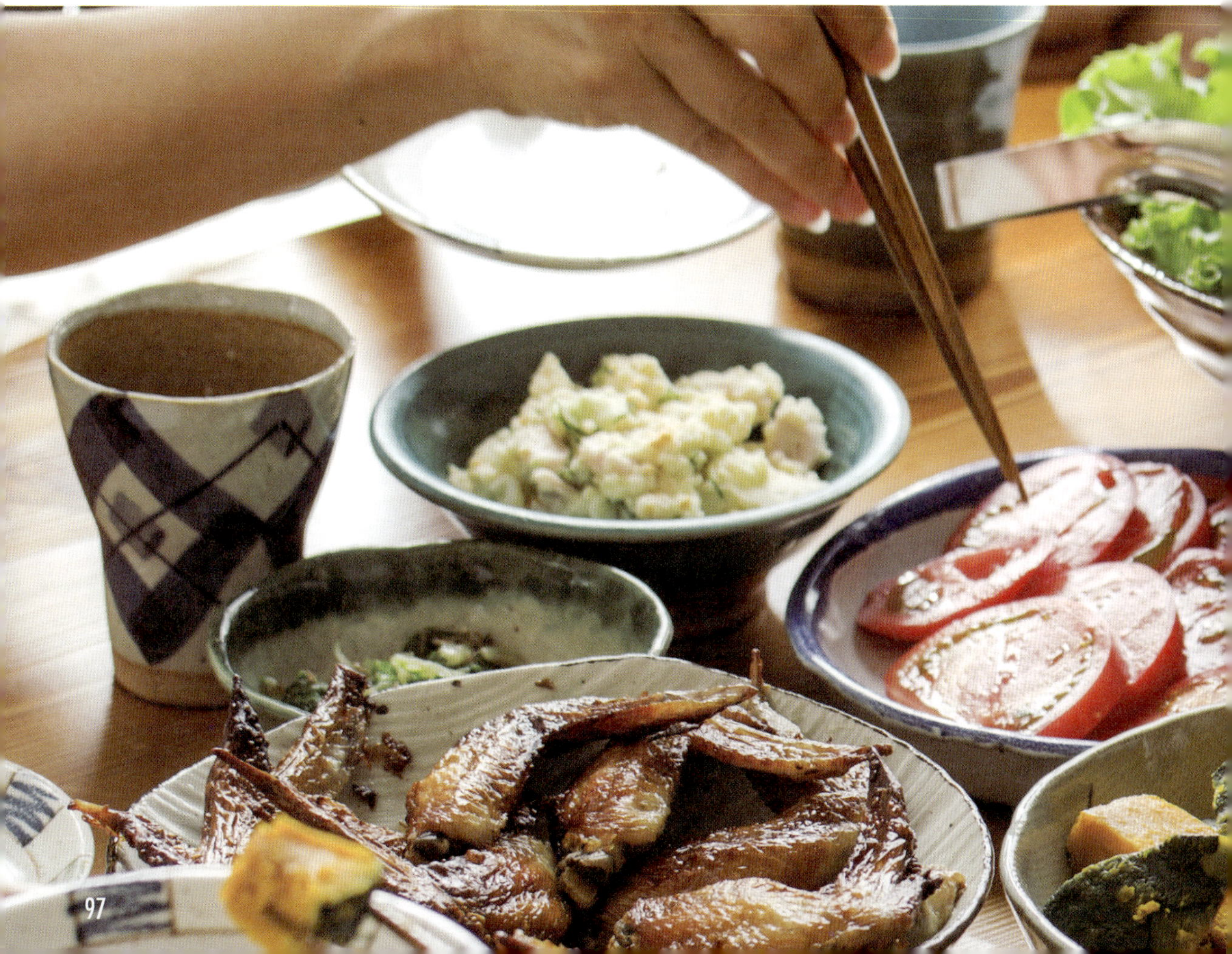

肉じゃが献立

609kcal／塩分（1.8g）

主菜 肉じゃが……217kcal（0.9g）
副菜 にんじんの塩麹《こうじ》いため……70kcal（0.4g）
副菜 切り干し大根ときゅうりのサラダ……70kcal（0.5g）
主食 精白米ごはん……252kcal（0g）

POINT
肉じゃがの牛肉にしょうゆで下味をつけておくことが減塩のポイント。肉に味がついていると食べたときに全体がうす味でもしっかりとした味に感じるからです。

肉じゃが

材料（2人分）
- 牛もも薄切り肉……100g
- しょうゆ……小さじ1
- じゃが芋……1～2個（200g）
- 玉ねぎ……¼個（50g）
- しらたき……¼袋（50g）
- a
  - だし……1カップ
  - 酒……大さじ2
  - 砂糖……大さじ1
- しょうゆ……小さじ1

作り方
1 牛肉はしょうゆをまぶす。
2 じゃが芋は皮をむいて大ぶりに切り、水にさらして水けをきる。玉ねぎはくし形に切ってから長さを半分に切る。しらたきは水からゆでて湯をきり、食べやすい長さに切る。
3 なべにじゃが芋としらたきとaを入れる。上から玉ねぎをのせて落としぶたをし、火にかけてやわらかくなるまで約10分煮る。
4 具を寄せて、煮汁がたまった所に①を入れ、煮汁が少なくなるまで煮る。しょうゆを加え、全体に味をなじませる。

にんじんの塩麹いため

材料（2人分）
- にんじん……1本（150g）
- 小ねぎ……4本（20g）
- サラダ油……小さじ2
- 塩麹……小さじ1
- こしょう……少量

※今や調味料の一つとして一般的になった塩麹。塩分はだいたい10％程度です。しょうゆ（14.5％）より少し低い塩分で、みそと同じくらいの塩分と覚えておきましょう。

作り方
1 にんじんは皮をむいて短冊切りにする。小ねぎは3㎝長さの斜め切りにする。
2 フライパンにサラダ油を熱してにんじんをいためる。水少量を加えてふたをし、やわらかくなるまで3～4分ほど蒸らしいためにする。
3 塩麹を加えて調味し、小ねぎとこしょうを加えて仕上げる。

切り干し大根ときゅうりのサラダ

材料（2人分）
- 切り干し大根（乾）……20g
- きゅうり……½本（50g）
- ちりめんじゃこ……小さじ2
- a
  - 酢……大さじ1
  - みりん……大さじ1
  - 塩……小さじ⅙
  - サラダ油……小さじ1

作り方
1 切り干し大根は洗い、水に浸してもどす。水けを絞って食べやすい長さに切る。
2 きゅうりは斜め薄切りにしたものを重ね、端から細長く切る。
3 ボールにaを合わせ、①②とちりめんを加えてあえる。

精白米ごはん

材料（2人分）
- 精白米ごはん……300g

一日の献立例

1577 kcal／塩分（5.1 g）

朝 巣ごもり卵献立
459kcal（1.9g）
→p.16

昼 マカロニグラタン献立
509kcal（1.4g）
→p.76

夕 肉じゃが献立
609kcal（1.8g）

夕食献立例2例

肉じゃが 217kcal（0.9g）
精白米ごはん 252kcal（0g）

＋例❶
- 大根のゆかり酢あえ 20kcal（0.5g）→p.100
- こんにゃくのからし酢みそがけ 18kcal（0.4g）→p.124
- 白菜とにんじんのとろみ煮 38kcal（0.4g）→p.122

合計：545kcal（2.2g）

＋例❷
- ほうれん草のお浸し 26kcal（0.3g）→p.100
- 冷やしトマト 24kcal（0g）→p.14
- 豆腐とわかめのみそ汁 41kcal（0.8g）→p.16

合計：560kcal（2.0g）

野菜は一日 350g、
1 食に 100 ～ 150g は食べたいものです。
しかし、食べる量が多いと
塩分が高くなりがちですが、
この献立では 1 人分約 220g の野菜と
100g の芋が低温でもおいしく食べられます。

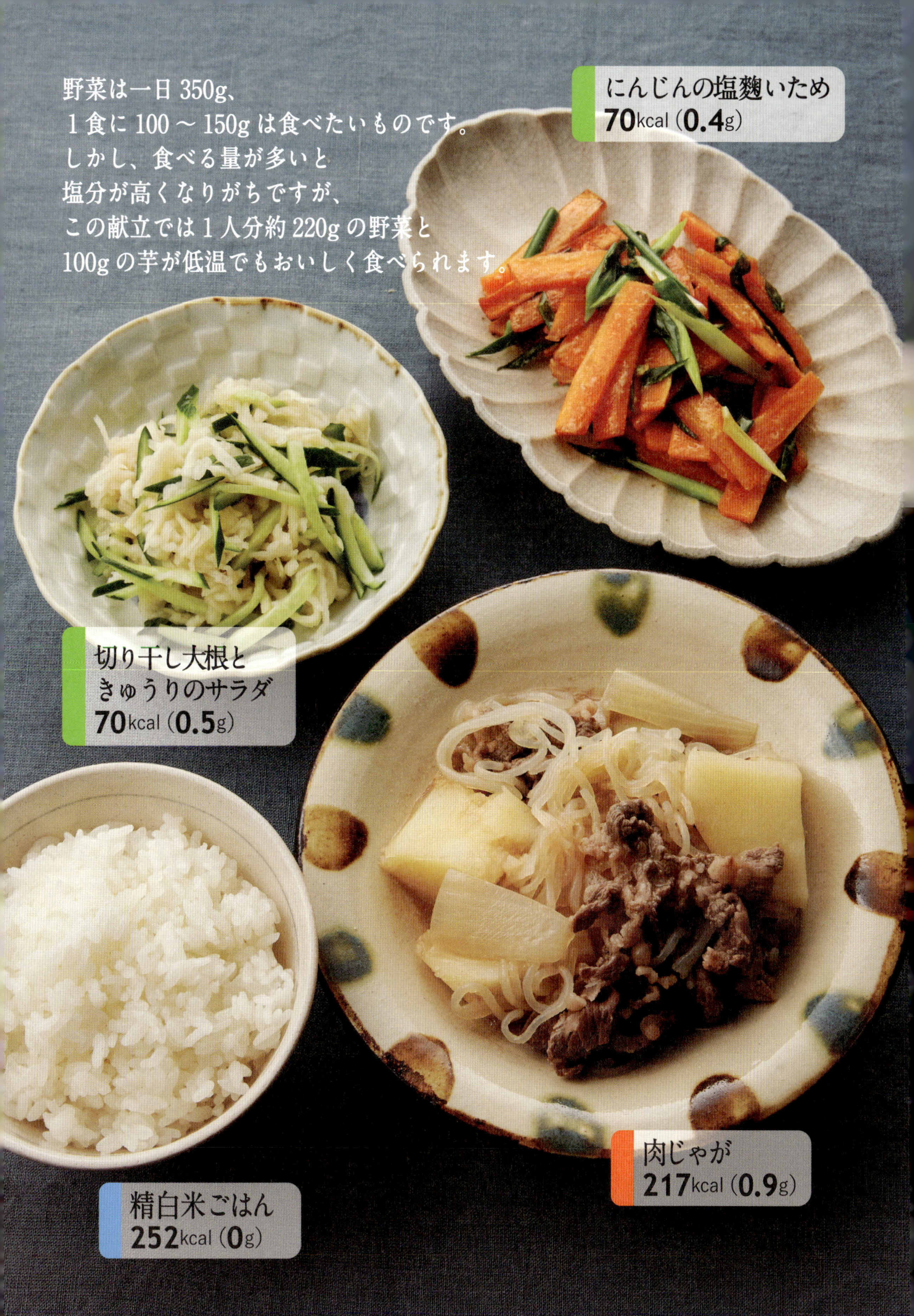
にんじんの塩麹いため
70kcal（0.4g）
切り干し大根と
きゅうりのサラダ
70kcal（0.5g）
肉じゃが
217kcal（0.9g）
精白米ごはん
252kcal（0g）

鶏肉の照り焼き献立

538kcal／塩分（1.9g）

- 主菜 鶏肉の照り焼き……242kcal（1.0g）
- 副菜 ほうれん草のお浸し……26kcal（0.3g）
- 副菜 大根のゆかり酢あえ……20kcal（0.5g）
- 主食 胚芽精米ごはん……251kcal（0g）

POINT

お浸しは、ほうれん草にカツオ節をまぶしてから盛りつけて、食べる直前にしょうゆをかけます。そうするとしょうゆが全体にむだなくしみ渡って少量の調味料でもしっかりと味がつきます。

鶏肉の照り焼き

材料（2人分）

鶏もも肉（皮なし）……………………⅔枚（160g）
ズッキーニ…………½〜⅔本（100g）
じゃが芋…………1個（150g）
サラダ油…………大さじ1½
a みりん…………大さじ1½
a しょうゆ…………大さじ1
水……………………大さじ1

作り方

1 鶏肉は筋を除く。ズッキーニは1㎝厚さの半月切りにする。じゃが芋はラップで包んで電子レンジ（500W）で約3分加熱し、皮をむいて1㎝厚さの半月切りにする。
2 aは混ぜる（たれ）。
3 フライパンにサラダ油を熱して①を並べて焼く。野菜は焼き色がついたらとり出して器に盛る。鶏肉は片面3〜4分ずつ焼いて中まで火を通す（途中でふたをしてもよい）。
4 鶏肉をフライパンの片側に寄せて余分な脂を除き、②を加え、焦げないように気をつけながら肉に煮からめる。肉をとり出して食べやすい大きさに切り、野菜の器に盛る。
5 フライパンに残ったたれに水少量を加えて煮つめ、肉と野菜にかける。

ほうれん草のお浸し

材料（2人分）

ほうれん草……⅔束（200g）
削りガツオ…………………4g
しょうゆ……………小さじ1

作り方

1 ほうれん草はゆでて冷水にとり、水けを絞る。根元を切り除いて3cm長さに切る。
2 ①に削りガツオをまぶして器に盛り、しょうゆをかける。

大根のゆかり酢あえ

材料（2人分）

大根………………5cm（200g）
塩……………………小さじ⅓
a ゆかり※…………小さじ¼
a 酢…………………小さじ1

※ゆかりは塩分が約40%。使うときは塩分に気をつけること。

作り方

1 大根は皮をむいて薄いいちょう切りにし、ボールに入れて塩をまぶす。しんなりしたら手でもみ、水洗いして水けを絞り、器に盛る。
2 aを混ぜて①にかける。

胚芽精米ごはん

材料（2人分）

胚芽精米ごはん…………300g

一日の献立例

1585 kcal／塩分（5.9g）

朝 ハムエッグ献立
573kcal（2.3g）
→p.24

昼 中国風そぼろごはん
レタス包み献立
474kcal（1.7g）
→p.82

夕 鶏肉の照り焼き献立
538kcal（1.9g）

夕食献立例2例

鶏肉の照り焼き 242kcal（1.0g）
胚芽精米ごはん 251kcal（0g）

＋例❶
- にんじんの塩麹いため
70kcal（0.4g）→p.98
- のりすい
14kcal（0.5g）→p.50
- オレンジ60g（1/2個）
23kcal（0g）

合計：600kcal（1.9g）

＋例❷
- なすといんげんのごまじょうゆあえ
37kcal（0.4g）→p.74
- 切り干し大根ときゅうりのサラダ
70kcal（0.5g）→p.98

合計：600kcal（1.9g）

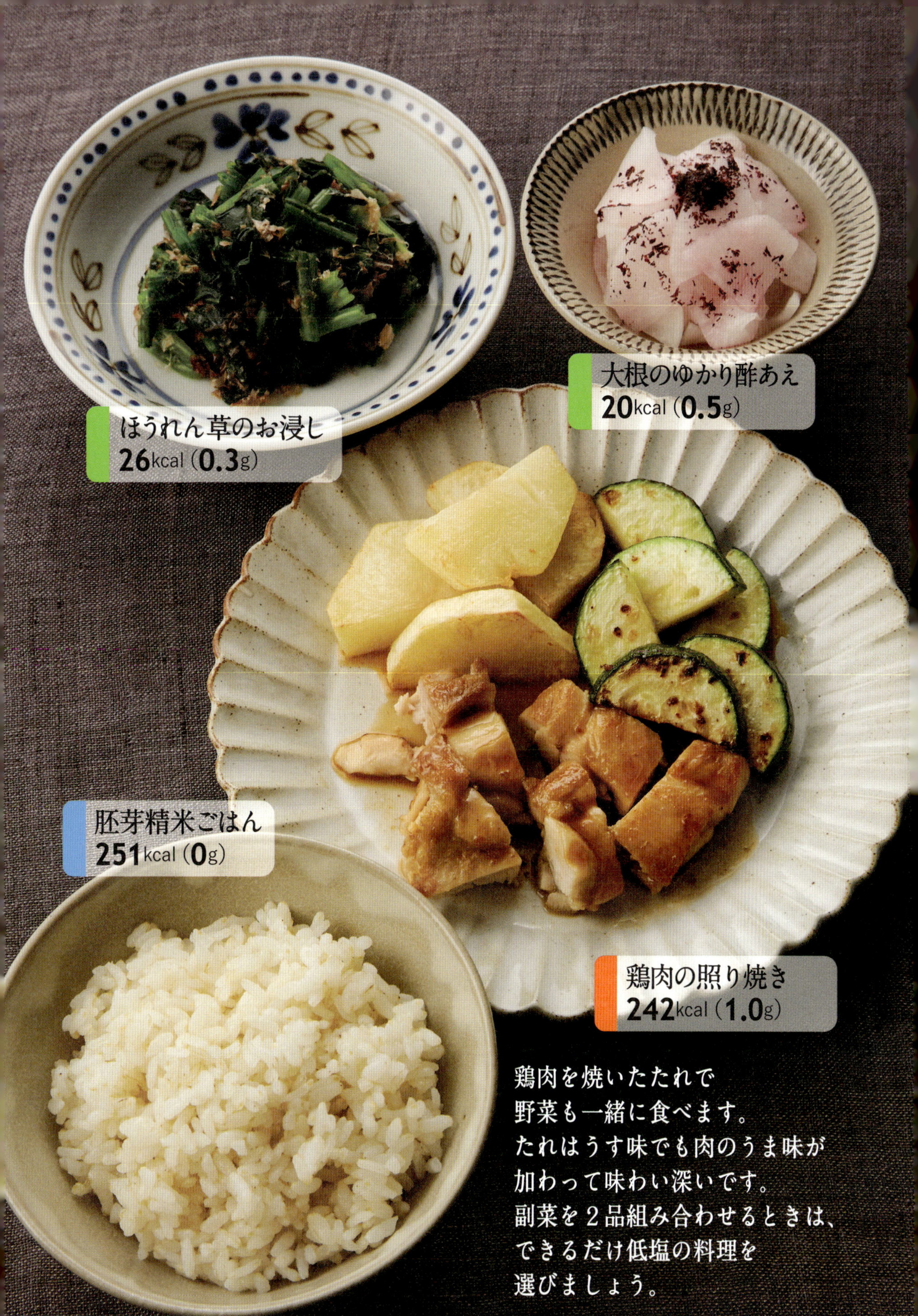
ほうれん草のお浸し
26kcal（0.3g）
大根のゆかり酢あえ
20kcal（0.5g）
胚芽精米ごはん
251kcal（0g）
鶏肉の照り焼き
242kcal（1.0g）

鶏肉を焼いたたれで
野菜も一緒に食べます。
たれはうす味でも肉のうま味が
加わって味わい深いです。
副菜を２品組み合わせるときは、
できるだけ低塩の料理を
選びましょう。

643kcal／塩分（1.5g）

豚肉とキャベツのケチャップ煮献立

主菜 豚肉とキャベツのケチャップ煮……236kcal（1.0g）
副菜 焼きなすのマリネサラダ……98kcal（0.5g）
主食 胚芽精米ごはん……251kcal（0g）
飲み物 白ワイン……58kcal（0g）

POINT

ソテーしたりゆでたりしただけの野菜にほんの少しの塩とオリーブ油をかけるだけでも抜群のおいしさ！ なすのマリネなど、シンプルな料理ほどオリーブ油の減塩効果が引き立ちます。

豚肉とキャベツのケチャップ煮

材料（2人分）

- 豚肩ロースかたまり肉100g
- こしょう……………… 少量
- キャベツ……2～3枚（200g）
- サラダ油…………… 大さじ1
- 白ワイン…………… 大さじ2
- 小麦粉……………… 大さじ½
- a
  - トマトケチャップ……………大さじ1½
  - 固形ブイヨン………… ½個
  - 水………………… ½カップ
- ロリエ……………………1枚

作り方

1 豚肉は3cm角に切ってこしょうをふる。キャベツは3cm幅に切る。

2 なべにサラダ油を熱して豚肉を入れ、強火で焼いて焼き色をつける。火を弱め、白ワインをふってさっと煮立てて小麦粉をふり入れて混ぜ、aを加えて混ぜながら煮立てる。

3 キャベツとロリエを加えてふたをする。途中でキャベツの上下を返しながら弱火で20分煮る。

焼きなすのマリネサラダ

材料（2人分）

- なす………………2本（160g）
- オリーブ油………… 小さじ1
- a
  - 酢………………… 大さじ1
  - しょうゆ………… 小さじ½
  - 塩………… ミニスプーン½
  - おろしにんにく…小さじ⅓
  - オリーブ油……… 大さじ1
- トレビス…………………50g

作り方

1 なすはへたを切り除いて5mm厚さの斜め切りにし、オリーブ油をまぶす。

2 ボールにaを入れて混ぜ合わせる。

3 フライパンを熱して①を並べ、焼き色をつけながら火を通す。焼きたてを②に浸して10分以上おく。

4 器にトレビスを敷き、③を盛る。

胚芽精米ごはん

材料（2人分）

胚芽精米ごはん…………300g

白ワイン

材料（2人分）

白ワイン……………⅘カップ

一日の献立例

1577 kcal／塩分（4.8g）

朝 ミニトマト入りスクランブルエッグ献立 479kcal（1.3g） → p.20

昼 ぶっかけそうめん献立 455kcal（2.0g） → p.72

夕 豚肉とキャベツのケチャップ煮献立 643kcal（1.5g）

夕食献立例2例

豚肉とキャベツのケチャップ煮 236kcal（1.0g）

＋例❶
- せん切りじゃが芋のソテー 107kcal（0.1g） → p.94
- 食パン（60g） 158kcal（0.8g） → p.14
- グレープフルーツの砂糖がけ 55kcal（0g） → p.34

合計：556kcal（1.9g）

＋例❷
- ゆで豆のサラダ 130kcal（0.3g） → p.48
- 精白米ごはん 252kcal（0g） → p.58

合計：618kcal（1.3g）

減塩ポイント オリーブ油

香りや複雑な味わいで、うす味を補ってくれる油です。今やいろいろな種類が販売されていますが、それぞれ香りや味わいが違います。ゆでたり焼いたりした野菜にかけたりするだけでもおいしいので、自分好みの味を見つけてみてください。

トマトケチャップで煮る簡単煮込み料理。
煮ている間に副菜を作れるので
トータル30分くらいで作れるスピード献立です。

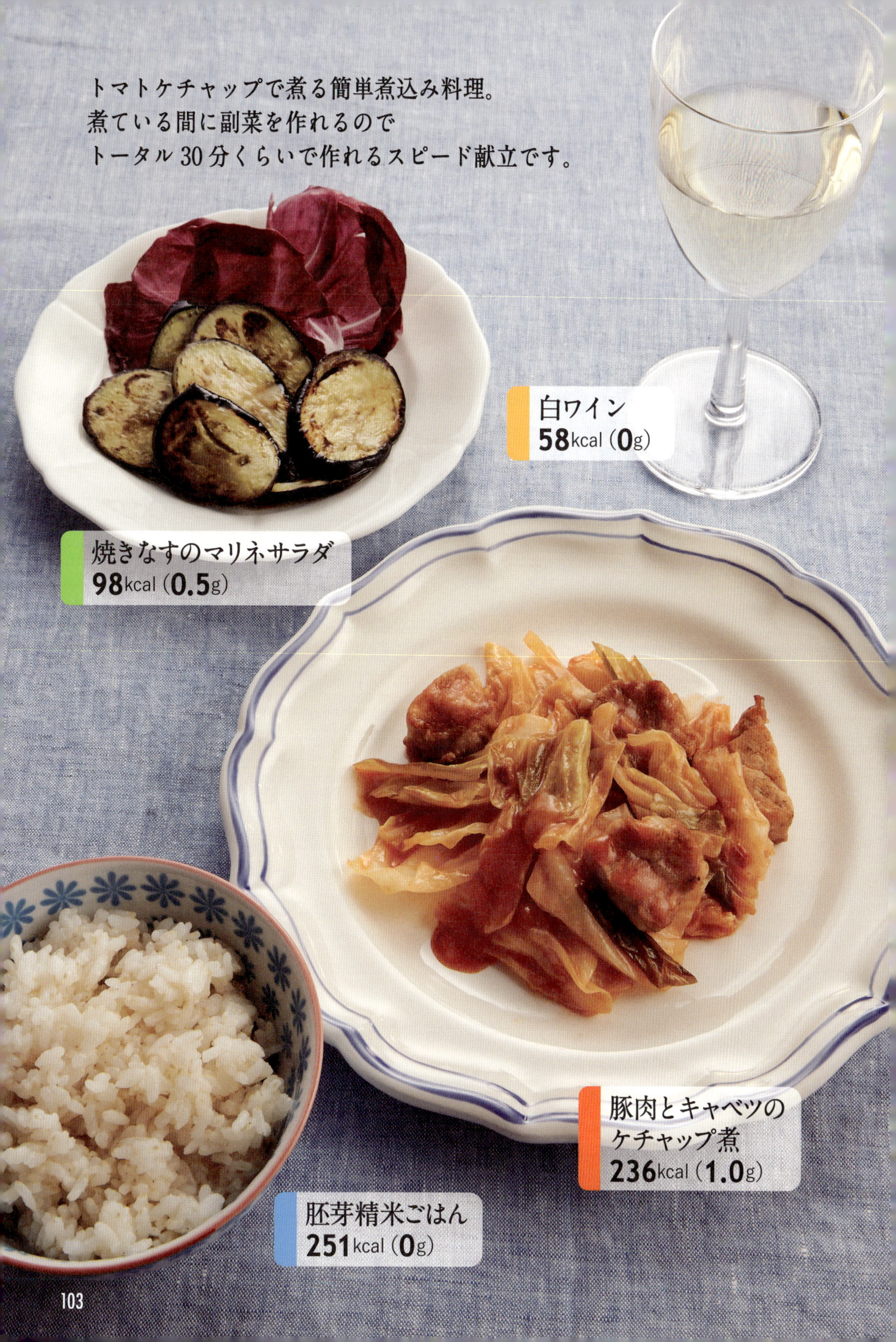
白ワイン
58kcal（0g）
焼きなすのマリネサラダ
98kcal（0.5g）
豚肉とキャベツの
ケチャップ煮
236kcal（1.0g）
胚芽精米ごはん
251kcal（0g）

586kcal／塩分（**1.1**g）

ロールキャベツ献立

	料理	エネルギー（塩分）
主菜汁物	ロールキャベツ	211kcal（0.9g）
副菜	にんじんとレーズンのサラダ	64kcal（0.2g）
主食	胚芽精米ごはん	251kcal（0g）
デザート	りんご	61kcal（0g）

POINT

ロールキャベツの中のひき肉のたねに下味をつけることが減塩ポイント。肉に味がついていると煮汁がうすくてもおいしく味わえます。

ロールキャベツ

材料（2人分）

- キャベツ……50gのもの8枚（400g）
- 塩……ミニスプーン½
- こしょう……少量

- 豚ひき肉……100g
- 玉ねぎ……½個（100g）
- 食パン……20g
- 水……大さじ1
- ナツメグ……少量
- こしょう……少量

a
- 水……1カップ
- 固形ブイヨン……½個
- ロリエ……1枚

作り方

1 キャベツはさっとゆでてざるにとり、塩とこしょうをふる。

2 玉ねぎはみじん切りにする。食パンはちぎって分量の水に浸す。

3 ボールにひき肉と②、ナツメグ、こしょうを入れてよく混ぜ合わせ、4等分して俵型に成型する。

4 ①を2枚ずつ重ねて並べ、③を1つずつのせて包む。

5 なべに④を並べ入れ、aを加えて火にかける。煮立ったら火を弱め、ふたをして20～30分煮る。

にんじんとレーズンのサラダ

材料（2人分）

- にんじん……⅔本（100g）
- 塩……ミニスプーン½
- レーズン……10g

a
- こしょう……少量
- 酢……大さじ½
- オリーブ油……大さじ1

- サラダ菜……4枚（32g）

作り方

1 にんじんはスライサーなどでせん切りにし、塩をふってしばらくおく。

2 レーズンはぬるま湯をかけて湯をきる。

3 aは混ぜる。

4 ①の汁けをしっかり絞ってボールに入れる。③を加えてよく混ぜ、②を加えてあえる。

5 器にサラダ菜を敷き、④を盛る。

胚芽精米ごはん

材料（2人分）

- 胚芽精米ごはん……300g

りんご

材料（2人分）

- りんご……½個（200g）

作り方

1 りんごは芯《しん》を除いて食べやすい大きさに切る。

一日の献立例

1529 kcal／塩分（4.5g）

- 朝　漬物納豆献立　458kcal（1.3g）→p.40
- 昼　レンジおこわ献立　485kcal（2.1g）→p.80
- 夕　ロールキャベツ献立　586kcal（1.1g）

夕食献立例2例

ロールキャベツ 211kcal（0.9g）

＋例❶
- きのこのホットサラダ　89kcal（0.4g）→p.142
- 精白米ごはん　252kcal（0g）→p.58

合計：552kcal（1.3g）

＋例❷
- 白いポテトサラダ　166kcal（0.3g）→p.66
- バターロール　190kcal（0.7g）→p.24

合計：567kcal（1.9g）

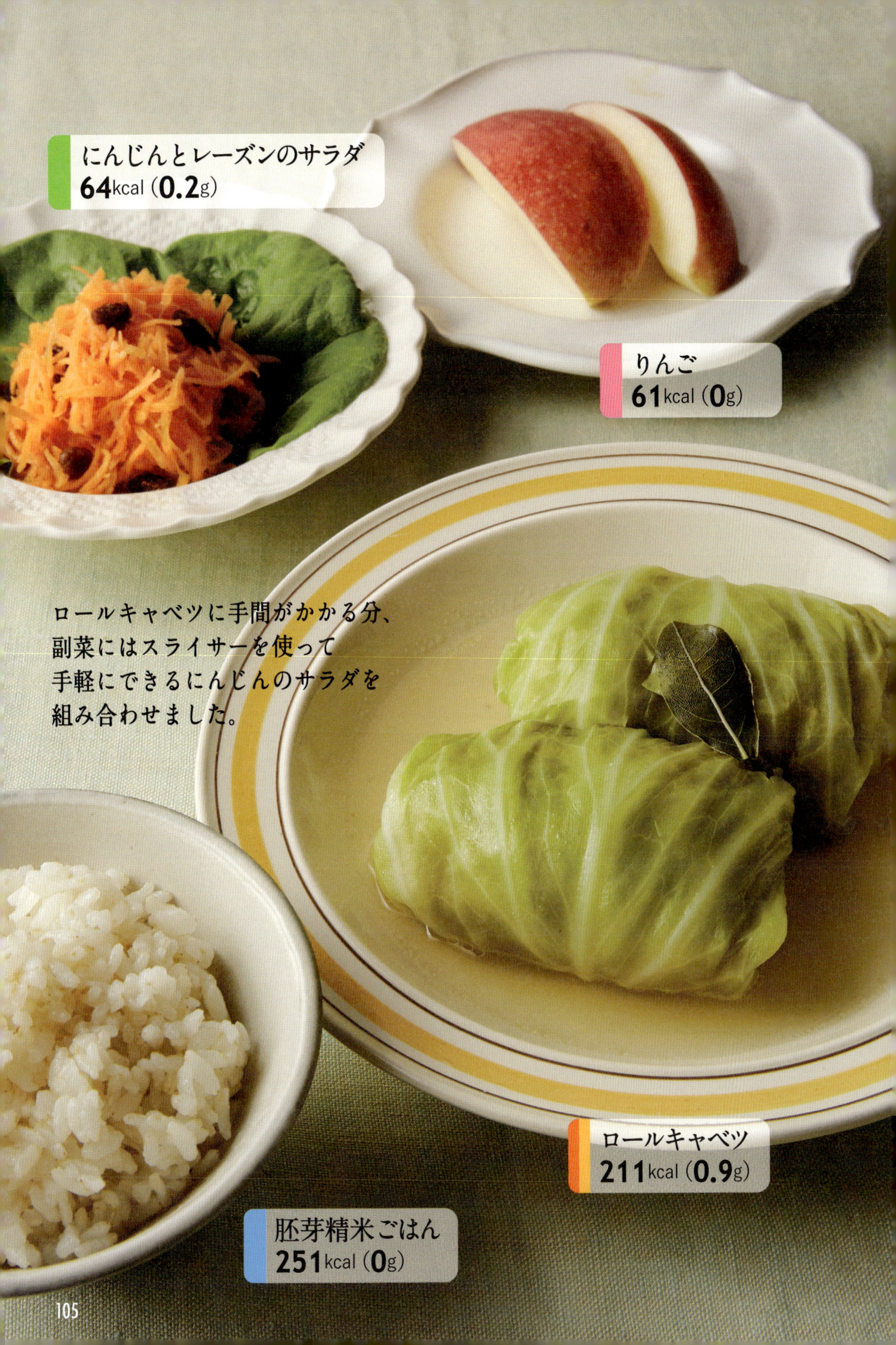

にんじんとレーズンのサラダ
64kcal（0.2g）

りんご
61kcal（0g）

ロールキャベツに手間がかかる分、
副菜にはスライサーを使って
手軽にできるにんじんのサラダを
組み合わせました。

ロールキャベツ
211kcal（0.9g）

胚芽精米ごはん
251kcal（0g）

カレーライス献立

735kcal／塩分（1.6g）

- 主食・主菜　カレーライス……654kcal（1.2g）
- 副菜　もやしとピーマンのサラダ ガーリック風味……81kcal（0.4g）
- 飲み物　レモンとミントのフレーバーウォーター……0kcal（0g）

POINT

カレールーの一部をカレー粉にかえてみましょう。今までとまたひと味違う味わいのカレーに仕上がり、もちろん減塩にもなります。

カレーライス

材料（2人分）

- 牛肩ロース薄切り肉……120g
- 玉ねぎ……1個（200g）
- にんじん……⅖本（60g）
- じゃが芋……1個（120g）
- サラダ油……大さじ1
- 水……1½カップ
- カレールー（市販品）……20g
- カレー粉……大さじ1
- 胚芽精米ごはん……300g

作り方

1 牛肉は4cm幅に切る。玉ねぎはくし形切りにする。にんじんは皮をむいて小さめの乱切りにする。じゃが芋は皮をむいて一口大に切る。

2 なべにサラダ油を熱し、玉ねぎを加えて焼き色がつくまでいためる。にんじん、じゃが芋、牛肉を加えて軽くいためる。

3 水を加え、沸騰したら火を弱めて15～20分煮る。

4 カレールーを加えてとかし、カレー粉を加えてさらに2～3分煮る。

5 器にごはんを盛り、④をかける。

もやしとピーマンのサラダ ガーリック風味

材料（2人分）

- もやし……¾袋（150g）
- ピーマン……1個（25g）
- ハムの薄切り……1枚（10g）
- にんにく……½かけ
- a
  - 塩……ミニスプーン½
  - 酢……大さじ1½
  - サラダ油……大さじ1

作り方

1 もやしはひげ根を除く。ピーマンは半分に切ってへたと種を除き、細く切る。ともにゆでて湯をきる。

2 ハムは細切りにする。

3 にんにくはたたきつぶして切り口をボールにこすりつけてとり出し、aを入れて混ぜる（ドレッシング）。①②を加えてあえる。

レモンとミントのフレーバーウォーター

材料（2人分）

- 水……1½カップ
- 氷……適量
- レモンのいちょう切り……適量
- ミントの葉……適量

作り方

1 グラスに氷とレモンとミントを入れて水を注ぐ。

減塩ポイント　カレールー

市販のカレールーは、だいたい塩分10%程度です。商品のパッケージに表示してある分量を使うのではなく、1/2～1/3量減らしてその分をカレー粉（塩分0g）を使って減塩しましょう。

一日の献立例

1555 kcal／塩分（5.3 g）

朝　簡単白がゆ献立　318kcal（1.8g）→ p.30

昼　和風パスタ献立　502kcal（1.9g）→ p.74

夕　カレーライス献立　735kcal（1.6g）

夕食献立例２例

カレーライス 654kcal（1.2g）

＋例❶
- にんじんとレーズンのサラダ　64kcal（0.2g）→ p.104
- 合計：718kcal（1.4g）

＋例❷
- きゅうりとわかめのサラダ わさびドレッシングがけ　45kcal（0.7g）→ p.76
- 合計：699kcal（1.9g）

カレーの必須アイテムの
福神漬けやらっきょうは
減塩のためにはできれば避けましょう。
その代わりに味わいの似た酸味のきいた
副菜を添えてはどうでしょう。

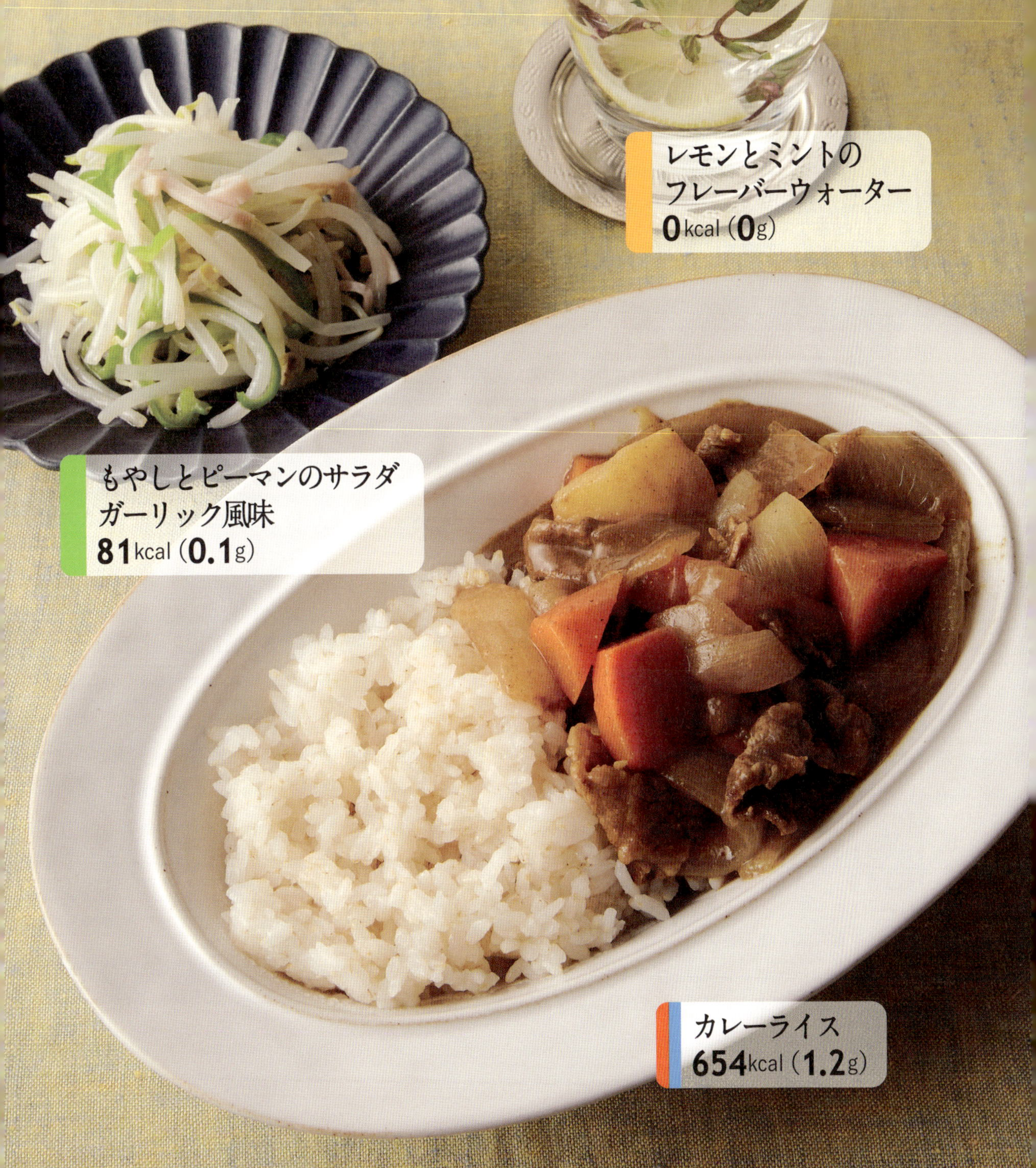
レモンとミントの
フレーバーウォーター
0kcal（0g）
もやしとピーマンのサラダ
ガーリック風味
81kcal（0.1g）
カレーライス
654kcal（1.2g）

573kcal／塩分（1.8g）

青椒肉絲《チンジャオロースー》献立

主菜 青椒肉絲……212kcal（0.8g）
副菜 鶏ささ身とトマトのサラダ……58kcal（0.4g）
汁物 エビの酸辣湯《スアンラータン》スープ……52kcal（0.6g）
主食 胚芽精米ごはん……251kcal（0g）

POINT
青椒肉絲をうす味に仕上げたいときは、肉に下味をつけておきましょう。肉のうま味が感じられておいしく感じます。

青椒肉絲

材料（2人分）

牛もも焼肉用肉…………100g
a ｜酒…小さじ½　こしょう…少量
a ｜しょうゆ…………1～2滴
a ｜塩………… ミニスプーン¼
かたくり粉・サラダ油 … 各小さじ½
ピーマン…4個（120g）　ねぎ…5g
サラダ油……………大さじ1
b ｜砂糖………………小さじ½
b ｜かたくり粉……… 小さじ⅓
b ｜塩………… ミニスプーン¼
b ｜こしょう…少量　酒…小さじ½
b ｜しょうゆ小さじ1　水大さじ1½

作り方

1 牛肉は細切りにし、aをまぶす。さらにかたくり粉、サラダ油を順に加えては混ぜる。
2 ピーマンはへたと種を除いて3mm幅の細切りにする。ねぎはあらみじんに切る。
3 bを混ぜる。
4 フライパンにサラダ油を熱し、ねぎと①を入れていためる。ピーマンを加えてさっといため、③をまわしかけて混ぜながら味をからめる。

鶏ささ身とトマトのサラダ

材料（2人分）

鶏ささ身…………1本（50g）
a ｜酒…………………小さじ1
a ｜塩………… ミニスプーン¼
トマト………… ⅗個（120g）
レタス……………2枚（60g）
b ｜しょうゆ・酢・ごま油‥各小さじ1

作り方

1 ささ身は耐熱皿に入れてaをふり、ラップをかけて電子レンジ（500W）で1分～1分半加熱し、裂く。
2 トマトはくし形切りにする。レタスはざくざくと切る。
3 ボールに①②を入れ、bであえる。

エビの酸辣湯スープ

材料（2人分）

エビ（殻つき）…….4尾（60g）
［干ししいたけ…………2枚
［ぬるま湯………… ⅓カップ
にら・ゆで竹の子……..各30g
a ｜水＋干ししいたけのもどし汁
a ｜………………1⅔カップ
a ｜顆粒鶏がらだし … 小さじ½
a ｜赤とうがらし…………1本
b ｜しょうゆ… ミニスプーン2
b ｜砂糖・こしょう…..各少量
c ｜かたくり粉……..大さじ½
c ｜水…………………大さじ1
酢……………………大さじ2

作り方

1 干ししいたけは分量のぬるま湯でもどし、軸を除いて薄切りにする。
2 エビは殻をむいて尾を除き（殻と尾はとっておく）、背に切り込みを入れて背わたをとり除く。
3 にらは4cm長さに切る。竹の子は細切りにし、赤とうがらしは種を除く。
4 なべにaとエビの殻と尾を入れて火にかけ、煮立てエビの殻と尾をとり出す。①②と竹の子を加え、煮立ったら中火で1～2分煮る。
5 bとにらを加えて煮る。cでとろみをつけ、火を消して酢を垂らす。

胚芽精米ごはん

材料（2人分）

胚芽精米ごはん…………300g

一日の献立例

1528 kcal／塩分（5.1 g）

朝
味つけ青魚缶と野菜のさっと煮献立
485kcal（1.7g）
→ p.32

昼
ラタトゥイユ献立
470kcal（1.6g）
→ p.70

夕
青椒肉絲献立
573kcal（1.8g）

夕食献立例 2例

青椒肉絲 212kcal（0.8g）
胚芽精米ごはん 251kcal（0g）

＋例❶
・きゅうりときのこの酢の物
34kcal（0.2g）→ p.49
・トマトと卵のスープ
62kcal（0.7g）→ p.53
合計：559kcal（1.7g）

＋例❷
・はるさめのレモン風味サラダ
82kcal（0.6g）→ p.93
・きのこの豆乳スープ
37kcal（0.5g）→ p.82
合計：582kcal（1.9g）

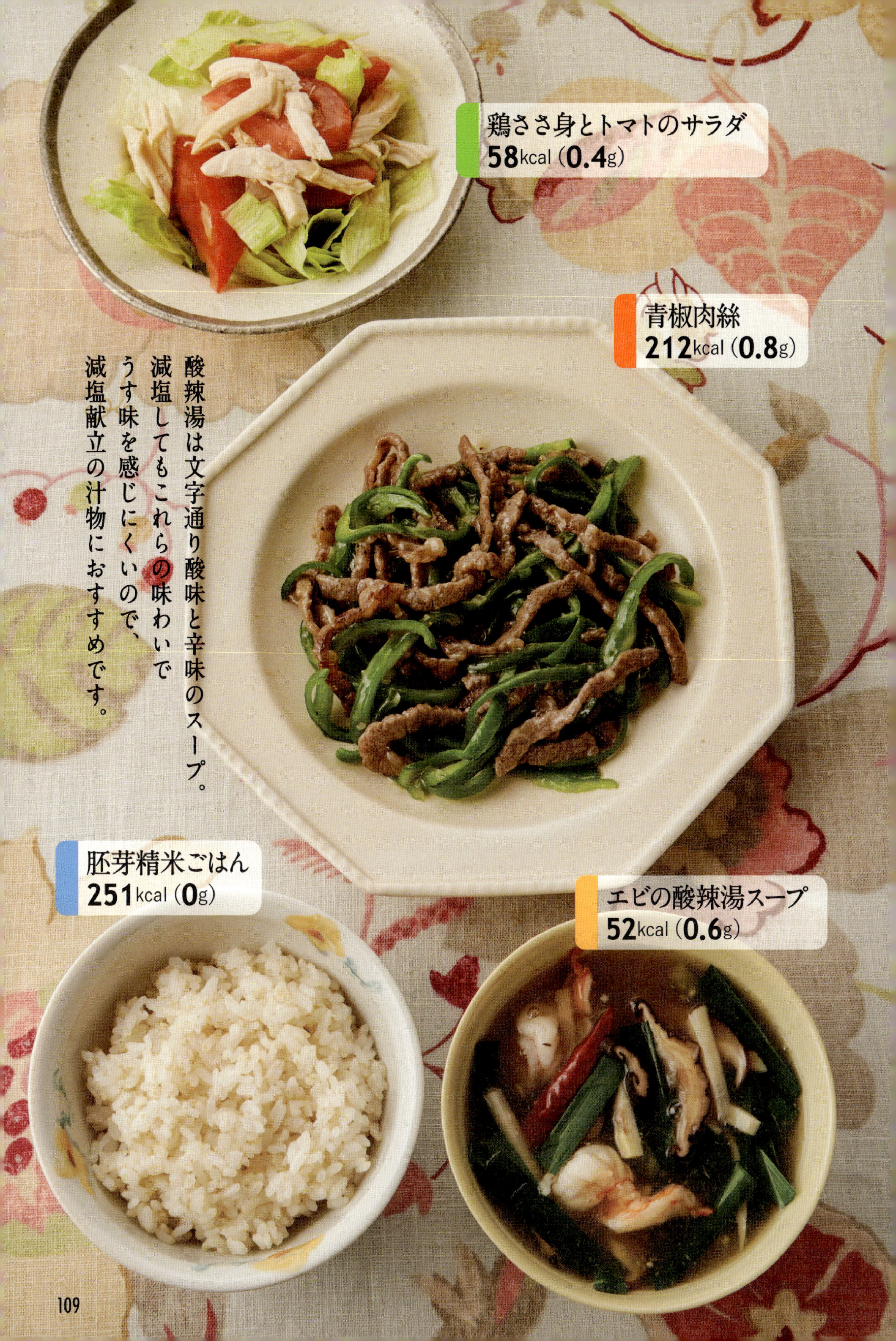

鶏ささ身とトマトのサラダ
58kcal（0.4g）

青椒肉絲
212kcal（0.8g）

酸辣湯は文字通り酸味と辛味のスープ。
減塩してもこれらの味わいで
うす味を感じにくいので、
減塩献立の汁物におすすめです。

胚芽精米ごはん
251kcal（0g）

エビの酸辣湯スープ
52kcal（0.6g）

回鍋肉《ホイコーロー》献立

578kcal／塩分（2.0g）

主菜	回鍋肉	280kcal（1.0g）
副菜	きくらげとセロリの酢の物	25kcal（0.3g）
汁物	レタスと干しエビのスープ	22kcal（0.7g）
主食	胚芽精米ごはん	251kcal（0g）

回鍋肉

材料（2人分）

豚肩ロース薄切り肉……100g

a
- 酒………………小さじ½
- しょうゆ…………小さじ¼

b
- ねぎの青い部分・しょうがの皮……各適量

キャベツ……2～3枚（180g）
ねぎ……………⅓本（約30g）
しょうが……大1かけ（15g）
にんにく………小1かけ（3g）
サラダ油…………大さじ½強

c
- 甜麺醤《てんめんじゃん》…………小さじ1⅓
- 豆板醤《とうばんじゃん》……………小さじ½

d
- 砂糖………………小さじ1
- 酒…………………小さじ1
- しょうゆ…………小さじ½
- こしょう………………少量

作り方

1 豚肉は大きめの一口大に切り、aをふって軽くもむ。
2 キャベツは5～6cm角に切る。
3 ねぎは1cm幅の斜め切りにする。しょうがとにんにくは薄切りにする。
4 なべに湯を沸かしてbと塩とサラダ油各適量（分量外）を入れ、②と①を順にゆでてざるにあげる。
5 フライパンにサラダ油を入れて熱し、豚肉を加えて強火でいためる。焼き色が軽くついてカリッとなったら、③を加えていため、cを混ぜて加えてさっといためる。
6 キャベツを加えてさっといため、dを加えていため合わせる。

きくらげとセロリの酢の物

材料（2人分）

きくらげ（乾）………………5g

- セロリ…………1⅓本（80g）
- 塩…………………小さじ¼

a
- 酢…………………小さじ2
- 砂糖………………小さじ½
- ごま油……………大さじ¼

作り方

1 きくらげは水でもどしてさっとゆで、石づきを除いて食べやすく切る。
2 セロリは筋を除いて薄く切り、塩をふって軽くもみ、しんなりしたら水洗いして水けをきる。
3 ボールに①②を入れてざっと混ぜ、aを混ぜ合わせて加えてあえる。

レタスと干しエビのスープ

材料（2人分）

レタス……………1枚（35g）

- 干しエビ……大さじ½（3g）
- 水……………1½カップ

玉ねぎ……………¼個（50g）
しめじ類……½パック（50g）

a
- ナンプラー………小さじ1
- こしょう………………少量

レモン汁……………大さじ1

作り方

1 干しエビはさっと洗ってなべに分量の水とともに入れ、10分おく。
2 レタスは細切りにする。玉ねぎは薄切りにする。しめじは石づきを除いて小房に分ける。
3 ①を強火にかけ、沸騰したらアクを除いて②とaを加えてさっと煮、火を消してレモン汁を加え混ぜる。

胚芽精米ごはん

材料（2人分）

胚芽精米ごはん…………300g

POINT

一般的な回鍋肉と比べると確かにうす味ですが、その分、キャベツの甘味が感じられるさっぱり味です。

一日の献立例

1593 kcal／塩分（5.0 g）

朝 青のり入り厚焼き卵献立
530kcal（1.5g）
→p.14

昼 じゃが芋とツナの重ね焼き献立
486kcal（1.5g）
→p.64

夕 回鍋肉献立
577kcal（2.0g）

夕食献立例2例

回鍋肉 280kcal（1.0g）
胚芽精米ごはん 251kcal（0g）

＋例❶
- ・きゅうりときのこの酢の物 34kcal（0.2g）→p.49
- ・オクラとささ身のスープ 23kcal（0.5g）→p.28

合計：588kcal（1.7g）

＋例❷
- ・ブロッコリーのからしあえ 30kcal（0.2g）→p.49
- ・オクラとささ身のスープ 23kcal（0.5g）→p.28

合計：584kcal（1.7g）

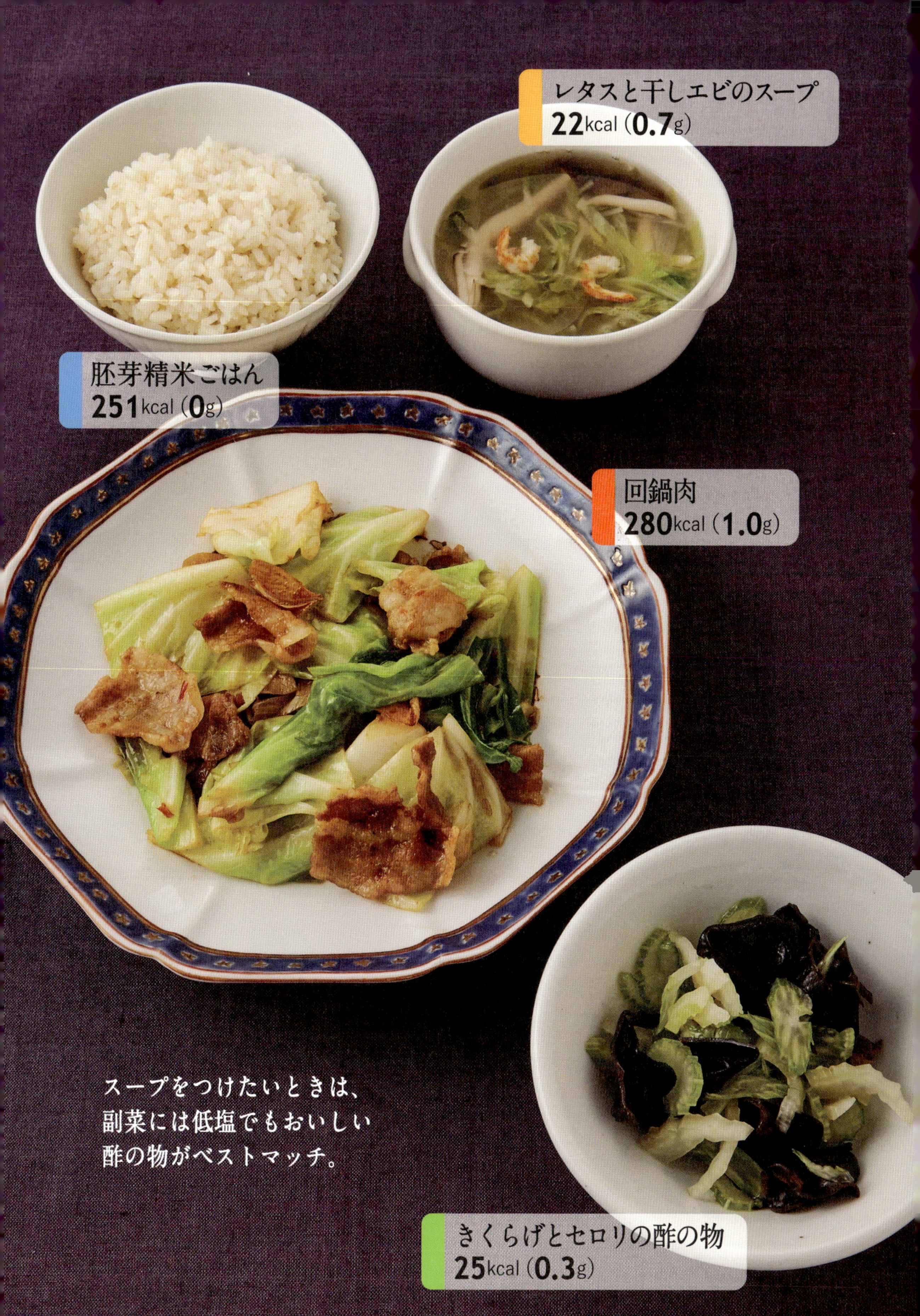
レタスと干しエビのスープ
22kcal (0.7g)
胚芽精米ごはん
251kcal (0g)
回鍋肉
280kcal (1.0g)
きくらげとセロリの酢の物
25kcal (0.3g)

スープをつけたいときは、
副菜には低塩でもおいしい
酢の物がベストマッチ。

牛肉とブロッコリーのオイスターソースいため献立

549kcal／塩分（**1.8**g）

- 主菜　牛肉とブロッコリーのオイスターソースいため……195kcal（1.0g）
- 副菜　きゅうりとしょうがの練りごまあえ……61kcal（0.2g）
- 汁物　卵スープ……43kcal（0.6g）
- 主食　胚芽精米ごはん……251kcal（0g）

POINT

いため物は最後に調味して食材の表面に味をからめるように仕上げると味が濃く感じられます。

牛肉とブロッコリーのオイスターソースいため

材料（2人分）

- 牛もも薄切り肉………120g
- a
  - 酒・しょうが汁‥各小さじ½
  - しょうゆ………小さじ¼
- ブロッコリー…⅗株(160g)
- ねぎ…………………5cm(5g)
- にんにく……小1かけ(4g)
- しょうが………1かけ(10g)
- サラダ油…………大さじ½
- b
  - オイスターソース……………小さじ2
  - 酒‥小さじ1 砂糖‥小さじ½
  - しょうゆ………小さじ⅓

作り方

1 牛肉は5～6cm幅に切り、aで下味をつける。ブロッコリーは小房に分け、大きいものは縦2つに切り、茎は4cm長さ3～4mm厚さに切ってともにさっとゆでる。

2 ねぎとにんにくはみじん切りにする。しょうがは薄切りにする。

3 フライパンにサラダ油を熱して②を加えていため、香りが立ったら牛肉を加えていためる。色が変わったらブロッコリーを加えていため、bを加えて味をからめる。

きゅうりとしょうがの練りごまあえ

材料（2人分）

- きゅうり………2本(200g)
- しょうが….大1かけ(20g)
- 塩………… ミニスプーン1
- a
  - 練り白ごま……大さじ½
  - 砂糖・ごま油…各小さじ1
  - 酢………………小さじ2
  - しょうゆ………小さじ½

作り方

1 きゅうりは4cm長さに切り、軽くたたいて2～3つに割る。しょうがはせん切りにする。

2 ①に塩をして30分おく。さっと水洗いして水けを絞る。

3 ボールにaを入れて混ぜ、②を加えてあえる。

卵スープ

材料（2人分）

- 卵………………………1個
- a
  - 水……………1⅔カップ
  - 顆粒鶏がらだし小さじ¼
- b
  - 塩…………………………ミニスプーン½強(0.7g)
  - こしょう…………少量
- 小ねぎ……………1本(5g)

作り方

1 卵はときほぐす。

2 なべにaを入れて煮立て、bで調味する。①を細く流し入れ、卵に火が通って浮き上がってきたら火を消す。

3 器に盛り、小口切りにしたねぎを散らす。

胚芽精米ごはん

材料（2人分）

- 胚芽精米ごはん………300g

一日の献立例

1593 kcal／塩分（5.4g）

朝　チキンサラダ献立
447kcal（1.7g）
→p.34

昼　豚肉のしょうが焼き献立
597kcal（1.9g）
→p.58

夕　牛肉とブロッコリーのオイスターソースいため献立
549kcal（1.8g）

夕食献立例2例

牛肉とブロッコリーのオイスターソースいため 195kcal(1.0g)
胚芽精米ごはん 251kcal(0g)

＋例❶

- トマトとシラスのレモンじょうゆあえ 31kcal(0.3g)→p.60
- トマトと卵のスープ 62kcal(0.7g)→p.53

合計：539kcal(2.0g)

＋例❷

- 蒸しなすの黒酢ごまだれがけ 46kcal(0.3g)→p.132
- 豆腐と三つ葉のスープ 29kcal(0.6g)→p.149

合計：521kcal(1.9g)

薄切り肉は調味料がしっかりからみ、
量も多く感じられて満足感もあるので
減塩料理に活躍します。

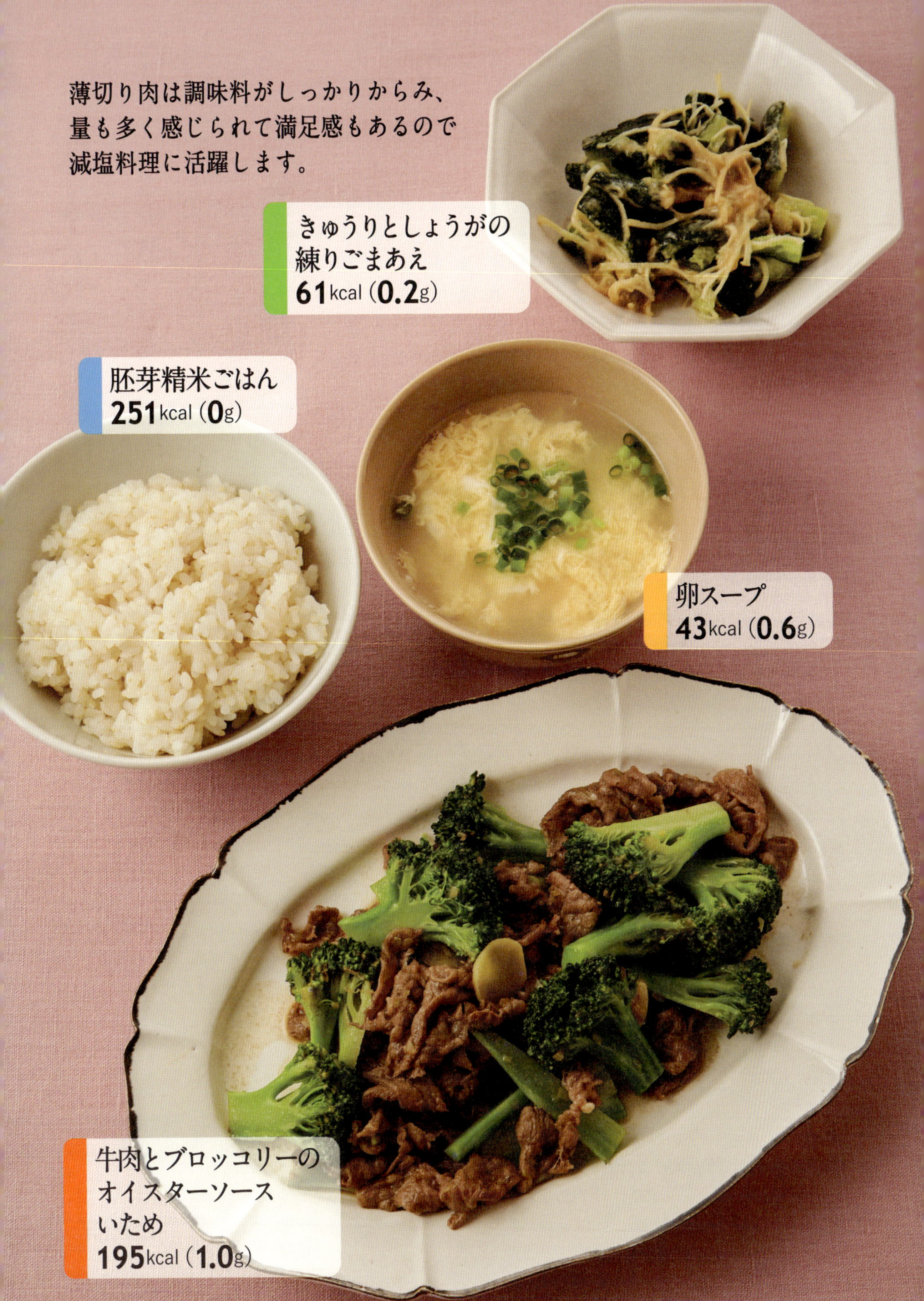

きゅうりとしょうがの
練りごまあえ
61kcal (0.2g)

胚芽精米ごはん
251kcal (0g)

卵スープ
43kcal (0.6g)

牛肉とブロッコリーの
オイスターソース
いため
195kcal (1.0g)

鶏手羽先と里芋の煮物 献立

552kcal／塩分（1.9g）

- 主菜 鶏手羽先と里芋の煮物……241kcal（0.7g）
- 副菜 かぶのピクルス風いため……36kcal（0.6g）
- 汁物 青梗菜《チンゲンサイ》ときのこのスープ……24kcal（0.6g）
- 主食 胚芽精米ごはん……251kcal（0g）

POINT

煮物の鶏肉に下味をつけておくと、うす味に煮つけても肉に味がしみているとおいしく感じられます。

鶏手羽先と里芋の煮物

材料（2人分）

鶏手羽先
……4本（骨つきで200g）
a しょうゆ……小さじ½
　酒……大さじ1
里芋……小4個（200g）
ねぎ……⅓本（約30g）
しょうがの薄切り……3～4枚
サラダ油……大さじ1
水……2～3カップ
b 砂糖……小さじ1
　しょうゆ……大さじ½

作り方

1 手羽先はaをまぶしてよくもみ、10～15分おく。
2 里芋は皮をむいて塩適量（分量外）をまぶし、水洗いしてぬめりをとる。ねぎは3cm長さに切る。
3 なべにサラダ油を熱して汁けをきった①を並べ入れ、きつね色になるまで両面を焼く。しょうがと②を加えてさっといためる。
4 水をひたひたに加えて煮立て、ふたをして弱火で10～15分煮る。bを加え、ふたをしてさらに15～20分煮る。

かぶのピクルス風いため

材料（2人分）

かぶ……2個（150g）
かぶの葉……1本（5g）
赤とうがらし……½本
ごま油……小さじ½
a 砂糖……大さじ1
　酢……大さじ1
　しょうゆ……小さじ1
　塩……ミニスプーン½

作り方

1 かぶは皮をむいて8等分のくし形に切る。葉は5cm長さに切る。とうがらしは種を除いて小口切りにする。
2 フライパンにごま油を熱し、とうがらしとかぶを加えていためる。葉を加えてさっといため、aを加えてひと混ぜする。

青梗菜ときのこのスープ

材料（2人分）

青梗菜……½株（50g）
えのきたけ……½パック（50g）
a 水……1½カップ
　顆粒鶏がらだし…小さじ½
　酒……大さじ1
b しょうゆ…ミニスプーン½
　こしょう……少量
c かたくり粉……大さじ½
　水……大さじ1

作り方

1 青梗菜は3cm長さに切る。えのきは石づきを除いて2つに切る。
2 なべにaとえのきを入れて火にかけ、煮立ったら青梗菜を加えて中火で2～3分煮る。bで調味し、cでとろみをつける。

胚芽精米ごはん

材料（2人分）

胚芽精米ごはん……300g

一日の献立例

1568 kcal／塩分（5.7g）

- 朝 目玉焼きの甘酢あんかけ献立 404kcal（1.7g） →p.28
- 昼 肉野菜いため献立 612kcal（2.1g） →p.56
- 夕 鶏手羽先と里芋の煮物献立 552kcal（1.9g）

夕食献立例2例

鶏手羽先と里芋の煮物 241kcal（0.7g）
胚芽精米ごはん 251kcal（0g）

＋例❶
・いろいろ野菜の甘酢漬け 37kcal（0.7g）→p.80
・豆腐と油揚げのみそ汁 43kcal（0.7g）→p.26
合計：572kcal（2.1g）

＋例❷
・ゆでレタスのオイスターソースがけ 22kcal（0.5g）→p.95
・きのこと豆乳のスープ 37kcal（0.5g）→p.82
合計：551kcal（1.7g）

胚芽精米ごはん
251kcal (**0**g)

青梗菜ときのこのスープ
24kcal (**0.6**g)

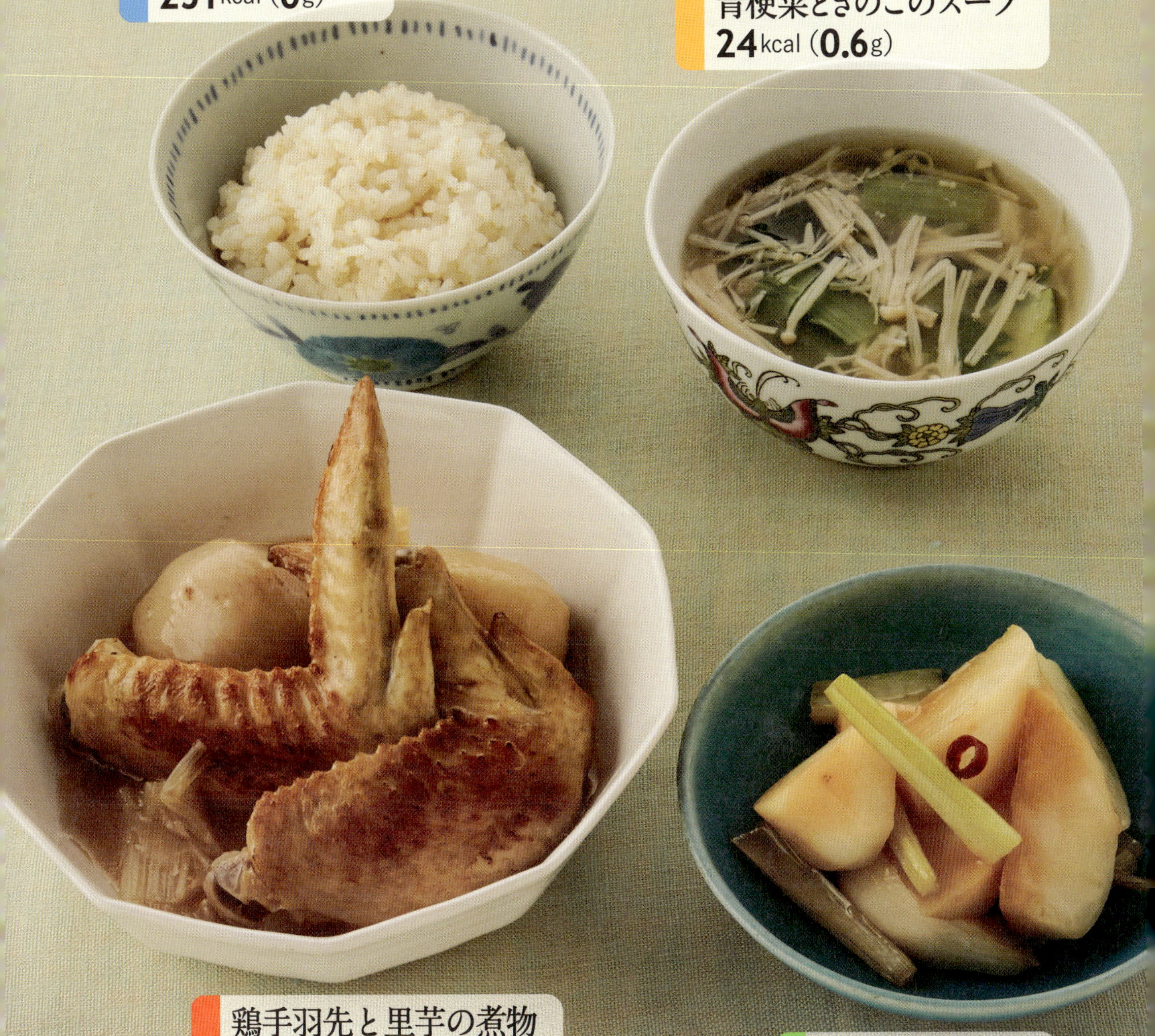

鶏手羽先と里芋の煮物
241kcal (**0.7**g)

かぶの
ピクルス風いため
36kcal (**0.6**g)

中国風のスープのようにとろみがあると
うす味でもしっかりと味を感じることができるので、
献立に組み合わせやすくなります。

ハヤシライス献立

748kcal／塩分（1.8g）

主食 主菜 ハヤシライス……625kcal（1.3g）

副菜 ブロッコリーと卵のサラダ……122kcal（0.4g）

POINT

市販のハヤシルーを使わずに作るハヤシライスです。角切りにしたじゃが芋とにんじんで食べごたえをプラスしています。

ハヤシライス

材料（2人分）

牛肩薄切り肉……………150g
黒こしょう…………………少量
玉ねぎ……………½個（100g）
じゃが芋…………1個（150g）
にんじん…………½本（80g）
サラダ油……………大さじ1
a トマト水煮缶詰め（カットタイプ）……………½缶（200g）
a 固形ブイヨン…………½個
バター（食塩不使用）…………小さじ2½（10g）
小麦粉………………大さじ2
ウスターソース……大さじ1

パセリライス

温かい胚芽精米ごはん…220g
パセリのみじん切り…大さじ1

作り方

1 牛肉は一口大に切り、黒こしょうをふる。玉ねぎは2cm角に切る。

2 じゃが芋は2cm角に切る。にんじんは少し小さめの角切りにする。

3 フライパンにサラダ油を熱して玉ねぎを少し色づくまでいため、煮込みなべに移す。続けて牛肉を強火でいためて煮込みなべに移す。

4 煮込みなべにaも加えて火にかけ、沸騰したら火を弱めて10分煮る。②を加えてひと煮する。

5 ③のフライパンにバターをとかして小麦粉をふり入れ、焦げ色をつけながらいためる。サラサラとして液状のようになったら、④の煮汁を少量加えてのばし、④に加え混ぜて15～20分煮る。ウスターソースを加えて混ぜる。

6 ごはんにパセリを混ぜ（パセリライス）、器に盛る。⑤をかける。

ブロッコリーと卵のサラダ

材料（2人分）

ブロッコリー….1株分（160g）
ゆで卵……………………1個
a 塩………… ミニスプーン½
a 酢…………………大さじ1
a サラダ油…………大さじ1

作り方

1 ブロッコリーは小房に分け、ゆでてざるにあげる。ゆで卵は4等分のくし形に切る。

2 aを混ぜる（ドレッシング）。

3 器に①を盛り、②をかけてあえる。

減塩ポイント ハヤシルー

市販のハヤシルーは、だいたい塩分10％程度です。できればルーを使わずに手作りして減塩しましょう。

一日の献立例

1603 kcal／塩分（5.1 g）

朝 あんかけ豆腐献立 456kcal（1.5g）
→ p.36

昼 鶏ささ身のカレー風味から揚げ献立 399kcal（1.8g）
→ p.60

夕 ハヤシライス献立 748kcal（1.8g）

夕食献立例2例

ハヤシライス 625kcal（1.3g）

＋例❶
・もやしとピーマンのサラダ ガーリック風味 83kcal（0.4g）→ p.106
合計：791kcal（2.1g）

＋例❷
・にんじんとレーズンのサラダ 64kcal（0.2g）→ p.104
合計：689kcal（1.5g）

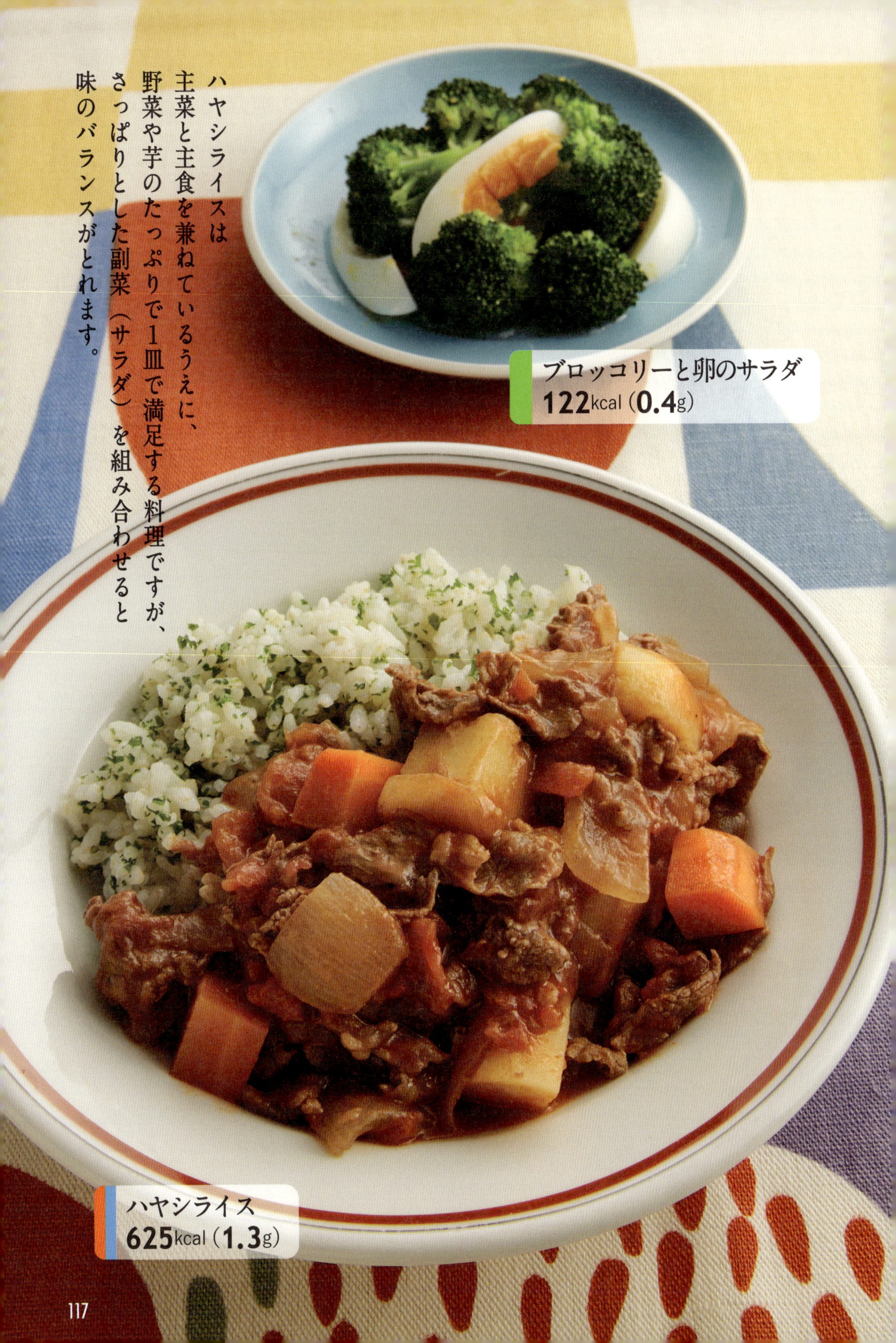

ハヤシライスは主菜と主食を兼ねているうえに、野菜や芋のたっぷりで1皿で満足する料理ですが、さっぱりとした副菜（サラダ）を組み合わせると味のバランスがとれます。

ブロッコリーと卵のサラダ
122kcal（0.4g）

ハヤシライス
625kcal（1.3g）

刺し身献立

487kcal／塩分（1.9g）

- 主菜 刺し身 …… 62kcal（0.5g）
- 副菜 筑前煮 …… 107kcal（1.2g）
- 副菜 ゆでアスパラのカレーマヨネーズがけ …… 66kcal（0.1g）
- 主食 精白米ごはん …… 252kcal（0g）

POINT

煮物など、調味料を加えるタイミングが重要です。材料が煮上がって、最後に調味料を加えます。そうすると材料の表面だけに味がからんで、食べたときに濃い味に感じられるからです。

刺し身

材料（2人分）

刺し身
　（マグロ、イカ、タイなど）
　……………… 合わせて100g
青じそ …………………… 適量
しょうゆ …………… 小さじ2
練りわさび ……………… 少量

作り方

1 刺し身は食べやすい大きさのそぎ切りにする。

2 器に青じそを敷いて①を盛り、しょうゆとわさびを添える。

筑前煮

材料（2人分）

鶏もも肉（皮なし）¼枚(60g)
にんじん ………… ½本(70g)
ごぼう …………… ⅓本(50g)
ゆで竹の子 …… 中1個(50g)
こんにゃく …… 大⅕枚(50g)
干ししいたけ …………… 2枚
水 ……………… 1¼カップ
酒 …………………… 大さじ2
a 砂糖 ……………… 大さじ1
a しょうゆ ………… 大さじ1

作り方

1 干ししいたけは分量の水に浸し、できれば冷蔵庫に一晩置いてもどす。しいたけの軸を除いて食べやすい大きさに切り、もどし汁もとっておく。

2 にんじんは皮をむき、ごぼうはたわしでこすり洗いする。鶏肉、ゆで竹の子とともに一口大に切る。こんにゃくは一口大にちぎってゆで、湯をきる。

3 なべに①のしいたけともどし汁、②と酒を入れ、かぶるくらいの水を加えて火にかける。煮立ったら落としぶたをし、ごぼうがやわらかくなるまで10分ほど煮る。

4 落としぶたをとって火を強め、汁けをとばす。aを加えて煮からめる。

ゆでアスパラのカレーマヨネーズがけ

材料（2人分）

グリーンアスパラガス
　………………… 6本(200g)
a マヨネーズ ……… 大さじ1
a プレーンヨーグルト
　　または牛乳 …… 小さじ1
a カレー粉 ……… 小さじ¼

作り方

1 アスパラガスは根元を切り除き、下1/3の皮をピーラーでむく。ゆでて湯をきり、さめてから食べやすく切って器に盛る。

2 aを混ぜ、①にかける。

精白米ごはん

材料（2人分）

精白米ごはん …………… 300g

一日の献立例

1570 kcal／塩分（5.4g）

朝 厚揚げのおかかマヨ焼き献立
613kcal（1.9g）
→p.38

昼 ラタトゥイユ献立
470kcal（1.6g）
→p.70

夕 刺し身献立
487kcal（1.9g）

夕食献立例2例

刺し身 62kcal(0.5g)
精白米ごはん 252kcal(0g)

＋例❶
- がんもどきのだし煮 133kcal(1.0g) →p.140
- ゆでアスパラのカレーマヨネーズがけ 66kcal(0.1g) →p.118
- にんじんの塩麹いため 70kcal(0.4g) →p.98

合計：583kcal(2.0g)

＋例❷
- れんこんのはさみ焼き 144kcal(0.7g) →p.140
- セロリのクリームチーズあえ 77kcal(0.2g) →p.72
- 豚汁 97kcal(0.9g) →p.146

合計：632kcal(2.3g)

刺し身と筑前煮のしょうゆ味の料理に、さっぱりとした野菜料理が合います。ゆでアスパラのドレッシングは、マヨネーズにヨーグルトか牛乳を合わせ、さらにカレー風味にして塩分をおさえています。

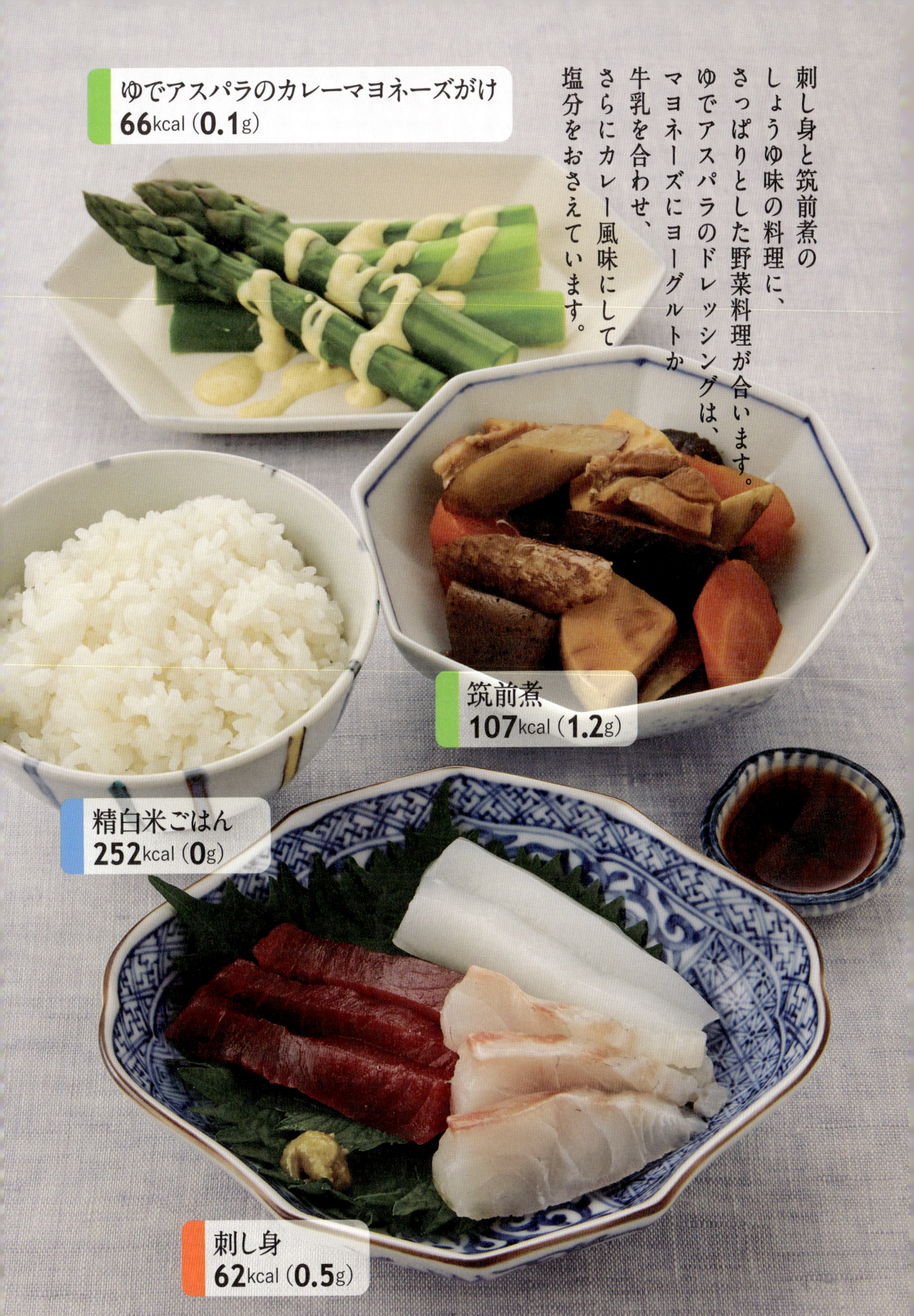
ゆでアスパラのカレーマヨネーズがけ
66kcal (0.1g)
筑前煮
107kcal (1.2g)
精白米ごはん
252kcal (0g)
刺し身
62kcal (0.5g)

596kcal／塩分（1.9g）

タイの煮つけ献立

- 主菜 タイの煮つけ……170kcal（1.0g）
- 副菜 かぼちゃと玉ねぎのサラダ……122kcal（0.1g）
- 汁物 和風ミネストローネ……53kcal（0.8g）
- 主食 胚芽精米ごはん……251kcal（0g）

タイの煮つけ

材料（2人分）

- タイ……2切れ（160g）
- こんぶだし……½～¾カップ
- a 酒……大さじ2
- a 砂糖……大さじ1½
- a しょうゆ……大さじ1
- 貝割れ菜……小⅗パック（35g）

作り方

1 小さめのフライパンにこんぶだしを入れて煮立てる。タイとaを入れ、落としぶたをして中火で7～8分煮る（煮汁がなくならないように注意する）。タイを器に盛り、なべに残った煮汁を半量分くらいかける。

2 貝割れ菜は根元を切り除く。①のフライパンに入れて水大さじ2を加えて、ひと煮してタイに添える。

かぼちゃと玉ねぎのサラダ

材料（2人分）

- かぼちゃ……⅙～⅛個（150g）
- 玉ねぎ……¼個（50g）
- a マヨネーズ……大さじ1
- a プレーンヨーグルト……大さじ1
- あらびきこしょう……少量

作り方

1 かぼちゃはラップで包み、電子レンジ（500W）で約2分、箸《はし》がすっと通るくらいに加熱する。

2 玉ねぎは薄く切り、aと混ぜる。

3 ①の水けをふいてボールに入れ、フォークなどであらくつぶす。②とこしょうを加えてあえ、器に盛る。

和風ミネストローネ

材料（2人分）

- ねぎ……½本（50g）
- セロリ……½本（30g）
- しめじ類……½パック（50g）
- オリーブ油……小さじ1
- a トマト……½個（100g）
- a だし……1½カップ
- a 酒……大さじ1
- さやいんげん……20g
- 塩……小さじ⅕
- こしょう……少量

作り方

1 セロリは筋を除き、しめじは石づきを除く。トマトとさやいんげんはへたを除く。これらの野菜としめじは小さく切る。

2 なべにオリーブ油を熱してねぎをいためる。しんなりしたらセロリとしめじを加え、さっといためる。

3 aを加えて弱火で7～8分煮、いんげんを加えてさらに2～3分煮る。塩とこしょうで味をととのえる。

胚芽精米ごはん

材料（2人分）

- 胚芽精米ごはん……300g

POINT

煮魚の魚は鮮度のよいものを選びましょう。そうするとうす味でもおいしく味わえます。それでも、煮汁は半量かける程度にしておきましょう。

一日の献立例

1540 kcal／塩分（5.7 g）

- 朝 オムレツ 野菜ソースがけ献立 459kcal（1.7g） →p.22
- 昼 レンジおこわ献立 485kcal（2.1g） →p.80
- 夕 タイの煮つけ献立 596kcal（1.9g）

夕食献立例2例

タイの煮つけ 170kcal（1.0g）
胚芽精米ごはん 251kcal（0g）

＋例❶

- たたききゅうりとサクラエビのレモンあえ 26kcal（0.3g） →p.38
- なめことにらの和風スープ 32kcal（0.9g） →p.146
- パインヨーグルト 113kcal（0.1g） →p.38

合計：592kcal（2.3g）

＋例❷

- 切り干し大根ときゅうりのサラダ 70kcal（0.5g） →p.98
- チーズのせ蒸しかぼちゃ 107kcal（0.3g） →p.40
- わかめのすまし汁 5kcal（0.5g） →p.124

合計：603kcal（2.3g）

さっぱり味の煮魚とはいえ、
塩分が高くなりやすい煮魚にはできるだけ低塩のおかずを組み合わせましょう。サラダは、かぼちゃの甘味を生かし、汁物は具だくさんにすることで減塩しています。

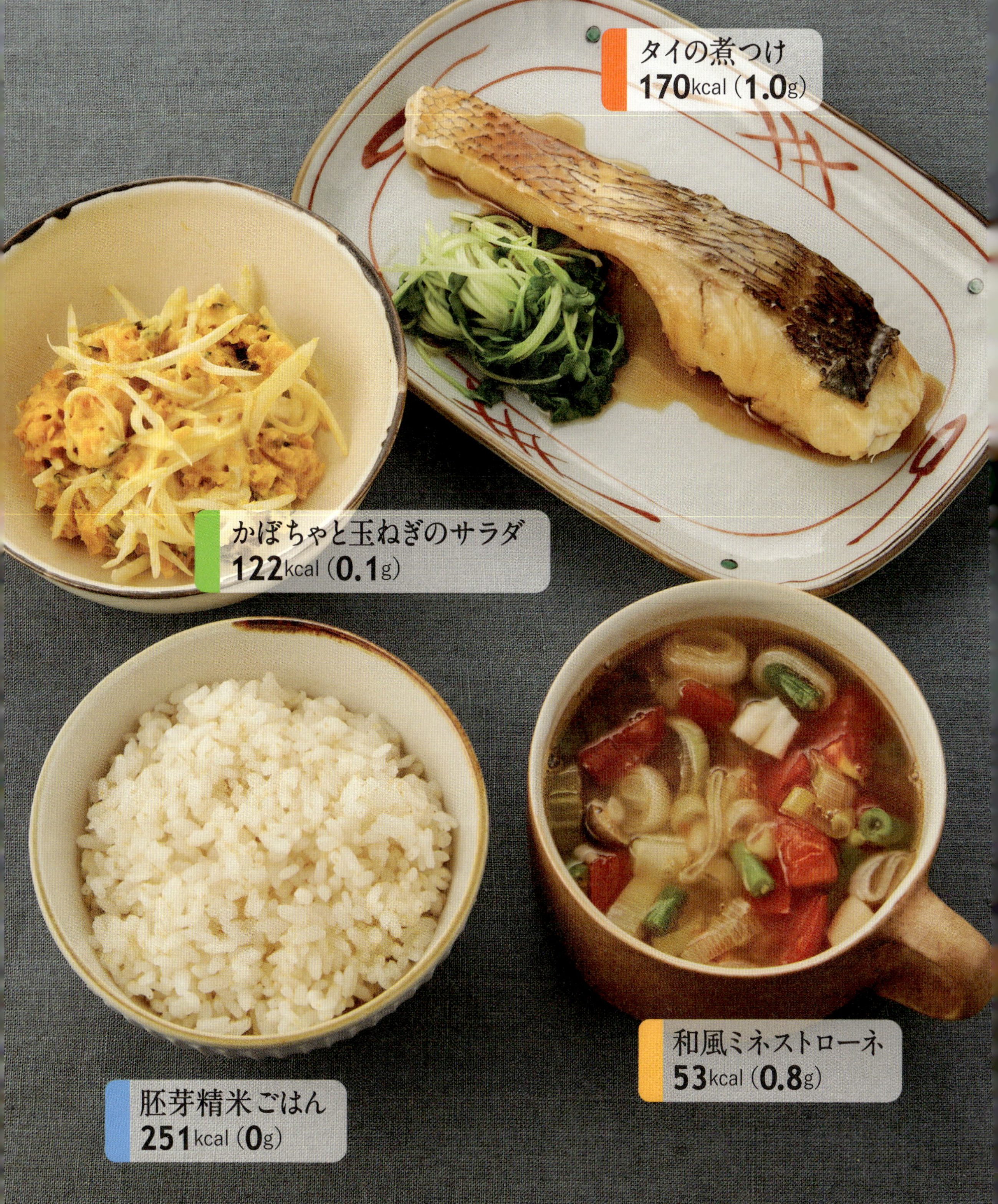
タイの煮つけ
170kcal（1.0g）
かぼちゃと玉ねぎのサラダ
122kcal（0.1g）
和風ミネストローネ
53kcal（0.8g）
胚芽精米ごはん
251kcal（0g）

サバの塩焼き献立

621kcal／塩分（2.2g）

- 主菜　サバの塩焼き……252kcal（1.0g）
- 副菜　長芋の梅肉のせ……79kcal（0.7g）
- 副菜　白菜とにんじんのとろみ煮……38kcal（0.4g）
- 主食　麦ごはん……252kcal（0g）

POINT
焼き魚を焼くときは、下味は酒をふるだけ。焼く直前に塩を振りましょう。少量の塩でも塩の味を強く感じられます。

サバの塩焼き

材料（2人分）

サバ……2切れ（200g）
酒……大さじ2
塩……小さじ⅓（2g）
ししとうがらし…大4本（50g）
すだち（半分に切る）……½個

作り方

1 サバは表面の水けをキッチンペーパーでふきとり、酒をまぶす。
2 ししとうがらしは浅く切れ目を入れる。すだちは半分に切る。
3 ①の汁けをふいて両面に塩をふる。ししとうとともにグリルでこんがりと焼き、器に盛る。すだちを添える。

長芋の梅肉のせ

材料（2人分）

長芋……200g
梅干し（塩分8%のもの）
……種を除いて18g
はちみつ……小さじ½

作り方

1 長芋は皮をむき、せん切りにして器に盛る。
2 梅干しはたたき刻んではちみつを混ぜる。①にのせる。

白菜とにんじんのとろみ煮

材料（2人分）

白菜……2½枚（250g）
にんじん……⅓本（50g）
a　だし……¾カップ
a　酒……大さじ1
a　しょうゆ……小さじ1
b　かたくり粉……小さじ1
b　水……小さじ2

作り方

1 にんじんは皮をむいて7～8㎜角に切る。白菜はにんじんよりもやや大きめに切る。
2 なべに①とaを入れてふたをして弱火にかけ、にんじんがやわらかくなるまで3～5分ほど煮る。しょうゆで調味し、bでとろみをつける。

麦ごはん

材料（2人分）

麦ごはん……300g

減塩ポイント　焼き魚の塩

焼き魚は下塩をして30分くらいおいてから焼くことが多いのですが、減塩したいときは、塩は焼く直前にふります。塩がとける前に焼くので、食べたときに塩が舌にあたり、少量の塩でもしっかりと塩の味を感じることができます。ふり塩は、魚の切身100gに対して塩1gが目安。

一日の献立例

1511kcal／塩分（5.7g）

朝　ポーチドエッグ献立
424kcal（1.8g）
→p.18

昼　鶏つくね焼き献立
466kcal（1.7g）
→p.62

夕　サバの塩焼き献立
621kcal（2.2g）

夕食献立例2例

サバの塩焼き 252kcal（1.0g）
麦ごはん 252kcal（0g）

＋例❶
- 小松菜のごまあえ 77kcal（0.4g）→p.124
- ゆでいんげん 12kcal（0.2g）→p.32
- かぶのミニみそ汁 16kcal（0.5g）→p.58

合計：609kcal（2.1g）

＋例❷
- 白菜とにんじんのとろみ煮 38kcal（0.4g）→p.122
- ゆでアスパラのカレーマヨネーズがけ 66kcal（0.1g）→p.118

合計：608kcal（1.5g）

焼き魚には汁物をつけたいところですが、
塩分が高くなるので、とろみ煮を組み合わせました。
梅干しの酸味で全体の味が引きしまります。

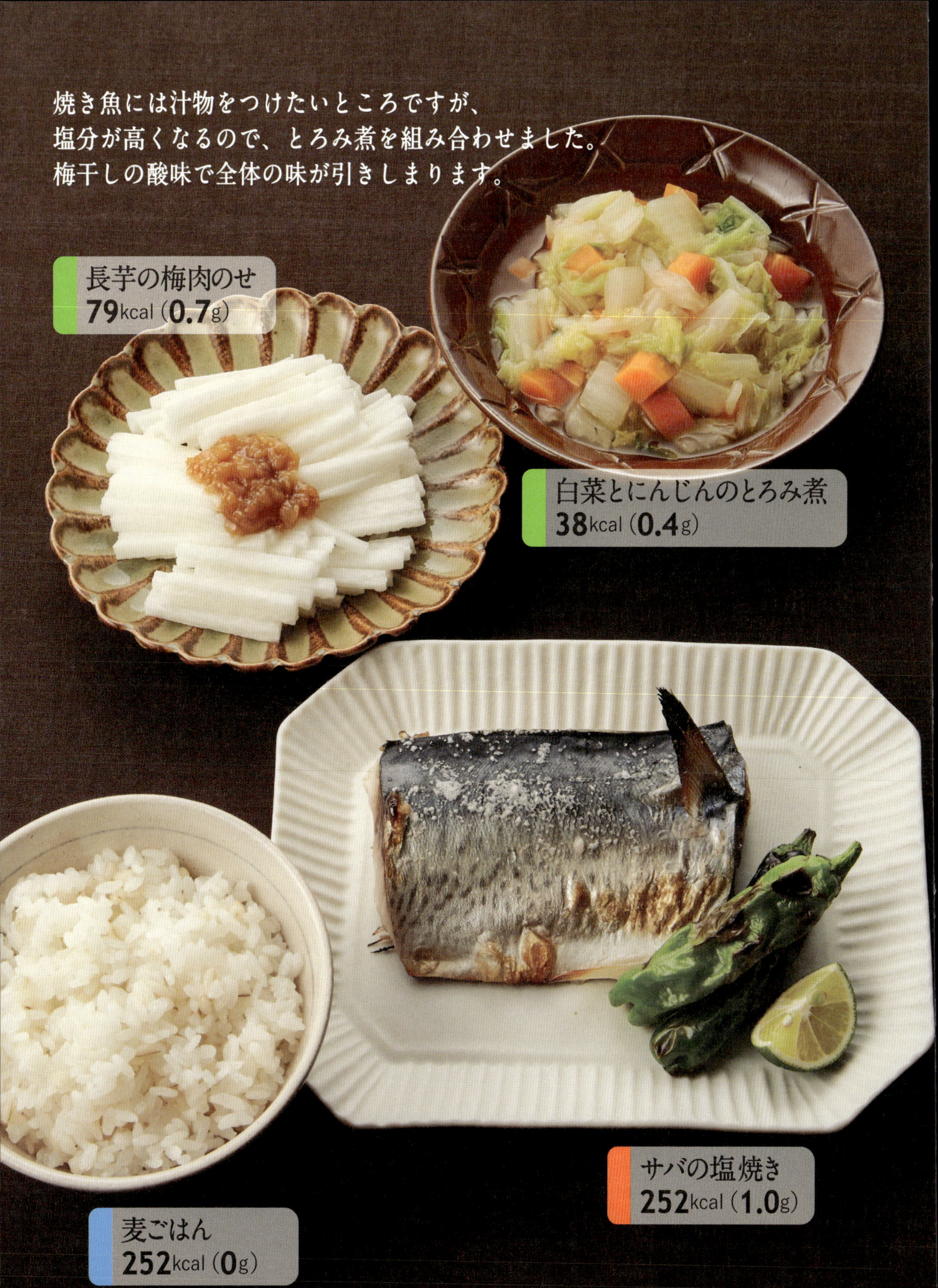

長芋の梅肉のせ
79kcal（0.7g）

白菜とにんじんのとろみ煮
38kcal（0.4g）

サバの塩焼き
252kcal（1.0g）

麦ごはん
252kcal（0g）

サケのホイル焼き献立

498kcal ／塩分（**1.9**g）

- 主菜 サケのホイル焼き……144kcal（0.6g）
- 副菜 小松菜のごまあえ……77kcal（0.4g）
- 副菜 こんにゃくのからし酢みそがけ……18kcal（0.4g）
- 汁物 わかめのすまし汁……5kcal（0.5g）
- 主食 黒米＋五穀ごはん……253kcal（0g）

POINT

サケは下塩をせずに、食べるときにしょうゆとレモン汁をかけていただきます。下味をするより、塩味を感じることができます。

サケのホイル焼き

材料（2人分）

- 生ザケ…2切れ（160g）
- 酒……………大さじ1

玉ねぎ………½個（100g）
エリンギ…2〜3本（100g）
しょうゆ…………小さじ1
レモン………………¼個

作り方

1 サケは酒をまぶす。
2 玉ねぎは縦半分に切ってから繊維に直角に1cm幅に切る。エリンギは薄く切る。レモンは半分に切る。
3 30cm長さのアルミ箔《はく》をの中央に玉ねぎ、①、エリンギの順に置いて包む。合計2つ作る。
4 オーブントースターで約10分焼く。器に盛り、しょうゆとレモンをかけて食べる。

小松菜のごまあえ

材料（2人分）

小松菜………½束（150g）
a すり白ごま….大さじ3
a 砂糖…………小さじ2
しょうゆ…………小さじ1

作り方

1 小松菜はゆでて冷水にとり、水けを絞る。根元を切り除いて3〜4cm長さに切る。
2 ボールにaを入れて混ぜ、①を加えてあえる。
3 しょうゆを全体にまわしかけ、ざっと混ぜて器に盛る。

こんにゃくのからし酢みそがけ

材料（2人分）

刺し身用こんにゃく‥150g
a 西京みそ…小さじ2※
a 酢……………小さじ1
a 練りがらし………少量
※みそと砂糖各小さじ1を混ぜたものでもよい。

作り方

1 こんにゃくは食べやすい大きさに切り、器に盛る。
2 aを混ぜ、①にかける。

わかめのすまし汁

材料（2人分）

もどしたわかめ………20g
だし……………1¼カップ
しょうゆ…………小さじ½
しょうがのせん切り‥少量

作り方

1 わかめは洗って細かく切る。
2 小なべに①とだしを入れて煮立て、しょうゆで調味する。器に盛り、しょうがをのせる。

黒米＋五穀ごはん

材料（2人分）

黒米＋五穀ごはん….300g

一日の献立例

1519 kcal ／塩分（5.6 g）

朝 ポーチドエッグ献立
424kcal（1.8g）
→ p.18

昼 豚肉のしょうが焼き献立
597kcal（1.9g）
→ p.58

夕 サケのホイル焼き献立
498kcal（1.9g）

夕食献立例2例

サケのホイル焼き 144kcal（0.6g）
黒米＋五穀ごはん 253kcal（0g）

＋例❶

- ほうれん草のお浸し
  26kcal（0.3g）→ p.100
- 和風ミネストローネ
  53kcal（1.2g）→ p.120
- りんご 100g（1/2個）
  57kcal（0g）

合計：533kcal（2.1g）

＋例❷

- 筑前煮
  107kcal（1.2g）→ p.118
- かぼちゃと玉ねぎのサラダ
  122kcal（0.1g）→ p.120

合計：626kcal（1.9g）

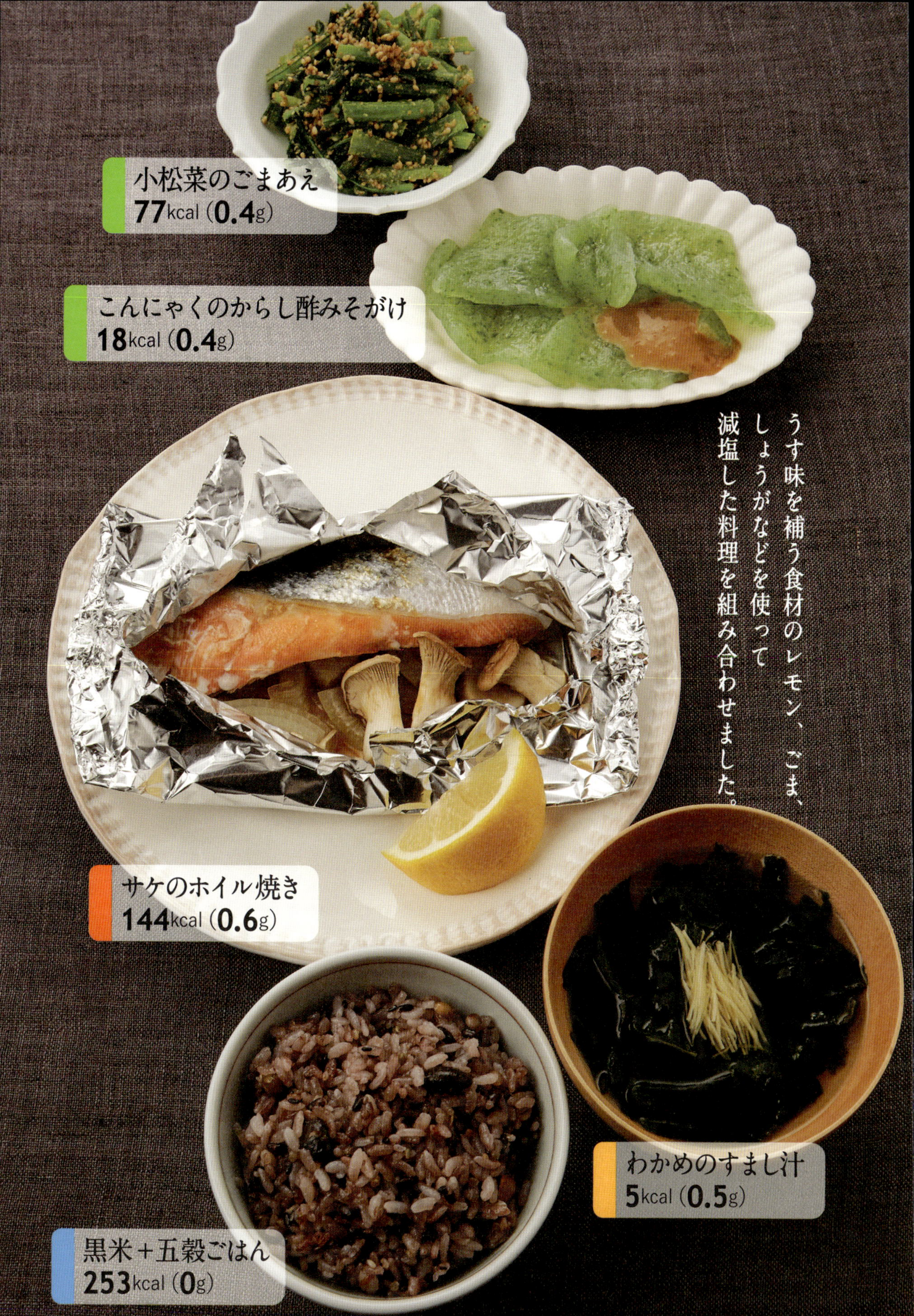

うす味を補う食材のレモン、ごま、しょうがなどを使って減塩した料理を組み合わせました。

小松菜のごまあえ
77kcal (0.4g)

こんにゃくのからし酢みそがけ
18kcal (0.4g)

サケのホイル焼き
144kcal (0.6g)

わかめのすまし汁
5kcal (0.5g)

黒米+五穀ごはん
253kcal (0g)

サケのムニエル サルサソースがけ献立

515kcal／塩分（2.1g）

主菜	サケのムニエル サルサソースがけ	301kcal（0.6g）
副菜	パプリカのカラフルマリネ	29kcal（0g）
汁物	レタスとハムのスープ	18kcal（0.6g）
主食	フランスパン	167kcal（0.9g）

POINT

サケにうす味でも下味をきちんとつけておくことで食べたときにうま味を感じ、おいしく味わえます。サルサソースは無塩ですが、酸味と辛味がサケの味を引き立てます。

サケのムニエル サルサソースがけ

材料（2人分）

- 生ザケ…………2切れ（200g）
- a 塩………… ミニスプーン1
- a こしょう……………… 少量
- 小麦粉……………… 大さじ1
- サラダ油…………… 大さじ1
- ミニトマト……15個（150g）
- 玉ねぎ…………½個（100g）
- b タバスコ……………… 少量
- b こしょう……………… 少量
- b オリーブ油……… 大さじ1

作り方

1 サケはaをふって5分ほどおき、水けをふく。小麦粉をまぶす。
2 フライパンにサラダ油を熱し、①の両面をこんがりと焼く。器に盛る。
3 サルサソースを作る。ミニトマトはへたを除いて4つに切る。玉ねぎはみじん切りにする。ボールに入れてざっと混ぜ、bを加え混ぜて味をなじませる。
4 ②のサケに③をかける。

レタスとハムのスープ

材料（2人分）

- レタス…………¼玉（100g）
- ハムの薄切り……1枚（10g）
- 水……………………2カップ
- 固形ブイヨン……………½個
- こしょう………………… 少量

作り方

1 レタスは一口大に切り、ハムは1cm幅に切る。
2 なべに水を入れて煮立て、ブイヨンと①を加えてさっと煮る。こしょうをふる。

パプリカのカラフルマリネ

材料（2人分）

- 赤・黄パプリカ……………各½個（各75g）
- a 酢……………………大さじ1
- a オリーブ油……… 小さじ2
- a こしょう……………… 少量

作り方

1 パプリカはへたと種を除き、やわらかくゆでて水にとる。薄皮をむき、縦に1cm幅に切る。
2 ボールにaを入れて混ぜ、①を加え混ぜて味がなじむまでおく。

フランスパン

材料（2人分）

- フランスパン…2切れ（120g）

塩分チェック

カツオ・タイ・ヒラメ・ブリ・マグロ（赤身）	100gあたり塩分 0.1g
イワシ・カジキ・生サケ・スズキ・マグロ（トロ）	100gあたり塩分 0.2g
アジ・カレイ・サバ・サンマ・タラ・バナメイエビ	100gあたり塩分 0.3g
ブラックタイガー	100gあたり塩分 0.4g
スルメイカ	100gあたり塩分 0.5g
ゆでカニ・ゆでダコ	100gあたり塩分 0.6g

食材自体に塩分を含むものがあります。魚介類もその一つです。100gあたり0.2～0.6g程度の塩分を含んでいます。一日の塩分摂取量が6g以下と食事に制限のある人は、調味料以外の食材の塩分にも気をつけましょう。

一日の献立例

1531 kcal／塩分（5.9g）

- 朝 目玉焼きの甘酢あんかけ献立 404kcal（1.7g） →p.28
- 昼 肉野菜いため献立 612kcal（2.1g） →p.56
- 夕 サケのムニエル サルサソースがけ献立 515kcal（2.1g）

夕食献立例2例

サケのムニエル サルサソースがけ 301kcal（0.6g）

＋例❶
- にんじんのポタージュスープ 129kcal（0.7g） →p.148
- バターロール 190kcal（0.7g） →p.24

合計：620kcal（2.0g）

＋例❷
- 焼きなすのマリネサラダ 98kcal（0.5g） →p.102
- 精白米ごはん 252kcal（0g） →p.58

合計：651kcal（1.1g）

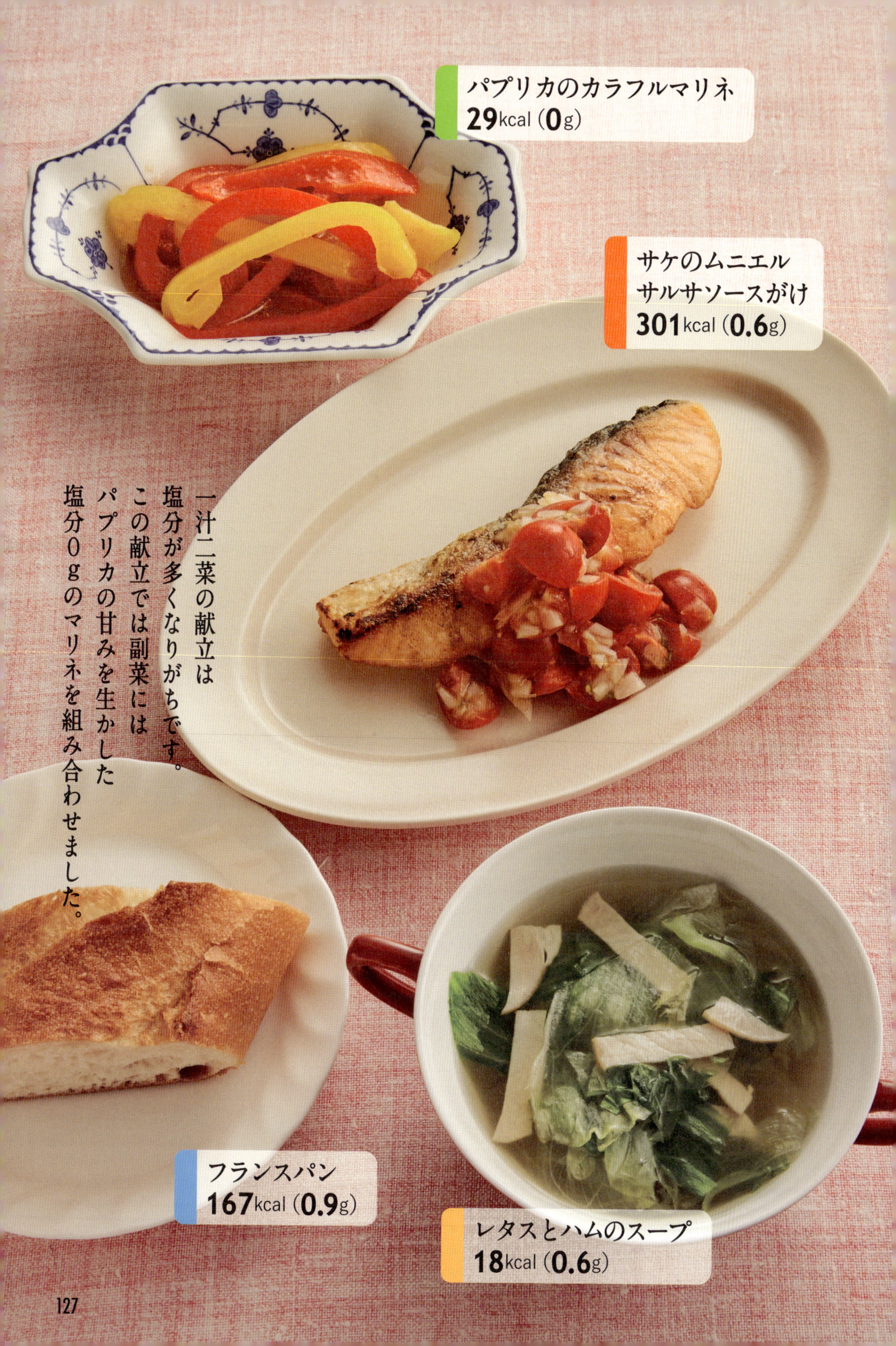

一汁二菜の献立は
塩分が多くなりがちです。
この献立では副菜には
パプリカの甘みを生かした
塩分0gのマリネを組み合わせました。

パプリカのカラフルマリネ
29kcal (**0**g)

サケのムニエル
サルサソースがけ
301kcal (**0.6**g)

フランスパン
167kcal (**0.9**g)

レタスとハムのスープ
18kcal (**0.6**g)

魚の中国風蒸し献立

508kcal／塩分（2.1g）

- 主菜　魚の中国風蒸し……181kcal（0.5g）
- 副菜　ブロッコリーとミニトマトのみそあえ　さんしょう風味……59kcal（0.4g）
- 汁物　わかめとえのきのピリ辛スープ……17kcal（1.1g）
- 主食　胚芽精米ごはん……251kcal（0g）

POINT

淡白に蒸し上がった魚に、香菜、しょうが、ねぎ、とうがらしなどの香味野菜のパンチをきかせて食べます。

魚の中国風蒸し

材料（2人分）

- 魚の切り身※…2切れ（180g）
- a
  - 塩……ミニスプーン½
  - 酒……大さじ½
- ねぎ……¼本（25g）
- しょうが……小1かけ（10g）
- b
  - 酒……大さじ1
  - しょうゆ……小さじ½
  - ごま油……小さじ⅔
- 香菜……適量
- 糸とうがらし……適量

※タイ、生ザケ、スズキ、生ダラなど。栄養価はタイで算出。

作り方

1 魚はaをふって約10分おく。

2 ねぎとしょうがはせん切りにし、それぞれ水に浸して水けをきり、半量ずつに分け、一方を調理用、残りを仕上げ用とする。

3 耐熱の器を2つ用意して、それぞれに調理用のねぎを1/4量ずつ敷く。①を並べ、残りの調理用のねぎと調理用のしょうがを等分に散らし、bを混ぜ合わせて半量ずつかける。ラップをかけ、電子レンジ（500W）で一皿につき約3分半加熱する。

4 仕上げ用のねぎとしょうが、香菜と糸とうがらしをあしらう。

ブロッコリーとミニトマトのみそあえ　さんしょう風味

材料（2人分）

- ブロッコリー……⅘株（130g）
- ミニトマト……6個（60g）
- a
  - 酢‥大さじ1　みそ‥小さじ1
  - はちみつ……小さじ½
  - オリーブ油……小さじ1
  - 粉ざんしょう……少量

作り方

1 ブロッコリーは小房に分け、ゆでて湯をきる。ミニトマトはへたを除いて2〜4等分に切る。

2 ボールにaを入れて混ぜ、①を加えてあえる。

わかめとえのきのピリ辛スープ

材料（2人分）

- カットわかめ（乾）……1g
- えのきたけ……½パック（50g）
- a
  - 水……1⅔カップ
  - 顆粒鶏がらだし…小さじ½
- b
  - 酒……小さじ2
  - しょうゆ…ミニスプーン2
  - 塩……ミニスプーン1
  - こしょう……少量
- 辣《らー》油《ゆ》……少量

作り方

1 カットわかめは水でもどして水けをきる。えのきは石づきを除いて2つに切る。

2 小なべにaを入れて温め、bを加えて混ぜる。①を加えてひと煮し、辣油を加えてさっと混ぜる。

胚芽精米ごはん

材料（2人分）

- 胚芽精米ごはん……300g

一日の献立例

1510 kcal／塩分（5.3g）

朝　ミニトマト入りスクランブルエッグ献立　479kcal（1.3g）
→p.20

昼　豆腐ステーキ　ねぎみそのせ献立　523kcal（1.9g）
→p.68

夕　魚の中国風蒸し献立　508kcal（2.1g）

夕食献立例2例

魚の中国風蒸し 181kcal(0.5g)
胚芽精米ごはん 251kcal(0g)

＋例❶

- 三色野菜のカレーじょうゆいため 58kcal(0.5g)→p.145
- オクラとささ身のスープ 23kcal(0.5g)→p.28

合計：513kcal(1.5g)

＋例❷

- レタスとピーマンのしょうが風味いため 53kcal(0.4g)→p.144
- きのこの豆乳スープ 37kcal(0.5g)→p.82

合計：522kcal(1.4g)

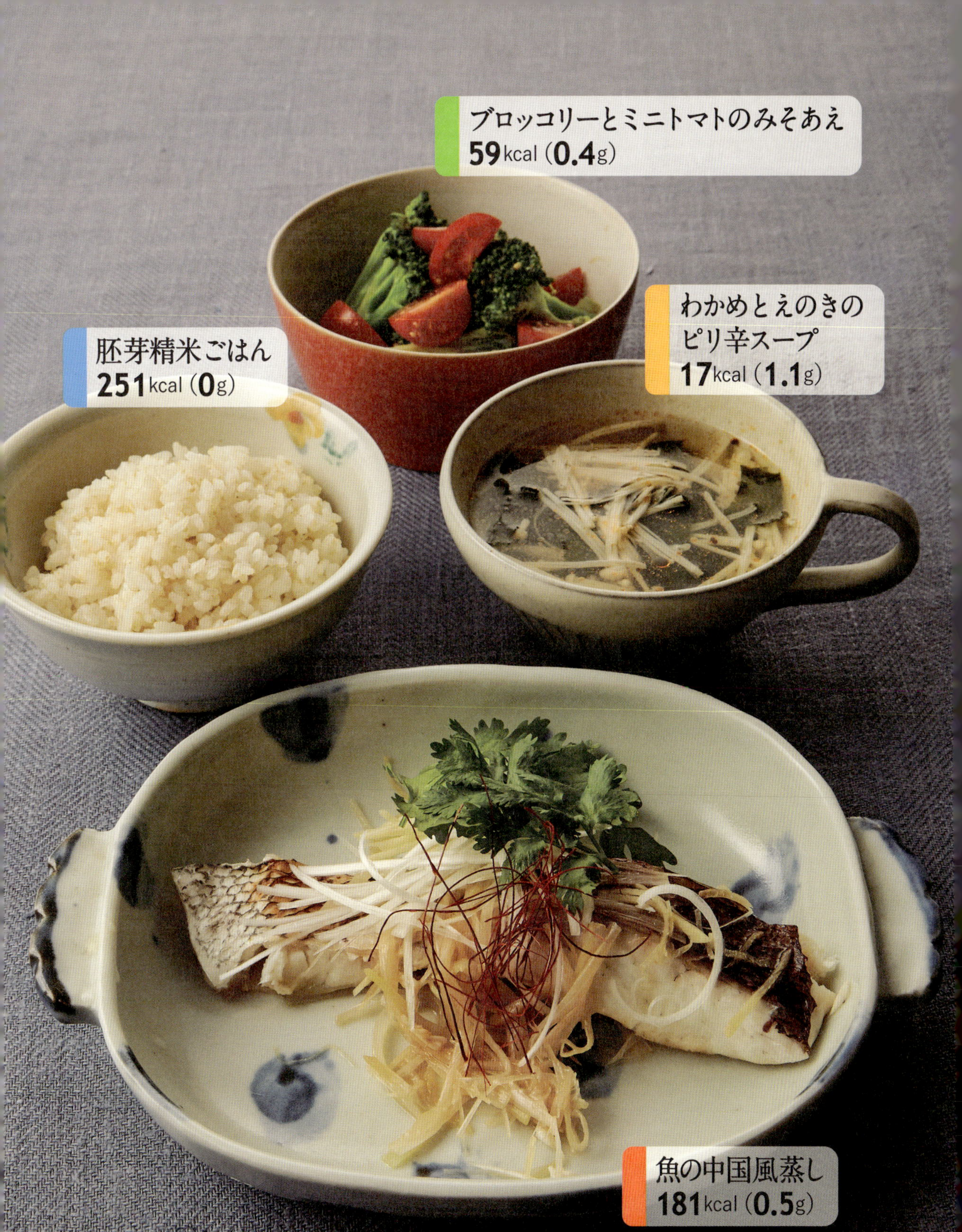

ブロッコリーとミニトマトのみそあえ
59kcal（0.4g）

わかめとえのきのピリ辛スープ
17kcal（1.1g）

胚芽精米ごはん
251kcal（0g）

魚の中国風蒸し
181kcal（0.5g）

蒸し物はタイのほかに、生ザケ、スズキ、
生ダラなど白身魚でアレンジしてみてください。
スープに入れるカットわかめは乾燥のままだと塩分が高いので、
かならず、水でもどしてから使いましょう。

662kcal／塩分（2.1g）

豆腐ハンバーグ献立

主菜	豆腐ハンバーグ	292kcal（1.6g）
副菜汁物	根菜スープ	91kcal（0.5g）
主食	胚芽精米ごはん	251kcal（0g）
デザート	びわ	28kcal（0g）

POINT

豆腐ハンバーグにはあえて味をつけずに、その分、ソースにしっかりと味をつけます。そうすると減塩しながらおいしく味わえます。

豆腐ハンバーグ

材料（2人分）

- もめん豆腐……½丁（150g）
- 牛豚ひき肉……60g
- 玉ねぎ……¼個（50g）
- a とき卵……½個分
- a パン粉……大さじ4
- a こしょう……少量
- サラダ油……小さじ2
- バター（食塩不使用）……小さじ2½（10g）
- b しょうゆ……大さじ1
- b 酒……大さじ2
- おろし大根……150g
- 青じそのせん切り……1枚分

作り方

1 豆腐はキッチンペーパーに包んで皿などで重石をし、80％くらいの重量（120g程度）になるまで水けをきる。
2 玉ねぎはみじん切りにする。
3 ①をつぶしながらボールに入れてひき肉を加えて混ぜ、さらに②とaも加えてよく混ぜる。4等分して円盤型に成型する。
4 フライパンにサラダ油を熱して③を並べ入れる。焼き色がついたら表裏を返し、ふたをし、中まで火が通るまで、色よく焼き上げる。器に盛る。
5 続けてフライパンにバターをとかし、bを加えて軽く煮つめる（ソース）。④にかける。
6 おろし大根は水けを軽くきって青じそと混ぜ、⑤に添える。

根菜スープ

材料（2人分）

- 大根……2.5cm（100g）
- にんじん……⅕本（30g）
- じゃが芋……1個（100g）
- ごぼう……⅙本（30g）
- ねぎ……½本（50g）
- サラダ油……小さじ1
- a 熱湯……3カップ
- a 固形ブイヨン……½個
- こしょう……少量

作り方

1 大根とにんじんとじゃが芋はそれぞれ皮をむいて5mm厚さのいちょう切りにする。ごぼうはたわしでこすり洗いし、1cm幅の斜め切りにする。ねぎは1cm幅に切る。
2 なべにサラダ油を熱して①をいためる。油がまわったらaを加えて15〜20分、やわらかくなるまで煮る。
3 器に盛り、こしょうをふる。

胚芽精米ごはん

材料（2人分）

- 胚芽精米ごはん……300g

びわ

材料（2人分）

- びわ……4個

一日の献立例

1523kcal／塩分（4.6g）

朝 青のり入り厚焼き卵献立 530kcal（1.5g） →p.14

昼 簡単トマトリゾット献立 331kcal（1.0g） →p.78

夕 豆腐ハンバーグ献立 662kcal（2.1g）

夕食献立例2例

豆腐ハンバーグ 292kcal（1.6g）
精白米ごはん 252kcal（0g）

＋例❶
・じゃが芋とトマトの重ね煮 161kcal（0.7g）→p.94
合計：705kcal（2.3g）

＋例❷
・ブロッコリーのからしあえ 30kcal（0.2g）→p.49
合計：574kcal（1.6g）

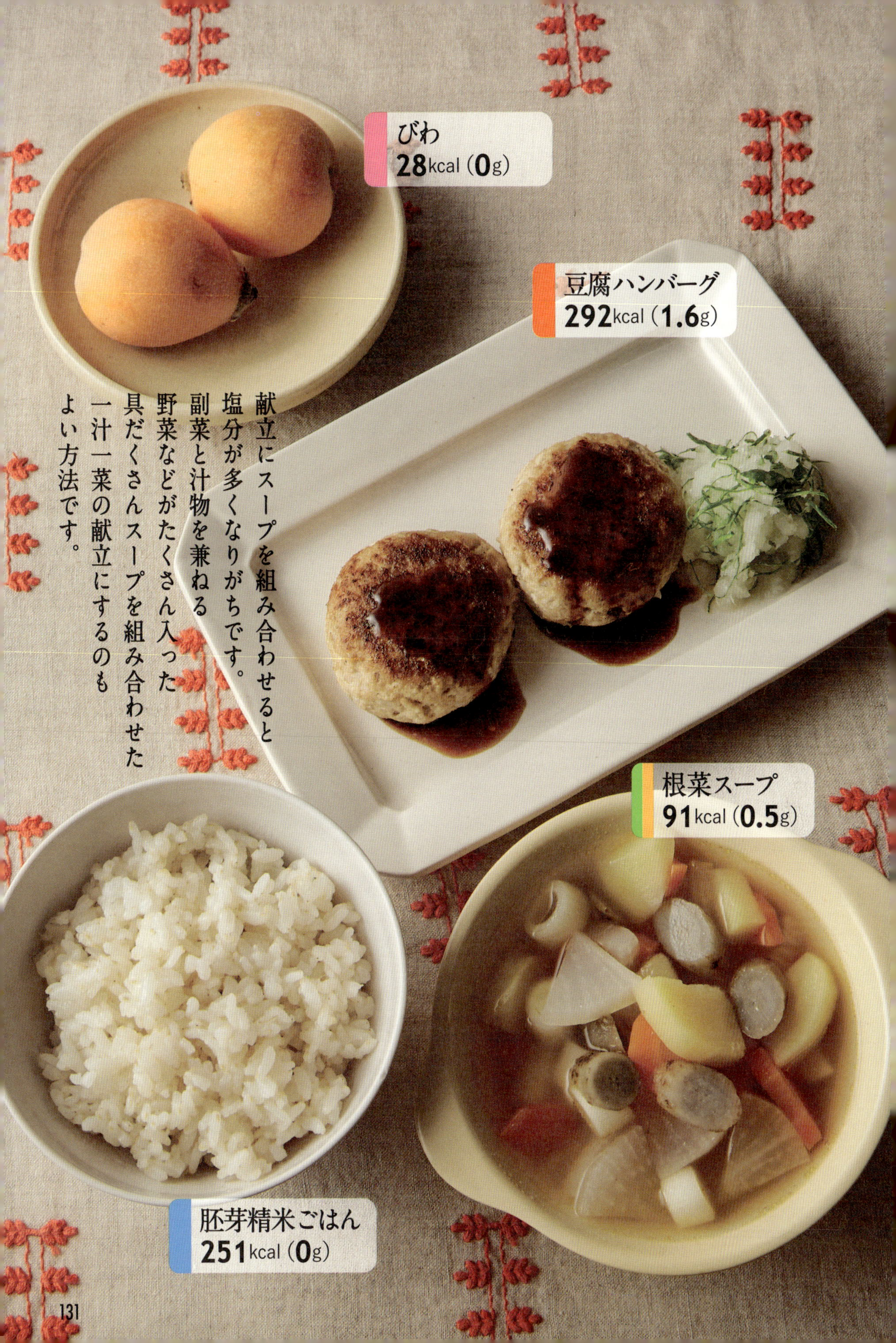
びわ
28kcal（0g）
豆腐ハンバーグ
292kcal（1.6g）
根菜スープ
91kcal（0.5g）
胚芽精米ごはん
251kcal（0g）

献立にスープを組み合わせると塩分が多くなりがちです。副菜と汁物を兼ねる野菜などがたくさん入った具だくさんスープを組み合わせた一汁一菜の献立にするのもよい方法です。

575kcal／塩分（2.2g）

麻婆豆腐献立

主菜	麻婆豆腐	219kcal	（1.0g）
副菜	蒸しなすの黒酢ごまだれがけ	46kcal	（0.3g）
汁物	トマトのエスニックスープ	60kcal	（0.8g）
主食	胚芽精米ごはん	251kcal	（0g）

POINT

さんしょうの辛さは、とうがらしと比べてさわやかでしびれる感じ。この辛味でうす味を感じさせません。

麻婆豆腐

材料（2人分）

- もめん豆腐……½丁（180g）
- 豚赤身ひき肉……70g
- サラダ油……大さじ1½
- 豆板醤《とうばんじゃん》……小さじ½
- 甜麺醤《てんめんじゃん》……小さじ1
- a
  - 水…1カップ　酒･大さじ1
  - しょうゆ……小さじ½
  - 顆粒鶏がらだし……ミニスプーン1
  - こしょう……少量
- ねぎのみじん切り……50g
- b
  - かたくり粉……小さじ1
  - 水……小さじ2
- 粉ざんしょう……少量

作り方

1 豆腐は水けをきり、1.5㎝角に切る。
2 フライパンを熱してサラダ油を入れ、ひき肉を加えてほぐしながら、色が変わるまでいためる。豆板醤と甜麺醤を順に加えてはいため、なじんだらaを加えてよく混ぜる。
3 ①を加え、煮立ったら中火にして約1分煮、ねぎを加えて混ぜる。bを加えて混ぜ、さらになべをゆすりながら全体を混ぜてとろみをつける。
4 器に盛り、粉ざんしょうをふる。一味とうがらしを好みで多めにふるのもよい。

蒸しなすの黒酢ごまだれがけ

材料（2人分）

- なす……2本（160g）
- a
  - すり白ごま……大さじ1½
  - 黒酢……大さじ½
  - おろししょうが…小さじ1
  - しょうゆ……小さじ1
  - 砂糖……小さじ1

作り方

1 なすはへたを切って皮をむき、水に浸して水けをきる。ラップで包んで電子レンジ（500W）で3分半加熱し、あら熱がとれたら冷蔵庫で冷やす。
2 ①を4～6つに裂いて器に盛り、aを混ぜて（黒酢ごまだれ）かける。

トマトのエスニックスープ

材料（2人分）

- ミニトマト……4個（40g）
- 鶏ささ身……⅗本（30g）
- エリンギ……1本（40g）
- 玉ねぎ……¼個（50g）
- サラダ油……小さじ1
- a
  - 水……1⅔カップ
  - 顆粒鶏がらだし……ミニスプーン1
  - レモンの皮‥少量　ねぎ…10g
  - しょうが……1かけ（15g）
  - 赤とうがらし……½本
- b ナムプラー･レモン汁‥各小さじ1

作り方

1 ささ身は細く切る。エリンギは薄切りにする。玉ねぎは薄切りにする。
2 ミニトマトはへたを除いて半分に切る。しょうがはせん切りにする。ねぎは縦半分に切ってから斜めに薄く切る。赤とうがらしは水につけてもどしてから、種を除いて小口切りにする。
3 なべにサラダ油を入れて熱し、①を加えてさっといためる。aを加えて煮立て、②を加えて再度煮立てて3～4分煮、bを加え混ぜる。

胚芽精米ごはん

材料（2人分）

- 胚芽精米ごはん……300g

一日の献立例

1582 kcal／塩分（5.2g）

- 朝　漬物納豆献立　458kcal（1.3g）→p.40
- 昼　アサリとキャベツのスパゲティ献立　549kcal（1.7g）→p.66
- 夕　麻婆豆腐献立　575kcal（2.2g）

夕食献立例2例

麻婆豆腐 219kcal（1.0g）
胚芽精米ごはん 251kcal（0g）

＋例❶
- レタスとピーマンのしょうが風味いため　53kcal（0.4g）→p.144
- エビの酸辣湯スープ　52kcal（0.6g）→p.108

合計：575kcal（2.0g）

＋例❷
- 青梗菜の練りごまあえ　61kcal（0.5g）→p.62
- きのこの豆乳スープ　37kcal（0.5g）→p.82

合計：568kcal（2.0g）

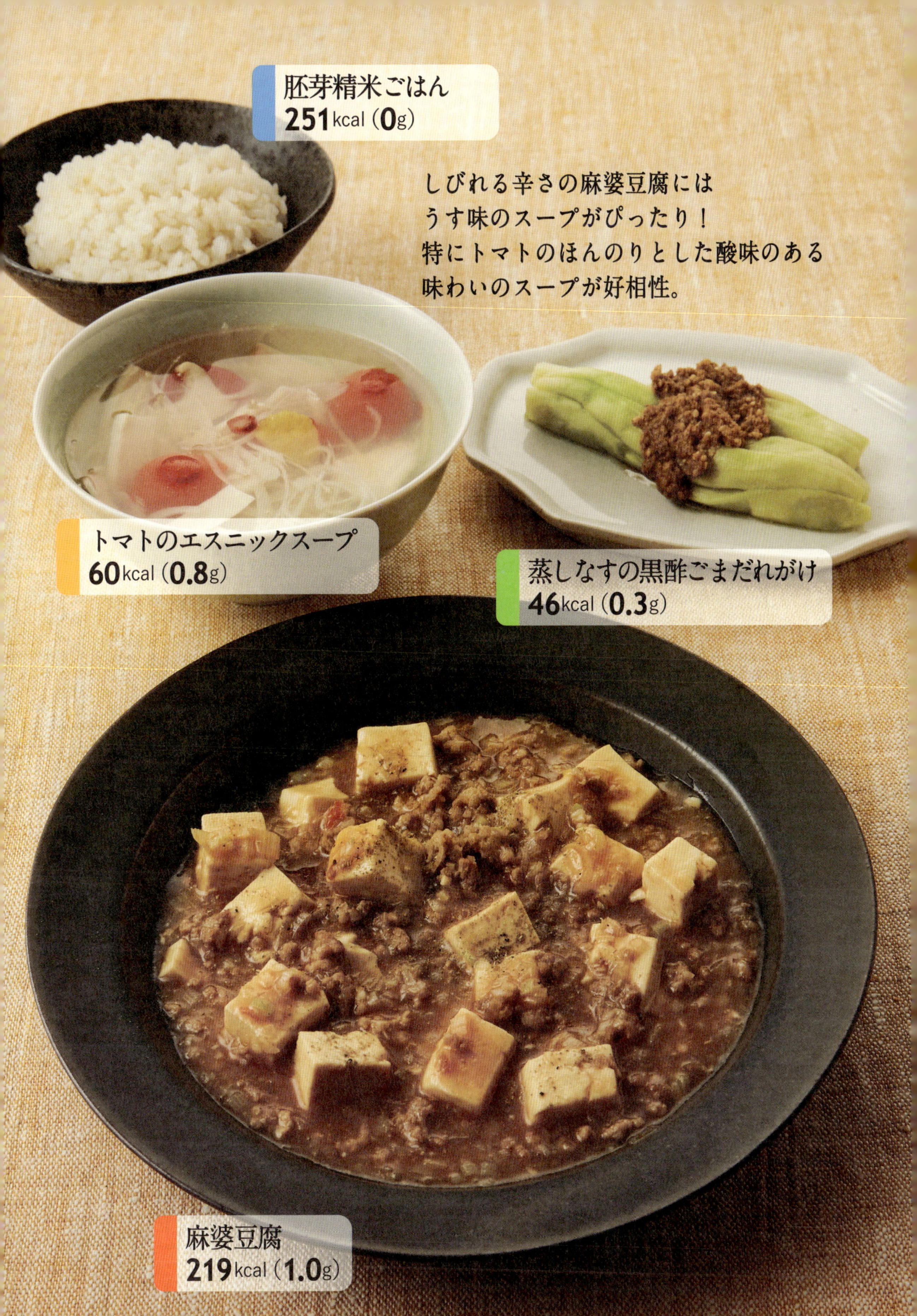

胚芽精米ごはん
251kcal（0g）

しびれる辛さの麻婆豆腐には
うす味のスープがぴったり！
特にトマトのほんのりとした酸味のある
味わいのスープが好相性。

トマトのエスニックスープ
60kcal（0.8g）

蒸しなすの黒酢ごまだれがけ
46kcal（0.3g）

麻婆豆腐
219kcal（1.0g）

ゆで豚　おろしポン酢添え

おろしポン酢には七味以外に、しょうが、さんしょう、一味とうがらしなどもおすすめ。

材料（2人分）

豚もも肉（しゃぶしゃぶ用）……160g

a
- 水……5カップ
- ねぎの青い部分
- しょうがの皮
- 玉ねぎの切れ端
- にんじんの皮
- パセリの軸
  （ねぎの青い部分〜パセリの軸）各適量

酒……大さじ2

サニーレタス……3枚（80g）

おろし大根……100g

b
- しょうゆ……小さじ2½
- レモン果汁※……大さじ1

※ゆずやかぼす、すだちの果汁でもよい。

作り方

1 なべにa（用意できたものでよい）を入れて煮立て、酒を加える。豚肉を広げながら入れてさっとゆでで、湯をきって皿などにとる。ラップをしてそのままさます。

2 サニーレタスは食べやすい大きさにちぎる。①とともに器に盛る。

3 別器に混ぜたbと水けをきったおろし大根を入れる。七味をかけ、②に添える（おろしポン酢）。肉をレタスで巻き、おろしポン酢をつけて食べる。

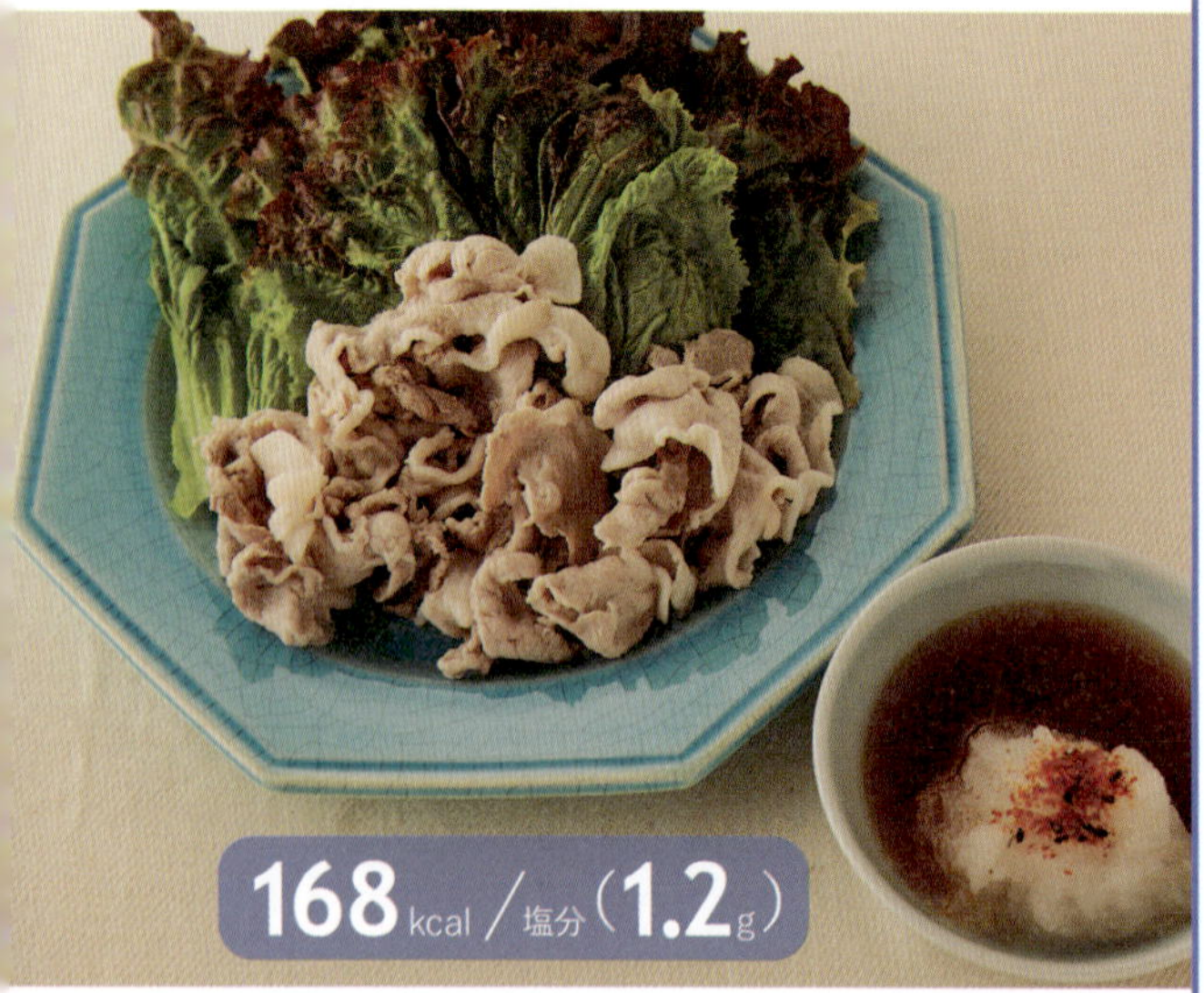

168kcal／塩分（1.2g）

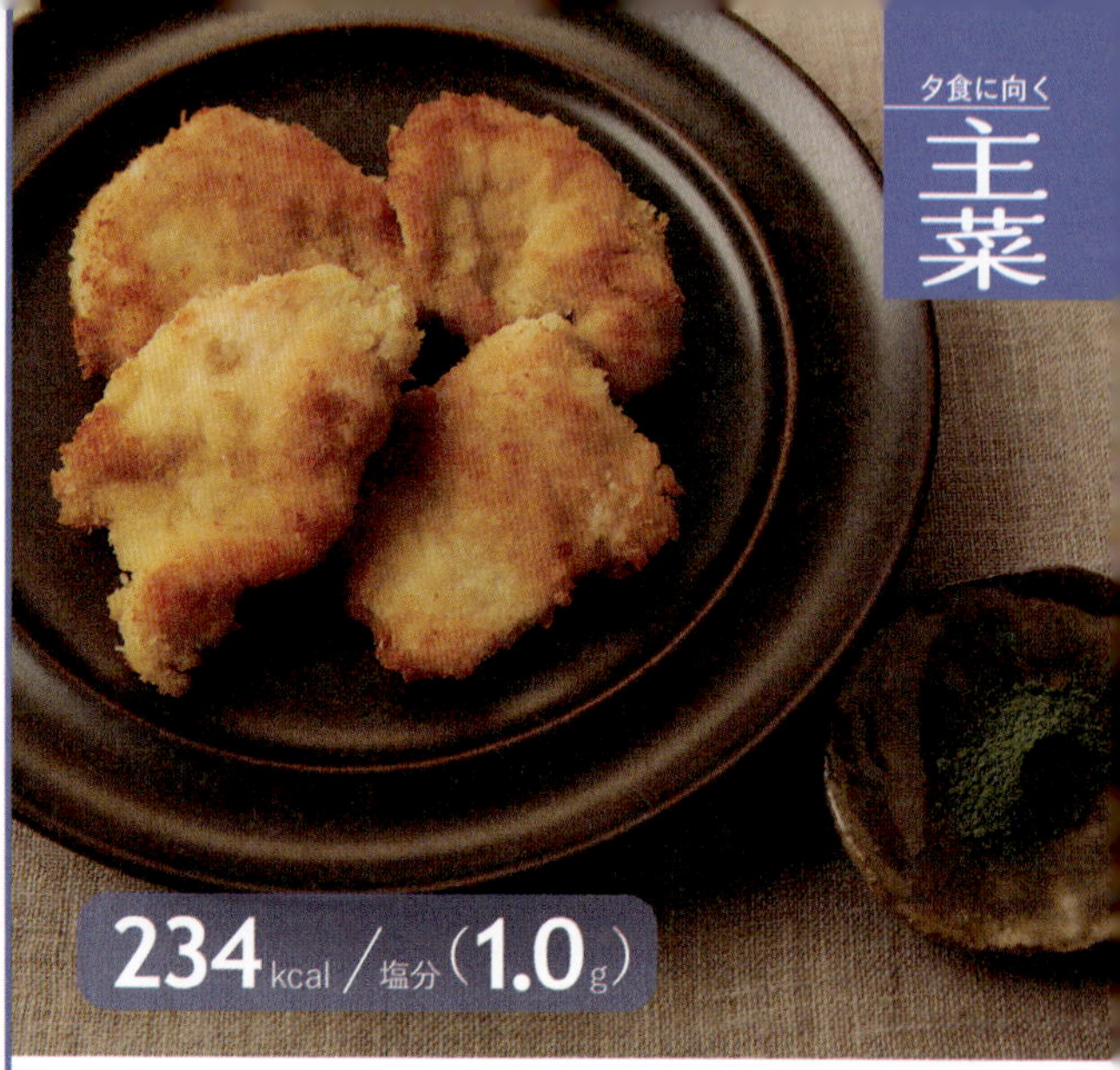

234kcal／塩分（1.0g）

鶏肉のパン粉揚げ焼き

鶏肉には塩をせずに、食べるときに抹茶塩でいただきます。

材料（2人分）

鶏胸肉（皮なし）……⅗枚（150g）

こしょう……少量

小麦粉……大さじ1

a
- とき卵……大さじ2
- 水……小さじ2

パン粉……大さじ5

サラダ油……大さじ3

b
- 抹茶……小さじ½
- 塩……小さじ⅓

作り方

1 鶏肉は大きめのそぎ切りにしてこしょうをふる。

2 aは混ぜる。

3 パン粉は手でもんで細かくする。

4 ①に小麦粉をまぶし、②にくぐらせて余分を落とし、③をまぶす。フライパンにサラダ油を熱し、両面をカリッと揚げ焼きにする。器に盛る。

5 bを混ぜ、別器に入れて添える（抹茶塩）。抹茶塩を少しずつつけながら食べる。

シャリアピンステーキ

肉をやわらかくするために、みじん切りにした玉ねぎをまぶしておいてから焼きます。

材料（2人分）

牛ももステーキ用肉 …… 2枚（140g）
a
- 塩 …………… ミニスプーン½
- こしょう …………………… 少量
- 玉ねぎのすりおろし …………… 小⅙個分（20g）

サラダ油 ………………… 小さじ1
バター（食塩不使用）‥小さじ2（8g）
玉ねぎのみじん切り　½個分（100g）
赤ワイン ………………… 大さじ2
さやいんげん ……………… 80g
サラダ油 ………………… 小さじ1
b
- 塩 …………… ミニスプーン½
- 砂糖 ……………… ひとつまみ
- こしょう …………………… 少量

作り方

1 牛肉はそれぞれ2つに切り、aをまぶして10分おく。肉についた玉ねぎを落として（落とした玉ねぎはとりおく）、サラダ油を熱したフライパンで好みの加減に焼き、器に盛る。

2 ①のフライパンにバターをとかし、①の玉ねぎと玉ねぎのみじん切りを加えていためる。しんなりとなったら赤ワインを加えてひと煮し、ステーキの上にかける。

3 さやいんげんはへたを切り除き、ゆでて湯をきり、半分に切る。サラダ油を熱したフライパンに入れ、さっといためてbで調味する（さやいんげんのソテー）。②に添える。

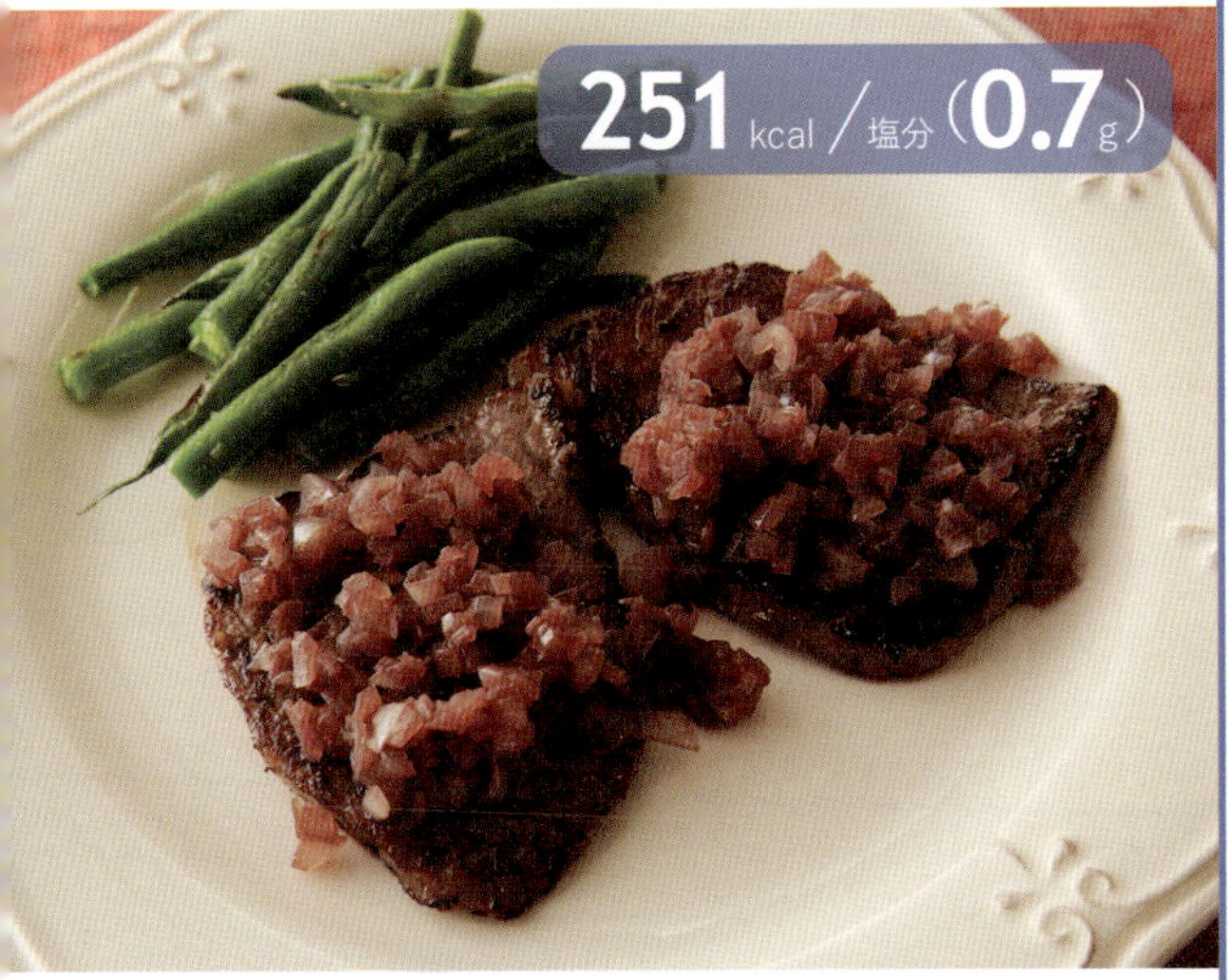

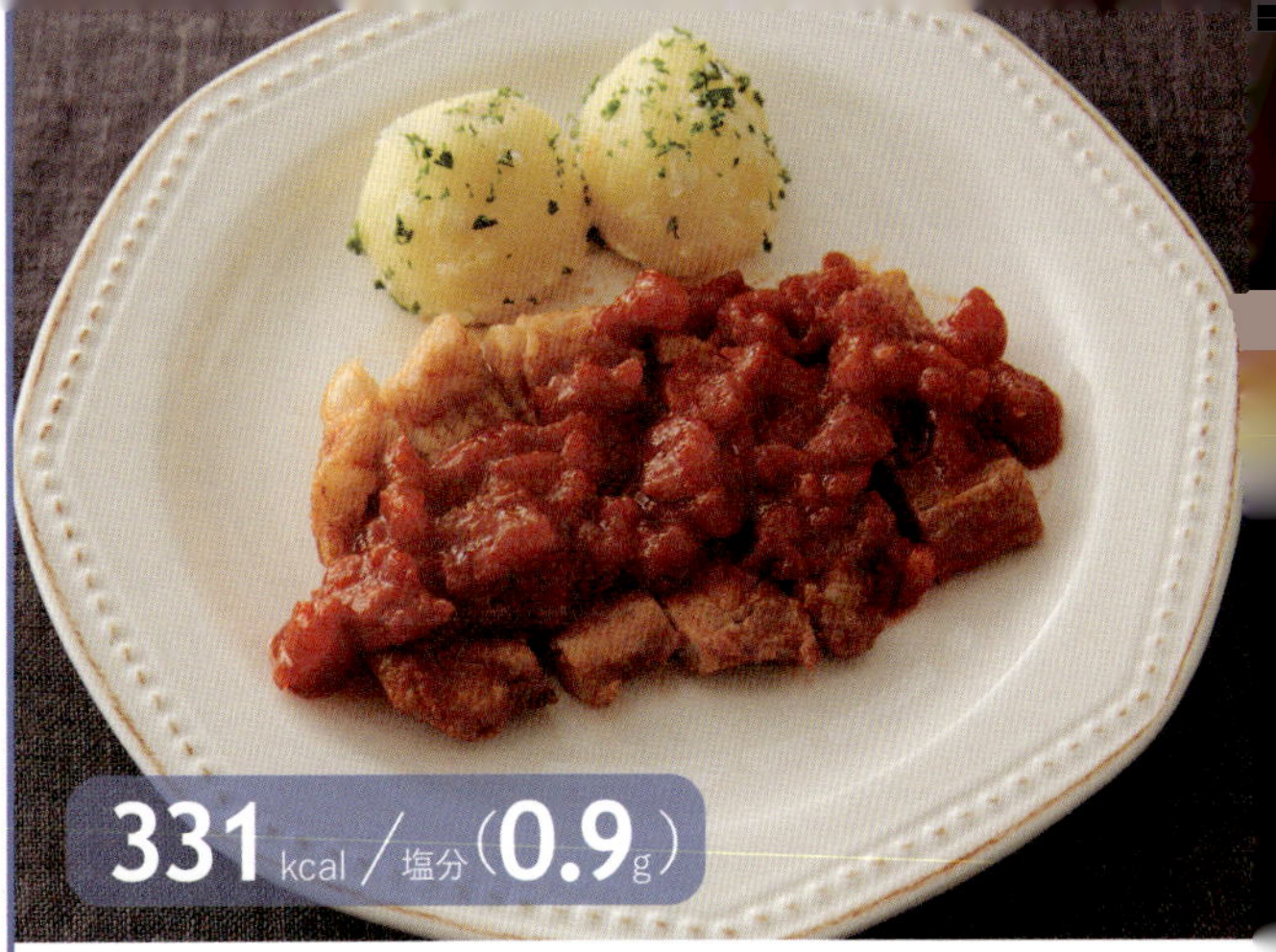

ポークソテーのサワーソースがけ

ピリッと辛くてワインビネガーの酸味のきいたサワーソースは魚にも合います。

材料（2人分）

- 豚ロース豚カツ用肉　2枚（160g）
- こしょう …………………… 少量
- 小麦粉 ……………… 大さじ1

サラダ油 ………………… 小さじ2
にんにくのみじん切り …… ½かけ分
ワインビネガーまたは酢‥大さじ2
a
- トマト水煮缶詰め‥½缶（200g）
- 固形ブイヨン …………… ¼個

b
- レモン汁 ……………… 大さじ1
- チリペッパー …………… 少量
- 塩 …………… ミニスプーン1
- こしょう …………………… 少量

じゃが芋 ……………… 1個（100g）
パセリのみじん切り …… 大さじ1

作り方

1 豚肉は筋を切って包丁の峰などで軽くたたき、こしょうをふって小麦粉をまぶす。

2 フライパンにサラダ油を熱して①を入れ、両面に焼き色をつけながら、火が通るまで焼く。食べやすい大きさに切り分けて器に盛る。

3 ②のフライパンににんにくを入れて火にかけ、香りが立ったらワインビネガーを加えて煮立てる。aを加えて5分ほど煮、煮汁が煮つまったらbを加えて混ぜ、②にかける。

4 じゃが芋は皮をむいて4つに切り、やわらかくゆでる。なべの湯を捨てて再度火にかけ、なべを揺すりながら焦がさないように水けをとばし、パセリをまぶす（パセリ風味の粉吹き芋）。③に添える。

ひき肉入り簡単春巻き

春巻きは具に味をつけているので、食べるときはなにもつけずに食べましょう。味のアクセントにからしをどうぞ。

材料（2人分）

豚赤身ひき肉……………… 80g
はるさめ（乾）……………… 20g
干ししいたけ……………… 2枚
ねぎ………………… 15cm（15g）

a
- しょうゆ………… 小さじ1
- ごま油…………… 大さじ½
- こしょう……………… 少量

春巻きの皮………………… 6枚

b
- 小麦粉……………… 大さじ1
- 水…………… 大さじ1¼強

揚げ油
練りがらし………………… 適量

作り方

1 はるさめはさっとゆでて湯をきり、3～4cm長さに切る。干ししいたけは水に浸してもどし、軸を除いて薄切りにする。ねぎはあらみじんに切る。

2 ボールに①とひき肉を入れて混ぜ、aを加えて混ぜる。

3 ②を6等分する。それぞれ春巻きの皮1枚にのせて包み、皮の縁にbを塗ってとめる。165°Cに熱した油で揚げる。

4 適宜食べやすく切って器に盛る。からしを添える。

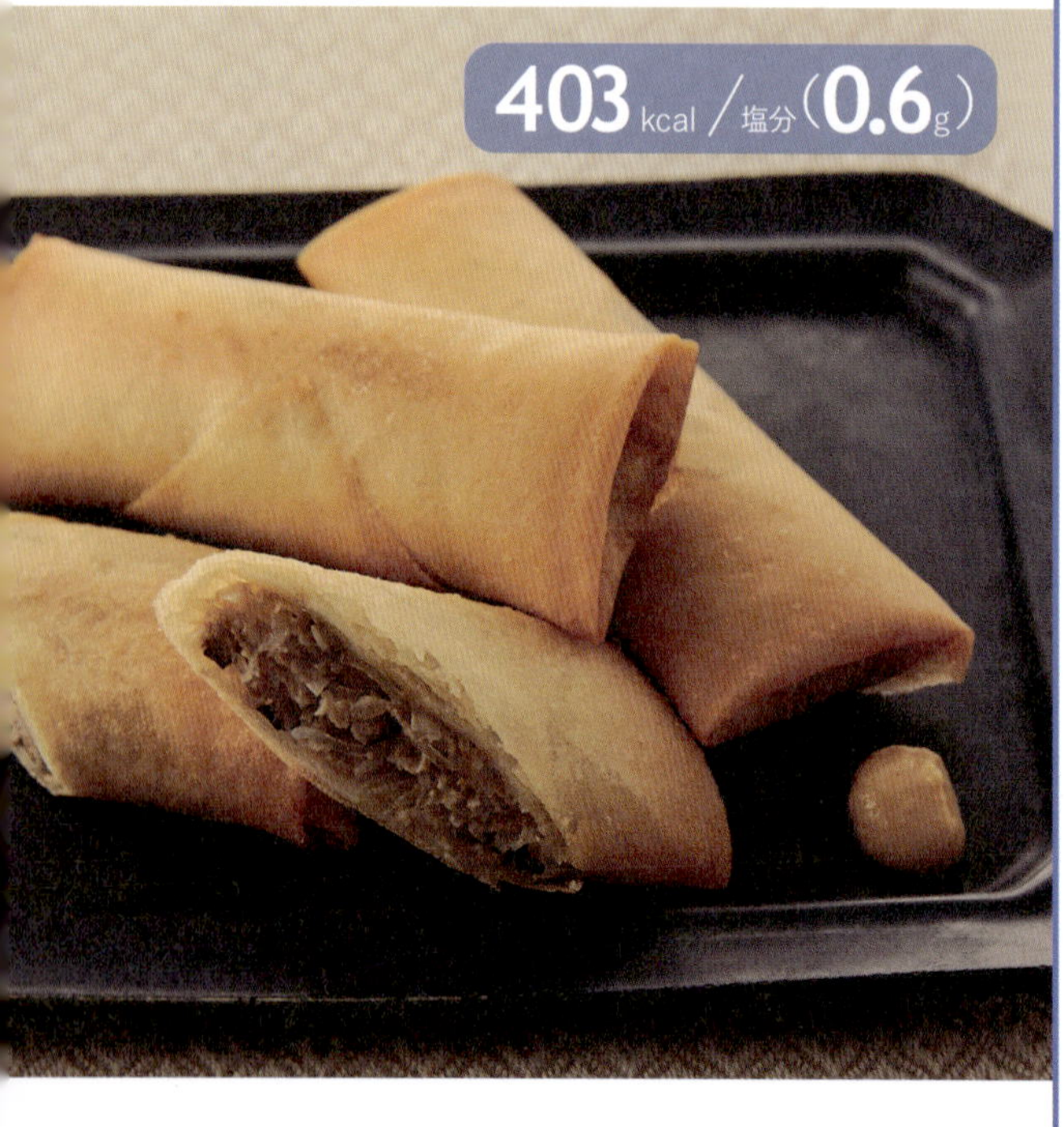

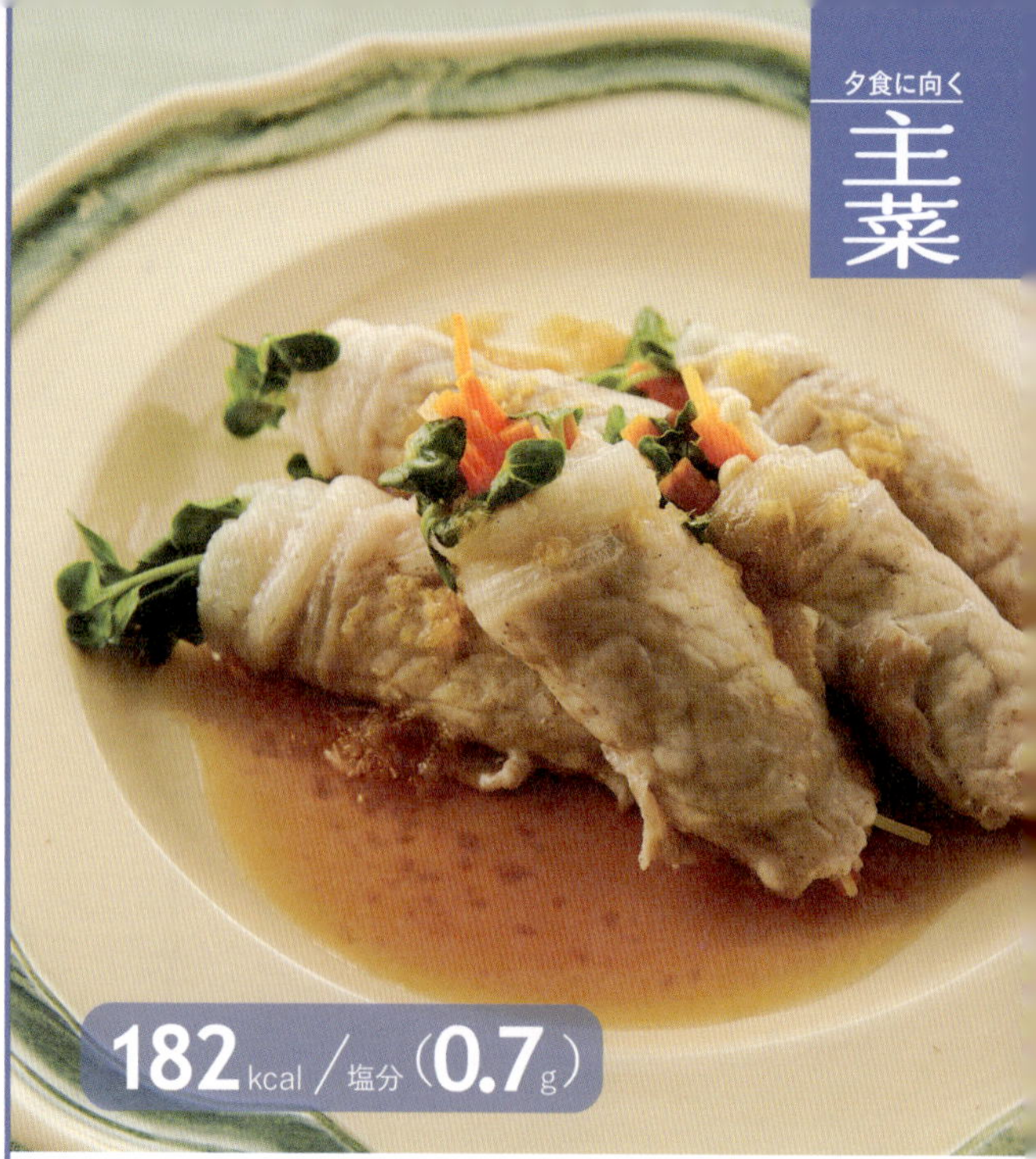

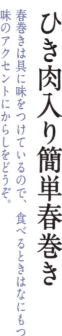

野菜巻き豚肉のレンジ蒸し

肉で巻く野菜はせん切り野菜ならなんでもOK。お好きな野菜でどうぞ。

材料（2人分）

- 豚ロースしゃぶしゃぶ用肉 ……………………… 10枚（120g）
- 塩……………… ミニスプーン¼
- こしょう…………………… 少量

貝割れ菜………… 小½パック（25g）
にんじん………………⅓本（50g）
えのきたけ………… ½パック（50g）

a
- 酢…………………… 大さじ1
- しょうゆ……………… 大さじ½
- 砂糖…………………… 小さじ1
- 玉ねぎのすりおろし… 大さじ½
- しょうがのすりおろし‥ 小さじ½
- にんにくのすりおろし‥ 小さじ½

作り方

1 貝割れ菜は根元を切り除く。にんじんは皮をむいて5cm長さの細切りにする。えのきは石づきを除いて2つに切る。

2 aを混ぜる（たれ）。

3 豚肉を広げて並べ、塩とこしょうをふる。①を等分にのせてきっちりと巻き、耐熱皿にのせる。ラップをかけ、電子レンジ（500W）で5～6分加熱する。

4 器に③を盛り、②をかける。

蒸し鶏ときゅうりのピリ辛ごまだれあえ

きゅうりは大ぶりに切ると、あえ衣とあえても水けが出にくいので、味がうすまらずに食べられます。

材料（2人分）

鶏ささ身…………2本（100g）

a
- 酒…………………小さじ1
- 塩…………ミニスプーン¼

きゅうり…………2本（200g）

しょうが………1かけ（10g）

ねぎ………………10cm（10g）

b
- 練り白ごま………大さじ2
- しょうゆ…………小さじ⅔
- 酢…………………小さじ2
- 砂糖………………小さじ½
- 豆板醤《とうばんじゃん》……………小さじ¼

作り方

1 ささ身は耐熱皿に入れてaをふり、ラップをかけて電子レンジ（500W）で1～2分加熱し、そのままさめるまでおく。

2 きゅうりは長めの乱切りにする。

3 しょうがとねぎはみじん切りにする。ボールに入れてbと混ぜる（ピリ辛ごまだれ）。

4 ③に①②を加えてあえる。

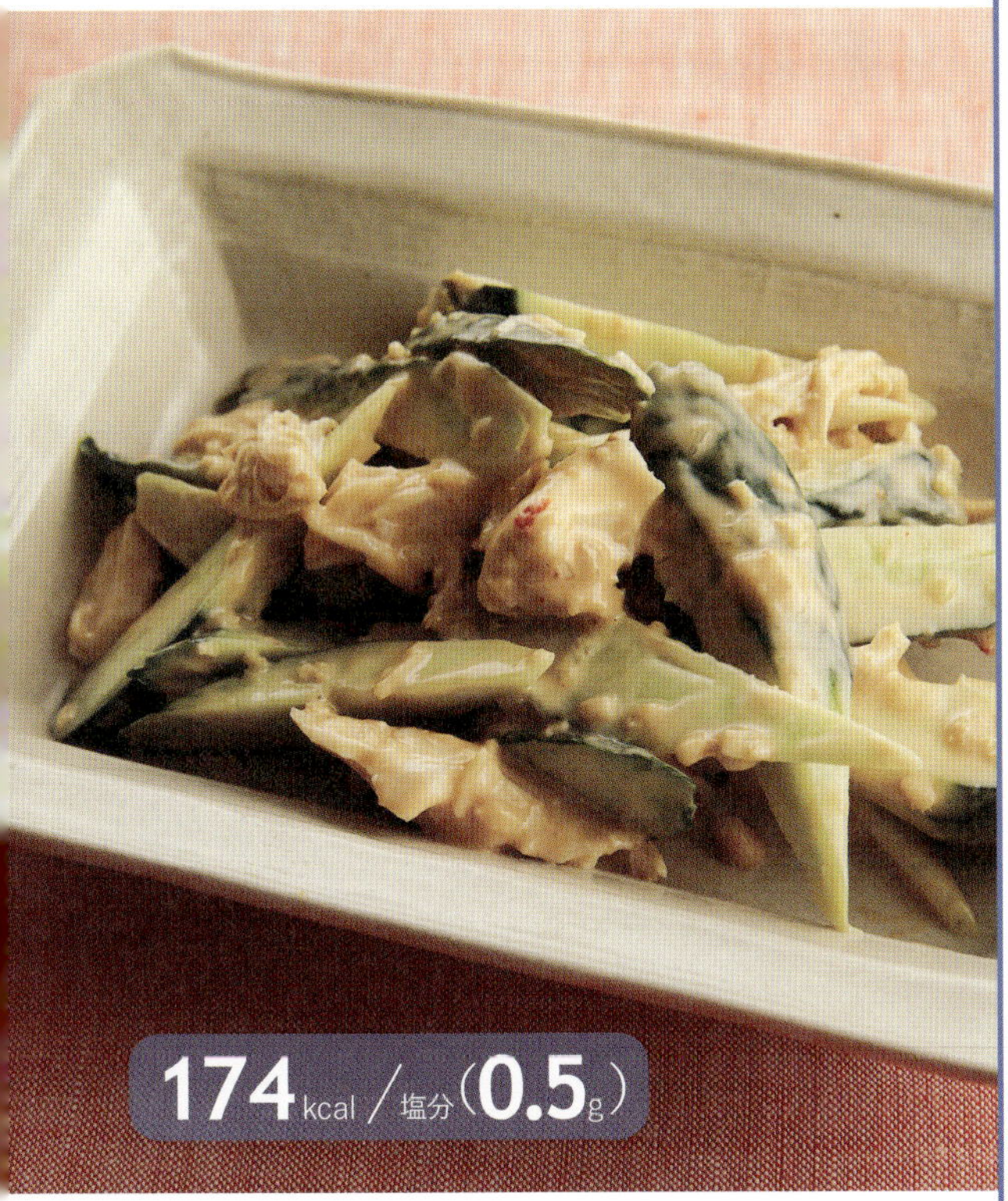

174kcal／塩分（0.5g）

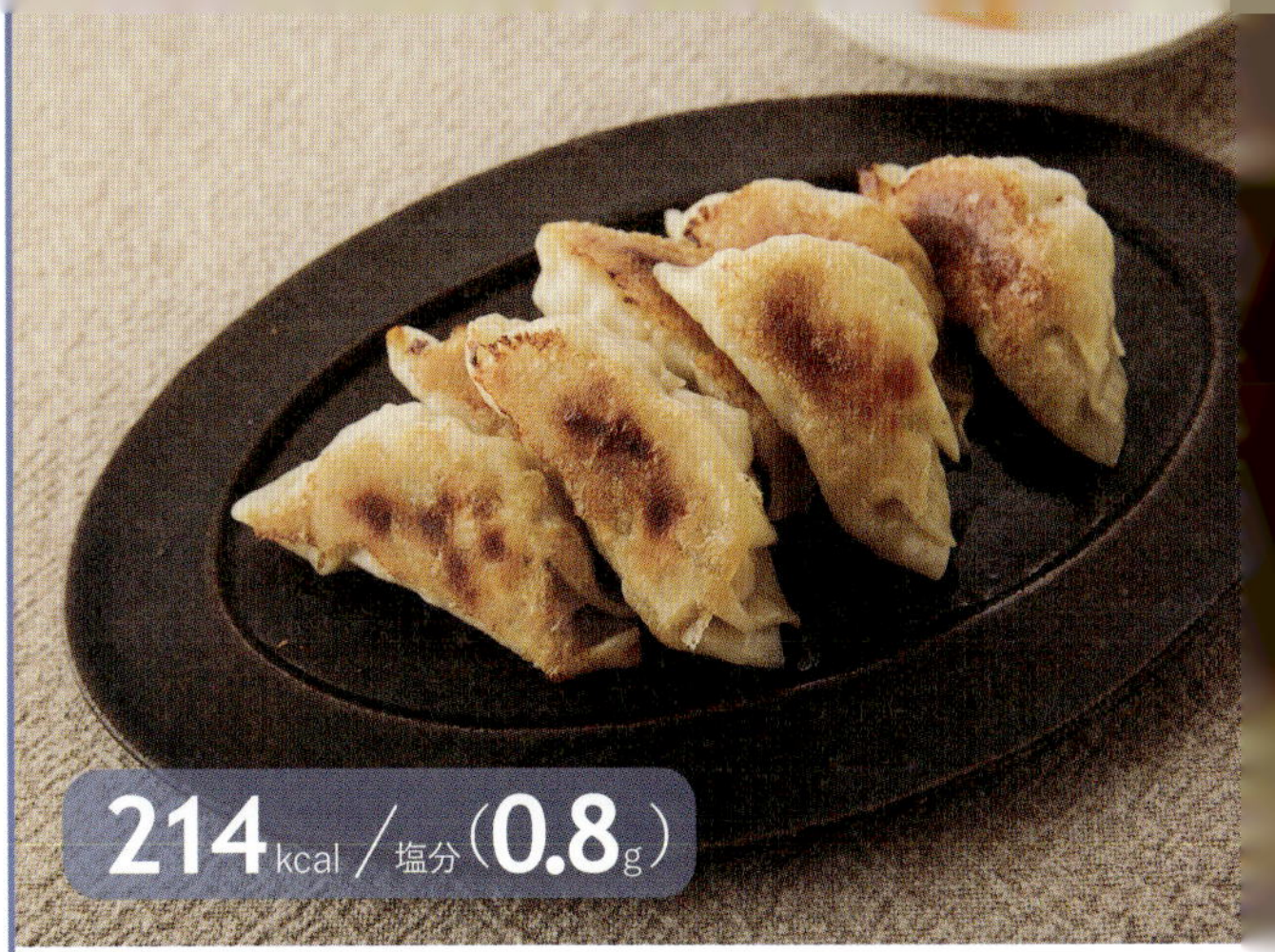

214kcal／塩分（0.8g）

ギョーザ

手作りすると塩分も調整できるし、なんといってもおいしい！

材料（2人分）

豚赤身ひき肉……………………50g

キャベツ………………2枚（140g）

塩…………………ミニスプーン½

えのきたけ………½パック（50g）

a
- ねぎのみじん切り‥10cm分（10g）
- しょうがのすりおろし
- ……………大さじ1（15g）

b
- 酒…小さじ2　ごま油‥小さじ1
- オイスターソース……小さじ½
- しょうゆ小さじ¼　こしょう少量
- 顆粒鶏がらだし‥ミニスプーン1

ギョーザの皮……………14枚

サラダ油……大さじ1＋小さじ½

c
- 酢または黒酢…………小さじ2
- 辣油《らーゆ》………………………適量

作り方

1 キャベツは細かく刻んで塩をふってもみ、水けを絞る。えのきは石づきを除いて1cm長さに切る。

2 ボールに①、ひき肉、a、bを入れ、混ぜる。

3 ②を1/14量ずつ皮にのせ、縁に水をつけてひだをつけて包む。

4 フライパンを熱し、サラダ油大さじ1を入れてなじませる。③を並べて中火にし、焼き色がついたら熱湯1カップを加え、ふたをして弱火で7～10分蒸し焼きにする。

5 水分がなくなったら、サラダ油小さじ1/2を加えて強火でパリッとこんがり焼く。器に盛ってcを添える。

タラの蒸し煮　クリームソース

たんぱくな味わいの白身魚に合う野菜たっぷりのクリームソースです。

材料（2人分）

- 生ダラ……………2切れ（200g）
- こしょう……………………少量

玉ねぎ…………………½個（100g）

にんじん………………⅕本（30g）

パセリ……………………1本（5g）

サラダ油…………………小さじ1

a
- 白ワイン………………大さじ2
- 水………………………大さじ2

b
- 生クリーム……………大さじ3
- 塩……………ミニスプーン½
- こしょう……………………少量

作り方

1 タラはこしょうをふる。

2 玉ねぎは薄く切る。にんじんは皮をむいて薄い輪切りにする。

3 パセリは葉と茎とに分け、葉はみじん切りにする。茎もとりおく。

4 なべにサラダ油を塗って②を敷き、パセリの茎も入れて①を並べる。aをふり入れてふたをして火にかけ、沸騰したら中火にして3分蒸し煮にする。野菜と蒸し汁をなべに残してタラをとり出し、器に盛る。

5 残った野菜と蒸し汁を煮つめ、bを加えて混ぜる（クリームソース）。タラにかけ、パセリのみじん切りをふる。

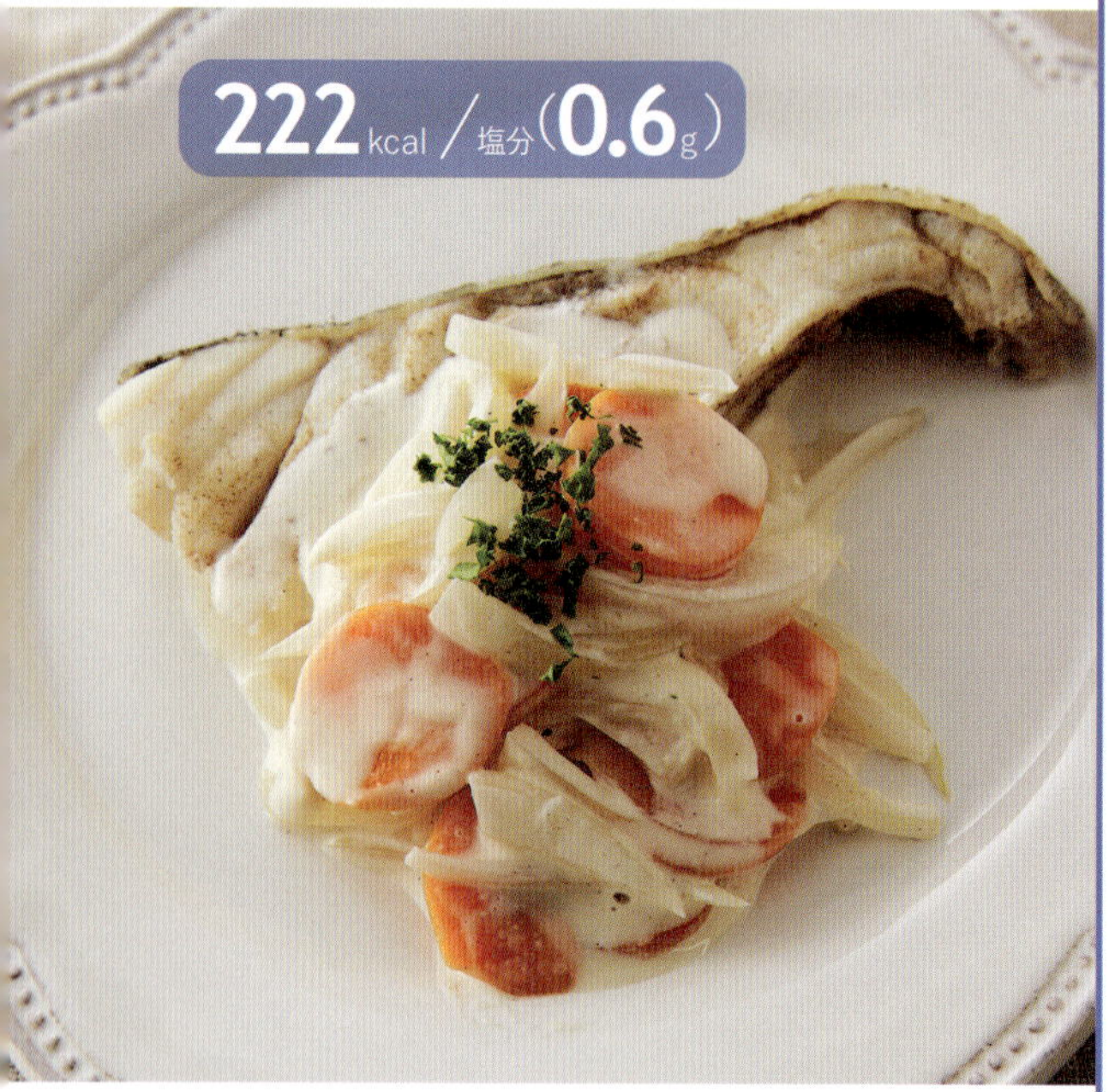

222 kcal／塩分（0.6g）

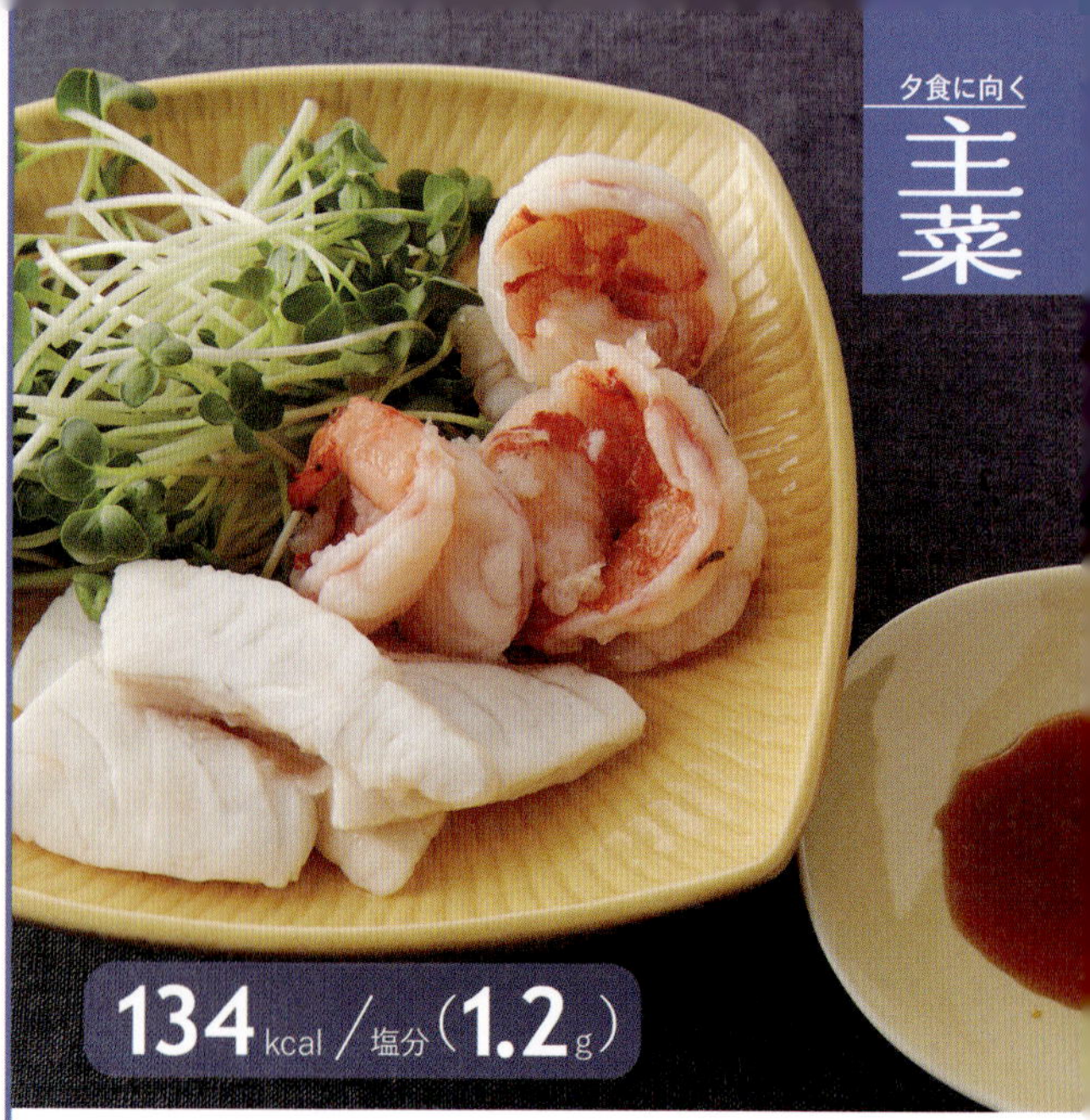

134 kcal／塩分（1.2g）

エビと白身魚のくずゆで

つるっとした食感でのどごしがよいので夏の日におすすめ。

材料（2人分）

- エビ（殻と尾を除いたもの）……………………6尾（120g）
- 白身魚（刺し身用スライス）※……………………………80g
- かたくり粉………………適量

貝割れ菜………小⅘パック（40g）

しょうゆ…………………小さじ2

※栄養価はタイで算出。

作り方

1 エビは背に切り込みを入れ、背わたを除く。白身魚とともにかたくり粉を全体にしっかりとまぶす。

2 たっぷりの湯で①をゆで、すぐに冷水にとる。さめたら水けをよくきる。

3 貝割れ菜は根元を切り除き、②とともに器に盛る。別器にしょうゆを入れて添える。

ひじき入り豆腐ハンバーグ

ハンバーグのたねにみそで下味をつけるのが、この減塩料理のみそ。

材料（2人分）

- 牛豚ひき肉……70g
- みそ…小さじ½　酒…小さじ2
- もめん豆腐……½丁（150g）
- ひじき（乾）……2g
- 小ねぎ……8本（40g）
- パン粉……大さじ2
- サラダ油……大さじ3
- サニーレタス……2枚（40g）
- a
  - トマトケチャップ……小さじ2
  - ウスターソース……小さじ1
  - 酒・水……各小さじ2

作り方

1 豆腐はキッチンペーパーを数枚重ねたバットなどに、つぶしながら押しつけて水けをきる。

2 ひじきはもどして水けをしっかりときる。小ねぎは小口切りにする。

3 みそは酒でとき、ひき肉と合わせ、肉が冷たいうちに手早く混ぜ、粘りが出るまで練り混ぜる。

4 ①をつぶしながら加えて混ぜ、②を加えて混ぜる。さらにパン粉も加えて混ぜ合わせ、ラップをかけて15分～1時間ほど冷蔵庫で休ませる。

5 2つに分けて楕円形に成型する。フライパンにサラダ油を熱して両面を3～4分ずつしっかりと焼いて火を通し、器に盛る。レタスを添える。

6 ⑤のフライパンをきれいにしてaを加えてひと煮し、⑤にかける。

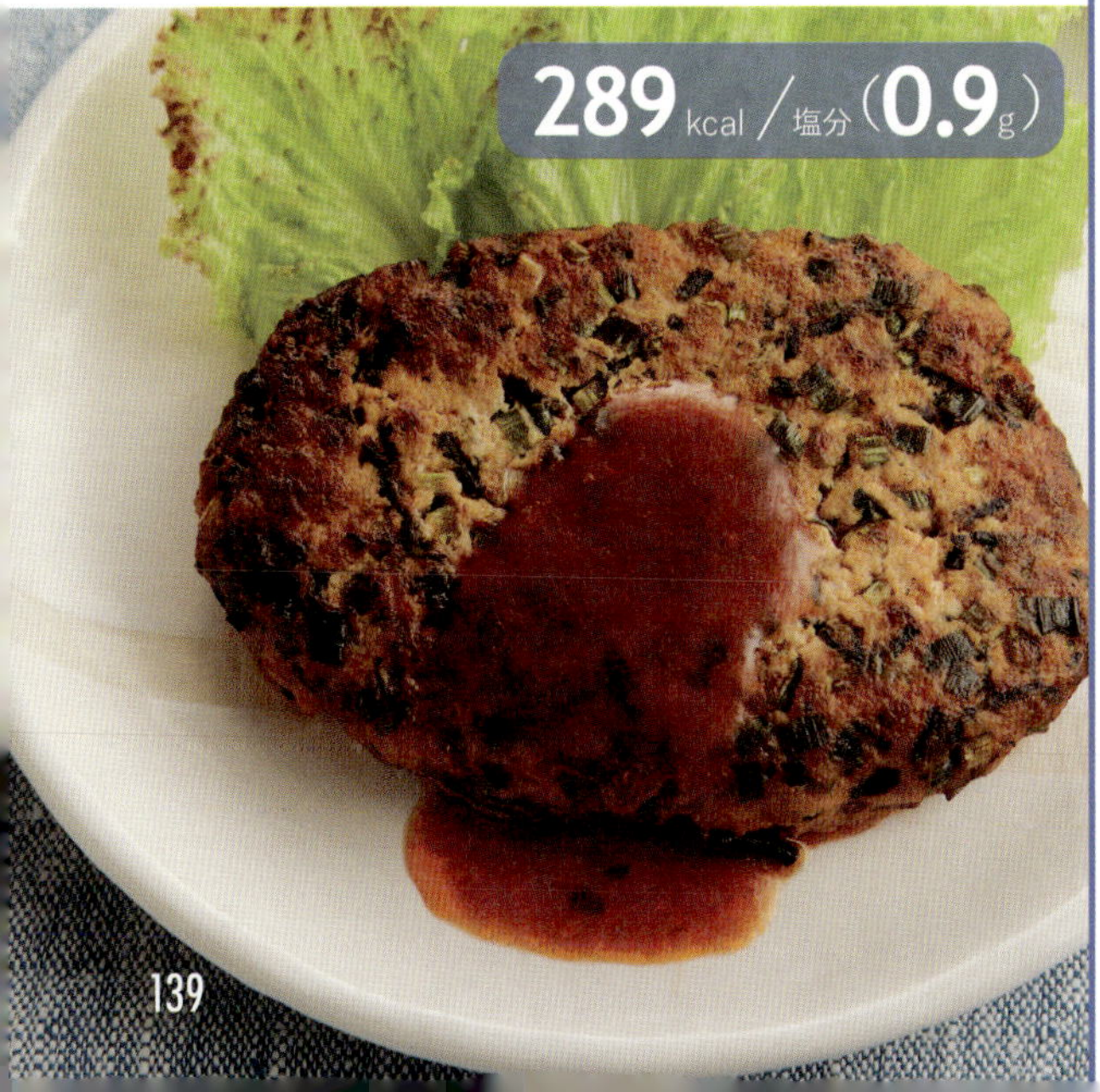

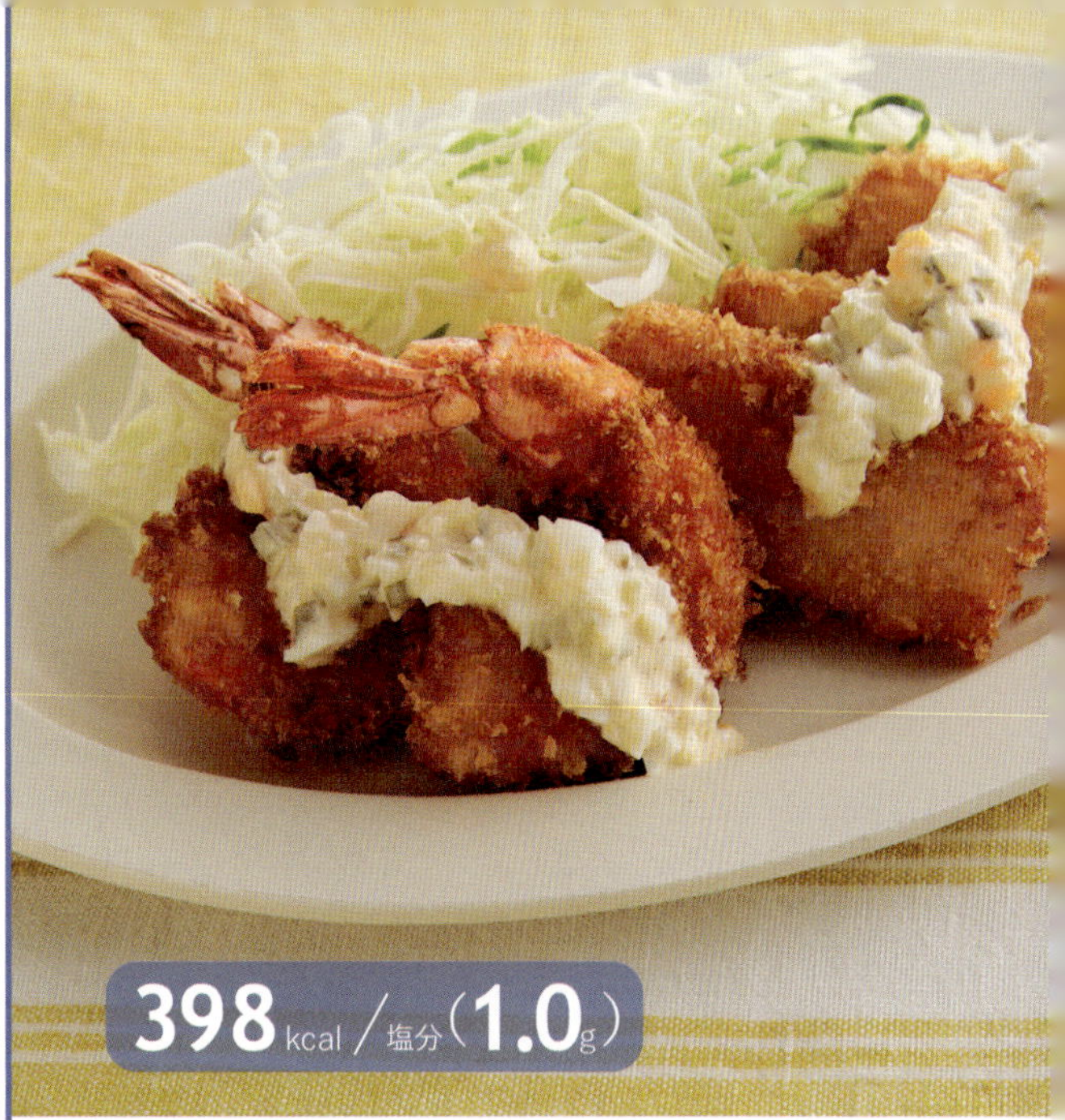

エビとイカのフライ　手作りタルタルソースがけ

エビやイカは塩分を含んでいるので下塩せずにフライにします。

材料（2人分）

- エビ（殻付き）……4尾（80g）
- ロールイカ（冷凍）……100g
- こしょう……少量
- 小麦粉……大さじ1
- とき卵……½個分
- パン粉……½カップ（20g）
- 揚げ油
- キャベツのせん切り……1～2枚分（100g）
- タルタルソース※……2人分

作り方

1 エビは竹串で背わたを引き抜き、尾を残して殻をむく。イカは食べやすい大きさに削ぎ切る。いずれも水けをふいてこしょうをふる。

2 小麦粉、とき卵、パン粉の順に衣をつけ、170°Cに熱した揚げ油で2～3分カラリと揚げる。

3 器に盛ってキャベツを添え、フライにタルタルソースをかける。

タルタルソースの作り方（4人分）

玉ねぎのみじん切り1/4個分（50g）は水にさらして水けを絞り、ピクルス小1本（15g）とケーパー5粒はみじん切りにし、ゆで卵1個は細かく切る。ボールにすべて入れ、マヨネーズ1/3カップ（約60g）を加えて混ぜる。

がんもどきのだし煮

がんもをふっくらと煮揚げるために煮汁は多めです。盛るときは半量程度にしましょう。

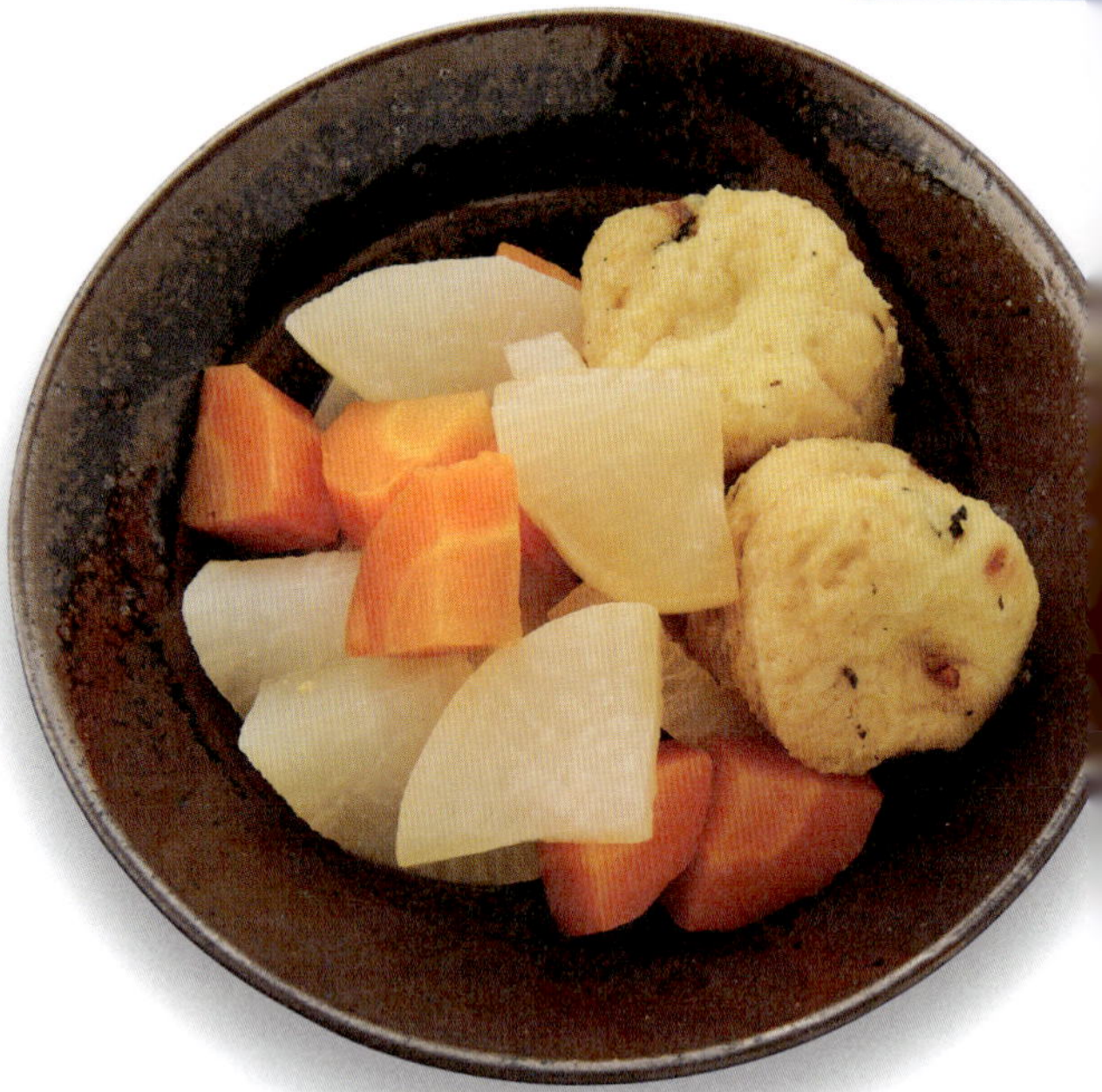

材料（2人分）

がんもどき	小4個（80g）
大根	3cm（120g）
にんじん	½本（80g）
だし	1¼カップ
みりん	小さじ2½
しょうゆ	小さじ2½

作り方

1 がんもどきはゆでて油を抜く。湯をきり、あら熱がとれたらキッチンペーパーで水けと油分をふきとる。

2 大根とにんじんは皮をむいて厚めのいちょう切りにする。

3 小なべに②とだしを入れ、火にかけて煮立てる。①とみりんを加えて落としぶたをし、野菜がやわらかくなるまで10分ほど煮る。

4 しょうゆを加え、全体に味がなじむまで5～6分ほど煮る。

133kcal／塩分（**1.0**g）

れんこんのはさみ焼き

れんこんや鶏肉には下味をつけずに焼きます。からし入り酢じょうゆでいただきます。

材料（2人分）

れんこん	⅖節（80g）
鶏胸ひき肉	80g
酒	小さじ2
a ねぎのみじん切り	30g
a かたくり粉	小さじ1
サラダ油	大さじ2
b しょうゆ	小さじ2
b 酢	小さじ1
練りがらし	少量

作り方

1 れんこんは皮をむいて20枚の薄い輪切りにし、表面の水けをキッチンペーパーでふく。

2 ひき肉は酒を加えて練り混ぜ、さらにaも加えて混ぜ､10等分する。

3 ①を並べて表面にかたくり粉少量（分量外）をふる。10枚に②を1つずつのせて広げ、残りのれんこんを1枚ずつ重ねて軽くおさえてはさむ。

4 フライパンにサラダ油を熱して③の両面をこんがりと焼いて火を通す。油をよくきって器に盛る。

5 bを合わせて別器に入れ、縁にからしをのせ、④に添える。

144kcal／塩分（**0.7**g）

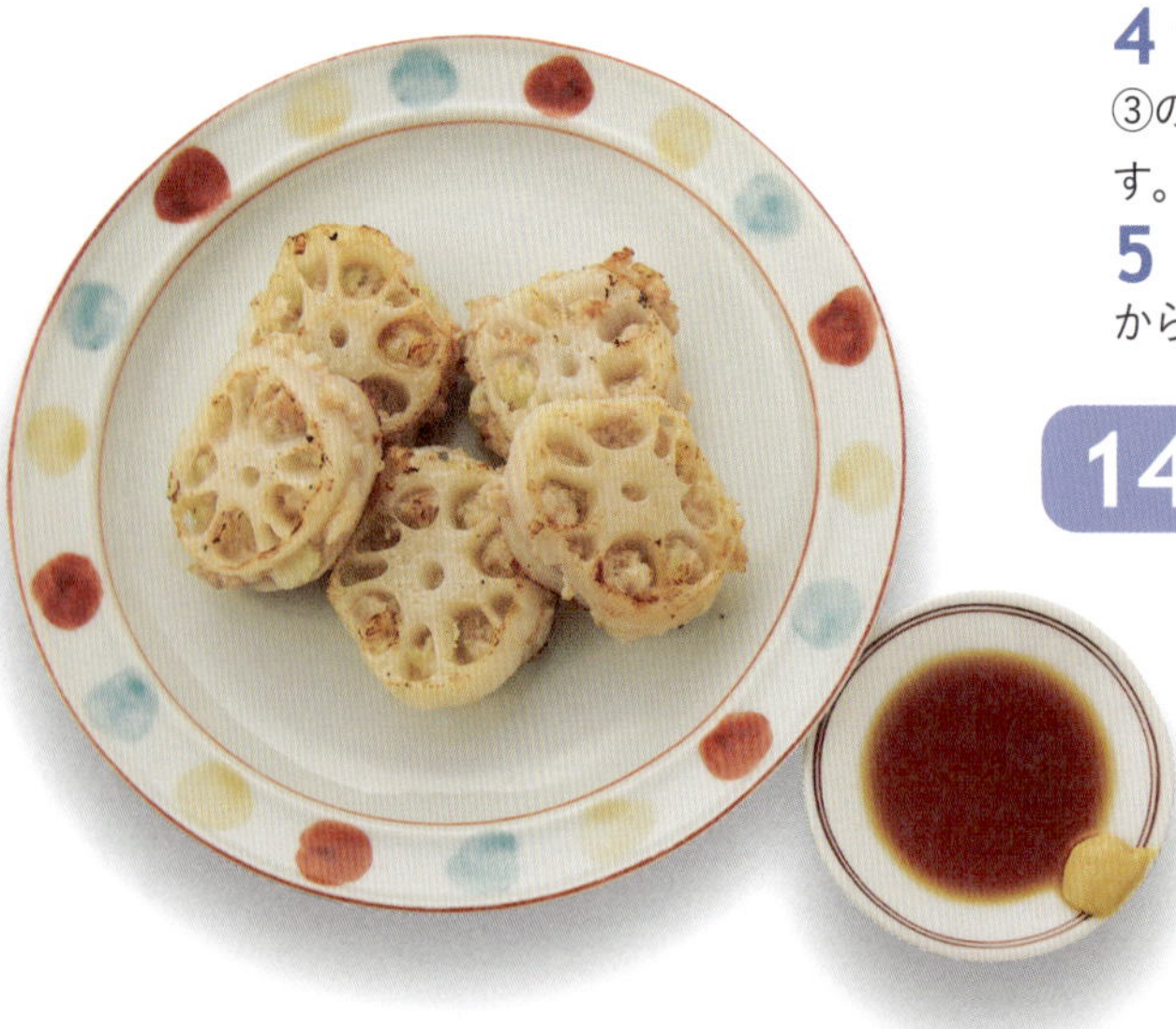

きのこと野菜の南蛮漬け

南蛮酢とはとうがらしやねぎの入った合わせ酢のこと。焼きたてを漬けると味がしみ込みます。

材料（2人分）

まいたけ…………… ½パック（50g）
生しいたけ……………… 3個（50g）
エリンギ…………… 1～2本（50g）
にんじん………………… ⅓本（50g）
ねぎ……………………… ⅓本（30g）
赤とうがらし…………………… ½本
a 酢……………………… 大さじ1½
a 酒・砂糖・しょうゆ・水‥ 各大さじ1

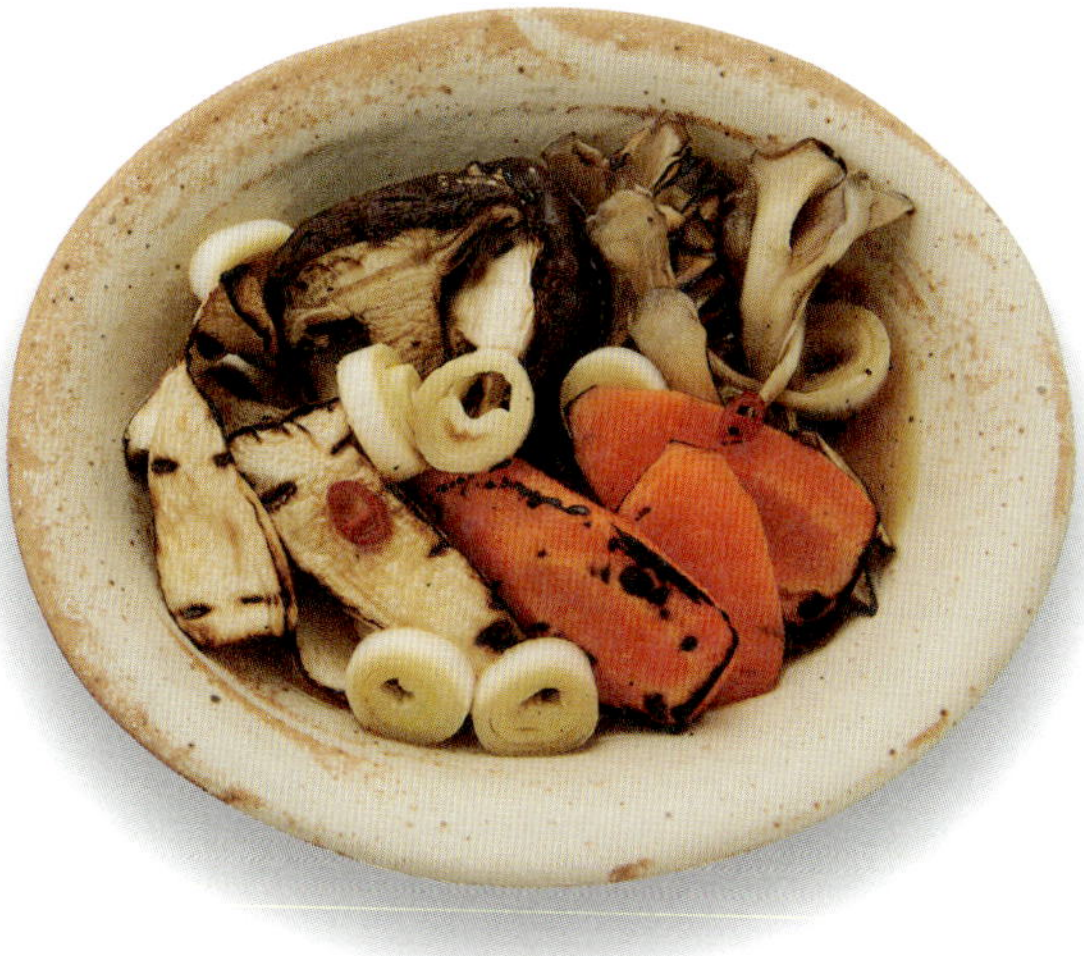

作り方

1 ねぎは3㎜幅の小口切りにし、とうがらしは種を除いて小口切りにする。aとともに耐熱容器に入れ、ラップをかけて電子レンジ（500W）で1分加熱する（南蛮酢）。

2 まいたけは石づきを除いて大きくほぐす。しいたけは石づきを除いて半分に切る。エリンギは5㎜厚さに切る。にんじんは皮をむいて斜め薄切りにする。

3 ②をグリルでこんがりと焼き、熱いうちに①をかけてそのままさます。

47kcal／塩分（0.8g）

長芋のそぼろ煮

長芋は煮るとほっくりとして生とはまた違う味わいです。

材料（2人分）

長芋……………………………… 160g
鶏ももひき肉…………………… 50g
えのきたけ………… ½パック（50g）
サラダ油…………………… 小さじ1
a だし…………………… ¾カップ
a 酒……………………… 大さじ1
さやいんげん…………………… 20g
b 砂糖……………………… 小さじ2
b しょうゆ………………… 小さじ2
c かたくり粉…………… 小さじ1
c 水……………………… 小さじ2

作り方

1 長芋は皮をむいて1㎝厚さの半月切りにする。えのきは石づきを除いて1㎝長さに切る。

2 いんげんはへたを切り除いて1㎝長さに切る。

3 なべにサラダ油を熱してひき肉をいためる。①とaを加えて煮立て、3～4分煮る。

4 ②とbを加えてひと煮し、cでとろみをつける。

132kcal／塩分（0.8g）

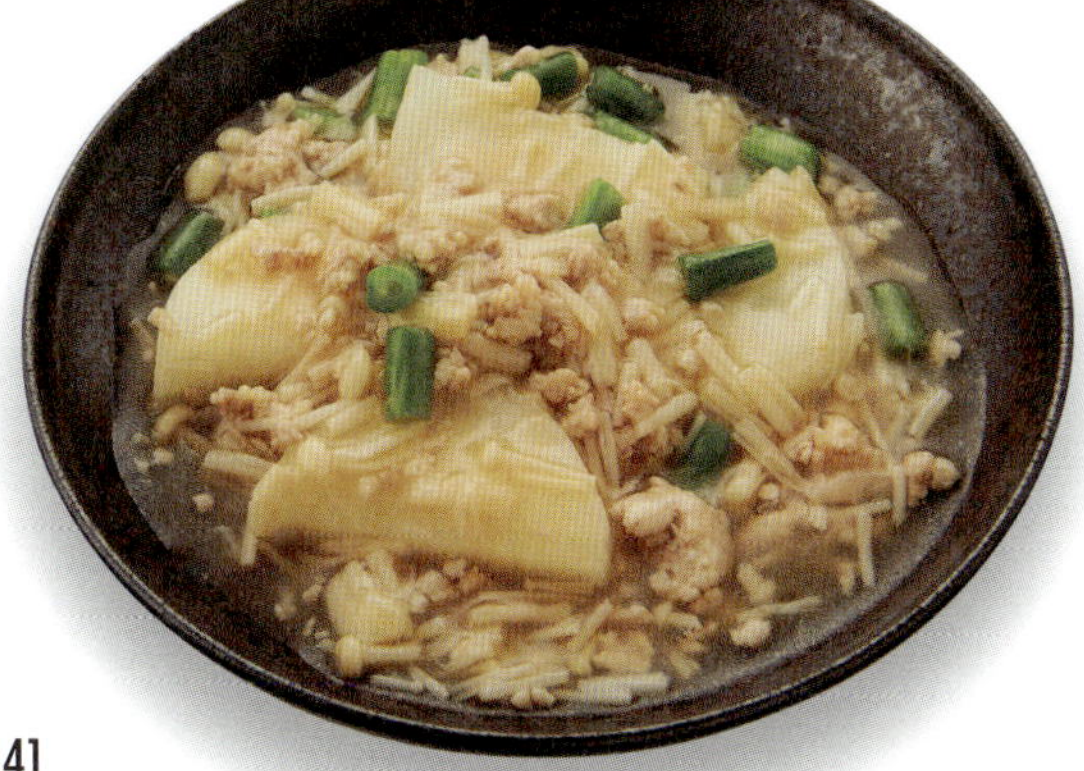

夏野菜の焼きマリネ

焼く前の野菜に油をまぶしておくと少量の油で焼けます。

材料（2人分）

ズッキーニ……………⅓本（60g）
黄パプリカ……………½個（70g）
なす……………………1本（70g）
ししとうがらし………4本（16g）
オリーブ油……………大さじ1
a 白ワイン……………大さじ1
a 酢……………………大さじ1
a 塩……………ミニスプーン1
a こしょう………………少量
a オリーブ油…………大さじ1

作り方

1 ズッキーニとなすはそれぞれへたを切り除き、8㎜厚さの輪切りにする。パプリカはへたと種を除いて乱切りにする。ししとうは柄を切り除く。

2 ①にオリーブ油をまぶす。

3 aを混ぜる。

4 フライパンを熱して②を焼き、ボールなどに移す。焼きたてに③をかけてあえ、15分ほどおく。

★野菜は魚焼きグリルで焼くのもよい。

95kcal／塩分（**0.1**g）

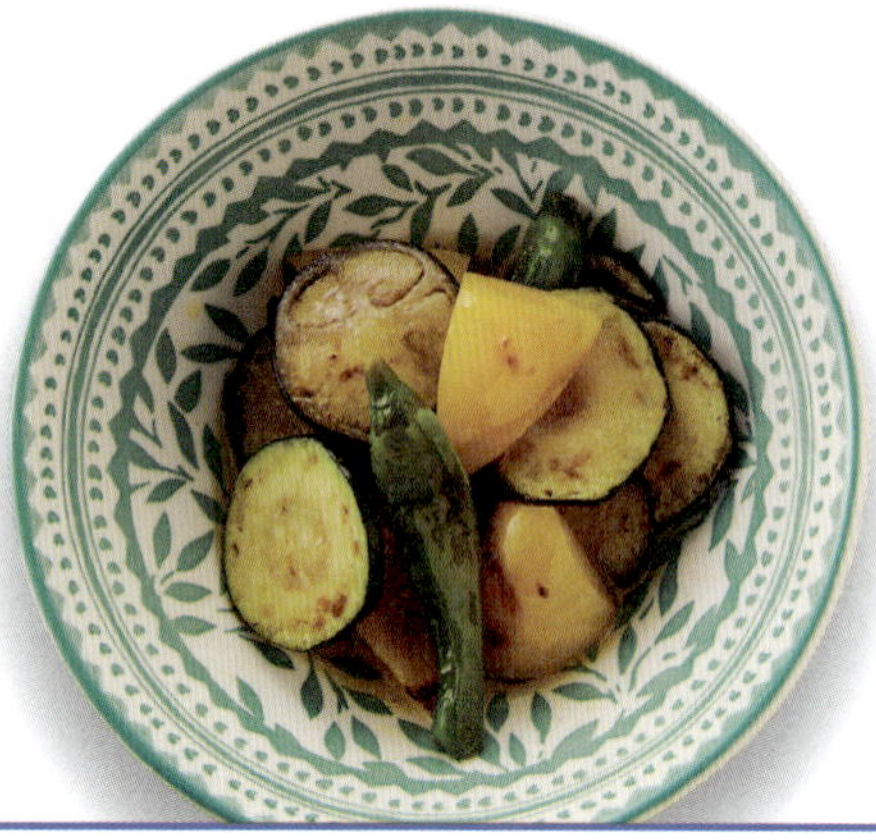

きのこのホットサラダ

いためて調味したきのこを調味液ごとサニーレタスとあえます。

材料（2人分）

しめじ類………………½パック（50g）
えのきたけ……………½パック（50g）
まいたけ………………½パック（50g）
サラダ油………………大さじ1
白ワイン………………大さじ1
a 酢……………………大さじ1
a しょうゆ……………小さじ1
サニーレタス…………5枚（150g）

作り方

1 しめじは石づきを除いて小房に分ける。えのきたけは石づきを除いて半分に切ってほぐす。まいたけは石づきを除いてほぐす。

2 サニーレタスは手でもんでしんなりさせてからちぎり、ボールに入れる。

3 フライパンにサラダ油を熱して①をいため、白ワインをふっていためる。しんなりとなったら火を消し、aを加えて混ぜる。

4 熱いうちに②に加え、ざっとあえて器に盛る。

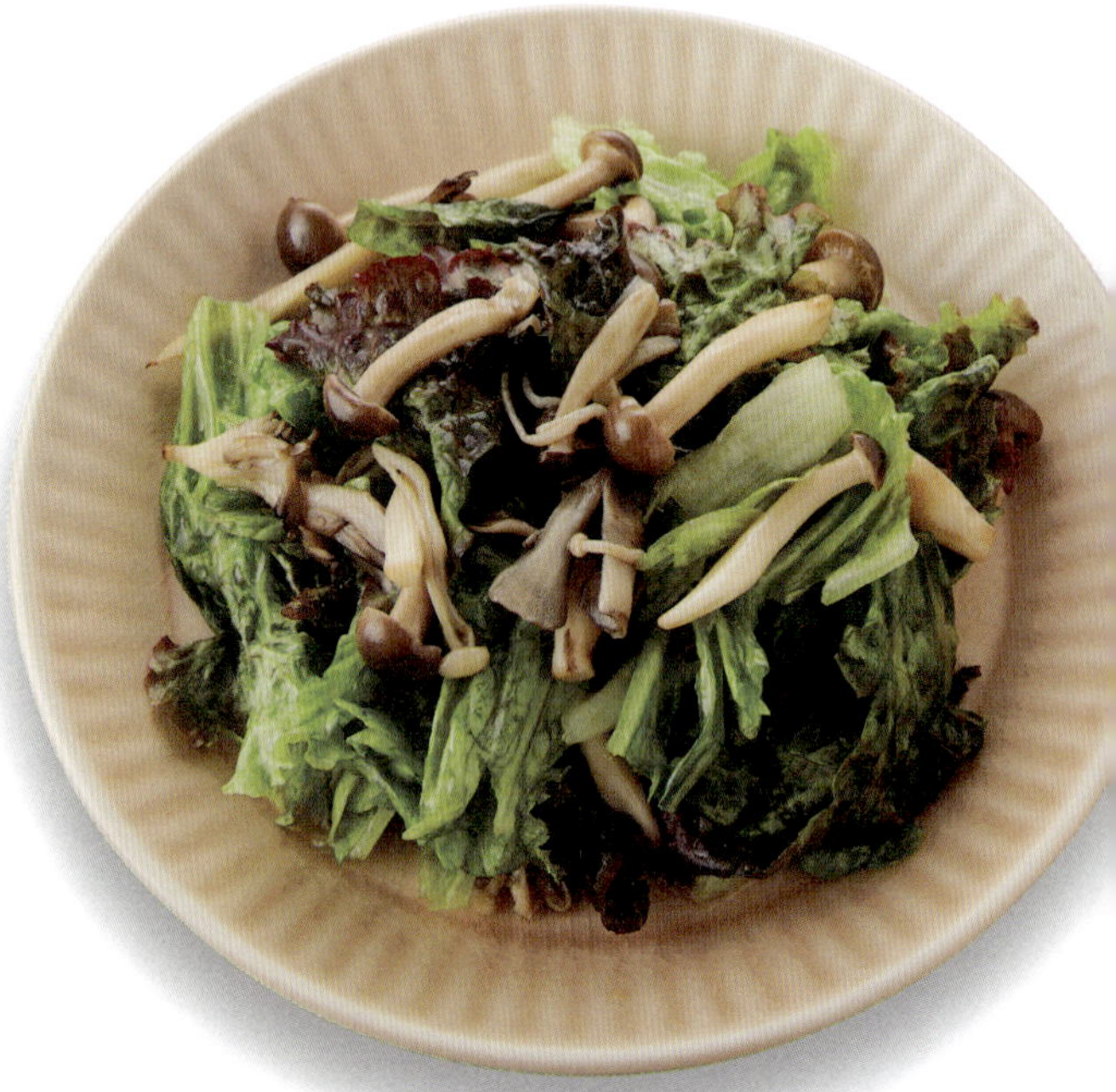

89kcal／塩分（**0.4**g）

ブロッコリーとカリフラワーのからしマヨネーズがけ

からしの辛味はうす味を補います。
からしマヨネーズはポテトサラダなどにもベストマッチ！

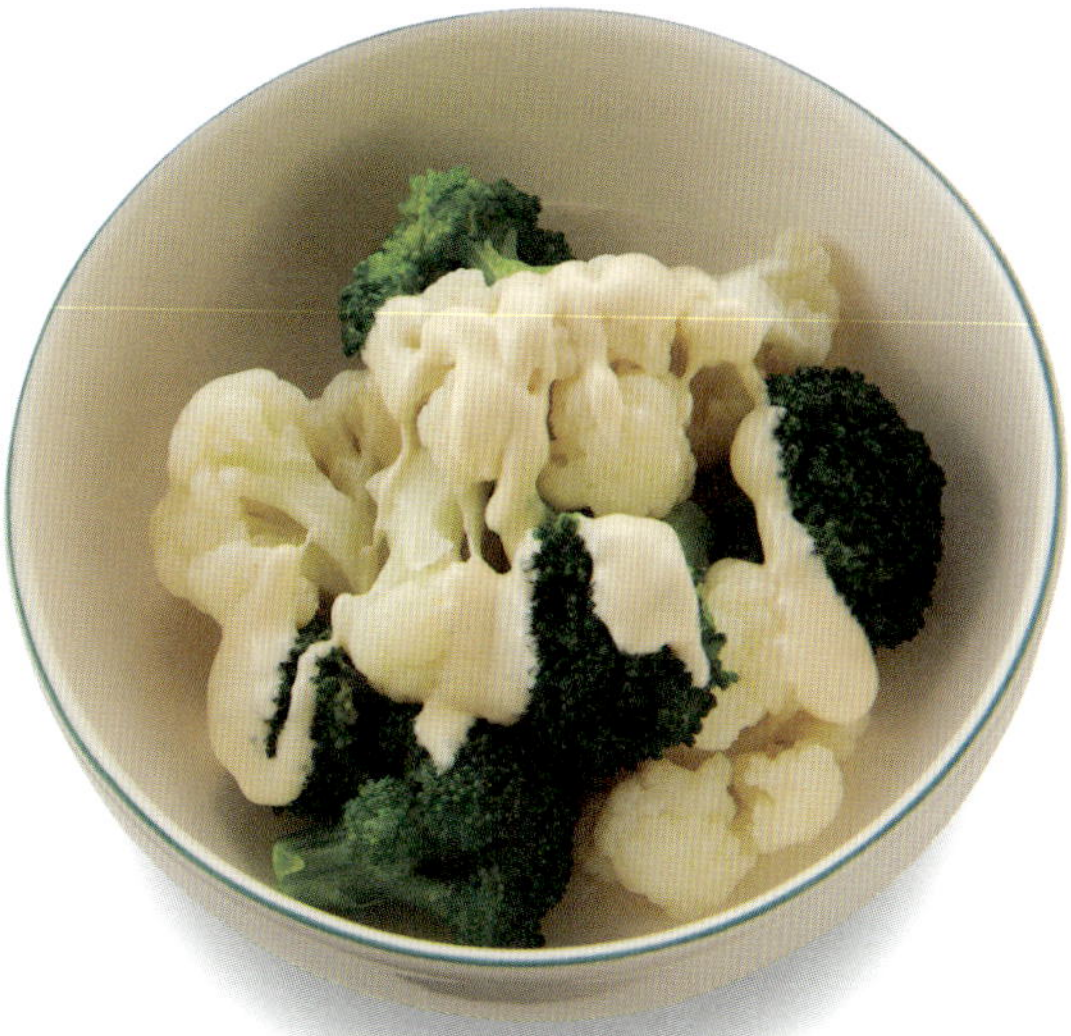

材料（2人分）

ブロッコリー……⅔株分（100g）
カリフラワー……⅓株分（100g）
酢……………………小さじ1
a ｜マヨネーズ………大さじ2
　｜練りがらし‥小さじ½強（3g）
牛乳…………………大さじ½

作り方

1 ブロッコリーとカリフラワーは小房に分ける。なべに湯を沸かしてブロッコリーをゆで、湯から引き上げてざるなどにとる。同じ湯に酢を加え、カリフラワーをゆでて湯をきる。
2 ボールにaを入れて混ぜ、牛乳を加えてときのばす（からしマヨネーズ）。
3 器に①を盛り合わせ、②をかける。

115kcal／塩分（0.4g）

グリーンアスパラガスとグレープフルーツのサラダ

意外な組み合わせに思えますが、
食べてみると納得のさわやかな味わいです。

材料（2人分）

グリーンアスパラガス
　……………………5本（100g）
グレープフルーツ‥½個（100g）
a ｜塩…………ミニスプーン½
　｜酢…………………大さじ½
　｜サラダ油…………大さじ1

作り方

1 アスパラガスは根元を切り除き、下1/3の皮をピーラーでむく。3～4㎝長さに切り、色よくゆでてざるにあげる。
2 グレープフルーツは皮をむき、薄皮を除いて果肉をとり出す。
3 aを混ぜる（ドレッシング）。
4 ①②をざっと混ぜて器に盛り、③をかける。

87kcal／塩分（0.3g）

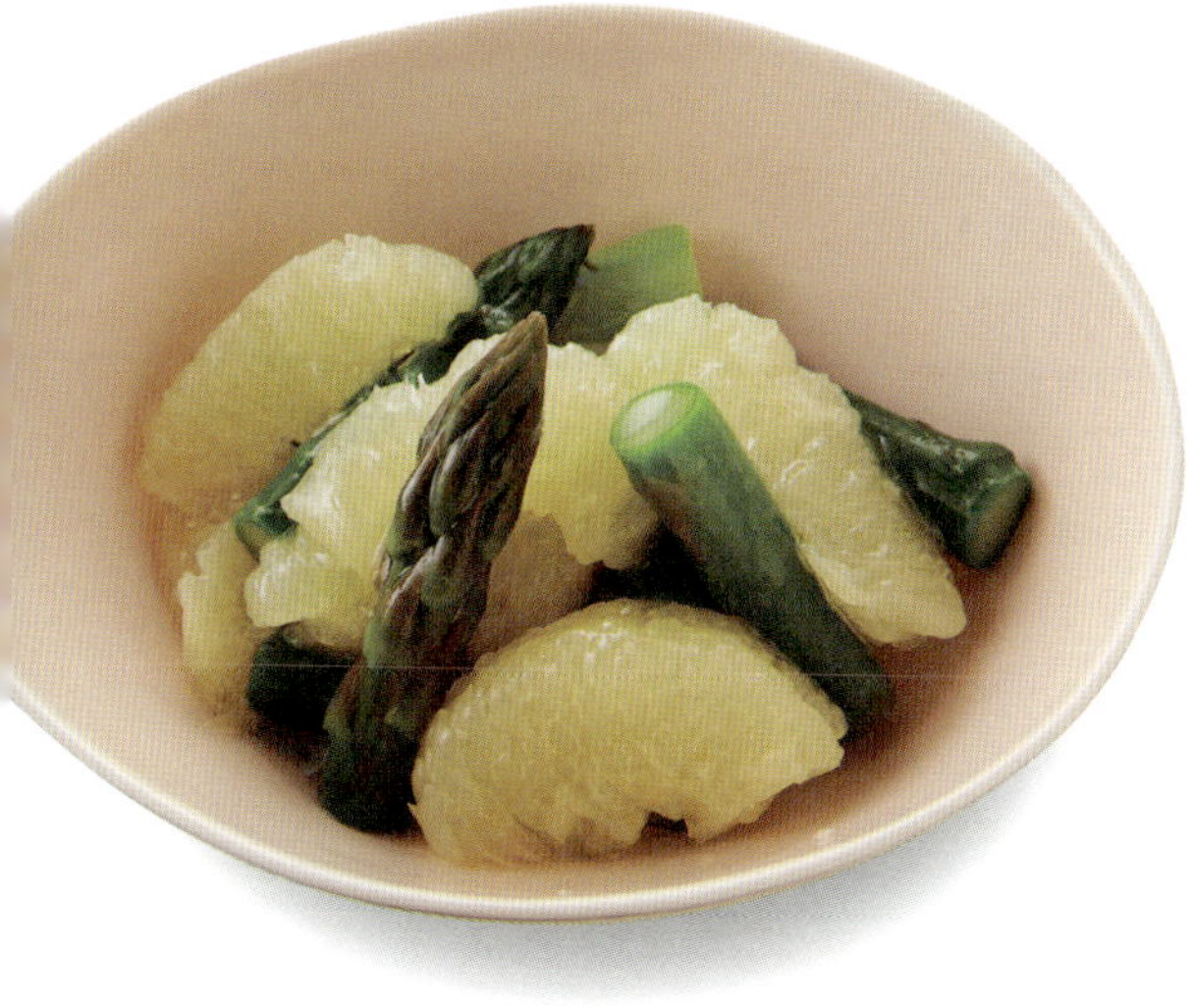

レタスとピーマンのしょうが風味いため

レタスをいためると驚くほどかさが減ってたくさん食べられます。ただし、いためすぎないように。

53kcal / 塩分(0.4g)

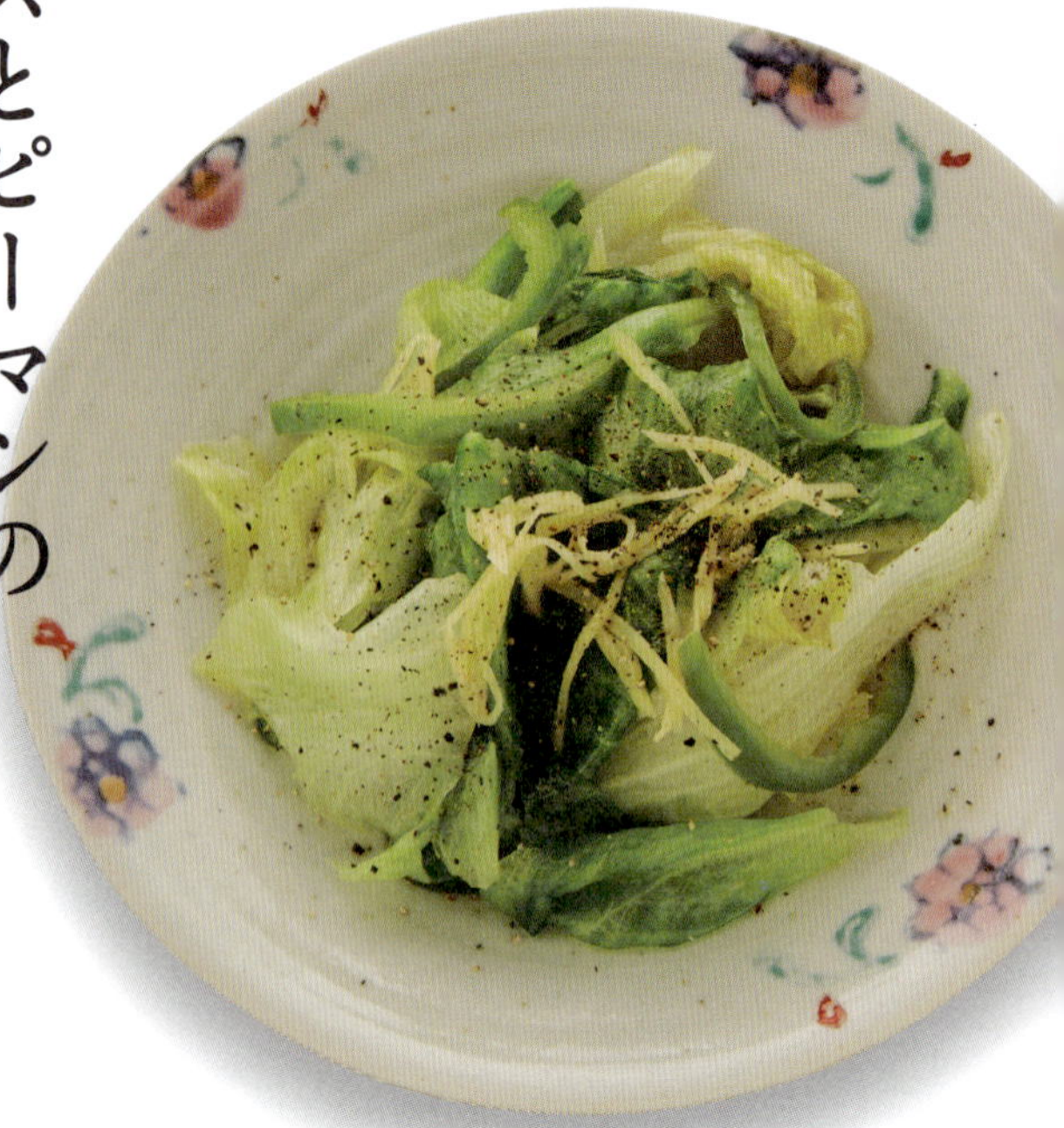

材料（2人分）

- レタス……………………5〜6枚（160g）
- ピーマン……………………1個（30g）
- しょうが……………………大1かけ（15g）
- サラダ油……………………大さじ½
- a 酒……………………大さじ2
- a しょうゆ……………………ミニスプーン1
- a 塩……………………ミニスプーン½
- あらびき黒こしょう……………………少量

作り方

1 レタスは大きめにちぎる。ピーマンはへたと種を除いて細切りにする。しょうがはせん切りにする。

2 フライパンにサラダ油を熱してしょうがとピーマンを加えていため、レタスを加えてさっといためる。レタスの色が鮮やかになって透明感が出てきたら、aを加えてからめ、すぐに火を消す。

3 器に盛ってこしょうをふる。

もやしとにらのナムル風

食べる直前に調味料とあえます。水けが出て味がうすまらないうちに食べましょう。

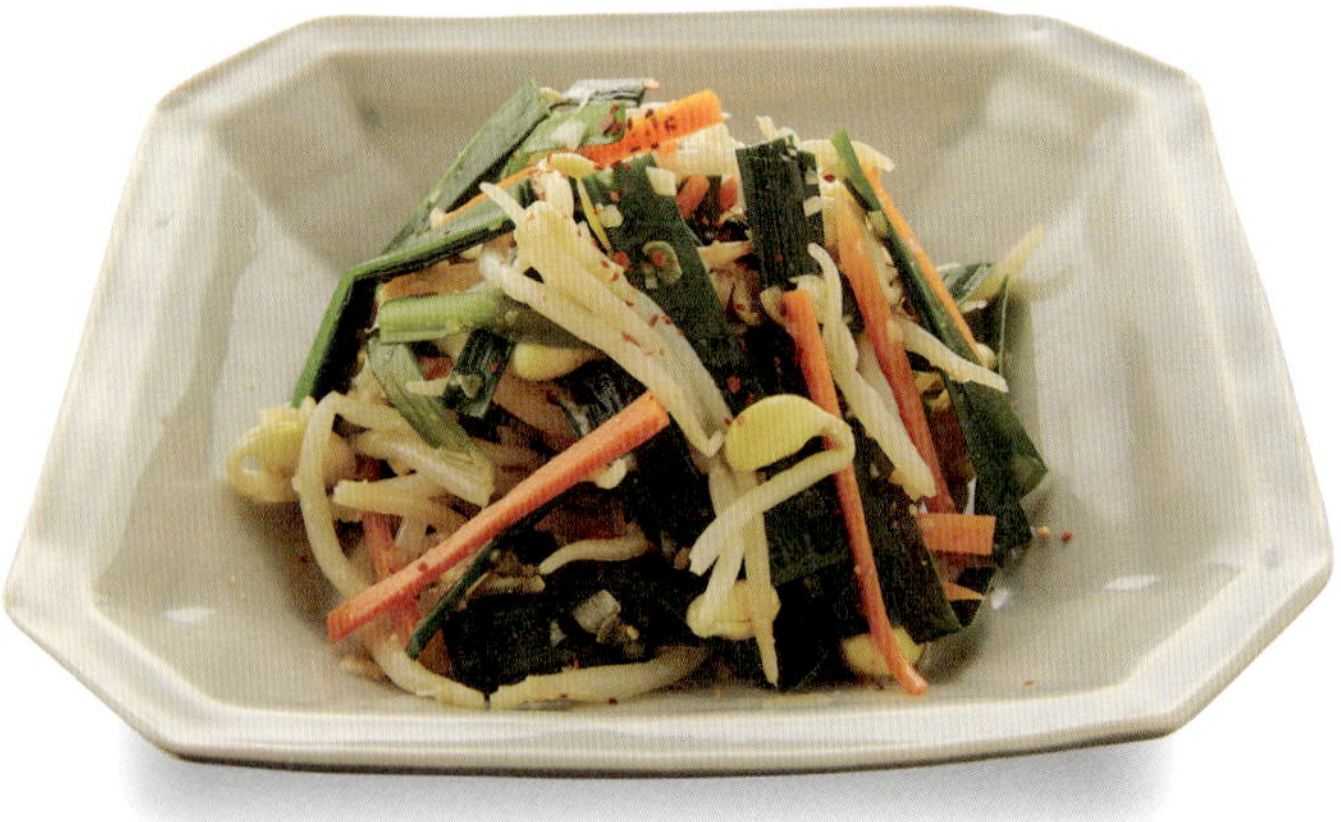

40kcal / 塩分(0.4g)

材料（2人分）

- 大豆もやし……………………½袋（100g）
- にら……………………½束（50g）
- にんじん……………………20g
- a ねぎのみじん切り……………………20g
- a 酢……………………大さじ1
- a しょうゆ……………………小さじ1
- a すり白ごま……………………小さじ1
- a 一味とうがらし……………………少量

作り方

1 もやしはひげ根を除く。にらは5cm長さに切る。にんじんは皮をむいて細く切る。

2 耐熱皿に①をのせ、ラップをかけて電子レンジ（500W）で2分半〜3分半加熱する。ざるにあげて水けをきる。

3 ボールにaを入れて混ぜ、②を加えてあえる。

三色野菜のカレーじょうゆいため

しょうゆとカレーは意外に合います。肉や魚などのソテーにも合うので、アレンジを楽しんで。

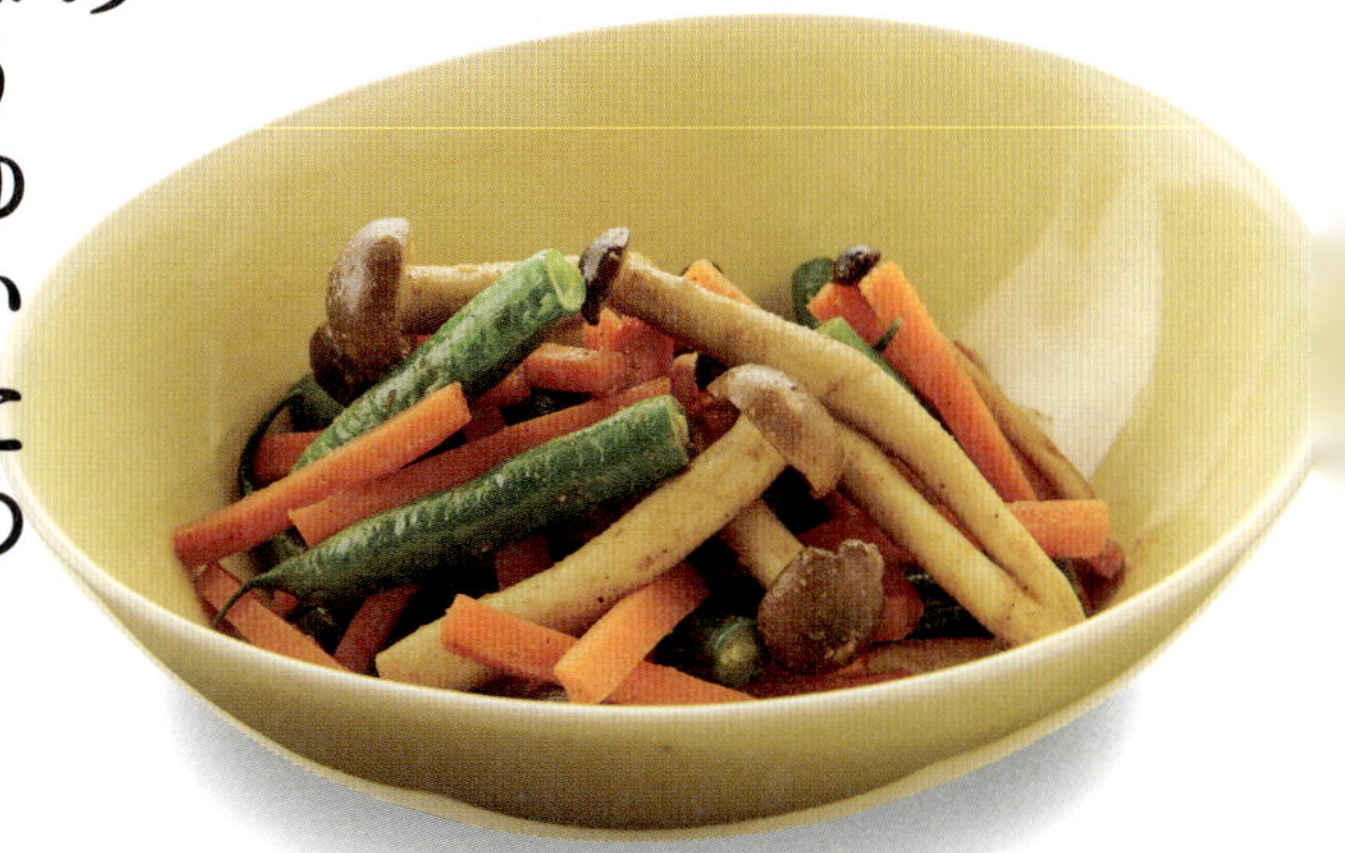

58 kcal / 塩分 (**0.5** g)

材料（2人分）

にんじん…………………… ⅔本（100g）
さやいんげん………………………… 50g
しめじ類………………… ⅖パック（40g）
ごま油………………………… 小さじ1
a みりん…………………… 小さじ1
a しょうゆ………………… 小さじ1
a カレー粉………………… 小さじ⅔
a あらびき黒こしょう………… 少量

作り方

1 にんじんは皮をむいて5cm長さの棒状に切る。いんげんはへたを切り除いて5cm長さに切る。しめじは石づきを除いて小房に分ける。

2 にんじんを水からゆで、沸騰したら中火で3～4分ゆで、いんげんを加えてひと煮してざるにあげる。

3 フライパンにごま油を熱してしめじを加えていためる。しんなりしたら②を加えていため、仕上げにaを加えていため合わせる。

かぶの甘酢あえ

かぶは少量の塩と水で下塩をして、しんなりとなったら水で洗って極力塩を落とします。

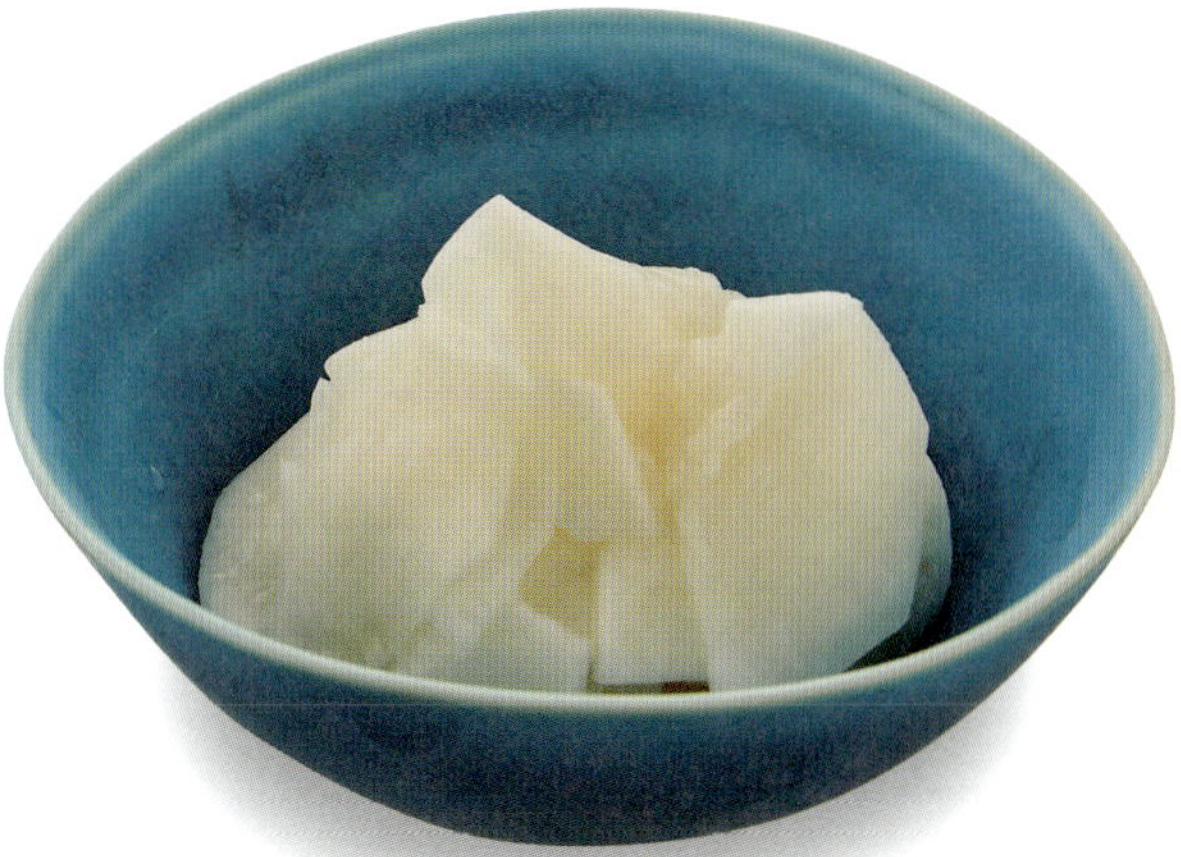

材料（2人分）

かぶ………………… 2個（160g）
塩……………………… 小さじ¼
水……………………… 大さじ1
a 酢……………… 大さじ1½
a 砂糖…………… 大さじ1
a 塩………… ミニスプーン½

作り方

1 かぶは皮をむき、葉柄がついていたほうから薄い輪切りにする。大きいものは半分に切る。

2 ①をボールに入れて塩を加え混ぜ、水大さじ1をふる。しんなりしたら水1カップを注ぎ入れ、水けをきって絞る。

3 別のボールにaを入れて混ぜ、②を加えてあえる。

27 kcal / 塩分 (**0.4** g)

なめことにらの和風スープ

味つけはシンプルに塩だけ。
仕上げにごま油で香りづけします。

材料（2人分）

なめこ……………… 1袋（100g）
にら…………………… ½束（50g）
a だし……………… 1 ½カップ
a 酒…………………… 大さじ1
塩………………………… 小さじ¼
ごま油…………………… 小さじ½

作り方

1 なめこは洗って水けをきる。にらは1cm長さに切る。
2 小なべになめことaを入れ、火にかけて煮立てる。にらと塩を加えてひと煮し、ごま油を加えて仕上げる。

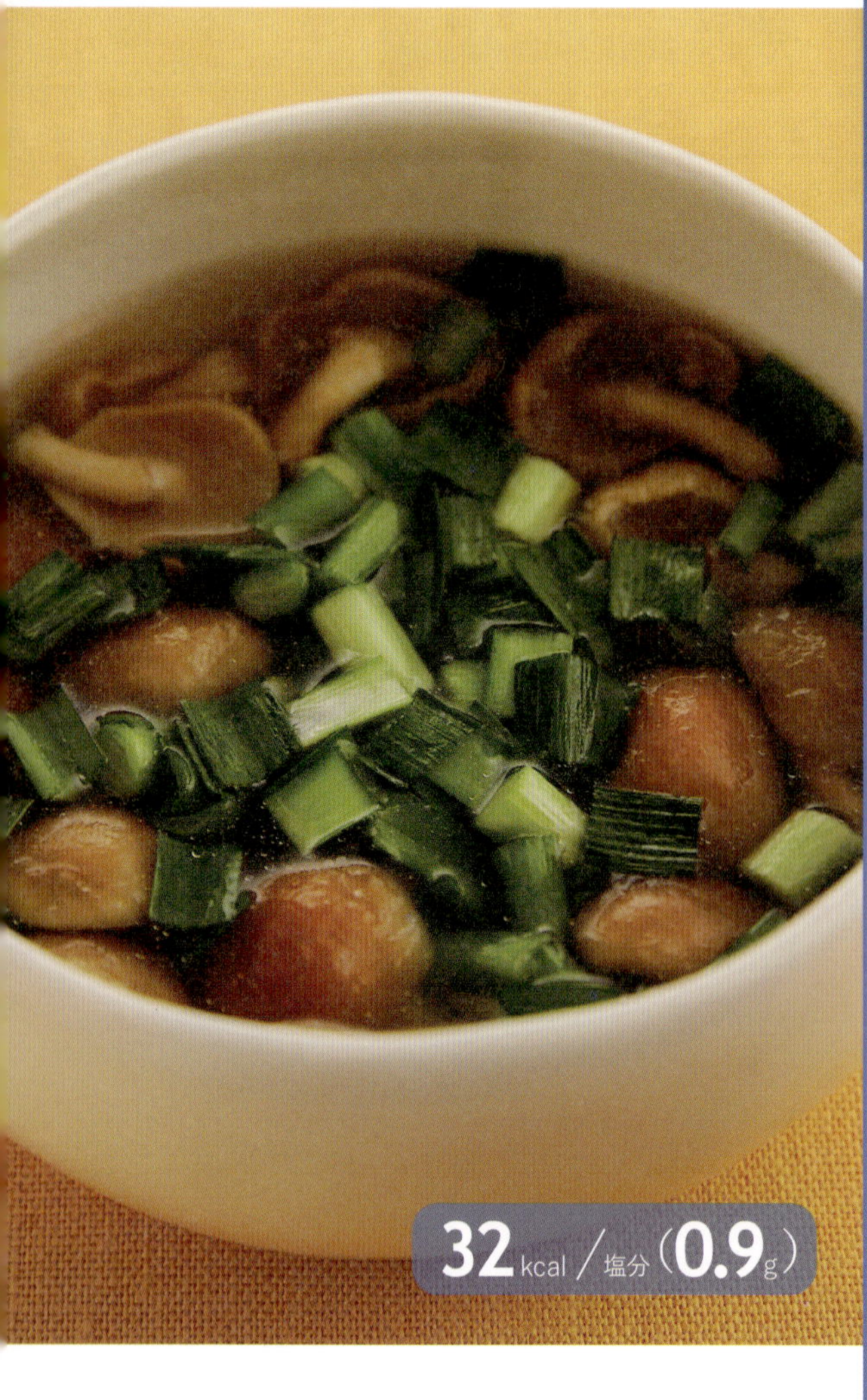

32 kcal／塩分（0.9 g）

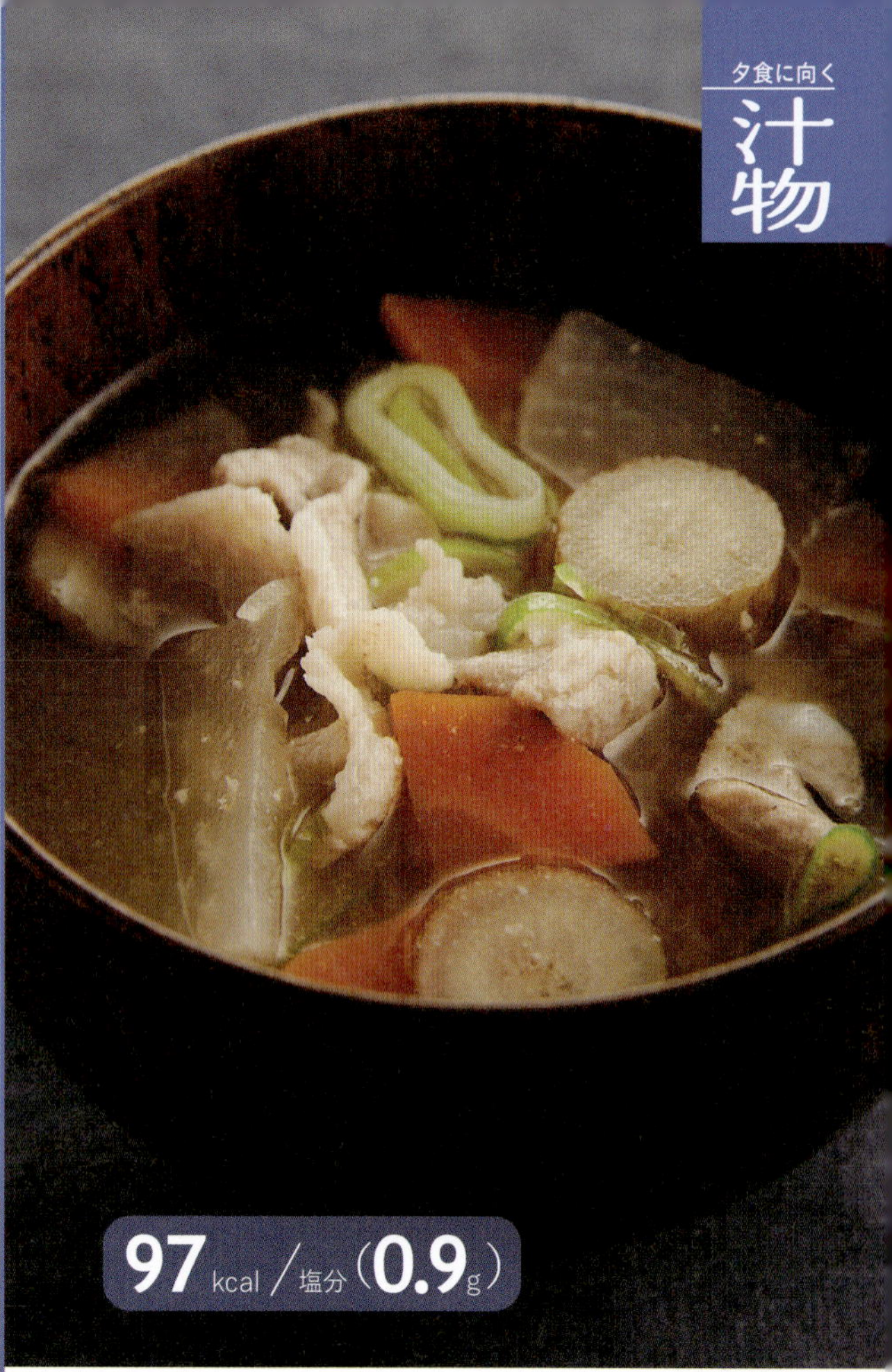

97 kcal／塩分（0.9 g）

豚汁

いろいろな材料からうま味が出るのでうす味でもおいしい。
みそ汁は1人分150㎖のだしにみそ小さじ1と覚えましょう。

材料（2人分）

豚切り落とし肉…………… 50g
大根……………… 2.5cm（100g）
にんじん…………………… 20g
ごぼう……………………… 20g
ねぎ………………… 10cm（10g）
だし………………… 1 ½カップ
酒………………………… 大さじ1
みそ……………………… 小さじ2

作り方

1 大根とにんじんは皮をむいて小さめのいちょう切りにする。ごぼうはたわしでこすり洗いして薄く切る。
2 ねぎは小口切りにする。
3 小なべに①とだしを入れて火にかけ、煮立ったら酒と豚肉を加えて7～8分煮る。
4 みそをとき入れ、②を加えてひと煮する。器に盛る。
★好みで七味とうがらしをふるのもよい。

ミネストローネ

スープというより野菜の煮物風。具だくさんなので副菜も兼ねます。

材料（2人分）

玉ねぎ……………………½個（100g）
にんじん………………⅓本（50g）
じゃが芋………………1個（100g）
トマト…………………1個（200g）
ミックスビーンズ（ドライパック）
……………………………………50g
a｜にんにくのみじん切り
　｜……………………½かけ分
　｜オリーブ油…………大さじ½
b｜水……………………2カップ
　｜固形ブイヨン……………½個
ロリエ………………………1枚
塩………………ミニスプーン½
こしょう……………………少量

作り方

1 玉ねぎ、にんじん、じゃが芋、トマトは1.5cm角に切る。

2 なべにaを入れて火にかけていため、香りが立ったら玉ねぎとにんじんを加えていためる。トマトとミックスビーンズ、b、ロリエを加えて煮る。

3 煮立ったらじゃが芋を加えて弱火で10～15分煮る。塩とこしょうで味をととのえる。

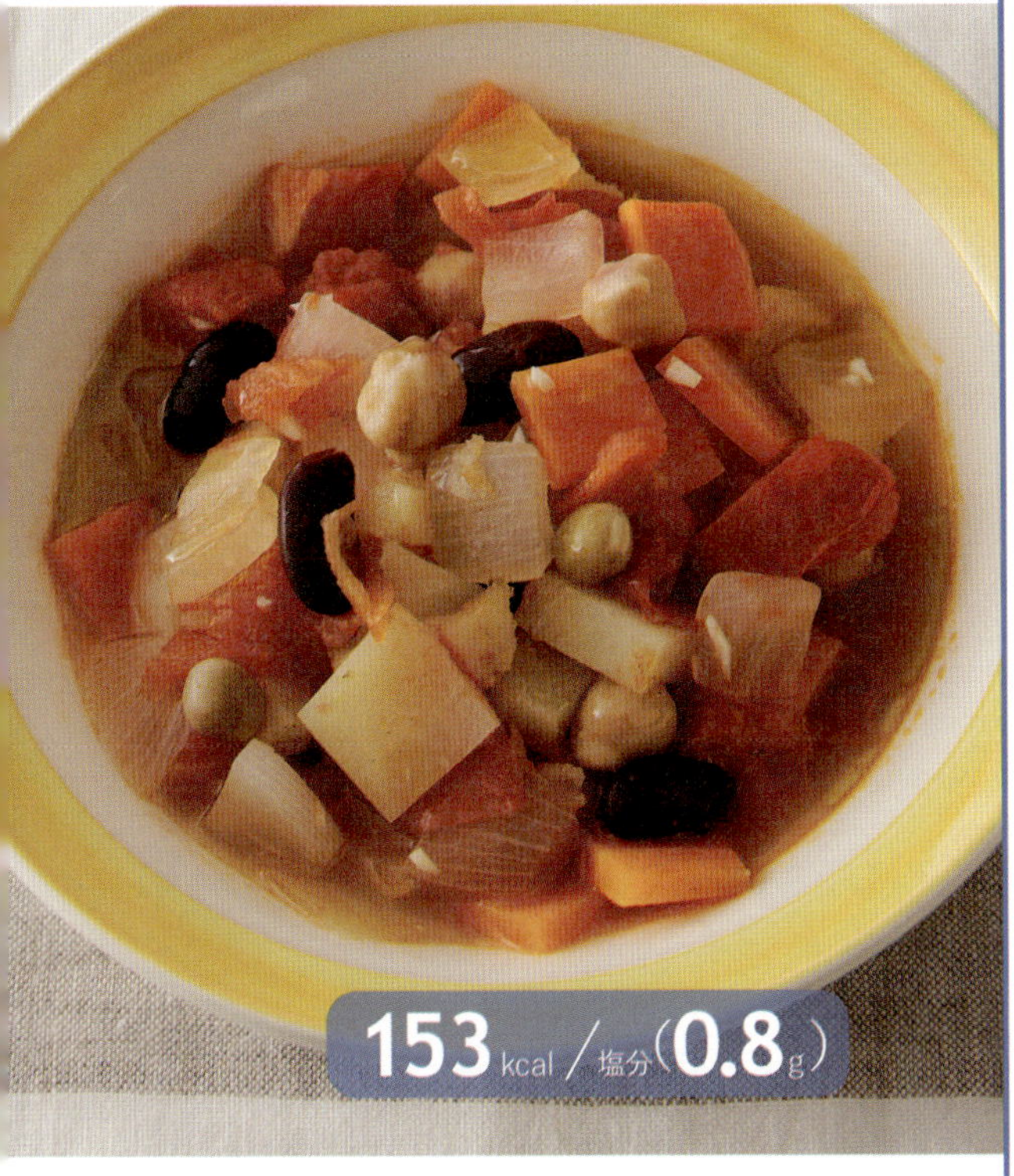

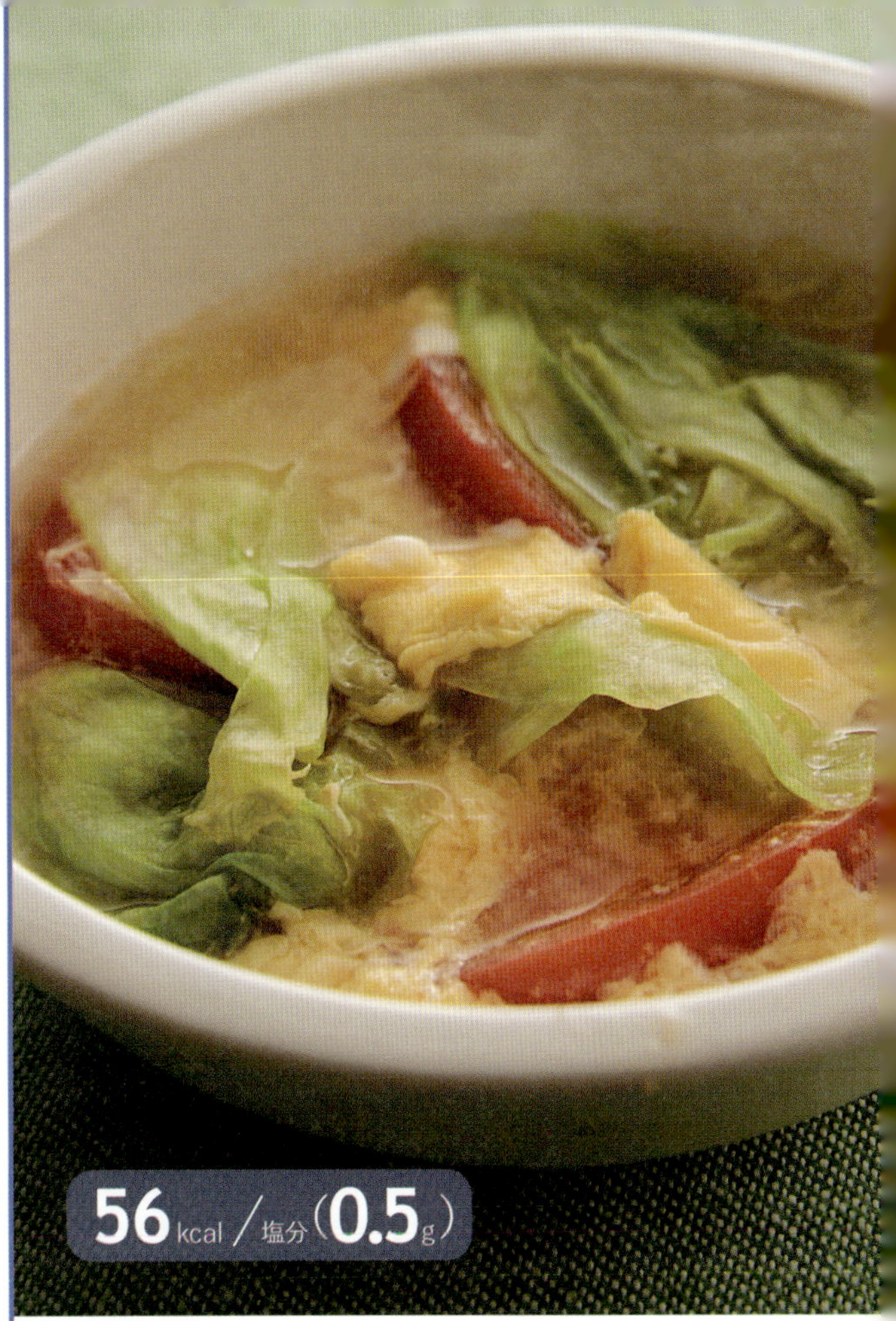

レタスとトマトの卵スープ

固形ブイヨンは表示の分量より少なく使います。トマトのうま味がうす味を補います。

材料（2人分）

レタス………………2枚（50g）
トマト……………½個（100g）
a｜水…………………2カップ
　｜固形ブイヨン…………½個
とき卵……………………1個分
こしょう……………………少量

作り方

1 レタスはざくざくと切る。トマトはへたを除いてくし形に切る。

2 なべにaを入れて火にかけ、煮立ったら①を加えてさっと煮る。とき卵を流し入れて1分煮、こしょうをふる。

大根と牛肉のスープ

牛肉入りのボリューム感のあるスープです。

材料（2人分）

- 大根……120g
- しょうが……1かけ（15g）
- 牛赤身こま切れ肉……50g
- a 酒……小さじ1
- a しょうゆ……少量
- かたくり粉……小さじ½
- b 水……2カップ
- b 顆粒鶏がらだし……小さじ⅓
- c 酒……大さじ½
- c 塩……ミニスプーン½
- あらびき黒こしょう……少量

作り方

1 大根は細切りにする。しょうがはせん切りにする。

2 牛肉は一口大に切ってaで下味をつけ、かたくり粉をまぶす。

3 なべにbと①を入れて火にかけ、煮立ったら②を加えて混ぜる。再度煮立ったら弱火で8～10分煮、cを加えて混ぜる。

4 器に盛り、こしょうをふる。

81 kcal / 塩分（0.7g）

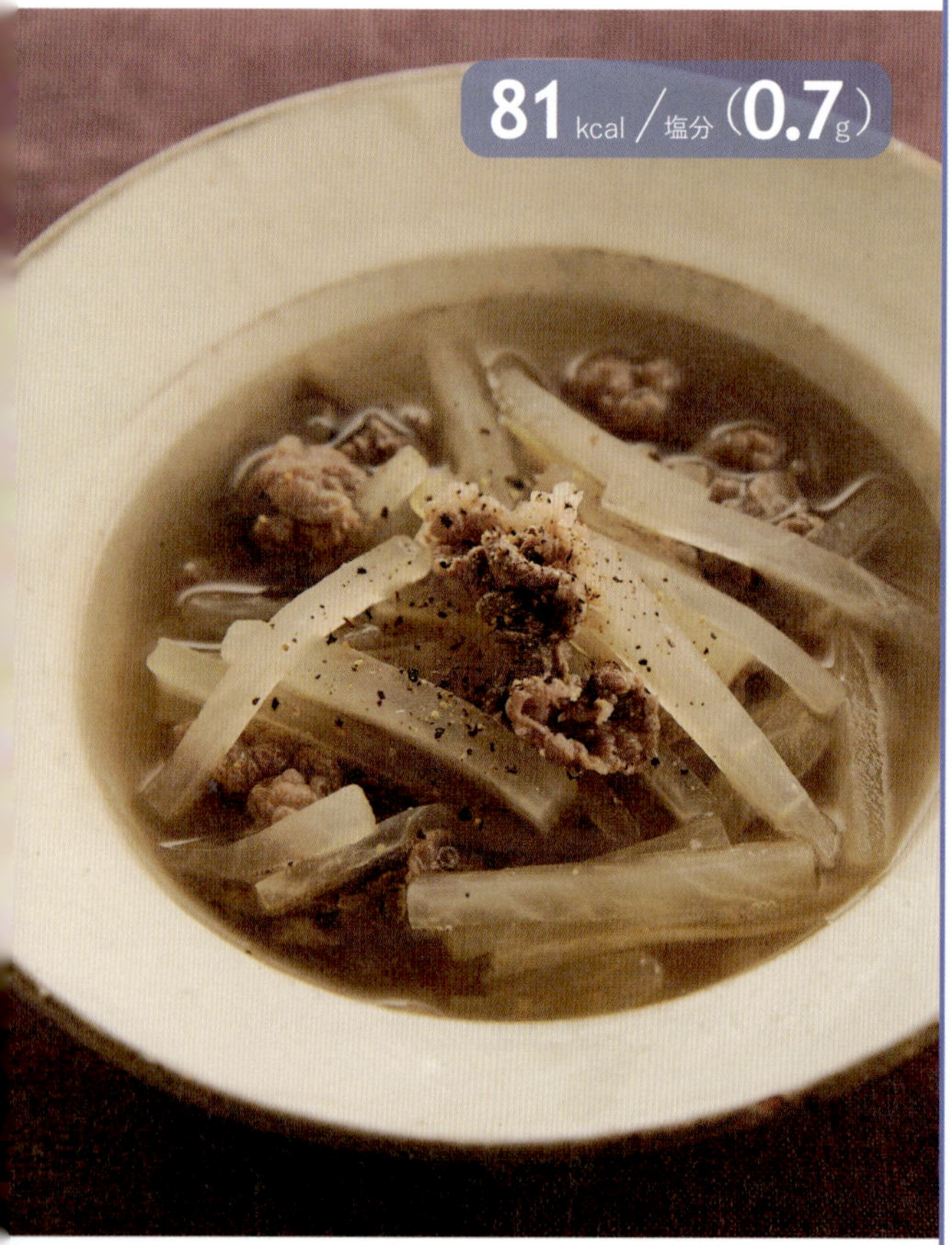

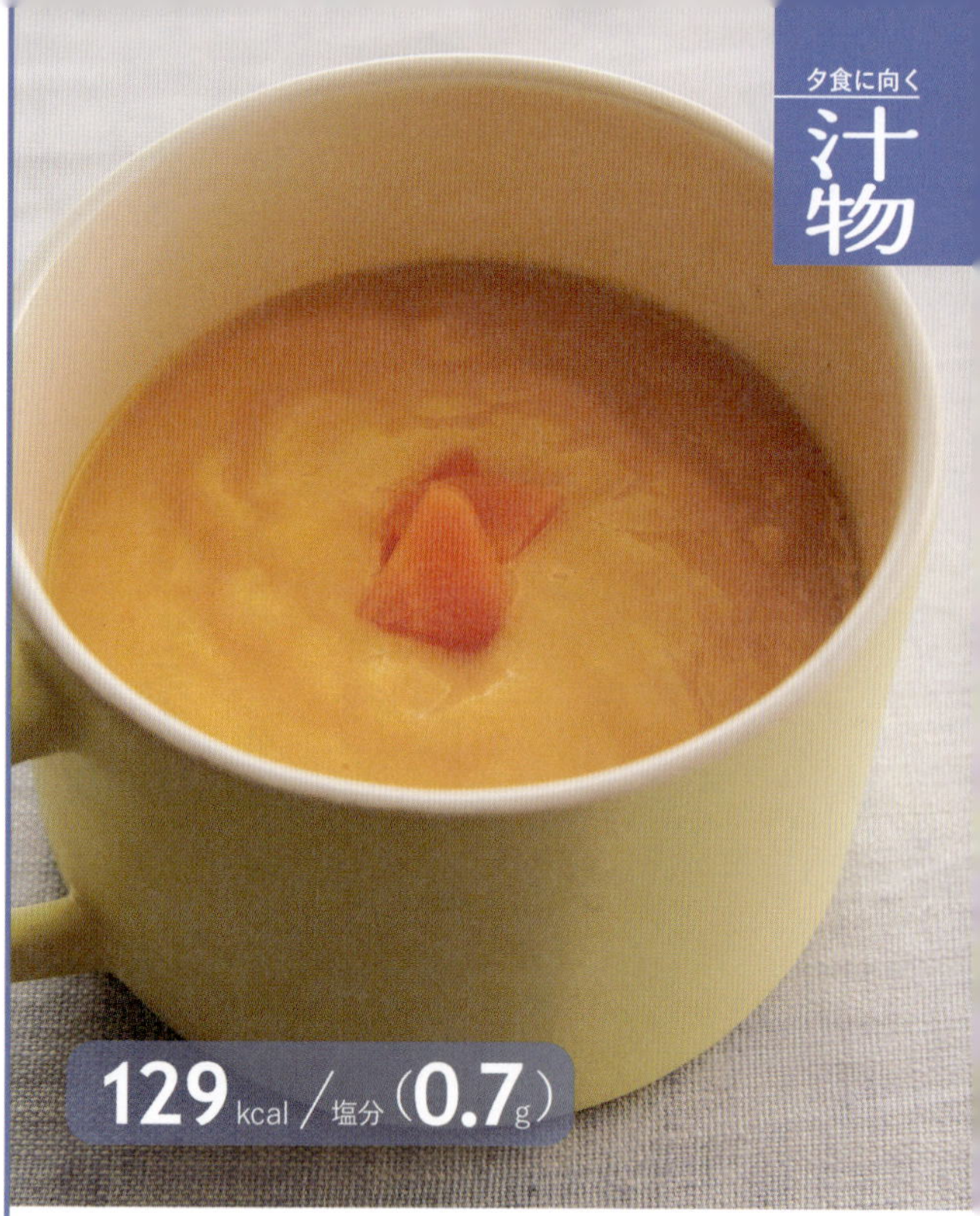

129 kcal / 塩分（0.7g）

にんじんのポタージュスープ

にんじんの甘味を生かして減塩したやさしい味わいのスープ。

材料（2人分）

- にんじん……1⅓本（200g）
- ねぎ……⅓本（30g）
- バター（食塩不使用）……小さじ1½（10g）
- a ごはん……50g
- a 水……2カップ
- 塩……ミニスプーン1
- こしょう……少量
- オリーブ油……適量

作り方

1 にんじんは皮をむいて輪切りにし、ねぎは小口切りにする。

2 なべにバターをとかし、①を加えてよくいためる。aを加えてごはんをほぐしながら混ぜ、煮立ったらふたをして15分、やわらかくなるまで煮る。火を消してあら熱がとれるまでおく。

3 にんじんを飾り用に少量とり分け、残りをミキサーに入れてなめらかになるまで攪拌《かくはん》する。塩とこしょうで味をととのえる。

4 器に注ぎ、とり分けておいたにんじんを小さく切り、飾る。

★仕上げにオリーブ油少量を垂らすのもよい。

豆腐と三つ葉のスープ

うす味のスープが飲みにくいときは、水の量だけを減らして作ってみましょう。

材料（2人分）

豆腐……………………¼丁（75g）
三つ葉……………………………1本
a 水………………… 1½カップ
a 顆粒鶏がらだし…… 小さじ¼
b 酒…………………… 大さじ1
b しょうゆ…………… 小さじ¼
b 塩…………… ミニスプーン½

作り方

1 豆腐は軽く水けをきり、角切りにする。三つ葉は3～4cm長さに切る。

2 小なべにaを入れて火にかけ、煮立ったら豆腐を加える。bを加えて混ぜ、三つ葉を加えてひと煮する。

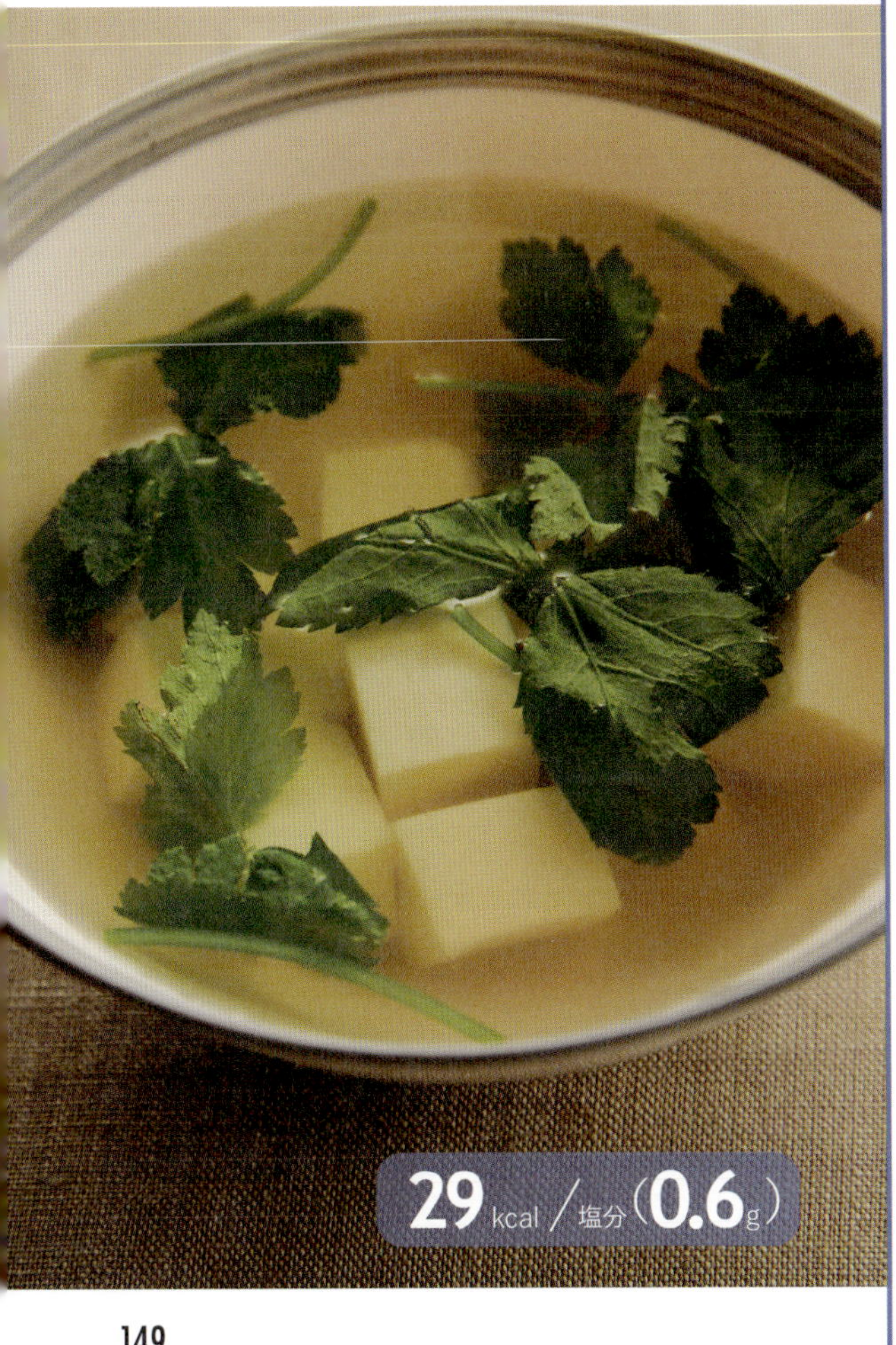

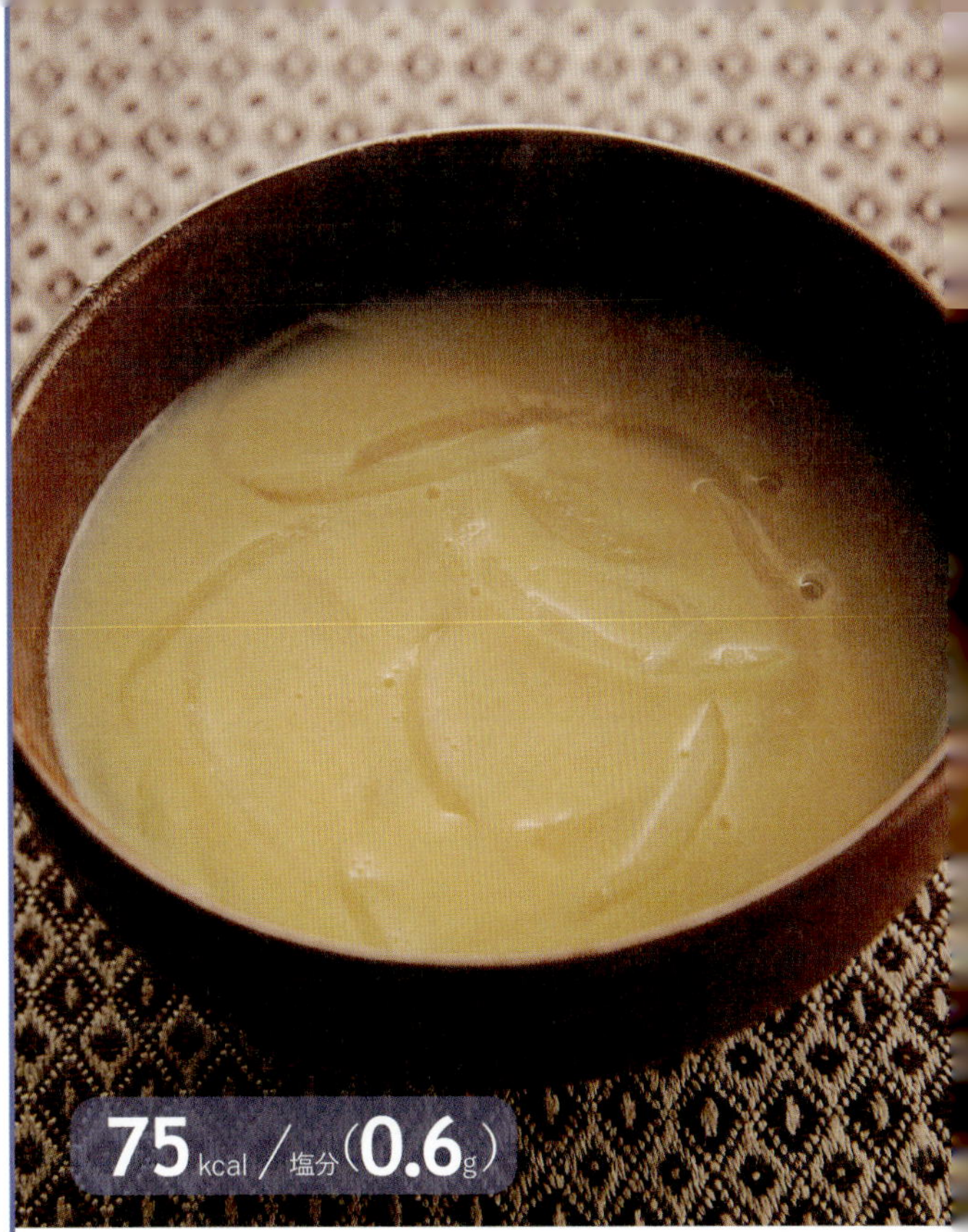

豆乳コーンスープ

牛乳ではなく塩分0gの豆乳を使います。コクと甘味も加わってまろやかな味わい。

材料（2人分）

クリームコーン（缶詰め）
……………………………100g
豆乳…………………… ½カップ
玉ねぎ……………… ¼個（50g）
a 水……………… 1⅓カップ
a 顆粒鶏がらだし
…………… ミニスプーン1
塩……………… ミニスプーン¼
こしょう…………………… 少量

作り方

1 玉ねぎは薄切りにする。

2 なべに①とaを入れて火にかけ、煮立ったらコーンと豆乳を加え混ぜてひと煮する。塩とこしょうで調味する。

夕食に向く
主菜 主食

蒸し鶏のせごはん　トマトだれがけ

うま味と酸味のあるトマトだれが減塩のポイント。香菜といっしょに食べると一瞬でアジア風の味になります。

材料（2人分）

鶏胸肉（皮と脂を除いたもの）……………………小1枚（180g）
塩…………………ミニスプーン⅔
酒…………………………大さじ1
ねぎの青い部分…………………5cm
しょうがの皮…………………2枚
トマト…………………1個（200g）

a
- ねぎのみじん切り‥10cm分（10g）
- しょうがのみじん切り……………小1かけ分（10g）

b
- しょうゆ……………小さじ1
- レモン汁……………小さじ2
- 砂糖・ごま油………各小さじ1

胚芽精米ごはん………………300g
香菜…………………………適量

作り方

1 鶏肉は塩をふり、5～10分おく。
2 ねぎの青い部分はめん棒などで軽くたたく。
3 小なべに①を入れて酒をふり、ひたひたの水と②としょうがの皮を入れて火にかけ、煮立ったら弱火にしてふたをして6分蒸し煮にする。火を消してそのままさます。
4 トマトは1cm角に切ってボールに入れ、aを加えてざっと混ぜる。
5 bを混ぜる。
6 ④に⑤を加えて混ぜ、味をなじませる（トマトだれ）。
7 器にごはんを盛り、③の鶏肉を食べやすい大きさに切ってのせ、⑥をかける。香菜を添える。

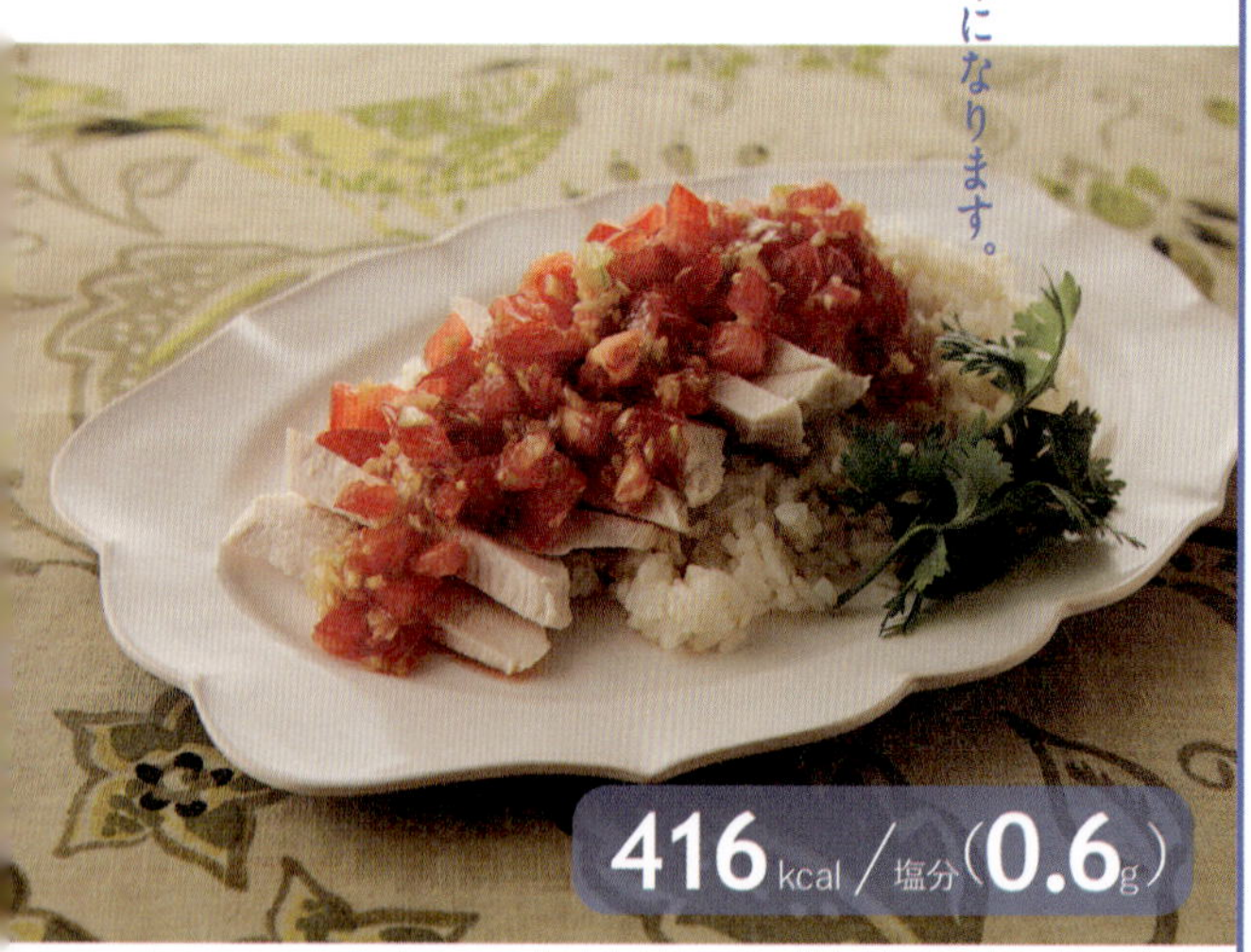

夕食に向く
主菜 副菜

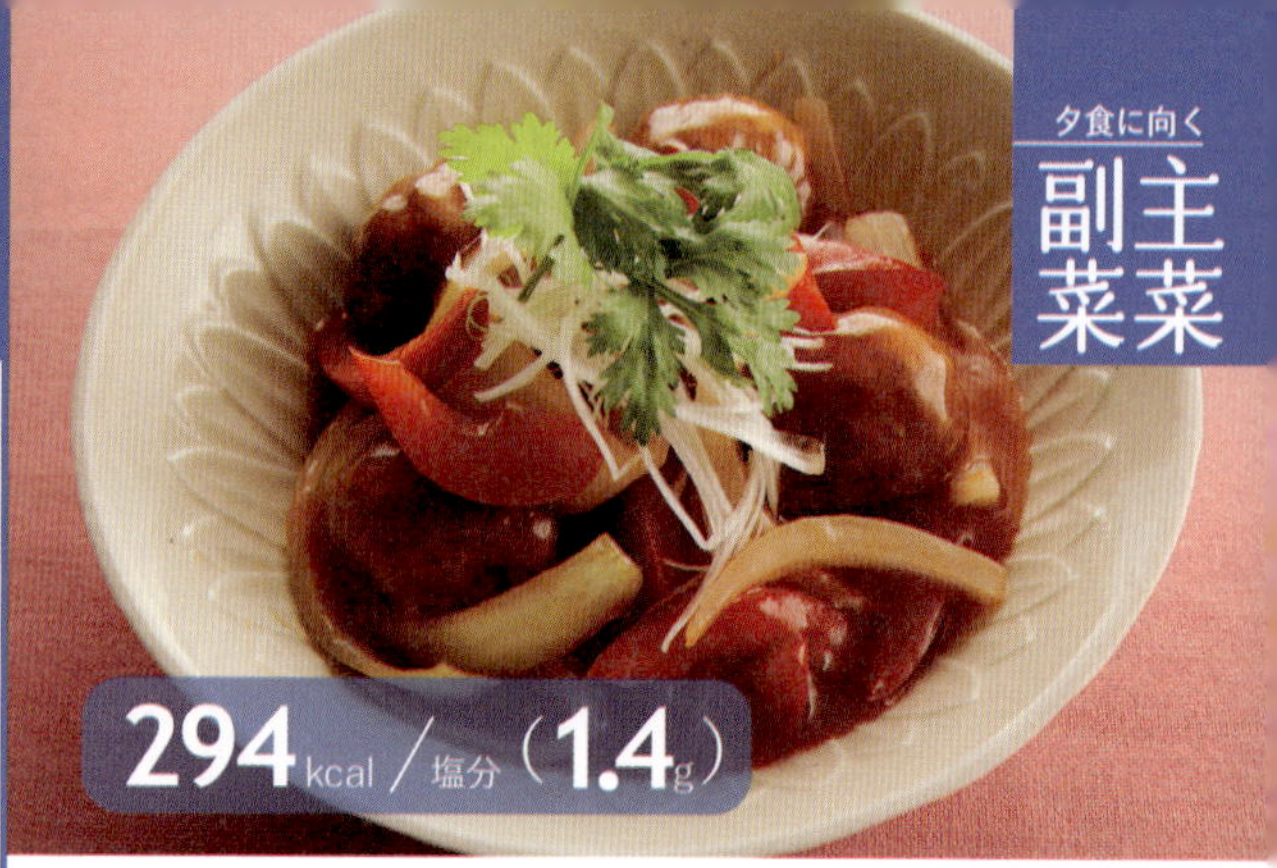

肉団子の甘酢あんかけ

ケチャップ入りの甘酢あんは、酸味とうま味があるのでうす味に感じません。

材料（2人分）

豚赤身ひき肉…………………180g

a
- しょうが汁…………小さじ½
- 酒‥小さじ1　とき卵‥½個分
- しょうゆ………ミニスプーン2
- 塩………………ミニスプーン¼
- かたくり粉…………大さじ1

玉ねぎ……………⅓個（約60g）
赤パプリカ…………⅓個（約50g）
サラダ油…………………小さじ1

b
- トマトケチャップ……大さじ1
- 砂糖・酢…………各大さじ¾
- 顆粒鶏がらだし………………ミニスプーン1
- かたくり粉…………大さじ½強
- 塩 ミニスプーン1　水½カップ
- こしょう 少量　ごま油 小さじ½

白髪ねぎ・香菜・揚げ油….各適量

作り方

1 ボールにひき肉を入れ、混ぜ合わせたaを加えて粘りが出るまで混ぜ、直径2cmの団子を作る。
2 揚げ油を170°Cに熱して中火にし、①を入れる。20～30秒たったら強火にし、きつね色になるまでカラリと揚げる（肉団子）。
3 玉ねぎはくし形に切る。パプリカは縦に1cm幅に切ってから、斜めに2つか3つに切る。
4 フライパンにサラダ油を熱して③を加えていためる。 bを混ぜて加えて中火にし、手早く混ぜながらとろみをつける（甘酢あん）。
5 ④に②を入れ、肉団子に甘酢あんをからめる。器に盛って白髪ねぎとちぎった香菜をあしらう。

簡単海鮮ちらしずし

すし飯は塩分があるので、食べすぎないようにたっぷりのきゅうりや香味野菜のみょうがやしそ、ごまを入れてボリュームアップ。

材料（2人分）

炊きたての精白米ごはん‥300g

a
- 酢……………………大さじ2
- 砂糖…………………小さじ2
- 塩……………………小さじ⅙

刺し身

（マグロ・ハマチなど）…80g

b
- しょうゆ…………小さじ1
- 練りわさび……………少量

エビ…………… 5～6尾（70g）

- きゅうり………1本（100g）
- 塩……………………小さじ⅙

みょうが……………1個（16g）

青じそ……………10枚（10g）

いり白ごま…………小さじ2

作り方

1 aを混ぜ（合わせ酢）、ごはんにかけて混ぜる（すし飯）。

2 きゅうりは薄切りにして塩をまぶし、しんなりしたら手でもみ、水洗いして水けを絞る。みょうがは小口切りにし、青じそは細切りにする。

3 刺し身は1㎝角に切って混ぜたbをからめる。エビは背わたを除いて殻と尾を除き、ゆでて湯をきり、1㎝幅に切る。

4 ①②とごまを混ぜて器に盛り、③を彩りよくのせる。

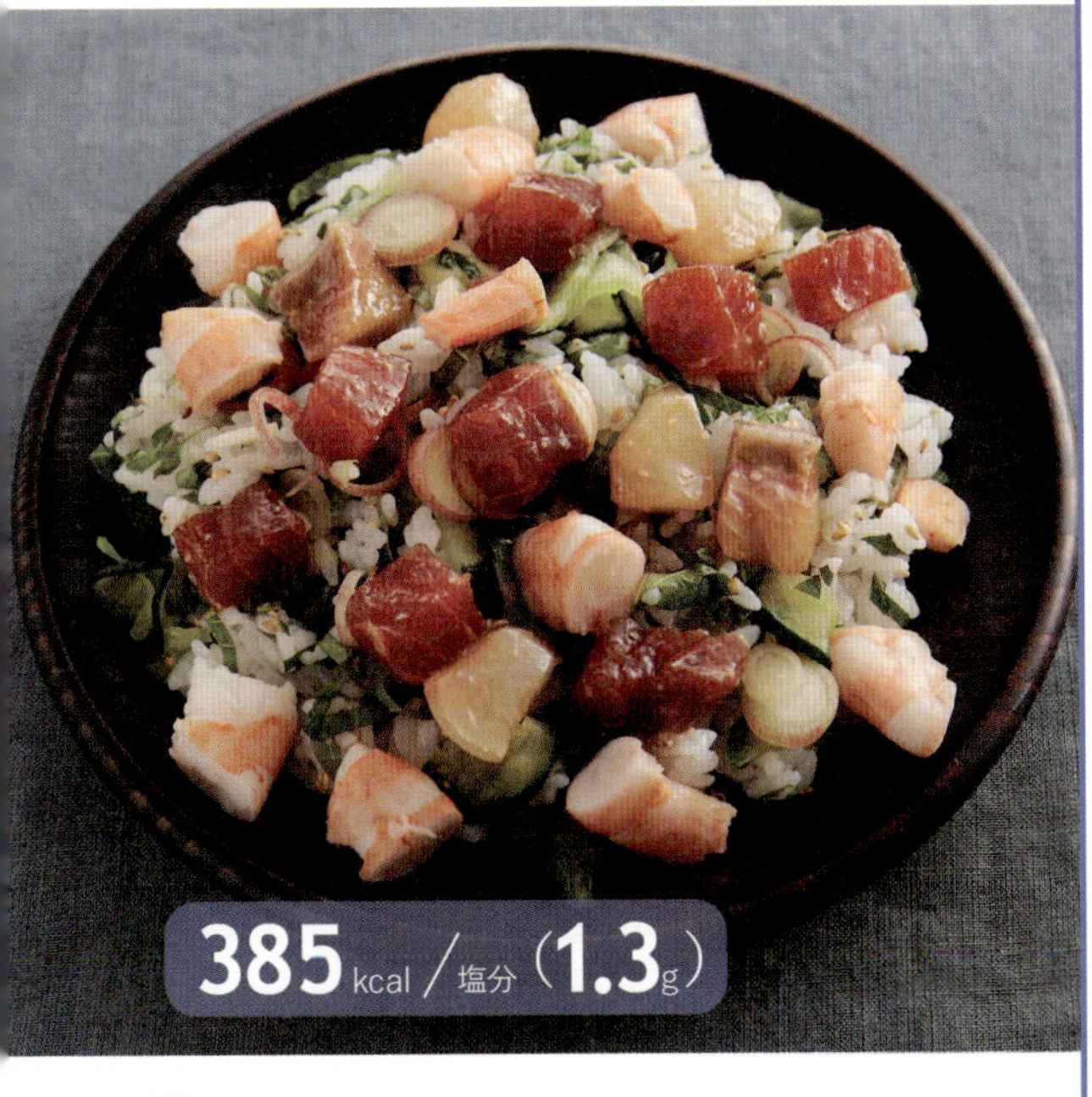

385kcal／塩分（1.3g）

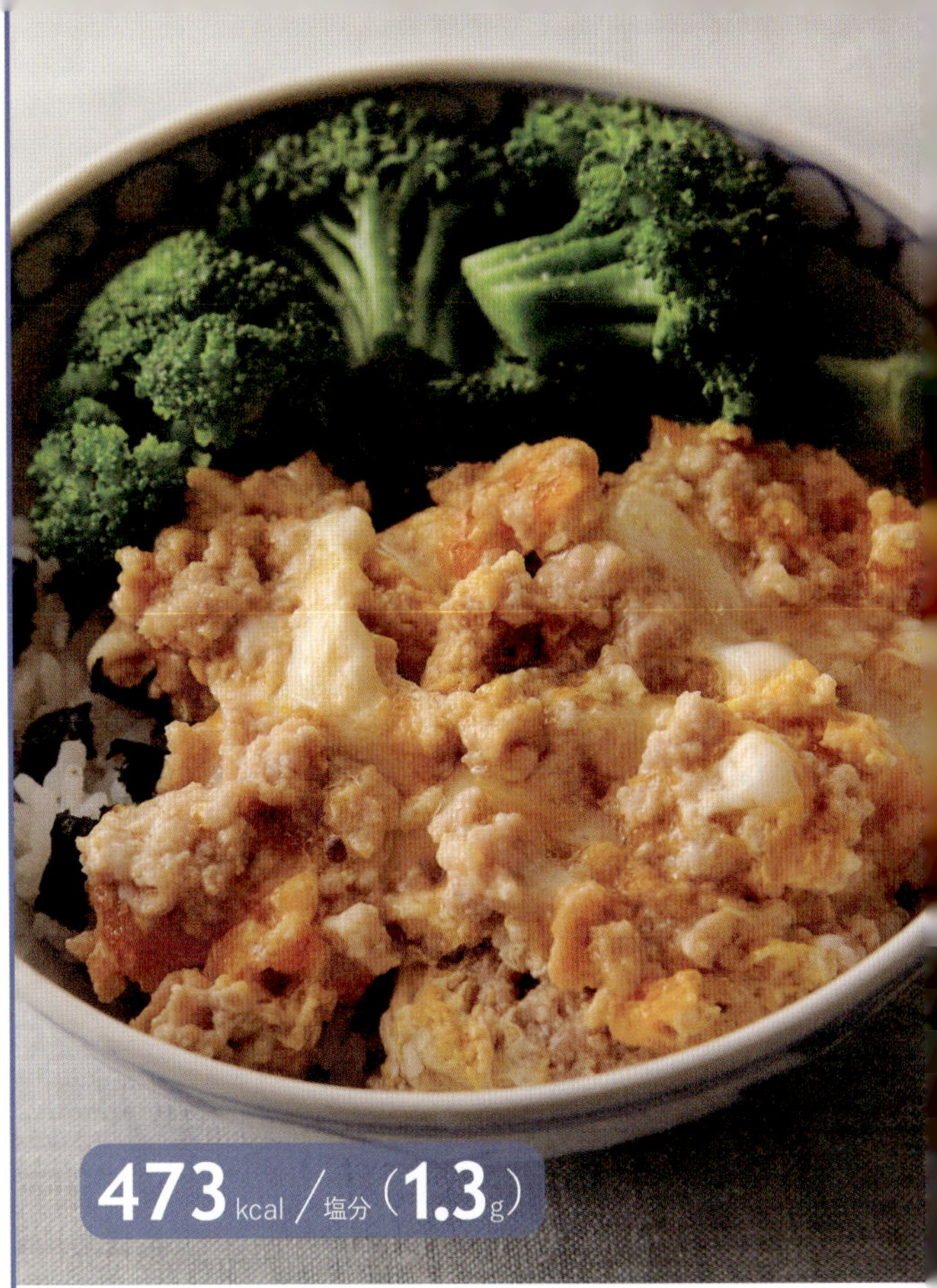

473kcal／塩分（1.3g）

ひき肉親子丼とレンジブロッコリー

ひき肉を卵でとじると煮汁をしっかり含むので、うす味でも満足の味わい。

材料（2人分）

精白米ごはん……………………300g

鶏ひき肉………………………100g

a
- だし……………………大さじ4
- みりん…………………大さじ1
- しょうゆ………………小さじ2

卵…………………………………2個

のり………………………全型½枚

- ブロッコリー …… ⅔株分（100g）
- 塩……………… ミニスプーン¼

作り方

1 ブロッコリーは小房に分けて洗い、水がついたまま耐熱皿に入れる。ラップをかけて電子レンジ（500W）で1～2分加熱し、水けをよくきる。

2 小さめのフライパンにひき肉とaを入れ、ほぐしながら火にかける。肉の色が変わったら卵をときほぐして流し入れ、ふたをして好みのかたさに火を通す。

3 器にごはんを盛り、のりをちぎってのせる。②をかけて①を添え、食べる直前に①に塩をふる。

シーフードカレー

カレールーではなく手作りの無塩のカレーベースを使います。好みのスパイスを加えてアレンジしてみてください。

材料（2人分×2回）

玉ねぎ……………1個（200g）

a | しょうが………1かけ（8g）
  | にんにく…… 1⅓かけ（8g）

サラダ油……………大さじ2

b | 小麦粉……………大さじ4
  | カレー粉…………大さじ2

完熟トマト…………1個（200g）

水……………………2カップ

c | 固形ブイヨン1個　ロリエ1枚

シーフードミックス（冷凍）
…………………………400g

エリンギ……2～3本（100g）

サラダ油……………大さじ1

白ワイン……………大さじ2

黒米+五穀ごはん（1人分）‥150g

作り方

1 玉ねぎは薄切りに、トマトは皮を湯むきして角切りにする。

2 aはみじん切りにする。

3 なべにサラダ油を熱して玉ねぎを加えていため、しんなりしたら②を加えて全体がきつね色になるまでいためる。

4 bをふり入れて香りが立つまでいためる。トマトを加え、水を少しずつ加えながら混ぜ、cを加えて混ぜながら15分煮る（カレーベース※）。

5 エリンギは薄切りにする。別のなべにサラダ油を熱してシーフードミックスとともにいため、白ワインを加えていため、汁ごと④に加え、3～4分煮る。

6 五穀ごはんに⑤をかける。

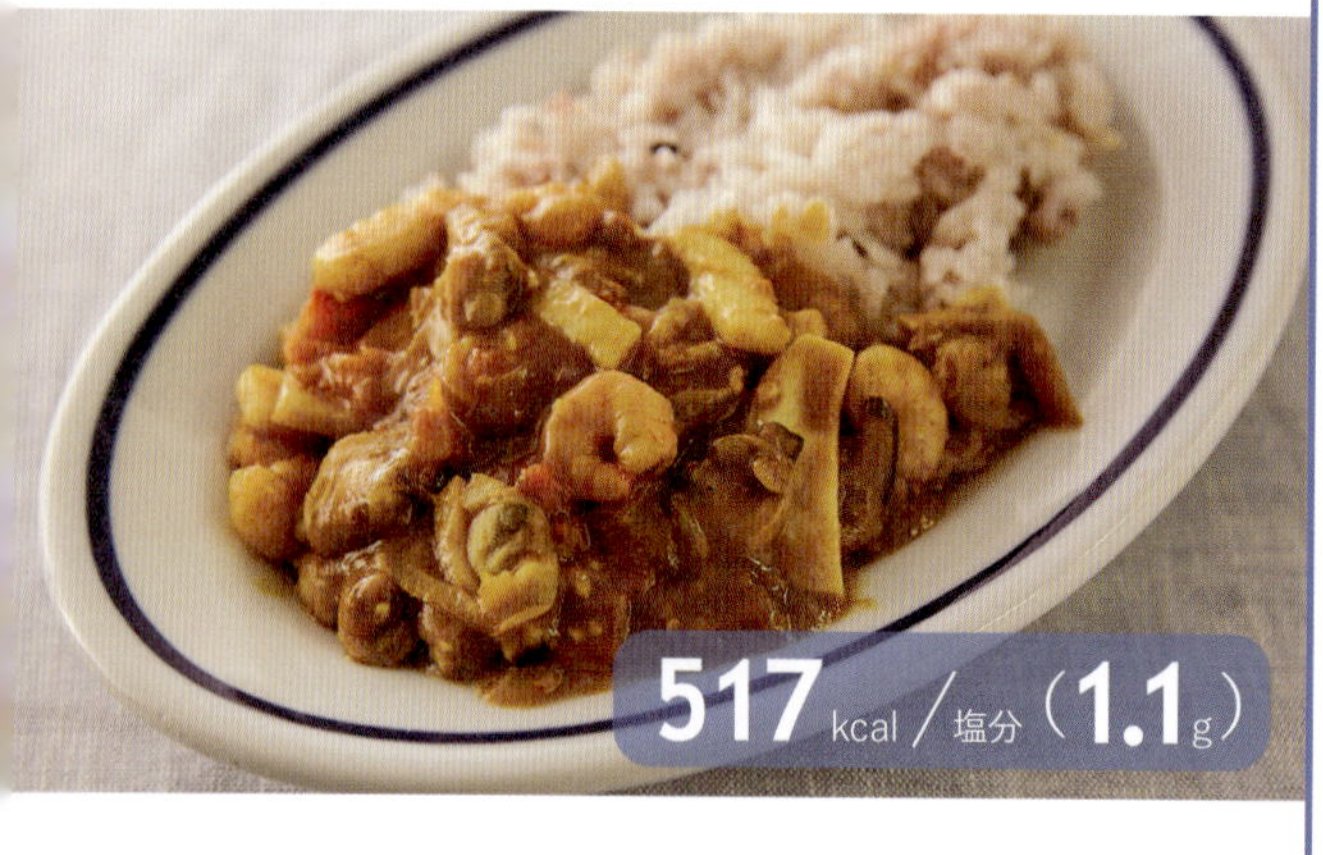

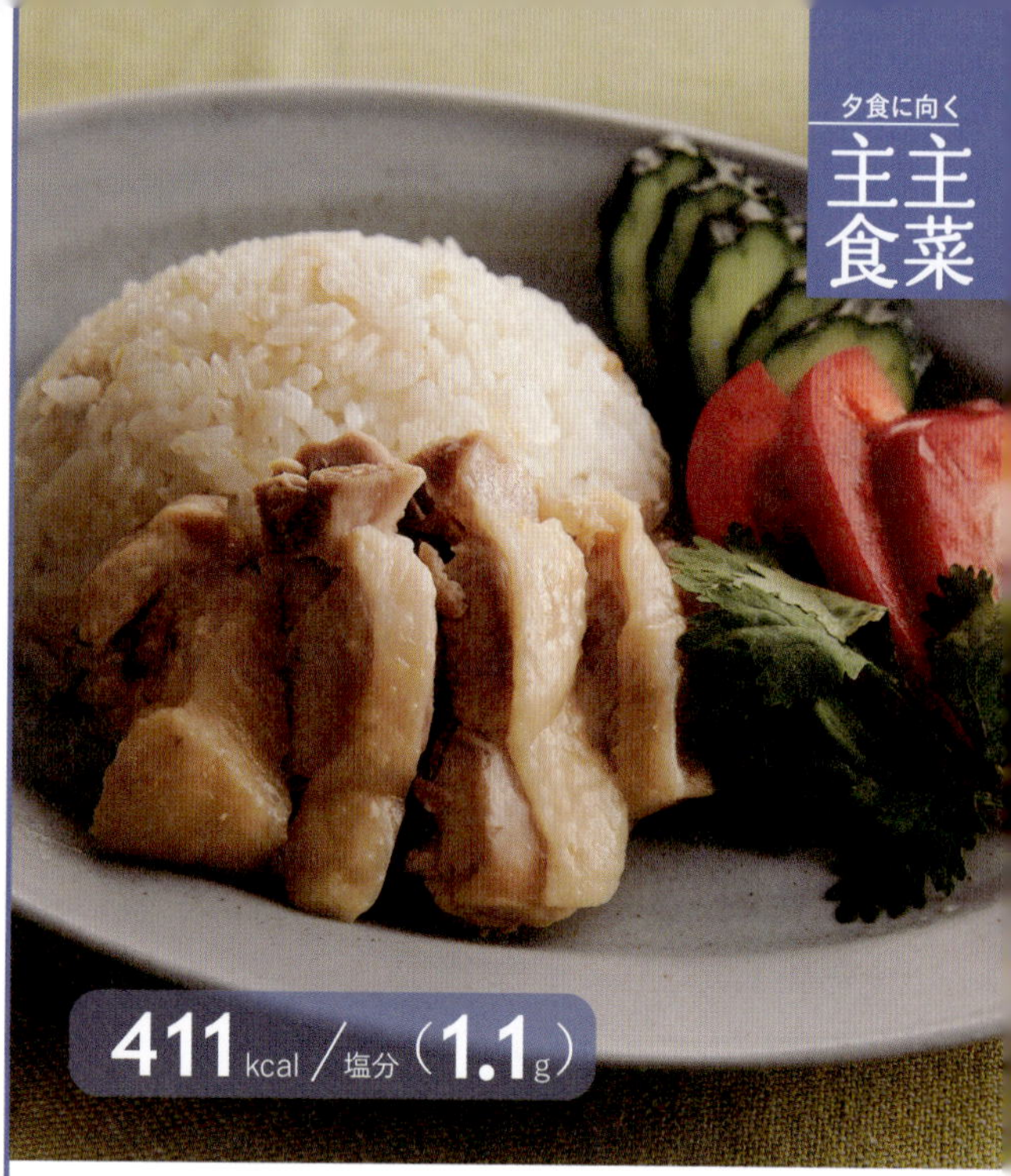

アジア風炊き込みチキンライス

米と鶏肉をいっしょに炊き込みます。炊飯器で1合の米でも炊けるので手軽に作れます。

材料（2人分）

米……………………………1合

鶏胸肉……………½枚（150g）

しょうが…………⅓かけ（5g）

白粒こしょう……………5粒

きゅうり…………½本（50g）

赤パプリカ………¼個（40g）

香菜…………………………1本

a | スイートチリソース
  | （市販品）………大さじ2
  | レモン汁…………大さじ½
  | しょうゆ…………小さじ1

作り方

1 米は洗って炊飯釜に入れる。1合の目盛りまで水を注ぎ入れ、30分ほどおく。

2 しょうがはせん切りにする。

3 ①に②と白粒こしょうを加え、鶏肉をのせて普通に炊く。

4 きゅうりは斜め薄切りにし、パプリカは薄切りにする。香菜は葉を摘む。

5 ③が炊き上がったら鶏肉をとり出し、そぎ切りする。

6 ごはんをさっくりと混ぜて器に盛り、⑤と④を彩りよく盛り合わせる。aを混ぜて別器に入れて添え（ソース）、ごはんと鶏肉にかけて食べる。

チリコンカーン　ピタパン添え

軽い夕食やランチとしておすすめ。

材料（2人分）

水煮大豆……………………… 100g
牛豚ひき肉…………………… 50g
ベーコンの薄切り…………… ½枚
玉ねぎ……………… ½個（100g）
にんにく…………………… ½かけ
トマトの水煮缶詰め…¼缶（100g）
チリパウダー…… ミニスプーン½
サラダ油………………… 大さじ½
a｜水……………………… ¼カップ
a｜固形ブイヨン…………… ½個
a｜ロリエ……………………… 1枚
こしょう……………………… 少量
ピタパン……………… 2個（120g）
サラダ菜………………… 4枚（32g）
好みのチーズ………… 4切れ（20g）

作り方

1 玉ねぎとにんにくはみじん切りにする。

2 ベーコンは1㎝幅に切る。

3 なべにサラダ油を熱して①を入れていため、さらに②とひき肉を加えていためる。肉に火が通ったら大豆、トマトの水煮、チリパウダーを加えて混ぜる。

4 aを加えて煮立て、弱火にしてときどき混ぜながら15分煮る。こしょうを加えて混ぜ、器に盛る（チリコンカーン）。

5 ピタパンは半分に切って厚みに切り込みを入れる。サラダ菜、チーズとともに④に添える。ピタパンに詰めて食べる。

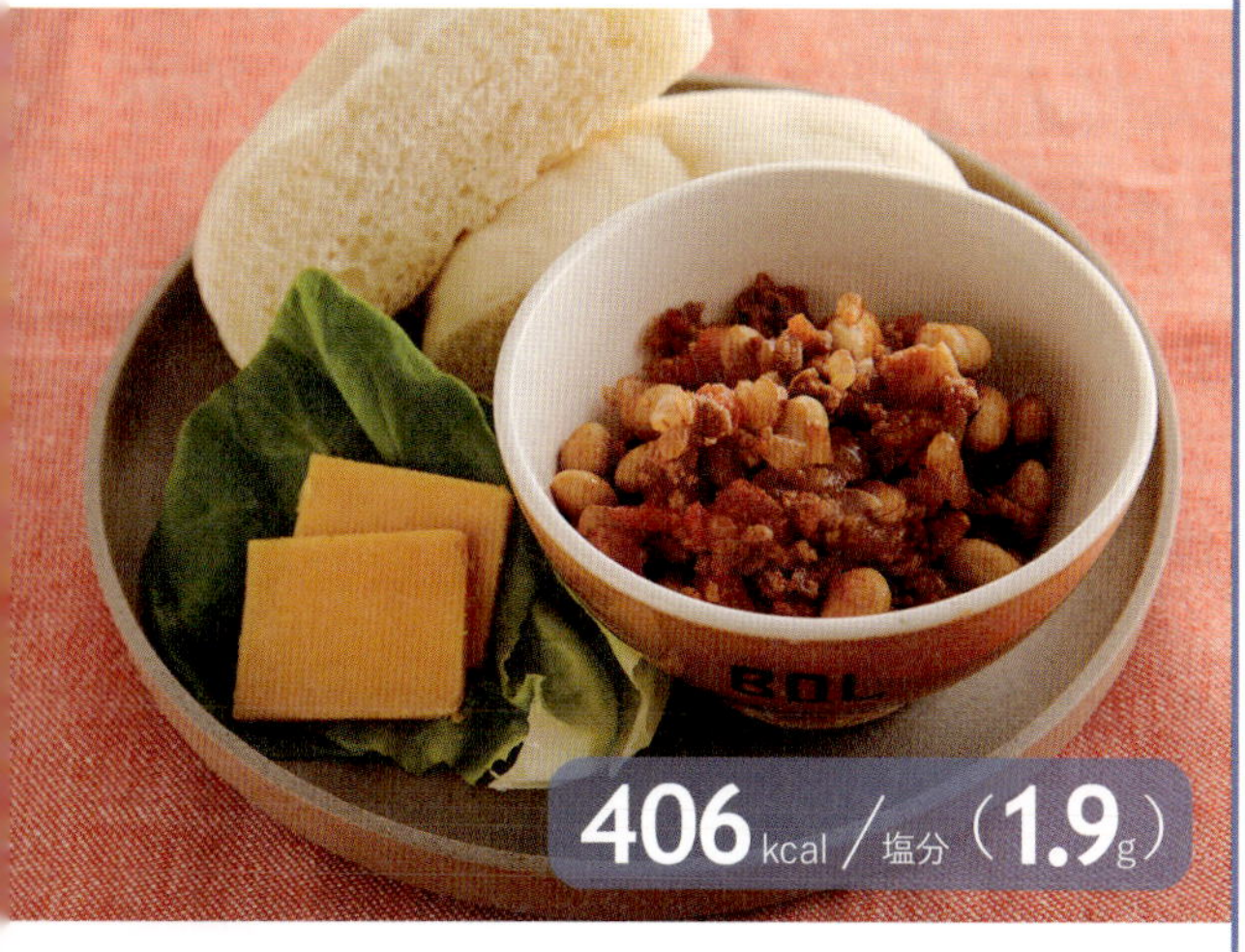

406 kcal ／ 塩分（1.9g）

きのこたっぷりあえそば

あえそばは汁そばと比べると減塩しやすい料理です。

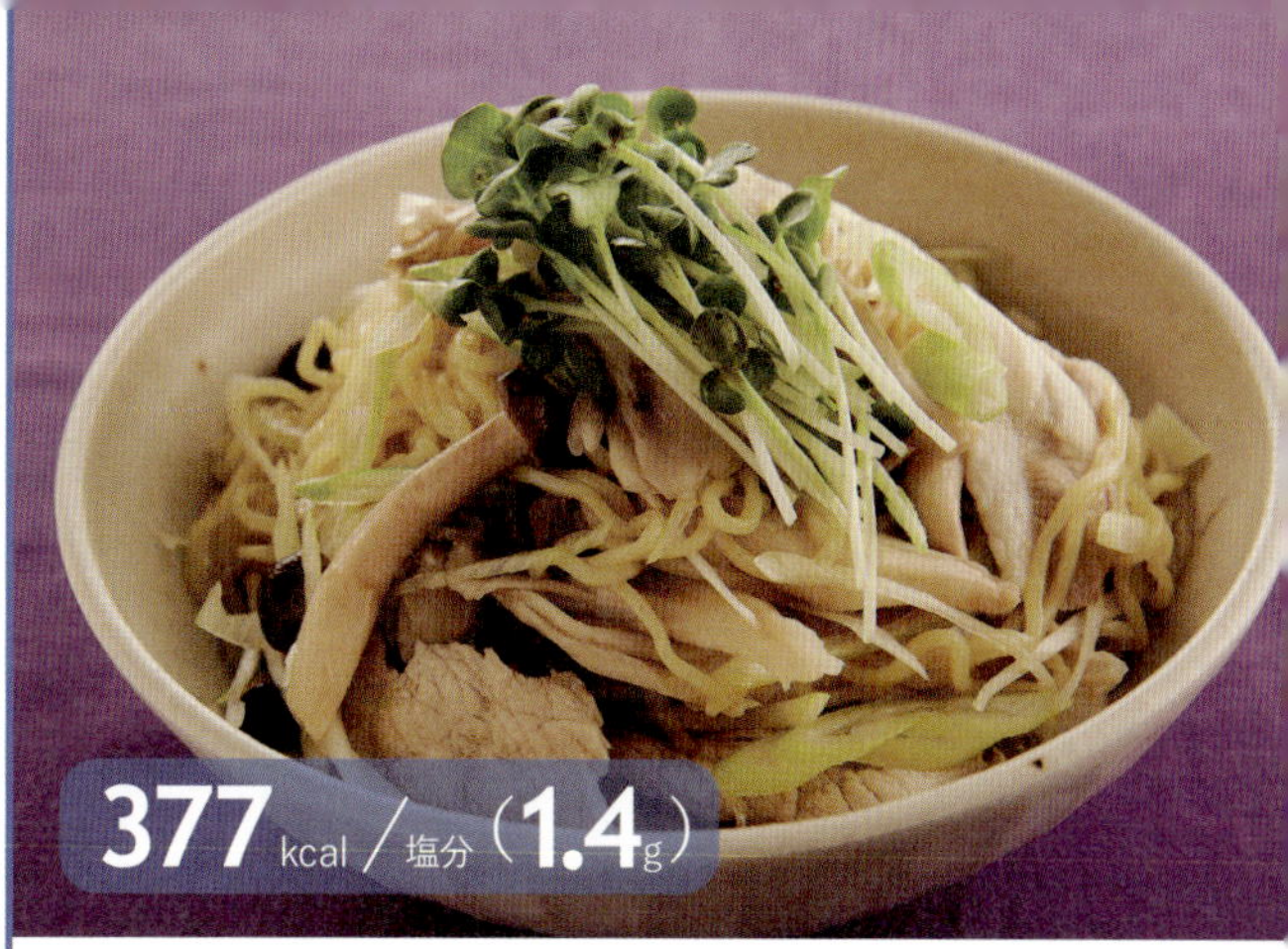

377 kcal ／ 塩分（1.4g）

材料（2人分）

中華めん（生）……… 1½玉（165g）
豚ももしゃぶしゃぶ用肉…… 100g
まいたけ……………………… 70g
しめじ類……………………… 70g
えのきたけ…………………… 70g
ねぎ………………… 1本（100g）
酒…………………………… 大さじ1
a｜オイスターソース…… 大さじ½
a｜しょうゆ……………… 小さじ1
a｜砂糖…………… ミニスプーン1
a｜顆粒鶏がらだし　ミニスプーン1
a｜ごま油……………………… 少量
a｜豚肉ときのこのゆで汁 ⅓カップ
貝割れ菜………… 小½パック（25g）

作り方

1 豚肉は一口大に切る。

2 まいたけとしめじは石づきを除いてほぐす。えのきは石づきを除いて食べやすくほぐす。

3 ねぎは縦半分に切ってから斜め薄切りにする。

4 貝割れ菜は根元を切り除く。

5 なべに水2カップを入れて火にかけ、沸騰したら酒を加える。①を加えてほぐしながら火を通し、色が変わったら引き上げてざるにとる。続けて②を加えてさっとゆで、ゆで汁1/3カップをとりおいてから湯をきる。

6 中華めんはゆでてざるにとり、温水でよく洗ってぬめりをとり、ざるにあげる。

7 ボールにaを入れて混ぜ、⑥、③、⑤を順に加えては混ぜる。器に盛り、④をのせる。

減塩料理をおいしく作るポイント

材料や調味料をきちんと計る

「計る」ことが減塩の第一歩

減塩を始めるときに、まず大事なことは、「計る」ことです。この本の減塩レシピでは、減塩でもおいしく食べられるように、材料の分量に対して塩分量（調味料の量）を決めています。ですから、材料や調味料を計らないで適当に料理をしてしまうと、食べた塩分量がわからなくなりますし、おいしく作れないこともあります。きちんと計る習慣を身につけることから、減塩生活を始めましょう。

調理する直前の状態で計ります

本書の料理の材料表の分量は、調理する直前の状態の量です。野菜であれば、皮をむいたり種やへたなどを除いたりした状態の重量です。魚などは三枚おろしにしたものや切り身にしたものです。また、貝類は殻つきの状態の重量の場合もあります。その場合は、レシピに明記してあります。

重量を計る

デジタルスケール　0.1g単位で計れるものが理想的。

上皿自動ばかり　目盛りが1g、あるいは2gのもの。

容量を計る

計量カップ・スプーン

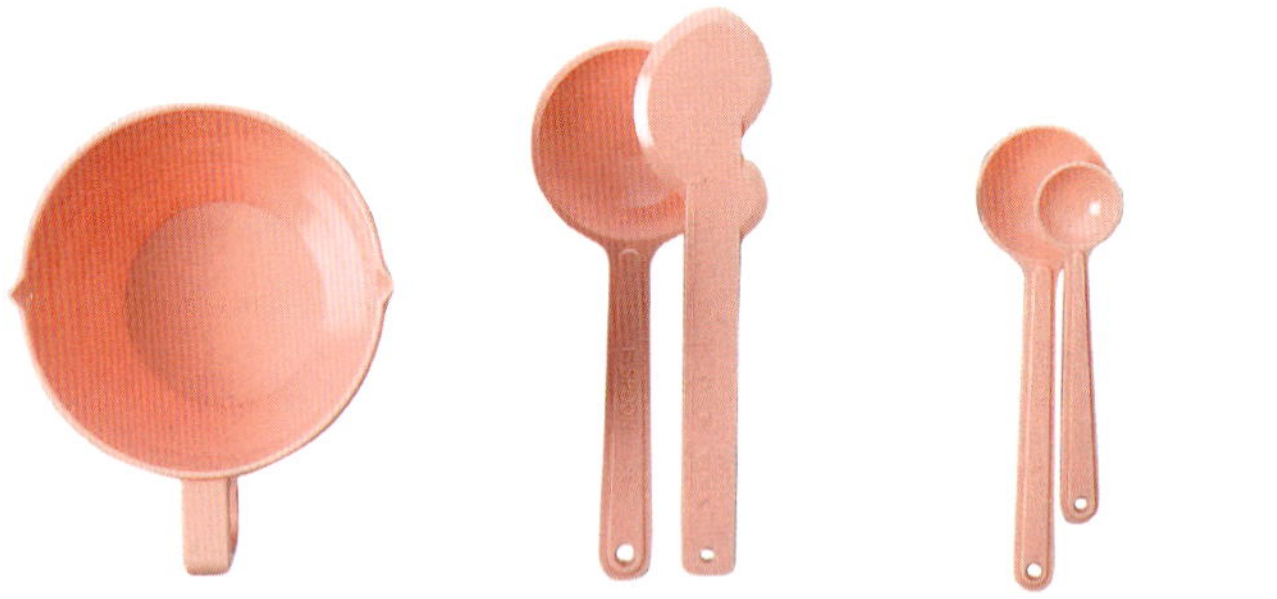

カップ＝200㎖　　大さじ＝15㎖　すりきりへら　　小さじ＝5㎖　ミニスプーン＝1㎖※

※ミニスプーンは、少量の食塩を計ることができます。1本148円（税別）。
写真の標準計量カップ・スプーンは、すべて女子栄養大学代理部で販売しています。
お問い合わせ TEL 03-3949-9371

計量カップ・スプーンの計り方

液体を計る

〈だし、水、しょうゆ、酒、みりんなど〉

液体をカップ1杯計るときは、内径いっぱい満たすように計る。1杯以下を計るときは計量カップの目盛りに合わせて計る。たとえば、1/2カップ＝100㎖なので、100㎖の目盛りまで満たす。

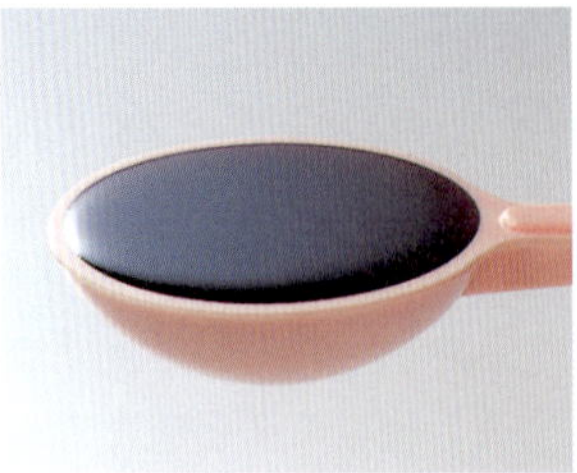

計量スプーンで、スプーン1杯（大さじ1や小さじ1など）を計るには、内径いっぱいに満たすように計る。このとき、多少表面張力で液体が盛り上がる状態まで満たす。

計量スプーンで、スプーン1/2杯（大さじ1/2や小さじ1/2など）を計るには、計量スプーンの1/2の目盛りまで満たす。1/4杯はそのさらに半量分にする。

計量カップ・スプーン重量表（g）

2017年1月改訂　※本書では、材料の計量は標準計量カップ・スプーンを用いました。

食品名	小さじ（5mℓ）	大さじ（15mℓ）	1カップ（200mℓ）
水・酒・酢・だし	5	15	200
食塩・精製塩	6	18	—
あら塩（並塩）	5	15	—
しょうゆ（濃い口）	6	18	—
みそ	6	18	—
みりん	6	18	—
砂糖（上白糖）	3	9	—
サラダ油・オリーブ油・ごま油	4	12	—
バター	4	12	—
マヨネーズ	4	12	—
ドレッシング	5	15	—
牛乳（普通牛乳）	5	15	—
ヨーグルト	5	15	—
粉チーズ	2	6	—
トマトケチャップ	6	18	—
ウスターソース・豚カツソース	6	18	—
中濃ソース	7	21	—
練りがらし	5	15	—
カレー粉	2	6	—
豆板醤《とうばんじゃん》	7	21	—
オイスターソース	6	18	—
顆粒だしのもと（和洋中）	3	9	—
小麦粉（薄力粉、強力粉）	3	9	—
かたくり粉	3	9	—
パン粉・生パン粉	1	3	—
すりごま・いりごま	2	6	—
練りごま	6	18	—
米（胚芽精米・精白米・玄米）	—	—	170
米（無洗米）	—	—	180

●胚芽精米・精白米・玄米1合（180ml）＝150g　●無洗米1合（180ml）＝160g　●しょうゆミニスプーン1（1mℓ）＝1.2g
●食塩・精製塩ミニスプーン1（1mℓ）＝1.2g　●あら塩（並塩）ミニスプーン1（1mℓ）＝1.0g

液体以外のものを計る

〈砂糖、みそ、小麦粉、かたくり粉など〉

カップ1杯を計るには、計量カップに材料を入れて盛り上げ、へらの柄で水平に引いて表面を平らにすり切る。計量カップに材料を入れて底をトントンたたいたり、材料を押し込んだりしないこと。

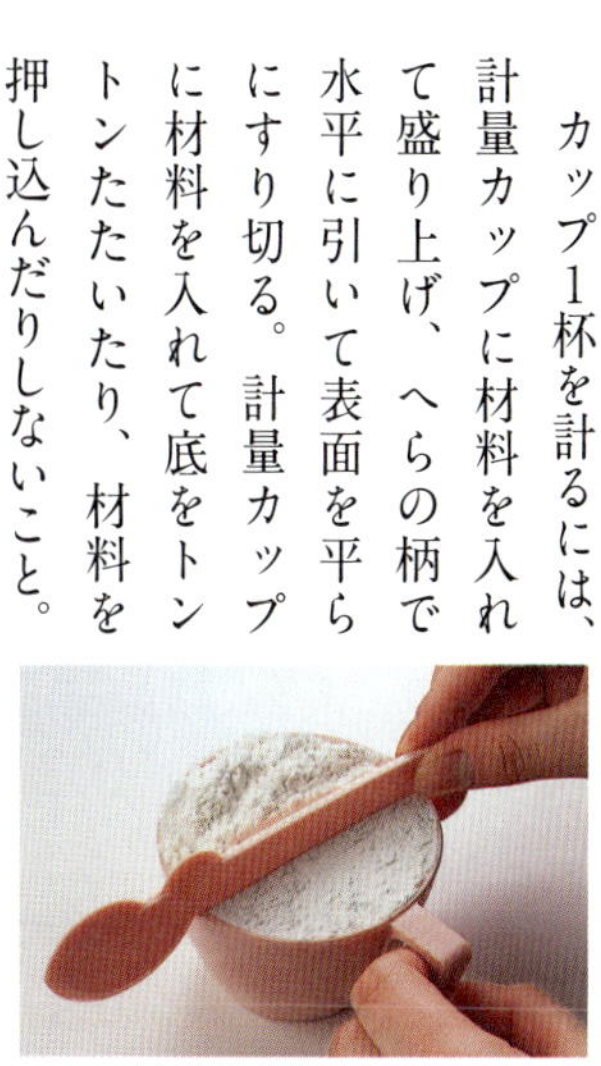

計量スプーンで、スプーン1杯（大さじ1または小さじ1）を計るには、すき間がないようにへらで詰め込み、盛り上げてからへらの柄で水平にすり切る。

計量スプーンで、スプーン½杯や¼杯（大さじ½や小さじ¼など）を計るには、まず、計量スプーン1杯を計り、へらの曲線部分を中央に直角に底まで当てて半量分をスプーンのカーブに沿わせて払う。¼杯の場合は、½杯をさらにへらで半分に切って、スプーンのカーブに沿わせて払う。

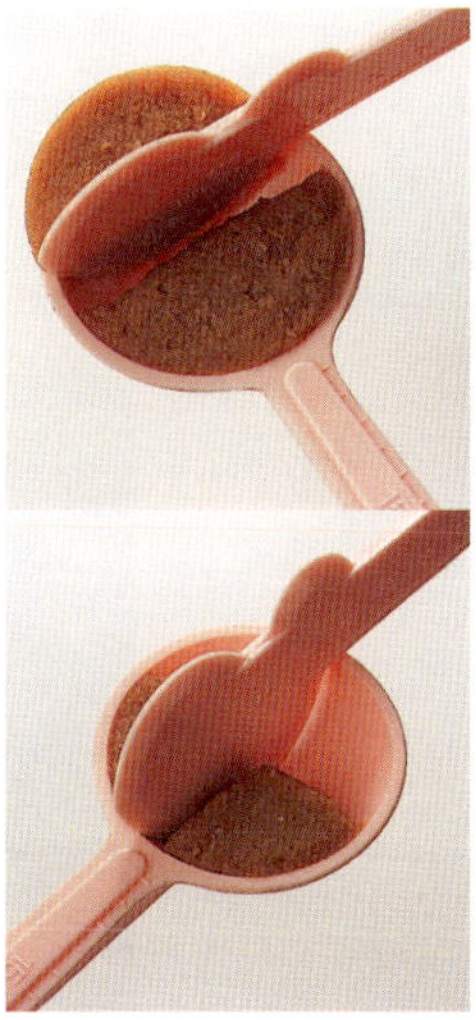

調味料の塩分を知る

どれもみんな塩分1g

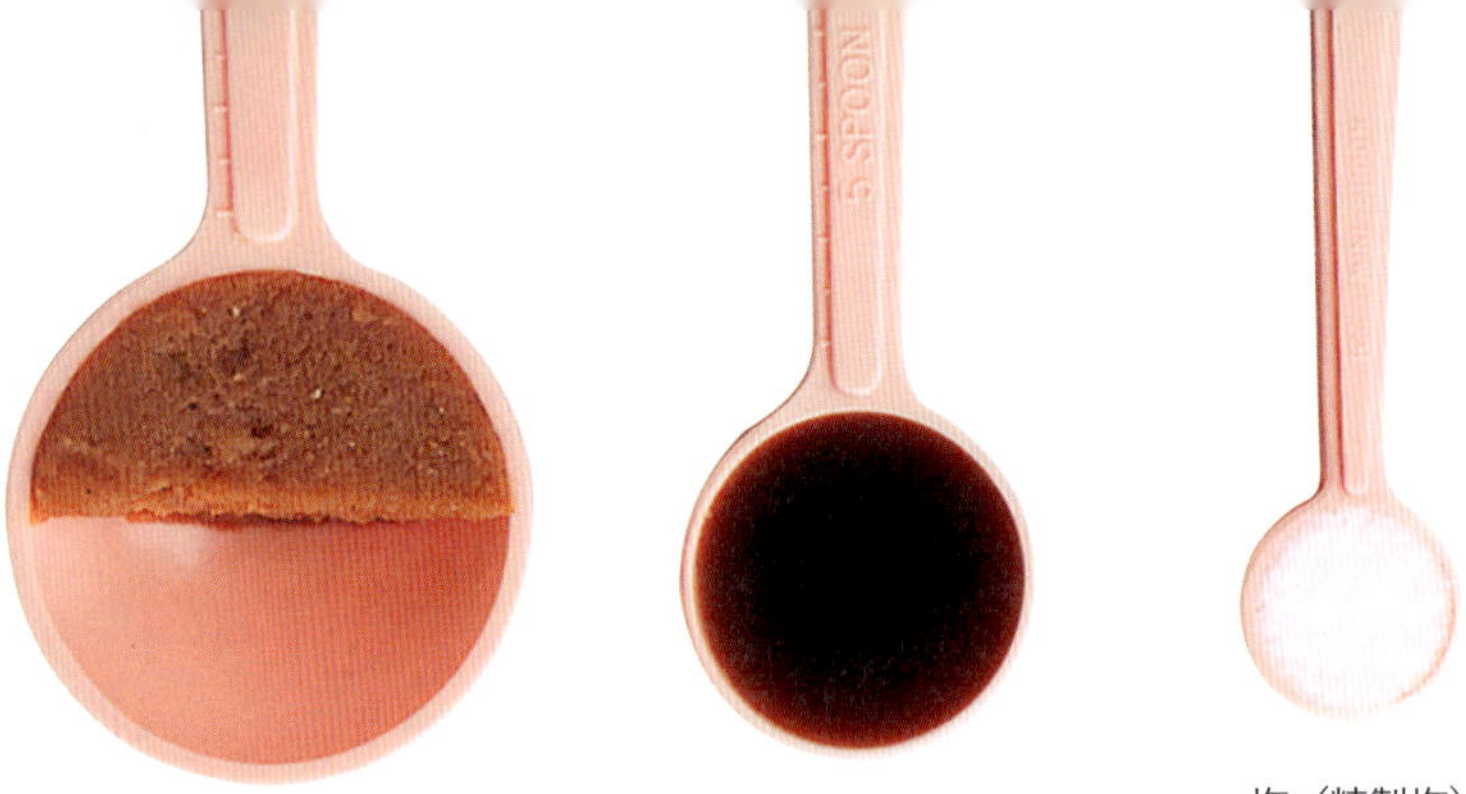

みそ
大さじ1/2弱（約8g）

しょうゆ
小さじ1強（約7g）

塩（精製塩）
ミニスプーン1弱（5/6）
または
小さじ1/6

標準計量カップ・スプーンによる調味料の重量と塩分一覧（g）実測値

調味料名	みそ（赤色辛みそ）	みそ（淡色辛みそ）	減塩しょうゆ	たまりしょうゆ	うす口しょうゆ	しょうゆ（濃い口しょうゆ）	あら塩（並塩）ミニスプーン1.0g（塩分1.0g）	食塩・精製塩 ミニスプーン1.2g（塩分1.2g）
大さじ1	18	18	18	18	18	18	15	18
塩分	2.3	2.2	1.5	2.3	2.9	2.6	15	18
小さじ1	6	6	6	6	6	6	5	6
塩分	0.8	0.7	0.5	0.8	1.0	0.9	5	6

調味料名	中華風ドレッシング	フレンチドレッシング	ノンオイル和風ドレッシング	マヨネーズ	焼き肉のたれ	しゃぶしゃぶ用ごまだれ	ポン酢しょうゆ	めんつゆ（3倍希釈）
大さじ1	15	15	15	12	18	18	18	21
塩分	0.8	0.5	1.1	0.3	1.5	0.8	1.1	2.1
小さじ1	5	5	5	4	6	6	6	7
塩分	0.3	0.2	0.4	0.1	0.5	0.3	0.3	0.7

※参考資料／『塩分早わかり』『食品の栄養とカロリー事典』（ともに女子栄養大学出版部）

一日の塩分摂取量を6gにするには、調味料の塩分を知ることが大きなポイントになります。調味料に含まれる塩分の量がわかると、調味をするときに塩分の量がわかり、調整がきちんとできるようになります。基本の調味料である、塩、しょうゆ、みそについて、塩分1g分の目安量を比較すると覚えやすいでしょう。

また、本書で使う調味料等について、計量スプーンの重量とその塩分量を一覧にしました。参考にしてください。

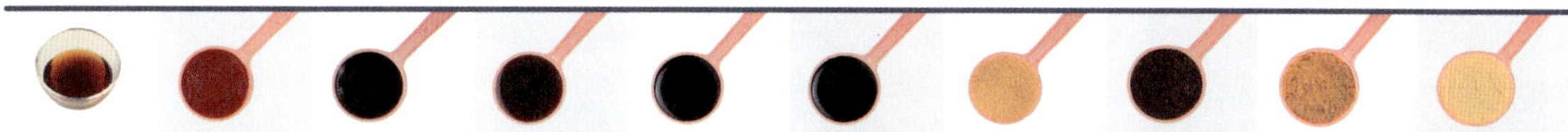

みそ（甘みそ、白みそ）	みそ（麦みそ）	みそ（豆みそ、赤みそ）	減塩みそ	ウスターソース	中濃ソース	特濃ソース（豚カツソース）	お好み焼きソース	トマトケチャップ	めんつゆ（ストレート）
18	18	18	18	18	21	18	21	18	18
1.1	1.9	2.0	1.9	1.5	1.2	1.0	1.1	0.6	0.6
6	6	6	6	6	7	6	7	6	6
0.4	0.6	0.7	0.6	0.5	0.4	0.3	0.4	0.2	0.2

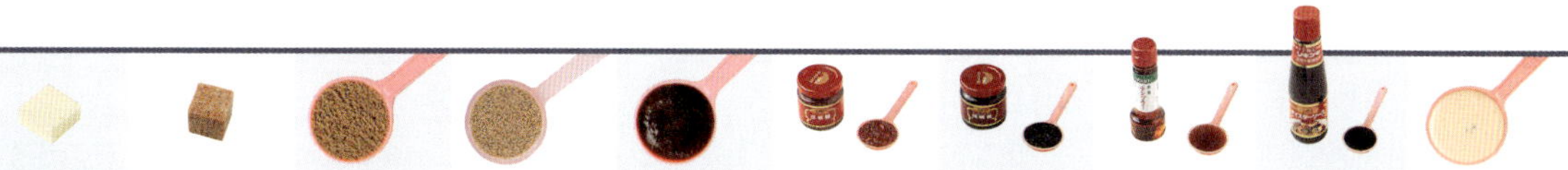

サウザンアイランドドレッシング	オイスターソース	ナンプラー	甜麺醤《てんめんじゃん》	豆板醤《とうばんじゃん》	コチュジャン	和風だしのもと	中国風スープのもと	固形コンソメ	バター（有塩）
15	18	18	21	21	21	9	9	小1個：4	12
0.5	2.1	4.1	1.5	3.7	1.5	3.7	4.3	1.7	0.2
5	6	6	7	7	7	3	3	大1個：5.3	4
0.2	0.7	1.4	0.5	1.2	0.5	1.2	1.4	2.3	0.1

減塩できる食べ方のコツ

日ごろの食事で、減塩できる食べ方のコツがあります。

でき上がった料理に今までは気にせずに調味料をかけたりつけたりしていませんか。調味料は、食べる前に決められた量を小皿にとったり、料理にかけたりして、それ以上調味料を追加しないようにしましょう。

さらに、できるだけ少量かけたりつけたりするようにしましょう。

それだけで、口に入る塩分の量が変わります。

しょうゆ、たれ、つゆをつける

すし 6貫分

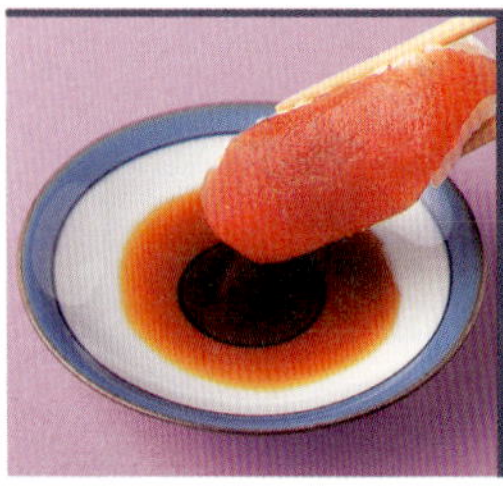

しょうゆ
- 少なめ 1.0g（塩分 **0.1** g）
- 多め 3.0g（塩分 **0.4** g）

刺し身 マグロ＋タイ＋イカ、各3切れずつ。わさび入り

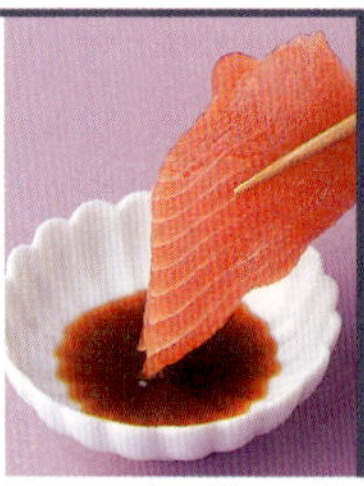

しょうゆ
- 少なめ 2.0g（塩分 **0.3** g）
- 多め 4.0g（塩分 **0.6** g）

焼肉 牛カルビ肉3切れ

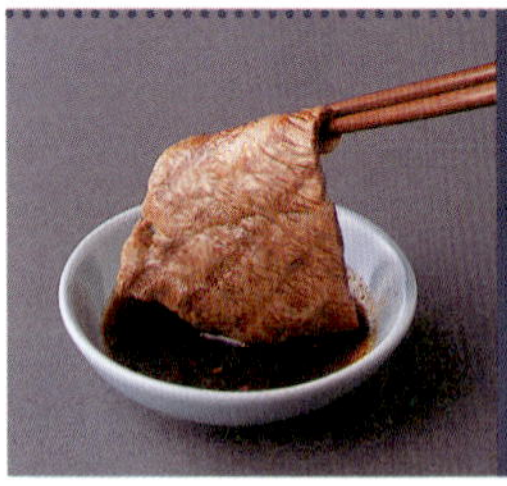

たれ
- 少なめ 0.6g（塩分 **0.1** g）
- 多め 2.0g（塩分 **0.3** g）

ギョーザ 5個

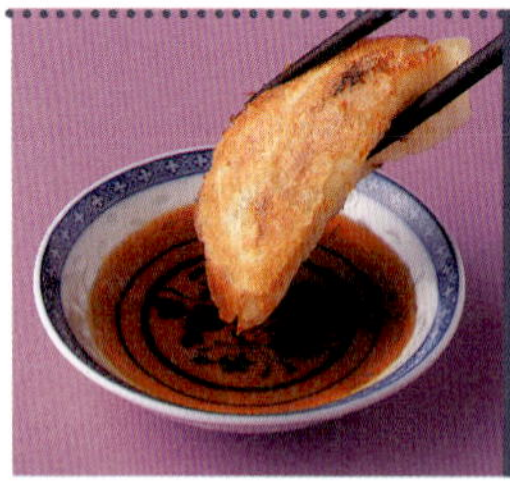

たれ
- 少なめ 2.5g（塩分 **0.2** g）
- 多め 14.5g（塩分 **1.1** g）

しゃぶしゃぶ 豚肉100g、野菜類190g

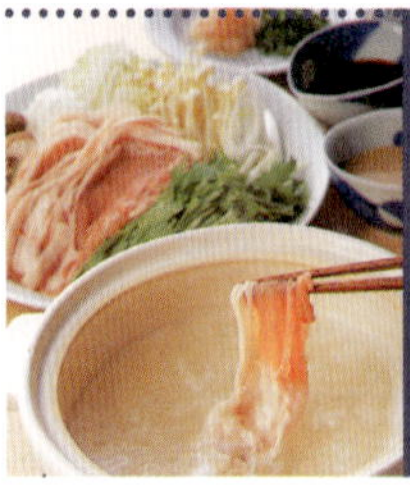

・ポン酢しょうゆ 30g（塩分 **2.3** g）
口に入った塩分量（可食率83％）**1.9** g
・ごまだれ 27g（塩分 **1.1** g）
口に入った塩分量（可食率64％）**0.7** g

湯豆腐 もめん豆腐200g

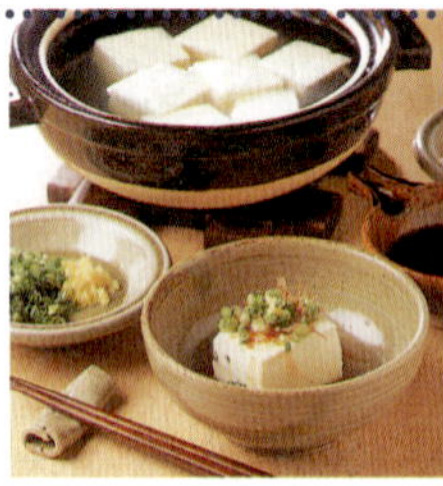

かけじょうゆ 23g（塩分 **1.9** g）
口に入った塩分量（可食率79％）**1.5** g

天ぷら 5種

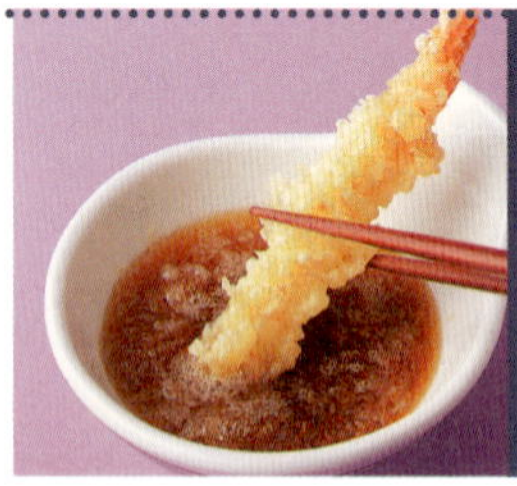

天つゆ＋大根おろし
- 少なめ 60g（塩分 **1.2** g）
- 多め 100g（塩分 **2.0** g）

うどん 1人分205g

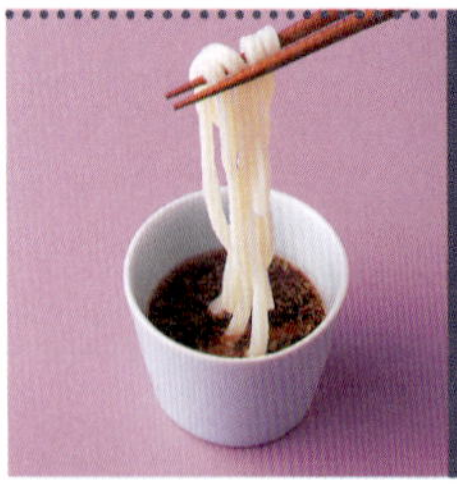

つけつゆ
- 少なめ 口に入った塩分量 **0.8** g
- 多め 口に入った塩分量 **1.1** g

そば 1人分195g

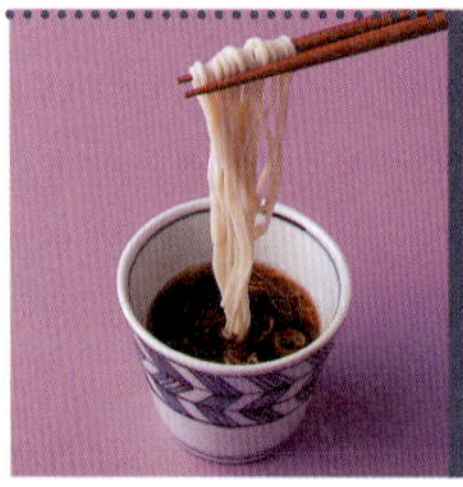

つけつゆ
- 少なめ 口に入った塩分量 **0.9** g
- 多め 口に入った塩分量 **1.6** g

そうめん 1人分220g

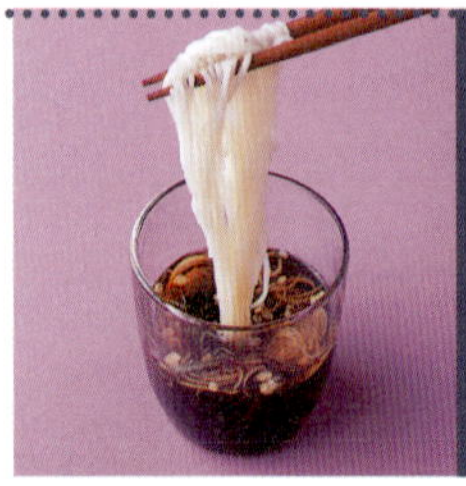

つけつゆ
- 少なめ 口に入った塩分量 **0.8** g
- 多め 口に入った塩分量 **2.1** g

※参考資料／『調理のためのベーシックデータ』『減塩のコツ早わかり』（ともに女子栄養大学出版部）より算出

しょうゆ、ソース、ドレッシング、たれなどをかける

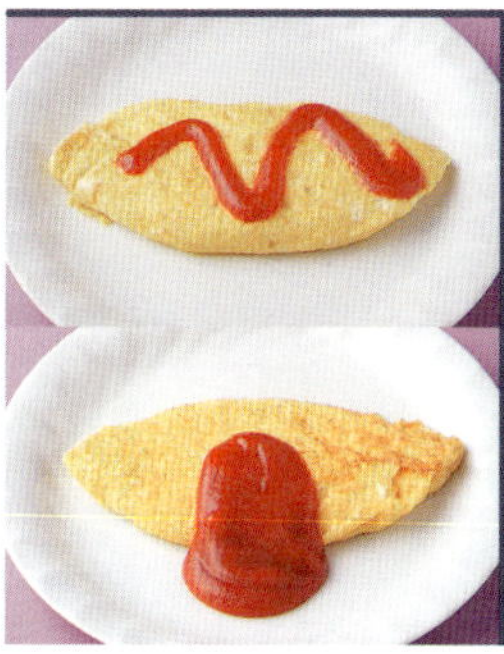

オムレツ 卵2個分

ケチャップ
少なめ 7g（塩分**0.2**g）
多め 21g（塩分**0.7**g）

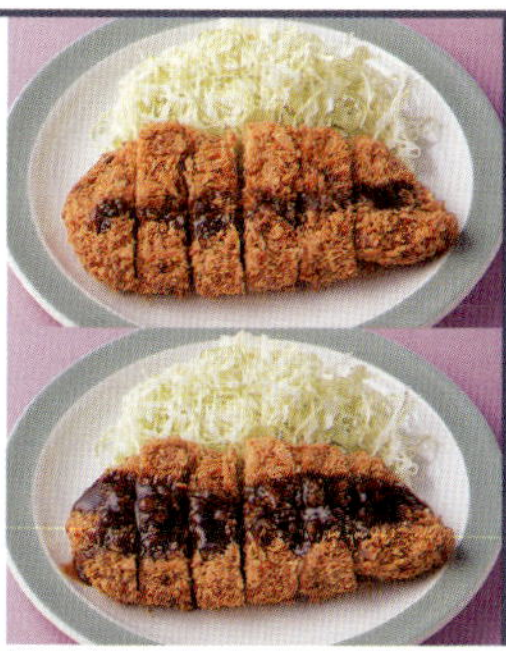

豚カツ 1枚＋キャベツ50g

ソース
少なめ 12g（塩分**0.7**g）
多め 31g（塩分**1.7**g）

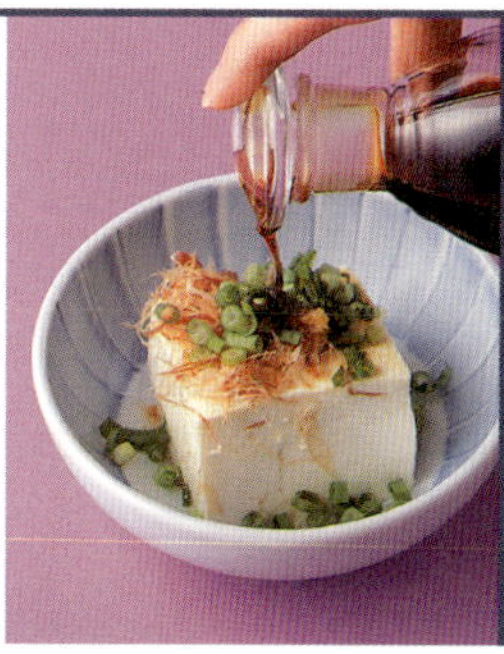

冷ややっこ 1/4丁＋薬味

しょうゆ
少なめ 2.0g（塩分**0.3**g）
多め 3.0g（塩分**0.4**g）

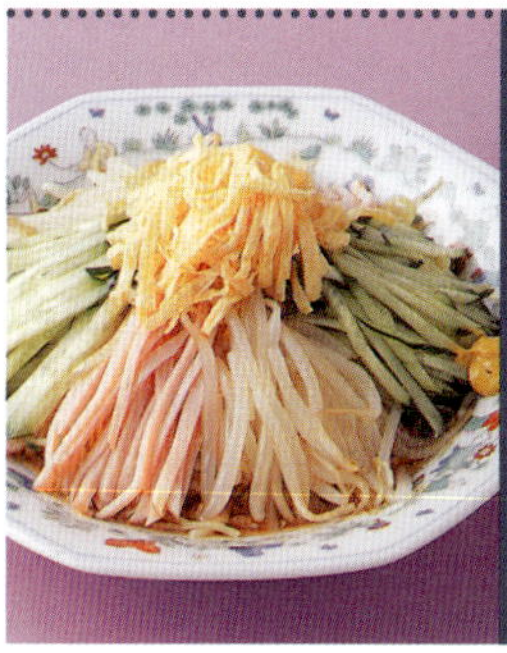

冷やし中華

酢じょうゆだれ100g（塩分**3.0**g）
口に入った塩分量（可食率100%）**2.0**g

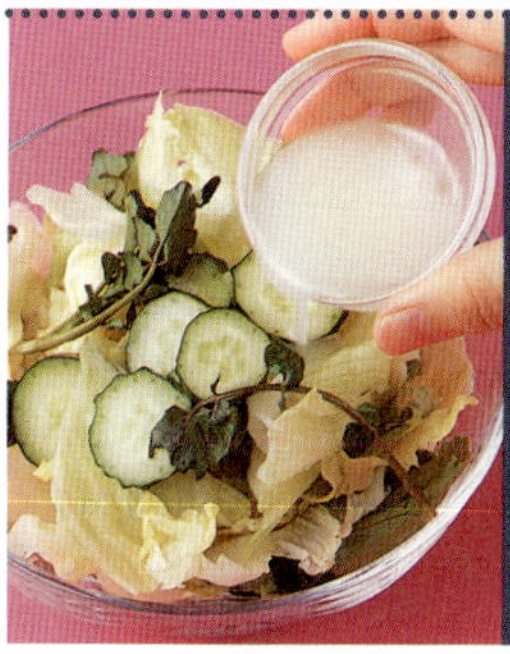

サラダ 野菜100g

フレンチドレッシング
大さじ1（塩分**0.5**g）
口に入った塩分量（可食率60%）**0.3**g

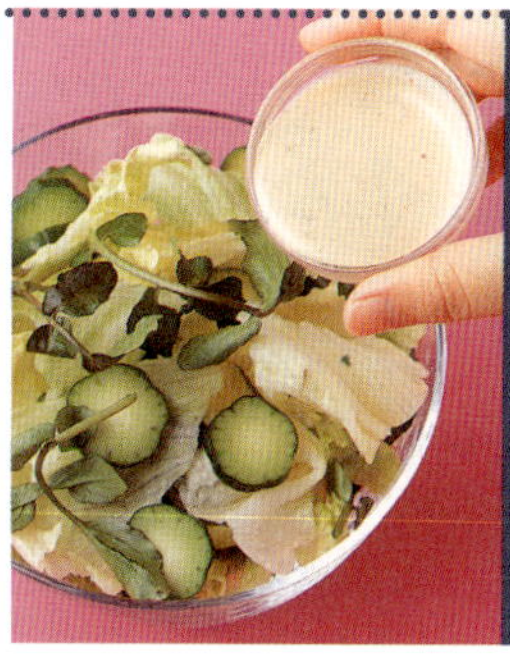

サラダ 野菜100g

サウザンアイランド
ドレッシング大さじ1（塩分**0.3**g）
口に入った塩分量（可食率100%）**0.3**g

めん料理を食べる

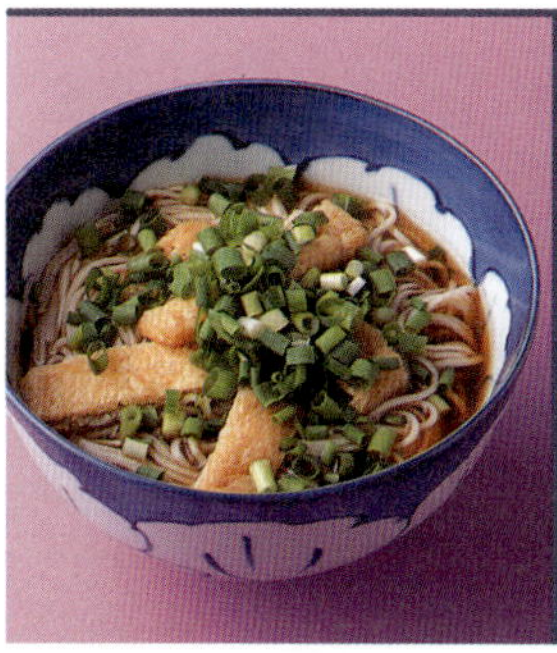

きつねそば

つゆ200g（塩分**3.0**g）
めんと具だけを食べる
口に入った塩分量（可食率43%）**1.3**g
めんと具を食べ、残ったつゆを半量残す
口に入った塩分量（可食率73%）**2.2**g
全量食べる
口に入った塩分量（可食率100%）**3.0**g

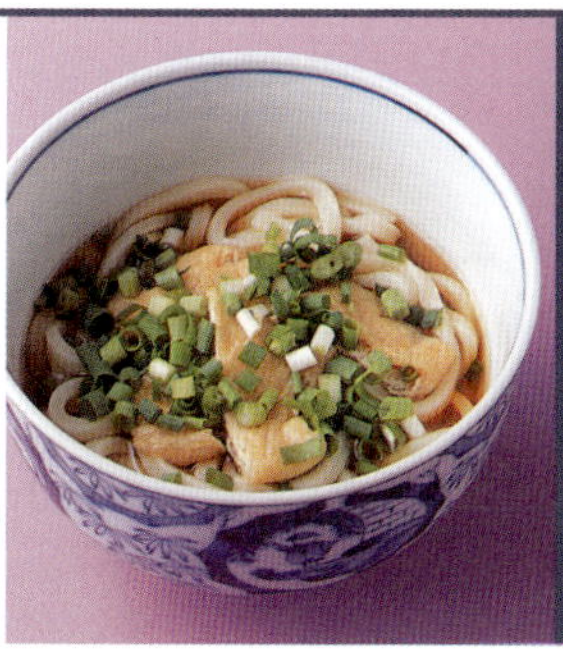

きつねうどん

つゆ200g（塩分**3.0**g）
めんと具だけを食べる
口に入った塩分量（可食率47%）**1.4**g
めんと具を食べ、残ったつゆを半量残す
口に入った塩分量（可食率73%）**2.2**g
全量食べる
口に入った塩分量（可食率100%）**3.0**g

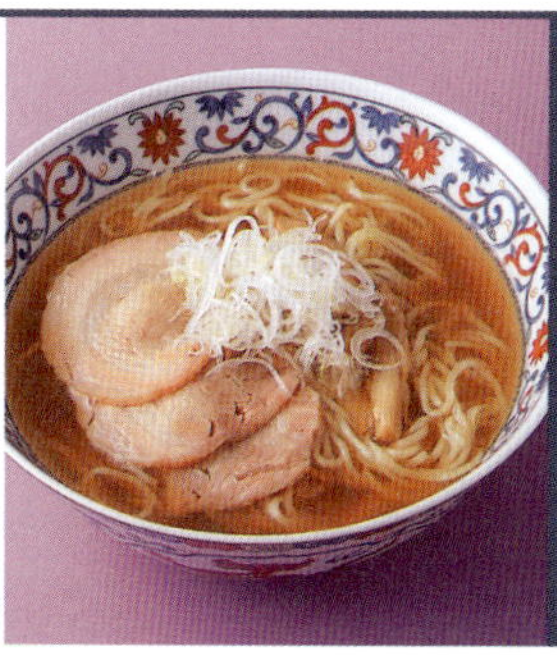

しょうゆラーメン

スープ300g（塩分**4.5**g）
めんと具だけを食べる
口に入った塩分量（可食率47%）**1.2**g
めんと具を食べ、残ったスープを半量残す
口に入った塩分量（可食率64%）**2.9**g
全量食べる
口に入った塩分量（可食率100%）**4.5**g

塩分が多い食品とじょうずにつき合う

塩分が多い加工品には要注意

加工品には、調味や加工のため、あるいは保存のために塩分が多く使われているものがあります。これらの食品のことを知らないと、知らず知らずのうちに塩分をとりすぎてしまう場合もあります。塩分の多い食品やその塩分を知って、食べる量を加減してとりすぎないように注意しましょう。

また、生鮮食品の中にも食品自体に塩分を含むものがあります。卵や牛乳、魚貝類、肉類などです。これらの塩分も「一日塩分6g」にカウントされます。調味料以外から口に入る塩分について、知っておきましょう。塩分を含む食品について表にまとめましたので、参考にしてください。

塩分が多い食品一覧

	食品名	重量(g)	概量	塩分(g)
穀類	食パン(4枚切り)	90	1枚	1.1
穀類	食パン(6枚切り)	60	1枚	0.8
穀類	食パン(8枚切り)	45	1枚	0.6
穀類	食パン(12枚切り)	30	1枚	0.4
穀類	山型パン	60	1枚	0.8
穀類	クロワッサン	40	1個	0.5
穀類	コッペパン	100	1個	1.3
穀類	ナン	80	1枚	1.1
穀類	フランスパン	75	10cm	1.2
穀類	ライ麦パン	30	1枚(6枚切り)	0.4
穀類	ロールパン	30	1個	0.4
穀類	干しうどん・ゆで	210	-	1.1
穀類	干しそば・ゆで	200	-	0.2
穀類	そうめん・ゆで	135	-	0.3
穀類	スパゲティ・塩ゆで	200	-	2.4
穀類	中華めん・ゆで	210	-	0.4
穀類	蒸し中華めん	150	-	0.6
加工品	梅干し	3	⅕個	0.7
加工品	カツオ梅	5	1個	0.4
加工品	カリカリ梅	2	1個	0.4
加工品	のりの佃煮	5	-	0.3
加工品	塩こんぶ	2	2枚	0.5
加工品	こんぶの佃煮	6	-	0.4
加工品	サケフレーク	10	-	0.4
加工品	白菜の漬物	20	-	0.5
加工品	白菜キムチ	20	-	0.4
加工品	きゅうりのぬかみそ漬け	10	2切れ	0.5
加工品	たくあん	10	3切れ	0.4
加工品	柴漬け	10	-	0.4
加工品	野沢菜の漬物	20	-	0.3
加工品	奈良漬け	10	2切れ	0.4
加工品	なすのぬかみそ漬け	10	2切れ	0.3
加工品	辛子なす	10	3個	0.5
加工品	べったら漬け	15	2切れ	0.5
加工品	高菜漬け	8	-	0.5
加工品	わさび漬け	10	-	0.3
加工品	紅しょうが	5	-	0.4
加工品	らっきょう	15	2個	0.3
加工品	メンマ	20	-	0.2

	食品名	重量(g)	概量	塩分(g)
乳製品	卵	50	1個	0.2
乳製品	牛乳	200	-	0.2
乳製品	プロセスチーズ	18	6Pチーズ1個	0.5
乳製品	クリームチーズ	15	大さじ1	0.1
乳製品	パルメザンチーズ(粉)	2	小さじ1	0.1
乳製品	とろけるチーズ	10	-	0.1
魚介類	魚介全般	100	-	0.2～0.5
魚介類	アサリ	20	7個	0.4
魚介類	ハマグリ	20	2個	0.4
魚介類	シジミ	12	10個	0.1
魚介類	アジの開き干し	60	1枚	1.0
魚介類	塩ザケ	50	½切れ	0.9
魚介類	塩サバ	50	半身⅓枚	0.9
魚介類	シシャモ(カラフトシシャモ)	30	2尾	0.5
魚介類	シラス干し	6	大さじ1	0.2
魚介類	ちりめんじゃこ	4	大さじ1	0.3
魚介類	サクラエビ	2	大さじ1	0.2
魚介類	干しエビ	6	大さじ1	0.2
魚介類	ウナギのかば焼き	80	小1串	1.0
魚介類	スモークサーモン	10	1枚(薄)	0.4
魚介類	アサリ水煮缶詰め	25	25個	0.3
魚介類	サケ水煮缶詰め	45	¼缶	0.3
魚介類	サバ水煮缶詰め	45	¼缶	0.4
魚介類	ツナ油漬け缶詰め	40	½缶	0.4
魚介類	ツナ水煮缶詰め	40	½缶	0.3
魚介類	イクラ	18	大さじ1	0.4
魚介類	タラコ	10	大さじ⅔	0.5
魚介類	明太子	8	大さじ½	0.4
魚介類	カニ風味かまぼこ	10	1本	0.2
魚介類	かまぼこ	15	厚さ1cm	0.4
魚介類	魚肉ソーセージ	25	⅓本	0.5
魚介類	さつま揚げ	25	1枚(小判)	0.5
魚介類	ちくわ	25	⅓本	0.5
魚介類	はんぺん	35	⅓枚	0.5
肉加工品	ウインナーソーセージ	20	1本	0.4
肉加工品	生ハム	5	1枚	0.3
肉加工品	ベーコン	20	1枚(長さ25cm)	0.4
肉加工品	焼き豚	10	1枚	0.2
肉加工品	ロースハム	10	1枚	0.3

※参考資料／『絵で見てわかる　定番おかずをおいしく減塩』(女子栄養大学出版部)

春夏秋冬
献立カレンダー

本書で紹介した料理を使って組み合わせた献立を紹介します。
一日分の献立は、エネルギーは 1600kcal 程度、
塩分は 6g 程度になるように組み合わせています。
春夏秋冬の季節ごとに、
旬の食材を中心としたおかずを組み合わせた献立が、
各４週間分ありますので、
いろいろな献立に挑戦して楽しんでください。
また、本書で紹介している料理を作り慣れてきたら、
自分でオリジナルの献立を立ててみてはいかがでしょうか。
献立のバリエーションが広がりますし、
自分の好みを反映させた献立が作れます。
そうすることによって、塩分やエネルギーを
コントロールすることができるようになります。

		水				木				金				土		
朝	ページ	朝食424kcal(1.4g)	kcal	塩分(g)	ページ	朝食406kcal(1.7g)	kcal	塩分(g)	ページ	朝食485kcal(1.4g)	kcal	塩分(g)	ページ	朝食302kcal(1.2g)	kcal	塩分(g)
	40	漬物納豆	91	0.5	24	ハムエッグ	159	0.7	32	味つけ青魚缶と野菜のさっと煮	206	1.1	30	簡単白がゆ	173	0
	98	にんじんの塩麹いため	70	0.4	143	ブロッコリーとカリフラワーのからしマヨネーズがけ	115	0.4	38	たたききゅうりとサクラエビのレモンあえ	26	0.3	45	ゆでアスパラのオイスター風味　温玉のせ	102	0.8
	50	のりすい	11	0.5	22	ライ麦パン	132	0.6	14	黒米＋五穀ごはん	253	0	145	かぶの甘酢あえ	27	0.4
	36	精白米ごはん	252	0												
昼	ページ	昼食467kcal(2.1g)	kcal	塩分(g)	ページ	昼食490kcal(2.0g)	kcal	塩分(g)	ページ	昼食426kcal(1.7g)	kcal	塩分(g)	ページ	昼食590kcal(1.8g)	kcal	塩分(g)
	90	牛肉と焼き豆腐のすき煮	135	1.2	88	小松菜と竹の子入りしょうゆ焼きそば	463	2.0	62	きのこの混ぜごはん	252	0.6	64	じゃが芋とツナの重ね焼き	302	0.6
	92	きゅうりとりんごのおろしあえ	80	0.9	66	いちご	27	0	60	鶏ささ身のカレー風味から揚げ	131	0.5	78	きゅうりとセロリのひらひらサラダ	66	0.3
	36	精白米ごはん	252	0					80	ピーマンのピリ辛いため	43	0.6	126	フランスパン	167	0.9
													34	グレープフルーツの砂糖がけ	55	0
夕	ページ	夕食644kcal(1.4g)	kcal	塩分(g)	ページ	夕食715kcal(1.8g)	kcal	塩分(g)	ページ	夕食683kcal(1.2g)	kcal	塩分(g)	ページ	夕食667kcal(2.3g)	kcal	塩分(g)
	128	魚の中国風蒸し	181	0.5	139	ひじき入り豆腐ハンバーグ	289	0.9	106	カレー	403	1.2	100	鶏肉の照り焼き	242	1.0
	137	蒸し鶏ときゅうりのピリ辛ごまだれあえ	174	0.5	120	かぼちゃと玉ねぎのサラダ	122	0.1	106	胚芽精米ごはん（カレー用）	251	0	124	小松菜のごまあえ	77	0.4
	122	白菜とにんじんのとろみ煮	38	0.4	120	和風ミネストローネ	53	0.8	126	パプリカのカラフルマリネ	29	0	146	豚汁	97	0.9
	38	胚芽精米ごはん	251	0	38	胚芽精米ごはん	251	0					38	胚芽精米ごはん	251	0
		一日合計 1535kcal(4.9g)				一日合計 1611kcal(5.5g)				一日合計 1594kcal(4.3g)				一日合計 1559kcal(5.3g)		

		水				木				金				土		
朝	ページ	朝食482kcal(2.1g)	kcal	塩分(g)	ページ	朝食477kcal(2.1g)	kcal	塩分(g)	ページ	朝食480kcal(1.8g)	kcal	塩分(g)	ページ	朝食358kcal(1.6g)	kcal	塩分(g)
	16	巣ごもり卵	166	1.2	34	チキンサラダ	148	1.0	26	いり卵のおろしのせ	101	0.5	45	刺し身の梅しょうが蒸し	65	0.8
	50	たぬき汁	65	0.9	52	アサリのミルクスープ	197	0.5	14	小松菜とじゃこの煮浸し	120	0.8	16	豆腐とわかめのみそ汁	41	0.8
	38	胚芽精米ごはん	251	0	22	ライ麦パン	132	0.6	40	とろろこんぶのすまし汁	8	0.5	36	精白米ごはん	252	0
									38	胚芽精米ごはん	251	0				
昼	ページ	昼食570kcal(1.9g)	kcal	塩分(g)	ページ	昼食532kcal(1.8g)	kcal	塩分(g)	ページ	昼食649kcal(1.3g)	kcal	塩分(g)	ページ	昼食578kcal(1.5g)	kcal	塩分(g)
	56	肉野菜いため	245	1.6	86	カニ玉丼	492	1.4	116	ハヤシライス（ソース）	441	1.3	74	和風パスタ	465	1.4
	58	にんじんとオレンジのサラダ	74	0.3	144	もやしとにらのナムル風	40	0.4	116	パセリライス	184	0	38	パインヨーグルト	113	0.1
	38	胚芽精米ごはん	251	0					14	冷やしトマト	24	0				
夕	ページ	夕食549kcal(1.9g)	kcal	塩分(g)	ページ	夕食645kcal(2.2g)	kcal	塩分(g)	ページ	夕食464kcal(1.7g)	kcal	塩分(g)	ページ	夕食662kcal(1.2g)	kcal	塩分(g)
	126	サケのムニエルサルサソースがけ	301	0.6	135	ポークソテーのサワーソースがけ	331	0.9	118	刺し身	62	0.5	139	エビとイカのフライ手作りタルタルソースがけ	398	1.0
	106	もやしとピーマンのサラダ ガーリック風味	81	0.4	76	きゅうりとわかめのサラダわさびドレッシングがけ	45	0.7	141	長芋のそぼろ煮	132	0.8	104	にんじんとレーズンのサラダ	64	0.2
	126	フランスパン	167	0.9	126	レタスとハムのスープ	18	0.6	124	こんにゃくのからし酢みそがけ	18	0.4	26	胚芽精米ごはん	200	0
					38	胚芽精米ごはん	251	0	36	精白米ごはん	252	0				
		一日合計 1601kcal(5.9g)				一日合計 1654kcal(6.1g)				一日合計 1593kcal(4.8g)				一日合計 1598kcal(4.3g)		

春の献立

1週目

	ページ	日	kcal	塩分(g)	ページ	月	kcal	塩分(g)	ページ	火	kcal	塩分(g)
朝	ページ	朝食456kcal(1.3g)	kcal	塩分(g)	ページ	朝食524kcal(1.7g)	kcal	塩分(g)	ページ	朝食435kcal(1.5g)	kcal	塩分(g)
	20	ミニトマト入りスクランブルエッグ	158	0.2	38	厚揚げのおかかマヨ焼き	196	0.6	28	目玉焼きの甘酢あんかけ	141	0.6
	143	グリーンアスパラガスとグレープフルーツのサラダ	87	0.3	32	ゆでいんげん	12	0.2	32	もずくときゅうりの酢の物	14	0.3
	18	イングリッシュマフィン	137	0.7	50	たぬき汁	65	0.9	149	豆腐と三つ葉のスープ	29	0.6
	20	カフェオレ	74	0.1	38	胚芽精米ごはん	251	0	38	胚芽精米ごはん	251	0
昼	ページ	昼食557kcal(1.9g)	kcal	塩分(g)	ページ	昼食411kcal(1.3g)	kcal	塩分(g)	ページ	昼食526kcal(1.6g)	kcal	塩分(g)
	84	和風あんかけ丼	533	1.3	87	ミニトマトと生ハムのスパゲティ	339	1.0	58	豚肉のしょうが焼き	255	1.1
	114	青梗菜ときのこのスープ	24	0.6	64	水菜とレタスのしょうがドレッシングサラダ	72	0.3	100	大根のゆかり酢あえ	20	0.5
									38	胚芽精米ごはん	251	0
夕	ページ	夕食561kcal(2.2g)	kcal	塩分(g)	ページ	夕食643kcal(2.1g)	kcal	塩分(g)	ページ	夕食602kcal(2.0g)	kcal	塩分(g)
	124	サケのホイル焼き	144	0.6	91	牛肉とミニトマトのピリ辛いため	235	0.8	90	鶏肉のクリーム煮	371	0.9
	118	筑前煮	107	1.2	93	はるさめのレモン風味サラダ	82	0.7	104	にんじんとレーズンのサラダ	64	0.2
	128	ブロッコリーとミニトマトのみそあえ さんしょう風味	59	0.4	149	豆乳コーンスープ	75	0.6	126	フランスパン	167	0.9
	38	胚芽精米ごはん	251	0	38	胚芽精米ごはん	251	0				
	一日合計	1574kcal(5.4g)			一日合計	1578kcal(5.1g)			一日合計	1563kcal(5.1g)		

2週目

	ページ	日	kcal	塩分(g)	ページ	月	kcal	塩分(g)	ページ	火	kcal	塩分(g)
朝	ページ	朝食451kcal(1.3g)	kcal	塩分(g)	ページ	朝食497kcal(1.6g)	kcal	塩分(g)	ページ	朝食519kcal(1.9g)	kcal	塩分(g)
	36	あんかけ豆腐	128	0.9	14	青のり入り厚焼き卵	133	0.7	43	卵のココット	134	0.5
	98	にんじんの塩麹いため	70	0.4	46	青梗菜のミルク煮	89	0.9	95	かぶとベーコンのスープ煮	96	0.8
	14	黒米＋五穀ごはん	253	0	14	冷やしトマト	24	0	70	パンケーキ	289	0.6
					38	胚芽精米ごはん	251	0				
昼	ページ	昼食448kcal(2.1g)	kcal	塩分(g)	ページ	昼食539kcal(1.8g)	kcal	塩分(g)	ページ	昼食493kcal(1.8g)	kcal	塩分(g)
	87	焼きうどん カレーじょうゆ味	417	1.8	70	ラタトゥイユ	181	1.0	89	カレービーフン	428	1.3
	60	トマトとシラスのレモンじょうゆあえ	31	0.3	94	せん切りじゃが芋のソテー	107	0.1	82	きのこの豆乳スープ	37	0.5
					24	バターロール	190	0.7	130	びわ	28	0
					104	りんご	61	0				
夕	ページ	夕食677kcal(2.6g)	kcal	塩分(g)	ページ	夕食529kcal(2.4g)	kcal	塩分(g)	ページ	夕食570kcal(1.8g)	kcal	塩分(g)
	135	シャリアピンステーキ	251	0.7	132	麻婆豆腐	219	1.0	98	肉じゃが	217	0.9
	64	水菜とレタスのしょうがドレッシングサラダ	72	0.3	80	いろいろ野菜の甘酢漬け	37	0.7	36	アスパラとにんじんのいため物	76	0.6
	148	にんじんのポタージュスープ	129	0.7	110	レタスと干しエビのスープ	22	0.7	100	ほうれん草のお浸し	26	0.3
	102	白ワイン	58	0	38	胚芽精米ごはん	251	0	38	胚芽精米ごはん	251	0
	126	フランスパン	167	0.9								
	一日合計	1576kcal(6.0g)			一日合計	1565kcal(5.8g)			一日合計	1582kcal(5.5g)		

朝

水				木				金				土			
ページ	朝食469kcal(1.5g)	kcal	塩分(g)	ページ	朝食438kcal(1.4g)	kcal	塩分(g)	ページ	朝食524kcal(1.5g)	kcal	塩分(g)	ページ	朝食369kcal(1.3g)	kcal	塩分(g)
44	チーズ入り厚焼き卵	138	0.5	42	ツナ入りいり卵	131	0.7	16	巣ごもり卵	166	1.2	30	ピータン豆腐	95	0.8
143	グリーンアスパラガスとグレープフルーツのサラダ	87	0.3	26	豆苗とじゃこのいため物	56	0.7	40	チーズのせ蒸しかぼちゃ	107	0.3	28	オクラとささ身のスープ	23	0.5
34	レーズンパン	161	0.6	38	胚芽精米ごはん	251	0	38	胚芽精米ごはん	251	0	38	胚芽精米ごはん	251	0
34	ホットミルクティー	83	0.1												

昼

水				木				金				土			
ページ	昼食497kcal(1.6g)	kcal	塩分(g)	ページ	昼食463kcal(1.7g)	kcal	塩分(g)	ページ	昼食400kcal(1.1g)	kcal	塩分(g)	ページ	昼食534kcal(2.2g)	kcal	塩分(g)
82	中国風そぼろごはんレタス包み	438	1.2	152	アジア風炊き込みチキンライス	411	1.1	78	簡単トマトリゾット	264	0.7	89	ピザ風トースト	299	1.7
128	ブロッコリーとミニトマトのみそあえ さんしょう風味	59	0.4	108	エビの酸辣湯スープ	52	0.6	47	コールスローサラダ	136	0.4	116	ブロッコリーと卵のサラダ	122	0.4
												38	パインヨーグルト	113	0.1

夕

水				木				金				土			
ページ	夕食599kcal(2.3g)	kcal	塩分(g)	ページ	夕食606kcal(1.3g)	kcal	塩分(g)	ページ	夕食664kcal(2.6g)	kcal	塩分(g)	ページ	夕食622kcal(1.9g)	kcal	塩分(g)
150	肉団子の甘酢あんかけ	294	1.4	104	ロールキャベツ	211	0.9	134	鶏肉のパン粉揚げ焼き	234	1.0	91	牛肉とミニトマトのピリ辛いため	235	0.8
110	きくらげとセロリの酢の物	25	0.3	142	きのこのホットサラダ	89	0.4	93	ひじきの和風サラダ	82	0.7	62	青梗菜の練りごまあえ	61	0.5
149	豆腐と三つ葉のスープ	29	0.6	38	胚芽精米ごはん	251	0	146	豚汁	97	0.9	149	豆乳コーンスープ	75	0.6
38	胚芽精米ごはん	251	0	34	グレープフルーツの砂糖がけ	55	0	38	胚芽精米ごはん	251	0	38	胚芽精米ごはん	251	0

水	木	金	土
一日合計 1565kcal(5.4g)	一日合計 1507kcal(4.4g)	一日合計 1588kcal(5.2g)	一日合計 1525kcal(5.4g)

朝

水				木				金				土			
ページ	朝食396kcal(1.4g)	kcal	塩分(g)	ページ	朝食508kcal(1.3g)	kcal	塩分(g)	ページ	朝食538kcal(1.1g)	kcal	塩分(g)	ページ	朝食455kcal(1.3g)	kcal	塩分(g)
43	卵のスフレ	117	0.5	20	ミニトマト入りスクランブルエッグ	158	0.2	38	厚揚げのおかかマヨ焼き	196	0.6	28	目玉焼きの甘酢あんかけ	141	0.6
48	ほうれん草ときのこのソテー	63	0.3	48	ゆで豆のサラダ	130	0.3	130	根菜スープ	91	0.5	53	かぶの豆乳スープ	63	0.7
34	レーズンパン	161	0.6	18	イングリッシュマフィン	137	0.7	38	胚芽精米ごはん	251	0	38	胚芽精米ごはん	251	0
34	グレープフルーツの砂糖がけ	55	0	34	ホットミルクティー	83	0.1								

昼

水				木				金				土			
ページ	昼食499kcal(1.7g)	kcal	塩分(g)	ページ	昼食501kcal(1.7g)	kcal	塩分(g)	ページ	昼食525kcal(0.9g)	kcal	塩分(g)	ページ	昼食438kcal(1.6g)	kcal	塩分(g)
68	豆腐ステーキねぎみそのせ	211	1.3	60	鶏ささ身のカレー風味から揚げ	131	0.5	76	マカロニグラタン	461	0.7	153	きのこたっぷりあえそば	377	1.4
74	なすといんげんのごまじょうゆあえ	37	0.4	93	はるさめのレモン風味サラダ	82	0.7	104	にんじんとレーズンのサラダ	64	0.2	112	きゅうりとしょうがの練りごまあえ	61	0.2
38	胚芽精米ごはん	251	0	82	きのこの豆乳スープ	37	0.5								
				38	胚芽精米ごはん	251	0								

夕

水				木				金				土			
ページ	夕食672kcal(1.7g)	kcal	塩分(g)	ページ	夕食552kcal(2.4g)	kcal	塩分(g)	ページ	夕食521kcal(2.5g)	kcal	塩分(g)	ページ	夕食689kcal(2.5g)	kcal	塩分(g)
102	豚肉とキャベツのケチャップ煮	236	1.0	138	エビと白身魚のくずゆで	134	1.2	112	牛肉とブロッコリーのオイスターソースいため	195	1.0	130	豆腐ハンバーグ	292	1.6
94	せん切りじゃが芋のソテー	107	0.1	49	きゅうりときのこの酢の物	34	0.2	108	鶏ささ身とトマトのサラダ	58	0.4	118	ゆでアスパラのカレーマヨネーズがけ	66	0.1
18	ブロッコリーのシンプルサラダ	78	0.6	140	がんもどきのだし煮	133	1.0	128	わかめとえのきのピリ辛スープ	17	1.1	120	和風ミネストローネ	53	0.8
38	胚芽精米ごはん	251	0	38	胚芽精米ごはん	251	0	38	胚芽精米ごはん	251	0	38	胚芽精米ごはん	251	0
												66	いちご	27	0

水	木	金	土
一日合計 1567kcal(4.8g)	一日合計 1561kcal(5.4g)	一日合計 1584kcal(4.5g)	一日合計 1582kcal(5.4g)

春の献立

3週目

朝

ページ	日 朝食384kcal(1.3g)	kcal	塩分(g)	ページ	月 朝食408kcal(1.3g)	kcal	塩分(g)	ページ	火 朝食533kcal(1.5g)	kcal	塩分(g)
42	きのことねぎのみそ卵とじ	119	1.0	44	にら玉	199	0.7	18	ポーチドエッグ	176	0.5
32	もずくときゅうりの酢の物	14	0.3	114	かぶのピクルス風いため	36	0.6	22	きのこのカレーミルクスープ	140	0.3
38	胚芽精米ごはん	251	0	30	簡単白がゆ	173	0	24	バターロール	190	0.7
								66	いちご	27	0

昼

ページ	日 昼食609kcal(2.8g)	kcal	塩分(g)	ページ	月 昼食477kcal(2.3g)	kcal	塩分(g)	ページ	火 昼食478kcal(1.5g)	kcal	塩分(g)
85	おかか入り焼きめし	494	1.5	84	そぼろ丼	434	1.6	66	アサリとキャベツのスパゲティ	356	1.4
122	長芋の梅肉のせ	79	0.7	26	豆腐と油揚げのみそ汁	43	0.7	120	かぼちゃと玉ねぎのサラダ	122	0.1
51	野菜入りとろみ汁	36	0.6								

夕

ページ	日 夕食533kcal(1.7g)	kcal	塩分(g)	ページ	月 夕食650kcal(1.4g)	kcal	塩分(g)	ページ	火 夕食538kcal(2.6g)	kcal	塩分(g)
108	青椒肉絲	212	0.8	152	シーフードカレー	517	1.1	134	ゆで豚 おろしポン酢添え	168	1.2
132	蒸しなすの黒酢ごまだれがけ	46	0.3	64	水菜とレタスのしょうがドレッシングサラダ	72	0.3	118	筑前煮	107	1.2
114	青梗菜ときのこのスープ	24	0.6	104	りんご	61	0	32	ゆでいんげん	12	0.2
38	胚芽精米ごはん	251	0					38	胚芽精米ごはん	251	0

日	月	火
一日合計 1526kcal(5.8g)	一日合計 1535kcal(5.0g)	一日合計 1549kcal(5.6g)

4週目

朝

ページ	日 朝食592kcal(2.0g)	kcal	塩分(g)	ページ	月 朝食564kcal(1.4g)	kcal	塩分(g)	ページ	火 朝食413kcal(2.4g)	kcal	塩分(g)
22	オムレツ 野菜ソースがけ	187	0.8	32	味つけ青魚缶と野菜のさっと煮	206	1.1	34	チキンサラダ	148	1.0
58	にんじんとオレンジのサラダ	74	0.3	40	チーズのせ蒸しかぼちゃ	107	0.3	95	かぶとベーコンのスープ煮	96	0.8
24	バターロール	190	0.7	38	胚芽精米ごはん	251	0	20	シナモントースト	169	0.6
24	牛乳	141	0.2								

昼

ページ	日 昼食458kcal(1.0g)	kcal	塩分(g)	ページ	月 昼食488kcal(2.0g)	kcal	塩分(g)	ページ	火 昼食622kcal(1.9g)	kcal	塩分(g)
62	鶏つくね焼き	154	0.6	88	野菜たっぷり洋風焼きうどん	415	1.3	86	三宝菜の中華丼	588	1.7
144	レタスとピーマンのしょうが風味いため	53	0.4	76	きゅうりとわかめのサラダ わさびドレッシングかけ	45	0.7	49	きゅうりときのこの酢の物	34	0.2
38	胚芽精米ごはん	251	0	130	びわ	28	0				

夕

ページ	日 夕食525kcal(2.6g)	kcal	塩分(g)	ページ	月 夕食567kcal(1.9g)	kcal	塩分(g)	ページ	火 夕食580kcal(1.0g)	kcal	塩分(g)
151	簡単海鮮ちらしずし	385	1.3	137	ギョーザ	214	0.8	138	タラの蒸し煮 クリームソース	222	0.6
141	長芋のそぼろ煮	132	0.8	144	もやしとニラのナムル風	40	0.4	20	アスパラガスとレタスのサラダ 粒マスタード風味	78	0.4
40	とろろこんぶのすまし汁	8	0.5	53	トマトと卵のスープ	62	0.7	126	パプリカのカラフルマリネ	29	0
				38	胚芽精米ごはん	251	0	38	胚芽精米ごはん	251	0

日	月	火
一日合計 1575kcal(5.6g)	一日合計 1619kcal(5.3g)	一日合計 1615kcal(5.3g)

	水				木				金				土			
朝	ページ	朝食539kcal(1.7g)	kcal	塩分(g)	ページ	朝食448kcal(1.9g)	kcal	塩分(g)	ページ	朝食499kcal(1.5g)	kcal	塩分(g)	ページ	朝食491kcal(1.5g)	kcal	塩分(g)
	34	チキンサラダ	148	1.0	14	青のり入り厚焼き卵	133	0.7	38	厚揚げのおかかマヨ焼き	196	0.6	18	ポーチドエッグ	176	0.5
	70	パンケーキ	289	0.6	26	豆苗とじゃこのいため物	56	0.7	32	もずくときゅうりの酢の物	14	0.3	32	ゆでいんげん	12	0.2
	34	ホットミルクティー	83	0.1	40	とろろこんぶのすまし汁	8	0.5	51	野菜入りとろみ汁	36	0.6	24	バターロール	190	0.7
	なし	キウイフルーツ(1/2個35g)	19	0	38	胚芽精米ごはん	251	0	14	黒米＋五穀ごはん	253	0	38	パインヨーグルト	113	0.1
昼	ページ	昼食464kcal(2.3g)	kcal	塩分(g)	ページ	昼食561kcal(1.1g)	kcal	塩分(g)	ページ	昼食579kcal(1.6g)	kcal	塩分(g)	ページ	昼食543kcal(1.7g)	kcal	塩分(g)
	87	焼きうどん カレーじょうゆ味	417	1.8	152	シーフードカレー	517	1.1	84	和風あんかけ丼	533	1.3	68	豆腐ステーキ ねぎみそのせ	211	1.3
	28	オクラとささ身のスープ	23	0.5	なし	すいか(1/16個120g)	44	0	132	蒸しなすの黒酢ごまだれがけ	46	0.3	106	もやしとピーマンのサラダ ガーリック風味	81	0.4
	14	冷やしトマト	24	0									38	胚芽精米ごはん	251	0
夕	ページ	夕食599kcal(2.0g)	kcal	塩分(g)	ページ	夕食568kcal(0.8g)	kcal	塩分(g)	ページ	夕食527kcal(1.8g)	kcal	塩分(g)	ページ	夕食586kcal(1.8g)	kcal	塩分(g)
	108	青椒肉絲	212	0.8	124	サケのホイル焼き	144	0.6	135	ポークソテーのサワーソースがけ	331	0.9	137	ギョーザ	214	0.8
	68	春雨サラダ	61	0.6	94	せん切りじゃが芋のソテー	107	0.1	126	パプリカのカラフルマリネ	29	0	112	きゅうりとしょうがの練りごまあえ	61	0.2
	149	豆乳コーンスープ	75	0.6	118	ゆでアスパラのカレーマヨネーズがけ	66	0.1	126	フランスパン	167	0.9	132	トマトのエスニックスープ	60	0.8
	38	胚芽精米ごはん	251	0	38	胚芽精米ごはん	251	0					38	胚芽精米ごはん	251	0
	一日合計	1602kcal(6.0g)			一日合計	1577kcal(3.8g)			一日合計	1605kcal(4.9g)			一日合計	1620kcal(5.0g)		

	水				木				金				土			
朝	ページ	朝食460kcal(1.1g)	kcal	塩分(g)	ページ	朝食398kcal(1.5g)	kcal	塩分(g)	ページ	朝食513kcal(1.4g)	kcal	塩分(g)	ページ	朝食405kcal(2.2g)	kcal	塩分(g)
	45	ゆでアスパラのオイスター風味 温玉のせ	102	0.8	36	あんかけ豆腐	128	0.9	44	にら玉	199	0.7	24	ハムエッグ	159	0.7
	40	チーズのせ蒸しかぼちゃ	107	0.3	92	きゅうりときくらげのからしあえ	19	0.6	53	かぶの豆乳スープ	63	0.7	64	水菜とレタスのしょうがドレッシングサラダ	72	0.3
	38	胚芽精米ごはん	251	0	38	胚芽精米ごはん	251	0	38	胚芽精米ごはん	251	0	82	きのこの豆乳スープ	37	0.5
													18	イングリッシュマフィン	137	0.7
昼	ページ	昼食518kcal(1.8g)	kcal	塩分(g)	ページ	昼食523kcal(1.7g)	kcal	塩分(g)	ページ	昼食572kcal(1.7g)	kcal	塩分(g)	ページ	昼食478kcal(2.0g)	kcal	塩分(g)
	70	ラタトゥイユ	181	1.0	86	カニ玉丼	492	1.4	94	じゃが芋とトマトの重ね煮	161	0.7	62	きのこの混ぜごはん	252	0.6
	94	せん切りじゃが芋のソテー	107	0.1	60	トマトとシラスのレモンじょうゆあえ	31	0.3	116	ブロッコリーと卵のサラダ	122	0.4	91	厚揚げのオイスターソース煮	149	1.0
	24	バターロール	190	0.7					70	パンケーキ	289	0.6	124	小松菜のごまあえ	77	0.4
	なし	もも (1/2個100g)	40	0												
夕	ページ	夕食624kcal(2.7g)	kcal	塩分(g)	ページ	夕食620kcal(2.5g)	kcal	塩分(g)	ページ	夕食506kcal(1.2g)	kcal	塩分(g)	ページ	夕食718kcal(1.7g)	kcal	塩分(g)
	122	サバの塩焼き	252	1.0	134	鶏肉のパン粉揚げ焼き	234	1.0	137	蒸し鶏ときゅうりのピリ辛ごまだれあえ	174	0.5	135	シャリアピンステーキ	251	0.7
	92	きゅうりとりんごのおろしあえ	80	0.9	93	ひじきの和風サラダ	82	0.7	148	大根と牛肉のスープ	81	0.7	143	グリーンアスパラガスとグレープフルーツのサラダ	87	0.3
	16	豆腐とわかめのみそ汁	41	0.8	120	和風ミネストローネ	53	0.8	38	胚芽精米ごはん	251	0	148	にんじんのポタージュスープ	129	0.7
	38	胚芽精米ごはん	251	0	38	胚芽精米ごはん	251	0					38	胚芽精米ごはん	251	0
	一日合計	1602kcal(5.6g)			一日合計	1541kcal(5.7g)			一日合計	1591kcal(4.3g)			一日合計	1601kcal(5.9g)		

夏の献立

1週目

		日				月				火		
朝	ページ	朝食585kcal(1.5g)	kcal	塩分(g)	ページ	朝食535kcal(1.7g)	kcal	塩分(g)	ページ	朝食484kcal(1.3g)	kcal	塩分(g)
	16	巣ごもり卵	166	1.2	32	味つけ青魚缶と野菜のさっと煮	206	1.1	20	ミニトマト入りスクランブルエッグ	158	0.2
	22	きのこのカレーミルクスープ	140	0.3	18	ブロッコリーのシンプルサラダ	78	0.6	47	コールスローサラダ	136	0.4
	14	黒米＋五穀ごはん	253	0	38	胚芽精米ごはん	251	0	24	バターロール	190	0.7
	18	オレンジ	26	0								
昼	ページ	昼食415kcal(2.2g)	kcal	塩分(g)	ページ	昼食542kcal(1.6g)	kcal	塩分(g)	ページ	昼食500kcal(1.9g)	kcal	塩分(g)
	72	ぶっかけそうめん	378	1.8	74	和風パスタ	465	1.4	82	中国風そぼろごはんレタス包み	438	1.2
	74	なすといんげんのごまじょうゆあえ	37	0.4	72	セロリのクリームチーズあえ	77	0.2	53	トマトと卵のスープ	62	0.7
夕	ページ	夕食562kcal(1.6g)	kcal	塩分(g)	ページ	夕食509kcal(2.6g)	kcal	塩分(g)	ページ	夕食586kcal(1.3g)	kcal	塩分(g)
	132	麻婆豆腐	219	1.0	134	ゆで豚おろしポン酢添え	168	1.2	138	タラの蒸し煮クリームソース	222	0.6
	108	鶏ささ身とトマトのサラダ	58	0.4	145	三色野菜のカレーじょうゆいため	58	0.5	142	夏野菜の焼きマリネ	95	0.1
	49	きゅうりときのこの酢の物	34	0.2	146	なめことにらの和風スープ	32	0.9	126	レタスとハムのスープ	18	0.6
	38	胚芽精米ごはん	251	0	38	胚芽精米ごはん	251	0	38	胚芽精米ごはん	251	0
		一日合計 1562kcal(5.3g)				一日合計 1586kcal(5.9g)				一日合計 1570kcal(4.5g)		

2週目

		日				月				火		
朝	ページ	朝食454kcal(1.5g)	kcal	塩分(g)	ページ	朝食423kcal(1.6g)	kcal	塩分(g)	ページ	朝食408kcal(1.4g)	kcal	塩分(g)
	44	チーズ入り厚焼き卵	138	0.5	40	漬物納豆	91	0.5	43	卵のスフレ	117	0.5
	51	ガスパチョ	118	0.1	36	アスパラとにんじんのいため物	76	0.6	48	ゆで豆のサラダ	130	0.3
	78	きゅうりとセロリのひらひらサラダ	66	0.3	124	わかめのすまし汁	5	0.5	34	レーズンパン	161	0.6
	22	ライ麦パン	132	0.6	38	胚芽精米ごはん	251	0				
昼	ページ	昼食490kcal(2.2g)	kcal	塩分(g)	ページ	昼食475kcal(1.1g)	kcal	塩分(g)	ページ	昼食585kcal(1.8g)	kcal	塩分(g)
	152	アジア風炊き込みチキンライス	411	1.1	62	鶏つくね焼き	154	0.6	58	豚肉のしょうが焼き	255	1.1
	62	青梗菜の練りごまあえ	61	0.5	98	切り干し大根ときゅうりのサラダ	70	0.5	122	長芋の梅肉のせ	79	0.7
	126	レタスとハムのスープ	18	0.6	38	胚芽精米ごはん	251	0	38	胚芽精米ごはん	251	0
夕	ページ	夕食522kcal(1.9g)	kcal	塩分(g)	ページ	夕食699kcal(1.6g)	kcal	塩分(g)	ページ	夕食567kcal(1.9g)	kcal	塩分(g)
	118	刺し身	62	0.5	116	ハヤシライス（ソース）	441	1.3	150	肉団子の甘酢あんかけ	294	1.4
	91	厚揚げのオイスターソース煮	149	1.0	116	パセリライス	184	0	95	ゆでレタスのオイスターソースがけ	22	0.5
	128	ブロッコリーとミニトマトのみそあえ さんしょう風味	59	0.4	58	にんじんとオレンジのサラダ	74	0.3	38	胚芽精米ごはん	251	0
	36	精白米ごはん	252	0								
		一日合計 1466kcal(5.6g)				一日合計 1597kcal(4.3g)				一日合計 1560kcal(5.1g)		

水

	ページ	料理	kcal	塩分(g)
朝		朝食574kcal(2.0g)		
	22	オムレツ 野菜ソースがけ	187	0.8
	52	アサリのミルクスープ	197	0.5
	24	バターロール	190	0.7
昼		昼食436kcal(2.3g)		
	72	ぶっかけそうめん	378	1.8
	145	三色野菜の カレーじょうゆいため	58	0.5
夕		夕食565kcal(1.8g)		
	110	回鍋肉	280	1.0
	38	たたききゅうりと サクラエビのレモンあえ	26	0.3
	40	とろろこんぶのすまし汁	8	0.5
	38	胚芽精米ごはん	251	0
		一日合計 1575kcal(6.1g)		

木

	ページ	料理	kcal	塩分(g)
朝		朝食400kcal(1.2g)		
	42	きのことねぎのみそ卵とじ	119	1.0
	49	ブロッコリーのからしあえ	30	0.2
	38	胚芽精米ごはん	251	0
昼		昼食468kcal(1.2g)		
	150	蒸し鶏のせごはん トマトだれがけ	416	0.6
	108	エビの酸辣湯スープ	52	0.6
夕		夕食633kcal(2.5g)		
	153	チリコンカーン ピタパン添え	406	1.9
	143	グリーンアスパラガスと グレープフルーツのサラダ	87	0.3
	22	きのこのカレーミルクスープ	140	0.3
		一日合計 1501kcal(4.9g)		

金

	ページ	料理	kcal	塩分(g)
朝		朝食422kcal(1.5g)		
	36	あんかけ豆腐	128	0.9
	80	ピーマンのピリ辛いため	43	0.6
	38	胚芽精米ごはん	251	0
昼		昼食630kcal(1.3g)		
	85	ふわふわ卵のオムライス	445	0.9
	64	水菜とレタスの しょうがドレッシングサラダ	72	0.3
	38	パインヨーグルト	113	0.1
夕		夕食558kcal(2.5g)		
	153	きのこたっぷりあえそば	377	1.4
	140	れんこんのはさみ焼き	144	0.7
	74	なすといんげんの ごまじょうゆあえ	37	0.4
		一日合計 1610kcal(5.3g)		

土

	ページ	料理	kcal	塩分(g)
朝		朝食448kcal(1.3g)		
	28	目玉焼きの甘酢あんかけ	141	0.6
	26	豆苗とじゃこのいため物	56	0.7
	38	胚芽精米ごはん	251	0
昼		昼食567kcal(2.0g)		
	64	じゃが芋とツナの重ね焼き	302	0.6
	147	ミネストローネ	153	0.8
	64	フランスパン（1人40g）	112	0.6
夕		夕食558kcal(2.2g)		
	120	タイの煮つけ	170	1.0
	56	山芋のわさびあえ	115	0.5
	110	レタスと干しエビのスープ	22	0.7
	38	胚芽精米ごはん	251	0
		一日合計 1573kcal(5.5g)		

水

	ページ	料理	kcal	塩分(g)
朝		朝食547kcal(1.5g)		
	16	巣ごもり卵	166	1.2
	48	ゆで豆のサラダ	130	0.3
	38	胚芽精米ごはん	251	0
昼		昼食516kcal(2.0g)		
	85	おかか入り焼きめし	494	1.5
	95	ゆでレタスの オイスターソースがけ	22	0.5
夕		夕食520kcal(1.7g)		
	151	ひき肉親子丼と レンジブロッコリー	473	1.3
	46	ヨーグルトみその浅漬け	19	0.4
	130	びわ	28	0
		一日合計 1583kcal(5.2g)		

木

	ページ	料理	kcal	塩分(g)
朝		朝食381kcal(1.6g)		
	40	漬物納豆	91	0.5
	32	ゆでいんげん	12	0.2
	38	なすとみょうがのみそ汁	27	0.9
	38	胚芽精米ごはん	251	0
昼		昼食486kcal(1.7g)		
	60	鶏ささ身の カレー風味から揚げ	131	0.5
	68	春雨サラダ	61	0.6
	112	卵スープ	43	0.6
	38	胚芽精米ごはん	251	0
夕		夕食738kcal(1.8g)		
	106	カレー	403	1.2
	106	胚芽精米ごはん (カレー用)	251	0
	24	トマトの輪切りサラダ	84	0.6
		一日合計 1605kcal(5.1g)		

金

	ページ	料理	kcal	塩分(g)
朝		朝食489kcal(1.6g)		
	45	ゆでアスパラのオイスター 風味 温玉のせ	102	0.8
	112	きゅうりとしょうがの 練りごまあえ	61	0.2
	149	豆乳コーンスープ	75	0.6
	38	胚芽精米ごはん	251	0
昼		昼食539kcal(1.5g)		
	66	アサリとキャベツの スパゲティ	356	1.4
	120	かぼちゃと玉ねぎのサラダ	122	0.1
	104	りんご	61	0
夕		夕食526kcal(2.1g)		
	112	牛肉とブロッコリーの オイスターソースいため	195	1.0
	124	こんにゃくのからし酢みそがけ	18	0.4
	53	トマトと卵のスープ	62	0.7
	38	胚芽精米ごはん	251	0
		一日合計 1554kcal(5.2g)		

土

	ページ	料理	kcal	塩分(g)
朝		朝食477kcal(1.3g)		
	43	卵のココット	134	0.5
	51	ガスパチョ	118	0.1
	64	フランスパン（1人40g）	112	0.6
	38	パインヨーグルト	113	0.1
昼		昼食487kcal(2.0g)		
	88	小松菜と竹の子入り しょうゆ焼きそば	463	2.0
	14	冷やしトマト	24	0
夕		夕食596kcal(2.4g)		
	130	豆腐ハンバーグ	292	1.6
	120	和風ミネストローネ	53	0.8
	38	胚芽精米ごはん	251	0
		一日合計 1560kcal(5.7g)		

夏の献立

3週目

	日				月				火			
朝	ページ	朝食305kcal(1.5g)	kcal	塩分(g)	ページ	朝食442kcal(1.4g)	kcal	塩分(g)	ページ	朝食461kcal(1.3g)	kcal	塩分(g)
	30	ピータン豆腐	95	0.8	26	いり卵のおろしのせ	101	0.5	18	ポーチドエッグ	176	0.5
	80	いろいろ野菜の甘酢漬け	37	0.7	32	もずくときゅうりの酢の物	14	0.3	120	かぼちゃと玉ねぎのサラダ	122	0.1
	30	簡単白がゆ	173	0	36	アスパラとにんじんのいため物	76	0.6	18	イングリッシュマフィン	137	0.7
					38	胚芽精米ごはん	251	0	18	オレンジ	26	0
昼	ページ	昼食555kcal(2.0g)	kcal	塩分(g)	ページ	昼食505kcal(1.3g)	kcal	塩分(g)	ページ	昼食518kcal(1.7g)	kcal	塩分(g)
	56	肉野菜いため	245	1.6	87	ミニトマトと生ハムのスパゲティ	339	1.0	91	牛肉とミニトマトのピリ辛いため	235	0.8
	128	ブロッコリーとミニトマトのみそあえ さんしょう風味	59	0.4	66	白いポテトサラダ	166	0.3	146	なめことにらの和風スープ	32	0.9
	38	胚芽精米ごはん	251	0					38	胚芽精米ごはん	251	0
夕	ページ	夕食727kcal(1.3g)	kcal	塩分(g)	ページ	夕食619kcal(2.0g)	kcal	塩分(g)	ページ	夕食595kcal(2.6g)	kcal	塩分(g)
	126	サケのムニエル サルサソースがけ	301	0.6	86	三宝菜の中華丼	588	1.7	138	エビと白身魚のくずゆで	134	1.2
	102	焼きなすのマリネサラダ	98	0.5	60	トマトとシラスのレモンじょうゆあえ	31	0.3	140	がんもどきのだし煮	133	1.0
	72	セロリのクリームチーズあえ	77	0.2					124	小松菜のごまあえ	77	0.4
	38	胚芽精米ごはん	251	0					38	胚芽精米ごはん	251	0
	一日合計	1587kcal(4.8g)			一日合計	1566kcal(4.7g)			一日合計	1574kcal(5.6g)		

4週目

	日				月				火			
朝	ページ	朝食539kcal(1.8g)	kcal	塩分(g)	ページ	朝食531kcal(1.3g)	kcal	塩分(g)	ページ	朝食433kcal(1.5g)	kcal	塩分(g)
	24	ハムエッグ	159	0.7	38	厚揚げのおかかマヨ焼き	196	0.6	14	青のり入り厚焼き卵	133	0.7
	40	チーズのせ蒸しかぼちゃ	107	0.3	144	レタスとピーマンのしょうが風味いため	53	0.4	100	ほうれん草のお浸し	26	0.3
	22	ライ麦パン	132	0.6	60	トマトとシラスのレモンじょうゆあえ	31	0.3	28	オクラとささ身のスープ	23	0.5
	24	牛乳	141	0.2	38	胚芽精米ごはん	251	0	38	胚芽精米ごはん	251	0
昼	ページ	昼食486kcal(1.7g)	kcal	塩分(g)	ページ	昼食447kcal(1.1g)	kcal	塩分(g)	ページ	昼食466kcal(2.1g)	kcal	塩分(g)
	89	カレービーフン	428	1.3	78	簡単トマトリゾット	264	0.7	90	牛肉と焼き豆腐のすき煮	135	1.2
	108	鶏ささ身とトマトのサラダ	58	0.4	116	ブロッコリーと卵のサラダ	122	0.4	92	きゅうりとりんごのおろしあえ	80	0.9
					104	りんご	61	0	38	胚芽精米ごはん	251	0
夕	ページ	夕食564kcal(1.6g)	kcal	塩分(g)	ページ	夕食581kcal(1.6g)	kcal	塩分(g)	ページ	夕食693kcal(1.1g)	kcal	塩分(g)
	100	鶏肉の照り焼き	242	1.0	128	魚の中国風蒸し	181	0.5	139	エビとイカのフライ 手作りタルタルソースがけ	398	1.0
	132	蒸しなすの黒酢ごまだれかけ	46	0.3	98	にんじんの塩麹いため	70	0.4	142	夏野菜の焼きマリネ	95	0.1
	110	きくらげとセロリの酢の物	25	0.3	122	長芋の梅肉のせ	79	0.7	26	胚芽精米ごはん	200	0
	38	胚芽精米ごはん	251	0	38	胚芽精米ごはん	251	0				
	一日合計	1589kcal(5.1g)			一日合計	1559kcal(4.0g)			一日合計	1592kcal(4.7g)		

水

ページ	朝食432kcal（1.8g）	kcal	塩分(g)
42	ツナ入りいり卵	131	0.7
28	れんこんの甘酢あえ	39	0.6
50	のりすい	11	0.5
38	胚芽精米ごはん	251	0
ページ	昼食520kcal（2.0g）	kcal	塩分(g)
89	ピザ風トースト	299	1.7
66	白いポテトサラダ	166	0.3
34	グレープフルーツの砂糖がけ	55	0
ページ	夕食608kcal（1.4g）	kcal	塩分(g)
100	鶏肉の照り焼き	242	1.0
143	ブロッコリーとカリフラワーのからしマヨネーズがけ	115	0.4
38	胚芽精米ごはん	251	0
一日合計	1560kcal（5.2g）		

木

ページ	朝食504kcal（1.7g）	kcal	塩分(g)
43	卵のスフレ	117	0.5
52	アサリのミルクスープ	197	0.5
24	バターロール	190	0.7
ページ	昼食539kcal（1.7g）	kcal	塩分(g)
74	和風パスタ	465	1.4
58	にんじんとオレンジのサラダ	74	0.3
ページ	夕食555kcal（2.1g）	kcal	塩分(g)
136	野菜巻き豚肉のレンジ蒸し	182	0.7
141	きのこと野菜の南蛮漬け	47	0.8
149	豆乳コーンスープ	75	0.6
38	胚芽精米ごはん	251	0
一日合計	1598kcal（5.5g）		

金

ページ	朝食428kcal（1.7g）	kcal	塩分(g)
34	チキンサラダ	148	1.0
20	シナモントースト	169	0.6
なし	梨（1/4個65g）	28	0
34	ホットミルクティー	83	0.1
ページ	昼食504kcal（1.9g）	kcal	塩分(g)
80	レンジおこわ	405	0.8
74	なすといんげんのごまじょうゆあえ	37	0.4
53	トマトと卵のスープ	62	0.7
ページ	夕食675kcal（2.2g）	kcal	塩分(g)
122	サバの塩焼き	252	1.0
141	長芋のそぼろ煮	132	0.8
144	もやしとニラのナムル風	40	0.4
38	胚芽精米ごはん	251	0
一日合計	1607kcal（5.8g）		

土

ページ	朝食494kcal（2.2g）	kcal	塩分(g)
14	青のり入り厚焼き卵	133	0.7
80	ピーマンのピリ辛いため	43	0.6
50	たぬき汁	65	0.9
14	黒米＋五穀ごはん	253	0
ページ	昼食461kcal（1.1g）	kcal	塩分(g)
78	簡単トマトリゾット	264	0.7
47	コールスローサラダ	136	0.4
104	りんご	61	0
ページ	夕食631kcal（1.4g）	kcal	塩分(g)
139	ひじき入り豆腐ハンバーグ	289	0.9
130	根菜スープ	91	0.5
38	胚芽精米ごはん	251	0
一日合計	1586kcal（4.7g）		

水

ページ	朝食481kcal（1.5g）	kcal	塩分(g)
28	目玉焼きの甘酢あんかけ	141	0.6
46	青梗菜のミルク煮	89	0.9
38	胚芽精米ごはん	251	0
ページ	昼食583kcal（1.1g）	kcal	塩分(g)
76	マカロニグラタン	461	0.7
116	ブロッコリーと卵のサラダ	122	0.4
ページ	夕食526kcal（2.2g）	kcal	塩分(g)
108	青椒肉絲	212	0.8
132	蒸しなすの黒酢ごまだれがけ	46	0.3
128	わかめとえのきのピリ辛スープ	17	1.1
38	胚芽精米ごはん	251	0
一日合計	1590kcal（4.8g）		

木

ページ	朝食485kcal（1.0g）	kcal	塩分(g)
38	厚揚げのおかかマヨ焼き	196	0.6
122	白菜とにんじんのとろみ煮	38	0.4
38	胚芽精米ごはん	251	0
ページ	昼食494kcal（2.3g）	kcal	塩分(g)
88	小松菜と竹の子入りしょうゆ焼きそば	463	2.0
60	トマトとシラスのレモンじょうゆあえ	31	0.3
ページ	夕食601kcal（2.1g）	kcal	塩分(g)
90	鶏肉のクリーム煮	371	0.9
48	ほうれん草ときのこのソテー	63	0.3
126	フランスパン	167	0.9
一日合計	1580kcal（5.4g）		

金

ページ	朝食440kcal（1.5g）	kcal	塩分(g)
18	ポーチドエッグ	176	0.5
58	にんじんとオレンジのサラダ	74	0.3
24	バターロール	190	0.7
ページ	昼食558kcal（2.1g）	kcal	塩分(g)
68	豆腐ステーキねぎみそのせ	211	1.3
95	かぶとベーコンのスープ煮	96	0.8
38	胚芽精米ごはん	251	0
ページ	夕食575kcal（2.0g）	kcal	塩分(g)
135	ポークソテーのサワーソースがけ	331	0.9
72	セロリのクリームチーズあえ	77	0.2
126	フランスパン	167	0.9
一日合計	1573kcal（5.6g）		

土

ページ	朝食438kcal（1.3g）	kcal	塩分(g)
36	あんかけ豆腐	128	0.9
128	ブロッコリーとミニトマトのみそあえ さんしょう風味	59	0.4
38	胚芽精米ごはん	251	0
ページ	昼食634kcal（2.0g）	kcal	塩分(g)
87	ミニトマトと生ハムのスパゲティ	339	1.0
66	白いポテトサラダ	166	0.3
148	にんじんのポタージュスープ	129	0.7
ページ	夕食502kcal（2.0g）	kcal	塩分(g)
128	魚の中国風蒸し	181	0.5
38	たたききゅうりとサクラエビのレモンあえ	26	0.3
112	卵スープ	43	0.6
62	きのこの混ぜごはん	252	0.6
一日合計	1574kcal（5.3g）		

秋の献立

1週目

	日				月				火			
朝	ページ	朝食426kcal(1.7g)	kcal	塩分(g)	ページ	朝食452kcal(1.9g)	kcal	塩分(g)	ページ	朝食494kcal(1.8g)	kcal	塩分(g)
	42	きのことねぎのみそ卵とじ	119	1.0	44	チーズ入り厚焼き卵	138	0.5	32	味つけ青魚缶と野菜のさっと煮	206	1.1
	26	豆苗とじゃこのいため物	56	0.7	147	ミネストローネ	153	0.8	80	いろいろ野菜の甘酢漬け	37	0.7
	38	胚芽精米ごはん	251	0	34	レーズンパン	161	0.6	38	胚芽精米ごはん	251	0
昼	ページ	昼食494kcal(1.9g)	kcal	塩分(g)	ページ	昼食619kcal(2.0g)	kcal	塩分(g)	ページ	昼食411kcal(2.0g)	kcal	塩分(g)
	88	野菜たっぷり洋風焼きうどん	415	1.3	86	三宝菜の中華丼	588	1.7	62	鶏つくね焼き	154	0.6
	126	レタスとハムのスープ	18	0.6	60	トマトとシラスのレモンじょうゆあえ	31	0.3	60	青菜おかゆ	237	0.9
	104	りんご	61	0					100	大根のゆかり酢あえ	20	0.5
夕	ページ	夕食582kcal(1.8g)	kcal	塩分(g)	ページ	夕食484kcal(1.6g)	kcal	塩分(g)	ページ	夕食676kcal(1.8g)	kcal	塩分(g)
	114	鶏手羽先と里芋の煮物	241	0.7	124	サケのホイル焼き	144	0.6	102	豚肉とキャベツのケチャップ煮	236	1.0
	62	青梗菜の練りごまあえ	61	0.5	98	にんじんの塩麹いため	70	0.4	94	せん切りじゃが芋のソテー	107	0.1
	149	豆腐と三つ葉のスープ	29	0.6	92	きゅうりときくらげのからしあえ	19	0.6	93	ひじきの和風サラダ	82	0.7
	38	胚芽精米ごはん	251	0	38	胚芽精米ごはん	251	0	38	胚芽精米ごはん	251	0
	一日合計	1502kcal(5.4g)			一日合計	1555kcal(5.5g)			一日合計	1581kcal(5.6g)		

2週目

	日				月				火			
朝	ページ	朝食465kcal(1.5g)	kcal	塩分(g)	ページ	朝食352kcal(1.7g)	kcal	塩分(g)	ページ	朝食508kcal(1.4g)	kcal	塩分(g)
	26	いり卵のおろしのせ	101	0.5	45	刺し身の梅しょうが蒸し	65	0.8	20	ミニトマト入りスクランブルエッグ	158	0.2
	124	小松菜のごまあえ	77	0.4	145	かぶの甘酢あえ	27	0.4	64	水菜とレタスのしょうがドレッシングサラダ	72	0.3
	51	野菜入りとろみ汁	36	0.6	40	とろろこんぶのすまし汁	8	0.5	18	イングリッシュマフィン	137	0.7
	38	胚芽精米ごはん	251	0	36	精白米ごはん	252	0	24	牛乳	141	0.2
昼	ページ	昼食498kcal(2.0g)	kcal	塩分(g)	ページ	昼食624kcal(1.1g)	kcal	塩分(g)	ページ	昼食522kcal(2.5g)	kcal	塩分(g)
	82	中国風そぼろごはんレタス包み	438	1.2	85	ふわふわ卵のオムライス	445	0.9	72	ぶっかけそうめん	378	1.8
	132	トマトのエスニックスープ	60	0.8	118	ゆでアスパラのカレーマヨネーズがけ	66	0.1	140	れんこんのはさみ焼き	144	0.7
					38	パインヨーグルト	113	0.1				
夕	ページ	夕食452kcal(2.0g)	kcal	塩分(g)	ページ	夕食563kcal(1.6g)	kcal	塩分(g)	ページ	夕食581kcal(1.3g)	kcal	塩分(g)
	118	刺し身	62	0.5	98	肉じゃが	217	0.9	152	シーフードカレー	517	1.1
	140	がんもどきのだし煮	133	1.0	62	青梗菜の練りごまあえ	61	0.5	104	にんじんとレーズンのサラダ	64	0.2
	124	わかめのすまし汁	5	0.5	49	きゅうりときのこの酢の物	34	0.2				
	36	精白米ごはん	252	0	38	胚芽精米ごはん	251	0				
	一日合計	1415kcal(5.5g)			一日合計	1539kcal(4.4g)			一日合計	1611kcal(5.2g)		

	水				木				金				土			
朝	ページ	朝食449kcal(1.4g)	kcal	塩分(g)	ページ	朝食524kcal(1.8g)	kcal	塩分(g)	ページ	朝食454kcal(1.1g)	kcal	塩分(g)	ページ	朝食559kcal(1.5g)	kcal	塩分(g)
	26	いり卵のおろしのせ	101	0.5	24	ハムエッグ	159	0.7	14	青のり入り厚焼き卵	133	0.7	16	巣ごもり卵	166	1.2
	146	豚汁	97	0.9	48	ほうれん草ときのこのソテー	63	0.3	98	にんじんの塩麹いため	70	0.4	22	きのこのカレーミルクスープ	140	0.3
	38	胚芽精米ごはん	251	0	34	レーズンパン	161	0.6	38	胚芽精米ごはん	251	0	14	黒米＋五穀ごはん	253	0
					24	牛乳	141	0.2								
昼	ページ	昼食545kcal(1.0g)	kcal	塩分(g)	ページ	昼食447kcal(1.4g)	kcal	塩分(g)	ページ	昼食479kcal(1.2g)	kcal	塩分(g)	ページ	昼食568kcal(2.0g)	kcal	塩分(g)
	64	じゃが芋とツナの重ね焼き	302	0.6	90	牛肉と焼き豆腐のすき煮	135	1.2	60	鶏ささ身のカレー風味から揚げ	131	0.5	153	チリコンカーンピタパン添え	406	1.9
	48	ゆで豆のサラダ	130	0.3	112	きゅうりとしょうがの練りごまあえ	61	0.2	26	豆腐と油揚げのみそ汁	43	0.7	94	せん切りじゃが芋のソテー	107	0.1
	38	パインヨーグルト	113	0.1	38	胚芽精米ごはん	251	0	38	胚芽精米ごはん	251	0	34	グレープフルーツの砂糖がけ	55	0
									なし	柿（1/2個90g）	54	0				
夕	ページ	夕食578kcal(1.8g)	kcal	塩分(g)	ページ	夕食586kcal(2.3g)	kcal	塩分(g)	ページ	夕食583kcal(2.2g)	kcal	塩分(g)	ページ	夕食476kcal(1.8g)	kcal	塩分(g)
	110	回鍋肉	280	1.0	152	アジア風炊き込みチキンライス	411	1.1	132	麻婆豆腐	219	1.0	151	簡単海鮮ちらしずし	385	1.3
	141	きのこと野菜の南蛮漬け	47	0.8	143	ブロッコリーとカリフラワーのからしマヨネーズがけ	115	0.4	68	春雨サラダ	61	0.6	130	根菜スープ	91	0.5
	38	胚芽精米ごはん	251	0	132	トマトのエスニックスープ	60	0.8	108	エビの酸辣湯スープ	52	0.6				
									38	胚芽精米ごはん	251	0				
一日合計		1572kcal(4.2g)				1557kcal(5.5g)				1516kcal(4.5g)				1603kcal(5.3g)		

	水				木				金				土			
朝	ページ	朝食394kcal(2.2g)	kcal	塩分(g)	ページ	朝食465kcal(2.1g)	kcal	塩分(g)	ページ	朝食532kcal(1.7g)	kcal	塩分(g)	ページ	朝食395kcal(1.7g)	kcal	塩分(g)
	34	チキンサラダ	148	1.0	42	きのことねぎのみそ卵とじ	119	1.0	32	味つけ青魚缶と野菜のさっと煮	206	1.1	20	ミニトマト入りスクランブルエッグ	158	0.2
	147	レタスとトマトの卵スープ	56	0.5	49	ブロッコリーのからしあえ	30	0.2	149	豆乳コーンスープ	75	0.6	120	和風ミネストローネ	53	0.8
	24	バターロール	190	0.7	50	たぬき汁	65	0.9	38	胚芽精米ごはん	251	0	18	イングリッシュマフィン	137	0.7
					38	胚芽精米ごはん	251	0					なし	ぶどう（80g）	47	0
昼	ページ	昼食545kcal(1.7g)	kcal	塩分(g)	ページ	昼食454kcal(1.6g)	kcal	塩分(g)	ページ	昼食461kcal(2.0g)	kcal	塩分(g)	ページ	昼食483kcal(2.1g)	kcal	塩分(g)
	58	豚肉のしょうが焼き	255	1.1	89	カレービーフン	428	1.3	84	そぼろ丼	434	1.6	87	焼きうどんカレーじょうゆ味	417	1.8
	28	れんこんの甘酢あえ	39	0.6	38	たたききゅうりとサクラエビのレモンあえ	26	0.3	145	かぶの甘酢あえ	27	0.4	78	きゅうりとセロリのひらひらサラダ	66	0.3
	38	胚芽精米ごはん	251	0												
夕	ページ	夕食554kcal(1.7g)	kcal	塩分(g)	ページ	夕食641kcal(1.0g)	kcal	塩分(g)	ページ	夕食605kcal(1.7g)	kcal	塩分(g)	ページ	夕食598kcal(1.8g)	kcal	塩分(g)
	151	ひき肉親子丼とレンジブロッコリー	473	1.3	126	サケのムニエルサルサソースがけ	301	0.6	114	鶏手羽先と里芋の煮物	241	0.7	150	肉団子の甘酢あんかけ	294	1.4
	106	もやしとピーマンのサラダ ガーリック風味	81	0.4	142	きのこのホットサラダ	89	0.4	124	小松菜のごまあえ	77	0.4	144	レタスとピーマンのしょうが風味いため	53	0.4
					38	胚芽精米ごはん	251	0	51	野菜入りとろみ汁	36	0.6	38	胚芽精米ごはん	251	0
									38	胚芽精米ごはん	251	0				
一日合計		1493kcal(5.6g)				1560kcal(4.7g)				1598kcal(5.4g)				1476kcal(5.6g)		

秋の献立

3週目

	ページ	日	kcal	塩分(g)	ページ	月	kcal	塩分(g)	ページ	火	kcal	塩分(g)
朝	ページ	朝食516kcal(1.9g)	kcal	塩分(g)	ページ	朝食462kcal(1.3g)	kcal	塩分(g)	ページ	朝食390kcal(1.3g)	kcal	塩分(g)
	22	オムレツ 野菜ソースがけ	187	0.8	40	漬物納豆	91	0.5	45	ゆでアスパラのオイスター風味 温玉のせ	102	0.8
	52	アサリのミルクスープ	197	0.5	14	小松菜とじゃこの煮浸し	120	0.8	82	きのこの豆乳スープ	37	0.5
	22	ライ麦パン	132	0.6	38	胚芽精米ごはん	251	0	38	胚芽精米ごはん	251	0
昼	ページ	昼食572kcal(1.9g)	kcal	塩分(g)	ページ	昼食550kcal(2.0g)	kcal	塩分(g)	ページ	昼食453kcal(1.1g)	kcal	塩分(g)
	84	和風あんかけ丼	533	1.3	85	おかか入り焼きめし	494	1.5	150	蒸し鶏のせごはん トマトだれがけ	416	0.6
	28	れんこんの甘酢あえ	39	0.6	147	レタスとトマトの卵スープ	56	0.5	82	きのこの豆乳スープ	37	0.5
夕	ページ	夕食492kcal(1.9g)	kcal	塩分(g)	ページ	夕食563kcal(2.4g)	kcal	塩分(g)	ページ	夕食706kcal(1.7g)	kcal	塩分(g)
	135	シャリアピンステーキ	251	0.7	120	タイの煮つけ	170	1.0	116	ハヤシライス(ソース)	441	1.3
	58	にんじんとオレンジのサラダ	74	0.3	56	山芋のわさびあえ	115	0.5	116	パセリライス	184	0
	126	フランスパン	167	0.9	38	なすとみょうがのみそ汁	27	0.9	106	もやしとピーマンのサラダ ガーリック風味	81	0.4
					38	胚芽精米ごはん	251	0				
	一日合計	1580kcal(5.7g)			一日合計	1575kcal(5.7g)			一日合計	1549kcal(4.1g)		

4週目

	ページ	日	kcal	塩分(g)	ページ	月	kcal	塩分(g)	ページ	火	kcal	塩分(g)
朝	ページ	朝食513kcal(1.4g)	kcal	塩分(g)	ページ	朝食425kcal(1.2g)	kcal	塩分(g)	ページ	朝食499kcal(1.5g)	kcal	塩分(g)
	44	にら玉	199	0.7	36	あんかけ豆腐	128	0.9	43	卵のココット	134	0.5
	53	かぶの豆乳スープ	63	0.7	132	蒸しなすの黒酢ごまだれがけ	46	0.3	48	ゆで豆のサラダ	130	0.3
	38	胚芽精米ごはん	251	0	38	胚芽精米ごはん	251	0	34	レーズンパン	161	0.6
									20	カフェオレ	74	0.1
昼	ページ	昼食400kcal(1.9g)	kcal	塩分(g)	ページ	昼食510kcal(1.4g)	kcal	塩分(g)	ページ	昼食478kcal(1.5g)	kcal	塩分(g)
	153	きのこたっぷりあえそば	377	1.4	91	牛肉とミニトマトのピリ辛いため	235	0.8	66	アサリとキャベツのスパゲティ	356	1.4
	28	オクラとささ身のスープ	23	0.5	114	青梗菜ときのこのスープ	24	0.6	120	かぼちゃと玉ねぎのサラダ	122	0.1
					38	胚芽精米ごはん	251	0				
夕	ページ	夕食684kcal(1.6g)	kcal	塩分(g)	ページ	夕食547kcal(2.3g)	kcal	塩分(g)	ページ	夕食639kcal(1.6g)	kcal	塩分(g)
	104	ロールキャベツ	211	0.9	138	エビと白身魚のくずゆで	134	1.2	136	ひき肉入り簡単春巻き	403	0.6
	94	じゃが芋とトマトの重ね煮	161	0.7	140	れんこんのはさみ焼き	144	0.7	32	もずくときゅうりの酢の物	14	0.3
	38	胚芽精米ごはん	251	0	124	こんにゃくのからし酢みそがけ	18	0.4	110	レタスと干しエビのスープ	22	0.7
	104	りんご	61	0	38	胚芽精米ごはん	251	0	28	胚芽精米ごはん	200	0
	一日合計	1597kcal(4.8g)			一日合計	1482kcal(4.9g)			一日合計	1616kcal(4.6g)		

水

	ページ	料理	kcal	塩分(g)
朝	ページ	朝食423kcal(1.1g)	kcal	塩分(g)
	14	青のり入り厚焼き卵	133	0.7
	122	白菜とにんじんのとろみ煮	38	0.4
	16	麦ごはん	252	0
昼	ページ	昼食454kcal(1.4g)	kcal	塩分(g)
	87	ミニトマトと生ハムのスパゲティ	339	1.0
	143	ブロッコリーとカリフラワーのからしマヨネーズがけ	115	0.4
夕	ページ	夕食626kcal(2.2g)	kcal	塩分(g)
	122	サバの塩焼き	252	1.0
	100	ほうれん草のお浸し	26	0.3
	146	豚汁	97	0.9
	38	胚芽精米ごはん	251	0
		一日合計 1503kcal(4.7g)		

木

	ページ	料理	kcal	塩分(g)
朝	ページ	朝食404kcal(2.5g)	kcal	塩分(g)
	34	チキンサラダ	148	1.0
	52	コーンスープ	124	0.9
	22	ライ麦パン	132	0.6
昼	ページ	昼食526kcal(1.5g)	kcal	塩分(g)
	68	豆腐ステーキねぎみそのせ	211	1.3
	104	にんじんとレーズンのサラダ	64	0.2
	38	胚芽精米ごはん	251	0
夕	ページ	夕食647kcal(2.1g)	kcal	塩分(g)
	86	三宝菜の中華丼	588	1.7
	128	ブロッコリーとミニトマトのみそあえ さんしょう風味	59	0.4
		一日合計 1577kcal(6.1g)		

金

	ページ	料理	kcal	塩分(g)
朝	ページ	朝食487kcal(1.6g)	kcal	塩分(g)
	38	厚揚げのおかかマヨ焼き	196	0.6
	95	ゆでレタスのオイスターソースがけ	22	0.5
	58	かぶのミニみそ汁	16	0.5
	14	黒米＋五穀ごはん	253	0
昼	ページ	昼食509kcal(1.9g)	kcal	塩分(g)
	80	レンジおこわ	405	0.8
	62	青梗菜の練りごまあえ	61	0.5
	112	卵スープ	43	0.6
夕	ページ	夕食570kcal(2.1g)	kcal	塩分(g)
	135	ポークソテーのサワーソースがけ	331	0.9
	64	水菜とレタスのしょうがドレッシングサラダ	72	0.3
	126	フランスパン	167	0.9
		一日合計 1566kcal(5.6g)		

土

	ページ	料理	kcal	塩分(g)
朝	ページ	朝食406kcal(1.9g)	kcal	塩分(g)
	24	ハムエッグ	159	0.7
	18	ブロッコリーのシンプルサラダ	78	0.6
	20	シナモントースト	169	0.6
昼	ページ	昼食508kcal(1.8g)	kcal	塩分(g)
	85	おかか入り焼きめし	494	1.5
	32	もずくときゅうりの酢の物	14	0.3
夕	ページ	夕食685kcal(1.3g)	kcal	塩分(g)
	139	エビとイカのフライ手作りタルタルソースがけ	398	1.0
	143	グリーンアスパラガスとグレープフルーツのサラダ	87	0.3
	26	胚芽精米ごはん	200	0
		一日合計 1599kcal(5.0g)		

水

	ページ	料理	kcal	塩分(g)
朝	ページ	朝食493kcal(1.4g)	kcal	塩分(g)
	44	にら玉	199	0.7
	26	豆腐と油揚げのみそ汁	43	0.7
	38	胚芽精米ごはん	251	0
昼	ページ	昼食423kcal(0.8g)	kcal	塩分(g)
	78	簡単トマトリゾット	264	0.7
	120	かぼちゃと玉ねぎのサラダ	122	0.1
	なし	みかん（1個80g）	37	0
夕	ページ	夕食622kcal(1.8g)	kcal	塩分(g)
	128	魚の中国風蒸し	181	0.5
	145	三色野菜のカレーじょうゆいため	58	0.5
	141	長芋のそぼろ煮	132	0.8
	38	胚芽精米ごはん	251	0
		一日合計 1538kcal(4.0g)		

木

	ページ	料理	kcal	塩分(g)
朝	ページ	朝食415kcal(1.8g)	kcal	塩分(g)
	40	漬物納豆	91	0.5
	80	いろいろ野菜の甘酢漬け	37	0.7
	51	野菜入りとろみ汁	36	0.6
	38	胚芽精米ごはん	251	0
昼	ページ	昼食511kcal(2.0g)	kcal	塩分(g)
	86	カニ玉丼	492	1.4
	92	きゅうりときくらげのからしあえ	19	0.6
夕	ページ	夕食576kcal(1.4g)	kcal	塩分(g)
	102	豚肉とキャベツのケチャップ煮	236	1.0
	142	きのこのホットサラダ	89	0.4
	38	胚芽精米ごはん	251	0
		一日合計 1502kcal(5.2g)		

金

	ページ	料理	kcal	塩分(g)
朝	ページ	朝食506kcal(1.5g)	kcal	塩分(g)
	18	ポーチドエッグ	176	0.5
	22	きのこのカレーミルクスープ	140	0.3
	24	バターロール	190	0.7
昼	ページ	昼食520kcal(1.1g)	kcal	塩分(g)
	62	鶏つくね焼き	154	0.6
	56	山芋のわさびあえ	115	0.5
	38	胚芽精米ごはん	251	0
夕	ページ	夕食553kcal(2.0g)	kcal	塩分(g)
	137	ギョーザ	214	0.8
	114	かぶのピクルス風いため	36	0.6
	108	エビの酸辣湯スープ	52	0.6
	38	胚芽精米ごはん	251	0
		一日合計 1579kcal(4.6g)		

土

	ページ	料理	kcal	塩分(g)
朝	ページ	朝食423kcal(1.4g)	kcal	塩分(g)
	42	きのことねぎのみそ卵とじ	119	1.0
	144	レタスとピーマンのしょうが風味いため	53	0.4
	38	胚芽精米ごはん	251	0
昼	ページ	昼食561kcal(2.2g)	kcal	塩分(g)
	74	和風パスタ	465	1.4
	95	かぶとベーコンのスープ煮	96	0.8
夕	ページ	夕食610kcal(2.1g)	kcal	塩分(g)
	90	鶏肉のクリーム煮	371	0.9
	64	水菜とレタスのしょうがドレッシングサラダ	72	0.3
	126	フランスパン	167	0.9
		一日合計 1594kcal(5.7g)		

冬の献立

1週目

1週目	日				月				火			
朝	ページ	朝食378kcal(1.5g)	kcal	塩分(g)	ページ	朝食482kcal(2.1g)	kcal	塩分(g)	ページ	朝食486kcal(1.5g)	kcal	塩分(g)
	43	卵のココット	134	0.5	16	巣ごもり卵	166	1.2	32	味つけ青魚缶と野菜のさっと煮	206	1.1
	40	チーズのせ蒸しかぼちゃ	107	0.3	50	たぬき汁	65	0.9	145	かぶの甘酢あえ	27	0.4
	18	イングリッシュマフィン	137	0.7	38	胚芽精米ごはん	251	0	14	黒米＋五穀ごはん	253	0
昼	ページ	昼食517kcal(0.7g)	kcal	塩分(g)	ページ	昼食511kcal(1.8g)	kcal	塩分(g)	ページ	昼食388kcal(1.9g)	kcal	塩分(g)
	76	マカロニグラタン	461	0.7	84	そぼろ丼	434	1.6	60	鶏ささ身のカレー風味から揚げ	131	0.5
	126	パプリカのカラフルマリネ	29	0	72	セロリのクリームチーズあえ	77	0.2	100	大根のゆかり酢あえ	20	0.5
	66	いちご	27	0					60	青菜おかゆ	237	0.9
夕	ページ	夕食645kcal(1.8g)	kcal	塩分(g)	ページ	夕食523kcal(1.4g)	kcal	塩分(g)	ページ	夕食728kcal(1.5g)	kcal	塩分(g)
	139	ひじき入り豆腐ハンバーグ	289	0.9	112	牛肉とブロッコリーのオイスターソースいため	195	1.0	106	カレー	403	1.2
	47	アスパラのしょうがじょうゆがけ	14	0.4	124	小松菜のごまあえ	77	0.4	106	胚芽精米ごはん(カレー用)	251	0
	130	根菜スープ	91	0.5	38	胚芽精米ごはん	251	0	58	にんじんとオレンジのサラダ	74	0.3
	38	胚芽精米ごはん	251	0								
	一日合計 1540kcal(4.0g)				一日合計 1516kcal(5.3g)				一日合計 1602kcal(4.9g)			

2週目

2週目	日				月				火			
朝	ページ	朝食482kcal(1.6g)	kcal	塩分(g)	ページ	朝食413kcal(1.1g)	kcal	塩分(g)	ページ	朝食458kcal(2.6g)	kcal	塩分(g)
	43	卵のスフレ	117	0.5	36	あんかけ豆腐	128	0.9	44	チーズ入り厚焼き卵	138	0.5
	48	ほうれん草ときのこのソテー	63	0.3	49	きゅうりときのこの酢の物	34	0.2	24	トマトの輪切りサラダ	84	0.6
	34	レーズンパン	161	0.6	38	胚芽精米ごはん	251	0	52	コーンスープ	124	0.9
	24	牛乳	141	0.2					64	フランスパン（1人40g）	112	0.6
昼	ページ	昼食504kcal(1.8g)	kcal	塩分(g)	ページ	昼食530kcal(1.9g)	kcal	塩分(g)	ページ	昼食526kcal(1.8g)	kcal	塩分(g)
	62	きのこの混ぜごはん	252	0.6	87	焼きうどんカレーじょうゆ味	417	1.8	56	肉野菜いため	245	1.6
	136	野菜巻き豚肉のレンジ蒸し	182	0.7	38	パインヨーグルト	113	0.1	49	ブロッコリーのからしあえ	30	0.2
	98	切り干し大根ときゅうりのサラダ	70	0.5					38	胚芽精米ごはん	251	0
夕	ページ	夕食518kcal(1.8g)	kcal	塩分(g)	ページ	夕食644kcal(1.7g)	kcal	塩分(g)	ページ	夕食539kcal(1.5g)	kcal	塩分(g)
	124	サケのホイル焼き	144	0.6	116	ハヤシライス(ソース)	441	1.3	114	鶏手羽先と里芋の煮物	241	0.7
	98	にんじんの塩麹いため	70	0.4	116	パセリライス	184	0	141	きのこと野菜の南蛮漬け	47	0.8
	120	和風ミネストローネ	53	0.8	46	ヨーグルトみその浅漬け	19	0.4	38	胚芽精米ごはん	251	0
	38	胚芽精米ごはん	251	0								
	一日合計 1504kcal(5.2g)				一日合計 1587kcal(4.7g)				一日合計 1523kcal(5.9g)			

	水				木				金				土			
朝	ページ	朝食508kcal(1.3g)	kcal	塩分(g)	ページ	朝食486kcal(1.2g)	kcal	塩分(g)	ページ	朝食470kcal(1.2g)	kcal	塩分(g)	ページ	朝食455kcal(1.3g)	kcal	塩分(g)
	20	ミニトマト入り スクランブルエッグ	158	0.2	36	あんかけ豆腐	128	0.9	44	にら玉	199	0.7	28	目玉焼きの甘酢あんかけ	141	0.6
	48	ゆで豆のサラダ	130	0.3	40	チーズのせ蒸しかぼちゃ	107	0.3	100	大根のゆかり酢あえ	20	0.5	53	かぶの豆乳スープ	63	0.7
	18	イングリッシュマフィン	137	0.7	38	胚芽精米ごはん	251	0	38	胚芽精米ごはん	251	0	38	胚芽精米ごはん	251	0
	34	ホットミルクティー	83	0.1												
昼	ページ	昼食578kcal(2.4g)	kcal	塩分(g)	ページ	昼食490kcal(1.5g)	kcal	塩分(g)	ページ	昼食538kcal(2.0g)	kcal	塩分(g)	ページ	昼食489kcal(1.6g)	kcal	塩分(g)
	88	小松菜と竹の子入り しょうゆ焼きそば	463	2.0	85	ふわふわ卵のオムライス	445	0.9	58	豚肉のしょうが焼き	255	1.1	88	野菜たっぷり 洋風焼うどん	415	1.3
	143	ブロッコリーとカリフラワーの からしマヨネーズがけ	115	0.4	126	レタスとハムのスープ	18	0.6	146	なめことにらの和風スープ	32	0.9	58	にんじんとオレンジのサラダ	74	0.3
					66	いちご	27	0	38	胚芽精米ごはん	251	0				
夕	ページ	夕食515kcal(2.0g)	kcal	塩分(g)	ページ	夕食614kcal(2.0g)	kcal	塩分(g)	ページ	夕食596kcal(2.4g)	kcal	塩分(g)	ページ	夕食605kcal(2.2g)	kcal	塩分(g)
	120	タイの煮つけ	170	1.0	86	三宝菜の中華丼	588	1.7	130	豆腐ハンバーグ	292	1.6	98	肉じゃが	217	0.9
	98	にんじんの塩麹いため	70	0.4	38	たたききゅうりと サクラエビのレモンあえ	26	0.3	120	和風ミネストローネ	53	0.8	144	もやしとニラのナムル風	40	0.4
	114	青梗菜ときのこのスープ	24	0.6					38	胚芽精米ごはん	251	0	146	豚汁	97	0.9
	38	胚芽精米ごはん	251	0									38	胚芽精米ごはん	251	0
	一日合計	1601kcal(5.7g)			一日合計	1590kcal(4.7g)			一日合計	1604kcal(5.6g)			一日合計	1549kcal(5.1g)		

	水				木				金				土			
朝	ページ	朝食419kcal(1.6g)	kcal	塩分(g)	ページ	朝食477kcal(1.7g)	kcal	塩分(g)	ページ	朝食447kcal(1.8g)	kcal	塩分(g)	ページ	朝食370kcal(2.0g)	kcal	塩分(g)
	26	いり卵のおろしのせ	101	0.5	38	厚揚げのおかかマヨ焼き	196	0.6	45	刺し身の梅しょうが蒸し	65	0.8	43	卵のココット	134	0.5
	100	ほうれん草のお浸し	26	0.3	92	きゅうりときくらげのからしあえ	19	0.6	56	山芋のわさびあえ	115	0.5	52	コーンスープ	124	0.9
	16	豆腐とわかめのみそ汁	41	0.8	50	のりすい	11	0.5	58	かぶのミニみそ汁	16	0.5	64	フランスパン（1人40g）	112	0.6
	38	胚芽精米ごはん	251	0	38	胚芽精米ごはん	251	0	38	胚芽精米ごはん	251	0				
昼	ページ	昼食525kcal(0.9g)	kcal	塩分(g)	ページ	昼食604kcal(2.6g)	kcal	塩分(g)	ページ	昼食439kcal(2.1g)	kcal	塩分(g)	ページ	昼食570kcal(2.0g)	kcal	塩分(g)
	76	マカロニグラタン	461	0.7	89	ピザ風トースト	299	1.7	153	きのこたっぷりあえそば	377	1.4	84	和風あんかけ丼	533	1.3
	104	にんじんとレーズンのサラダ	64	0.2	66	白いポテトサラダ	166	0.3	53	トマトと卵のスープ	62	0.7	80	いろいろ野菜の甘酢漬け	37	0.7
					18	ブロッコリーの シンプルサラダ	78	0.6								
					104	りんご	61	0								
夕	ページ	夕食607kcal(2.0g)	kcal	塩分(g)	ページ	夕食515kcal(1.7g)	kcal	塩分(g)	ページ	夕食670kcal(1.8g)	kcal	塩分(g)	ページ	夕食643kcal(1.1g)	kcal	塩分(g)
	100	鶏肉の照り焼き	242	1.0	118	刺し身	62	0.5	135	シャリアピンステーキ	251	0.7	126	サケのムニエル サルサソースがけ	301	0.6
	112	きゅうりとしょうがの 練りごまあえ	61	0.2	141	長芋のそぼろ煮	132	0.8	64	水菜とレタスの しょうがドレッシングサラダ	72	0.3	130	根菜スープ	91	0.5
	120	和風ミネストローネ	53	0.8	98	にんじんの塩麹いため	70	0.4	95	かぶとベーコンのスープ煮	96	0.8	38	胚芽精米ごはん	251	0
	38	胚芽精米ごはん	251	0	38	胚芽精米ごはん	251	0	38	胚芽精米ごはん	251	0				
	一日合計	1551kcal(4.5g)			一日合計	1596kcal(6.0g)			一日合計	1556kcal(5.7g)			一日合計	1583kcal(5.1g)		

冬の献立

3週目

	日				月				火			
朝	ページ	朝食426kcal(1.2g)	kcal	塩分(g)	ページ	朝食510kcal(1.8g)	kcal	塩分(g)	ページ	朝食448kcal(2.1g)	kcal	塩分(g)
	30	簡単白がゆ	173	0	14	青のり入り厚焼き卵	133	0.7	22	オムレツ 野菜ソースがけ	187	0.8
	42	ツナ入りいり卵	131	0.7	112	きゅうりとしょうがの 練りごまあえ	61	0.2	148	にんじんのポタージュスープ	129	0.7
	62	青梗菜の練りごまあえ	61	0.5	50	たぬき汁	65	0.9	22	ライ麦パン	132	0.6
	104	りんご	61	0	38	胚芽精米ごはん	251	0				
昼	ページ	昼食423kcal(1.9g)	kcal	塩分(g)	ページ	昼食496kcal(1.9g)	kcal	塩分(g)	ページ	昼食552kcal(1.6g)	kcal	塩分(g)
	90	牛肉と焼き豆腐のすき煮	135	1.2	64	じゃが芋とツナの重ね焼き	302	0.6	66	アサリとキャベツの スパゲティ	356	1.4
	80	いろいろ野菜の甘酢漬け	37	0.7	93	ひじきの和風サラダ	82	0.7	120	かぼちゃと玉ねぎのサラダ	122	0.1
	38	胚芽精米ごはん	251	0	64	フランスパン（1人40g）	112	0.6	20	カフェオレ	74	0.1
夕	ページ	夕食717kcal(1.4g)	kcal	塩分(g)	ページ	夕食498kcal(1.6g)	kcal	塩分(g)	ページ	夕食500kcal(1.8g)	kcal	塩分(g)
	138	タラの蒸し煮 クリームソース	222	0.6	151	ひき肉親子丼と レンジブロッコリー	473	1.3	136	野菜巻き豚肉の レンジ蒸し	182	0.7
	48	ゆで豆のサラダ	130	0.3	110	きくらげとセロリの酢の物	25	0.3	38	たたききゅうりと サクラエビのレモンあえ	26	0.3
	147	レタスとトマトの卵スープ	56	0.5					16	豆腐とわかめのみそ汁	41	0.8
	38	胚芽精米ごはん	251	0					38	胚芽精米ごはん	251	0
	102	白ワイン	58	0								
	一日合計	1566kcal(4.5g)			一日合計	1504kcal(5.3g)			一日合計	1500kcal(5.5g)		

4週目

	日				月				火			
朝	ページ	朝食555kcal(1.5g)	kcal	塩分(g)	ページ	朝食447kcal(1.4g)	kcal	塩分(g)	ページ	朝食439kcal(1.4g)	kcal	塩分(g)
	147	ミネストローネ	153	0.8	42	きのことねぎのみそ卵とじ	119	1.0	40	漬物納豆	91	0.5
	70	パンケーキ	289	0.6	124	小松菜のごまあえ	77	0.4	146	豚汁	97	0.9
	38	パインヨーグルト	113	0.1	38	胚芽精米ごはん	251	0	38	胚芽精米ごはん	251	0
昼	ページ	昼食461kcal(1.8g)	kcal	塩分(g)	ページ	昼食486kcal(1.7g)	kcal	塩分(g)	ページ	昼食530kcal(2.1g)	kcal	塩分(g)
	80	レンジおこわ	405	0.8	152	アジア風炊き込み チキンライス	411	1.1	85	おかか入り焼きめし	494	1.5
	145	かぶの甘酢あえ	27	0.4	149	豆乳コーンスープ	75	0.6	51	野菜入りとろみ汁	36	0.6
	149	豆腐と三つ葉のスープ	29	0.6								
夕	ページ	夕食557kcal(1.6g)	kcal	塩分(g)	ページ	夕食585kcal(2.5g)	kcal	塩分(g)	ページ	夕食623kcal(1.6g)	kcal	塩分(g)
	134	鶏肉のパン粉揚げ焼き	234	1.0	150	肉団子の甘酢あんかけ	294	1.4	104	ロールキャベツ	211	0.9
	122	白菜とにんじんのとろみ煮	38	0.4	124	こんにゃくのからし酢みそがけ	18	0.4	94	じゃが芋とトマトの重ね煮	161	0.7
	49	きゅうりときのこの酢の物	34	0.2	110	レタスと干しエビのスープ	22	0.7	38	胚芽精米ごはん	251	0
	38	胚芽精米ごはん	251	0	38	胚芽精米ごはん	251	0				
	一日合計	1573kcal(4.9g)			一日合計	1518kcal(5.6g)			一日合計	1592kcal(5.1g)		

掲載料理索引と栄養価一覧

- ここに掲載した数値は『日本食品標準成分表 2015 年版（七訂）』の数値に基づいて計算したものです。
- すべて１人分の栄養価です。
- ビタミンＡはレチノール活性当量の数値を、ビタミンＥは α - トコフェロールの数値をそれぞれ用いました。
- 本文中の「塩分」は、「食塩相当量」を示しています。
- 調味料などは、実際に口に入る量を考慮して算出してあります。
- エネルギーが０kcal の飲み物は、献立の栄養価の合計に含めていません。

朝食献立

ページ	エネルギー kcal	食塩相当量 g	たんぱく質 g	脂質 g	コレステロール mg	炭水化物 g	食物繊維総量 g	ナトリウム mg	カリウム mg	カルシウム mg	リン mg	鉄 mg	ビタミンA µg	ビタミンD µg	ビタミンE mg	ビタミンK µg	ビタミンB_1 mg	ビタミンB_2 mg	ビタミンC mg
14　青のり入り厚焼き卵献立																			
青のり入り厚焼き卵	133	0.7	7.6	10.3	233	1.4	0.2	270	118	49	120	1.4	97	1.0	1.1	14	0.05	0.27	0
小松菜とじゃこの煮浸し	120	0.8	8.1	7.2	20	4.6	1.7	296	428	216	152	2.8	207	3.1	1.0	171	0.09	0.11	29
冷やしトマト	24	0	0.9	0.1	0	5.9	1.3	4	263	9	33	0.3	56	0	1.1	5	0.06	0.03	19
黒米＋五穀ごはん	253	0	4.1	0.6	0	55.5	0.7	1	64	6	62	0.3	0	0	0	0	0.05	0.02	0
合計	530	1.5	20.7	18.2	252	67.3	3.8	571	872	280	366	4.8	360	4.1	3.3	191	0.25	0.43	48
16　巣ごもり卵献立																			
巣ごもり卵	166	1.2	9.2	11.9	231	5.9	2.3	459	294	66	140	1.5	150	1.0	2.0	52	0.11	0.33	27
豆腐とわかめのみそ汁	41	0.8	3.5	1.8	0	2.9	0.6	297	181	41	67	0.6	1	0	0.1	12	0.07	0.04	1
麦ごはん	252	0	3.8	0.5	0	55.8	0.9	2	49	5	53	0.2	0	0	0	0	0.03	0.02	0
合計	459	1.9	16.5	14.2	231	64.6	3.8	758	524	112	260	2.3	151	1.0	2.1	64	0.21	0.39	28
18　ポーチドエッグ献立																			
ポーチドエッグ	176	0.5	7.7	14.6	250	2.7	0.9	188	123	54	122	1.2	93	1.1	1.7	58	0.05	0.26	8
ブロッコリーのシンプルサラダ	78	0.6	2.9	6.3	0	3.5	3.1	246	149	27	54	0.6	54	0	1.8	126	0.05	0.07	45
イングリッシュマフィン	137	0.7	4.9	2.2	0	24.5	0.7	288	50	32	58	0.5	0	0	0.2	0	0.09	0.05	0
ホットコーヒー	8	0	0.4	0	0	1.4	0	2	130	4	14	0	0	0	0	0	0	0.02	0
オレンジ	26	0	0.7	0.1	0	6.5	0.5	1	92	14	16	0.2	7	0	0.2	0	0.07	0.02	26
合計	424	1.8	16.5	23.2	250	38.6	5.2	725	545	131	264	2.5	154	1.1	4.0	184	0.25	0.42	79
20　ミニトマト入りスクランブルエッグ献立																			
ミニトマト入りスクランブルエッグ	158	0.2	8.1	11.8	248	3.8	0.5	91	209	68	137	1.2	171	1.1	1.0	16	0.07	0.30	10
アスパラガスとレタスのサラダ　粒マスタード風味	78	0.4	1.6	6.5	0	3.6	1.3	159	181	17	42	0.4	19	0	1.6	40	0.09	0.08	9
シナモントースト	169	0.6	4.2	5.3	9	26.0	1.0	225	45	14	38	0.3	32	0	0.3	1	0.03	0.02	0
カフェオレ	74	0.1	3.7	4.0	13	5.7	0	44	223	118	105	0	40	0.3	0.1	2	0.04	0.17	1
合計	479	1.3	17.6	27.6	269	39.2	2.8	520	657	217	322	1.9	261	1.5	3.0	58	0.23	0.56	20
22　オムレツ　野菜ソースがけ献立																			
オムレツ　野菜ソースがけ	187	0.8	7.6	13.8	231	5.8	1.3	314	313	38	129	1.3	132	1.0	2.4	22	0.09	0.26	25
きのこのカレーミルクスープ	140	0.3	5.4	8.6	24	12.4	2.4	113	366	124	158	0.8	83	0.7	0.3	8	0.15	0.25	2
ライ麦パン	132	0.6	4.2	1.1	0	26.4	2.8	235	95	8	65	0.7	0	0	0.2	0	0.08	0.03	0
合計	459	1.7	17.2	23.4	255	44.5	6.5	663	774	170	353	2.7	215	1.7	2.8	31	0.32	0.54	26
24　ハムエッグ献立																			
ハムエッグ	159	0.7	10.1	12.4	239	0.4	0	277	124	30	167	1.1	83	1.1	1.1	15	0.15	0.26	10
トマトの輪切りサラダ	84	0.6	1.0	6.1	0	7.0	1.4	238	253	14	35	0.3	49	0	1.4	11	0.06	0.02	18
バターロール	190	0.7	6.1	5.4	0	29.2	1.2	294	66	26	58	0.4	1	0.1	0.3	0	0.06	0.04	0
牛乳	141	0.2	6.9	8.0	25	10.1	0	86	315	231	195	0	80	0.6	0.2	4	0.08	0.32	2
合計	573	2.3	24.0	32.0	265	46.6	2.6	895	758	301	455	1.8	212	1.8	3.0	30	0.36	0.64	30

朝食献立

ページ		エネルギー kcal	食塩相当量 g	たんぱく質 g	脂質 g	コレステロール mg	炭水化物 g	食物繊維総量 g	ナトリウム mg	カリウム mg	カルシウム mg	リン mg	鉄 mg	ビタミンA µg	ビタミンD µg	ビタミンE mg	ビタミンK µg	ビタミンB_1 mg	ビタミンB_2 mg	ビタミンC mg
26	**いり卵のおろしのせ献立**																			
	いり卵のおろしのせ	101	0.5	7.1	5.7	231	4.2	1.0	182	247	46	113	1.2	83	1.0	0.6	7	0.05	0.25	8
	豆苗とじゃこのいため物	56	0.7	4.0	3.4	20	1.9	1.1	262	91	30	67	0.4	137	3.1	1.3	110	0.10	0.11	22
	豆腐と油揚げのみそ汁	43	0.7	3.6	2.0	0	2.8	0.6	282	211	47	70	0.6	19	0	0.2	18	0.06	0.05	4
	胚芽精米ごはん	200	0	3.2	0.7	0	43.7	1.0	1	61	6	82	0.2	0	0	0.5	0	0.10	0.01	0
	合計	400	1.8	17.9	11.8	251	52.6	3.6	728	610	128	332	2.5	239	4.0	2.5	135	0.30	0.42	34
28	**目玉焼きの甘酢あんかけ献立**																			
	目玉焼きの甘酢あんかけ	141	0.6	8.0	7.6	231	8.5	1.6	229	221	48	129	1.3	262	1.0	1.0	21	0.08	0.27	11
	れんこんの甘酢あえ	39	0.6	0.6	0	0	9.4	1.1	241	122	10	37	0.2	1	0	0.3	0	0.03	0	8
	オクラとささ身のスープ	23	0.5	3.6	0.2	8	2.1	1.5	194	134	28	46	0.2	17	0	0.4	23	0.04	0.04	4
	胚芽精米ごはん	200	0	3.2	0.7	0	43.7	1.0	1	61	6	82	0.2	0	0	0.5	0	0.10	0.01	0
	合計	404	1.7	15.4	8.5	240	63.8	5.1	664	538	92	293	1.9	281	1.0	2.2	44	0.25	0.33	22
30	**簡単白がゆ献立**																			
	ピータン豆腐	95	0.8	6.4	5.8	85	3.8	0.9	315	191	70	111	1.2	49	0.8	0.6	39	0.10	0.09	8
	青菜のごまあえ	50	1.0	2.8	2.5	0	5.4	2.7	394	168	188	76	2.4	229	0	1.3	282	0.06	0.07	18
	簡単白がゆ	173	0	2.7	1.3	0	36.4	0.8	1	51	5	68	0.2	0	0	0.4	0	0.08	0.01	0
	合計	318	1.8	11.9	9.6	85	45.6	4.4	710	410	263	255	3.8	278	0.8	2.4	321	0.24	0.18	26
32	**味つけ青魚缶と野菜のさっと煮献立**																			
	味つけ青魚缶と野菜のさっと煮	206	1.1	14.2	9.9	61	14.6	1.7	454	363	220	225	2.4	23	9.0	1.9	39	0.04	0.22	25
	もずくときゅうりの酢の物	14	0.3	0.7	0.1	0	3.1	1.0	121	107	18	21	0.2	18	0	0.2	21	0.02	0.04	7
	ゆでいんげん	12	0.2	0.8	0.1	0	2.6	1.2	98	127	27	20	0.3	23	0	0.1	24	0.03	0.05	3
	黒米＋五穀ごはん	253	0	4.1	0.6	0	55.5	0.7	1	64	6	62	0.3	0	0	0	0	0.05	0.02	0
	合計	485	1.7	19.9	10.7	61	75.7	4.6	674	661	270	329	3.2	63	9.0	2.2	84	0.13	0.32	34
34	**チキンサラダ献立**																			
	チキンサラダ	148	1.0	14.5	7.7	55	4.9	1.6	389	489	37	171	0.6	30	0.1	1.3	48	0.10	0.10	13
	レーズンパン	161	0.6	4.9	2.1	0	30.7	1.3	240	126	19	52	0.5	0	0	0.2	0	0.07	0.03	0
	ホットミルクティー	83	0.1	3.6	4.0	13	8.1	0	44	166	117	100	0	40	0.3	0.1	8	0.04	0.17	1
	グレープフルーツの砂糖がけ	55	0	0.9	0.1	0	14.1	0.6	1	147	16	18	0	0	0	0.3	0	0.07	0.03	38
	合計	447	1.7	23.9	13.9	67	57.7	3.5	674	927	188	340	1.1	70	0.5	2.0	57	0.28	0.33	52
36	**あんかけ豆腐献立**																			
	あんかけ豆腐	128	0.9	9.1	4.6	0	11.6	2.0	355	528	195	173	2.4	55	0	1.1	78	0.20	0.15	28
	アスパラとにんじんのいため物	76	0.6	1.3	4.1	0	7.8	2.3	221	271	25	34	0.3	525	0	1.3	31	0.09	0.08	8
	精白米ごはん	252	0	3.8	0.5	0	55.7	0.5	2	44	5	51	0.2	0	0	0	0	0.03	0.02	0
	合計	456	1.5	14.1	9.1	0	75.1	4.7	578	843	224	258	2.8	580	0	2.3	109	0.32	0.25	36
38	**厚揚げのおかかマヨ焼き献立**																			
	厚揚げのおかかマヨ焼き	196	0.6	11.9	15.7	11	1.3	0.7	233	141	243	166	2.8	4	0.1	1.4	33	0.08	0.05	0
	たたききゅうりとサクラエビのレモンあえ	26	0.3	1.7	1.3	11	2.3	0.7	121	148	46	43	0.3	17	0	0.3	20	0.02	0.02	10
	なすとみょうがのみそ汁	27	0.9	1.9	0.4	1	4.6	1.6	354	260	22	49	0.4	4	0	0.2	7	0.05	0.05	2
	胚芽精米ごはん	251	0	4.1	0.9	0	54.6	1.2	2	77	8	102	0.3	0	0	0.6	0	0.12	0.02	0
	パインヨーグルト	113	0.1	4.2	3.1	12	18.3	1.5	48	320	130	109	0.2	36	0	0.1	1	0.12	0.16	28
	合計	613	1.9	23.7	21.4	34	81.1	5.6	757	946	449	469	4.0	61	0.1	2.6	62	0.39	0.30	40
40	**漬物納豆献立**																			
	漬物納豆	91	0.5	7.3	4.6	0	6.3	3.6	195	349	68	91	1.6	49	0	0.5	282	0.04	0.26	6
	チーズのせ蒸しかぼちゃ	107	0.3	3.8	2.8	8	16.6	2.8	111	366	75	107	0.4	290	0	4.0	20	0.06	0.11	34
	とろろこんぶのすまし汁	8	0.5	0.7	0	0	2.2	0.9	203	128	12	20	0.2	1	0.1	0	3	0.03	0.03	1
	精白米ごはん	252	0	3.8	0.5	0	55.7	0.5	2	44	5	51	0.2	0	0	0	0	0.03	0.02	0
	合計	458	1.3	15.5	7.9	8	80.8	7.7	510	886	160	270	2.4	340	0.1	4.5	304	0.16	0.41	41

朝食献立

ページ		エネルギー kcal	食塩相当量 g	たんぱく質 g	脂質 g	コレステロール mg	炭水化物 g	食物繊維総量 g	ナトリウム mg	カリウム mg	カルシウム mg	リン mg	鉄 mg	ビタミンA µg	ビタミンD µg	ビタミンE mg	ビタミンK µg	ビタミンB_1 mg	ビタミンB_2 mg	ビタミンC mg
	朝食単品																			
42	ツナ入りいり卵	131	0.7	10.6	7.4	219	3.6	0.3	294	167	38	139	1.2	97	1.7	1.0	22	0.04	0.24	4
42	きのことねぎのみそ卵とじ	119	1.0	9.9	6.1	233	5.9	2.2	383	244	48	155	1.5	85	2.0	0.7	8	0.11	0.33	2
43	卵のココット	134	0.5	8.1	10.1	242	2.2	1.8	200	318	63	121	1.5	347	1.0	1.9	168	0.06	0.29	10
43	卵のスフレ	117	0.5	7.5	8.6	239	1.3	0	204	106	53	120	1.0	111	1.1	0.6	8	0.04	0.27	0
44	チーズ入り厚焼き卵	138	0.5	9.6	9.9	241	1.3	0.1	193	116	113	188	1.1	124	1.0	0.9	15	0.05	0.30	2
44	にら玉	199	0.7	12.1	14.8	347	4.5	2.9	268	500	72	194	2.0	298	1.6	3.1	129	0.12	0.49	11
45	ゆでアスパラのオイスター風味温玉のせ	102	0.8	8.4	6.0	231	3.3	1.0	318	209	38	134	1.3	97	1.0	1.4	30	0.10	0.31	8
45	刺し身の梅しょうが蒸し	65	0.8	9.3	1.0	19	3.9	0.6	298	249	19	116	0.9	4	2.8	0.3	18	0.07	0.07	6
46	青梗菜《チンゲンサイ》のミルク煮	89	0.9	3.1	5.0	9	7.1	1.2	355	374	183	98	1.1	199	0.2	0.8	86	0.06	0.18	25
46	ヨーグルトみその浅漬け	19	0.4	0.7	0.2	0	4.0	1.3	145	221	23	24	0.2	174	0	0.2	8	0.03	0.03	4
47	アスパラのしょうがじょうゆがけ	14	0.4	1.5	0.1	0	2.7	1.1	163	143	10	34	0.3	14	0	0.8	22	0.07	0.07	8
47	コールスローサラダ	136	0.4	2.1	9.0	18	12.7	2.7	147	274	52	47	0.5	149	0.1	1.4	98	0.06	0.06	42
48	ゆで豆のサラダ	130	0.3	4.8	7.7	14	10.8	3.9	137	189	32	64	0.9	13	0.1	1.2	24	0.09	0.04	5
48	ほうれん草ときのこのソテー	63	0.3	2.3	4.6	11	3.8	2.9	130	605	38	59	1.6	302	0.2	1.6	204	0.12	0.19	26
49	きゅうりときのこの酢の物	34	0.2	1.6	1.9	0	4.3	2.0	96	253	14	58	0.3	14	0.2	0.2	17	0.08	0.08	7
49	ブロッコリーのからしあえ	30	0.2	3.2	0.4	0	5.0	3.1	82	160	29	62	0.7	53	0	1.4	124	0.05	0.08	45
50	のりすい	11	0.5	1.2	0.1	2	1.6	0.4	189	34	4	13	0.3	17	0	0.1	3	0.01	0.02	2
50	たぬき汁	65	0.9	1.7	4.4	1	6.2	3.1	355	201	63	42	0.7	2	0	0.1	3	0.03	0.03	4
51	野菜入りとろみ汁	36	0.6	2.5	0.2	0	8.1	2.6	216	380	18	89	0.8	43	0.5	0.4	14	0.16	0.13	14
51	ガスパチョ	118	0.1	2.3	6.5	0	13.6	2.1	48	471	24	56	0.6	57	0	1.7	15	0.09	0.07	19
52	コーンスープ	124	0.9	4.6	4.3	13	17.0	1.3	344	274	123	130	0.3	43	0.3	0.2	4	0.06	0.19	5
52	アサリのミルクスープ	197	0.5	11.7	8.9	44	17.0	1.2	185	346	165	213	10.6	146	0.3	1.7	13	0.09	0.21	13
53	トマトと卵のスープ	62	0.7	4.2	2.9	116	5.0	1.0	264	246	22	77	0.7	84	0.5	1.1	8	0.07	0.14	15
53	かぶの豆乳スープ	63	0.7	4.2	2.1	0	6.9	1.3	258	387	45	70	1.5	12	0	0.3	21	0.06	0.05	17

昼食献立

ページ		エネルギー kcal	食塩相当量 g	たんぱく質 g	脂質 g	コレステロール mg	炭水化物 g	食物繊維総量 g	ナトリウム mg	カリウム mg	カルシウム mg	リン mg	鉄 mg	ビタミンA µg	ビタミンD µg	ビタミンE mg	ビタミンK µg	ビタミンB_1 mg	ビタミンB_2 mg	ビタミンC mg
56	**肉野菜いため献立**																			
	肉野菜いため	245	1.6	16.7	13.8	51	9.8	2.2	632	499	39	183	0.8	182	0.1	1.3	58	0.72	0.19	36
	山芋のわさびあえ	115	0.5	4.4	0.2	0	25.0	2.4	183	552	17	72	0.5	5	0	0.2	1	0.12	0.03	6
	麦ごはん	252	0	3.8	0.5	0	55.8	0.9	2	49	5	53	0.2	0	0	0	0	0.03	0.02	0
	合計	612	2.1	24.9	14.5	51	90.6	5.5	817	1100	61	308	1.6	188	0.1	1.5	59	0.88	0.24	42
58	**豚肉のしょうが焼き献立**																			
	豚肉のしょうが焼き	255	1.1	18.2	13.2	54	12.8	1.9	456	475	33	198	1.0	36	0.1	1.2	54	0.76	0.21	16
	にんじんとオレンジのサラダ	74	0.3	0.9	4.1	0	9.2	1.8	118	218	24	25	0.2	419	0	0.7	12	0.08	0.05	20
	かぶのミニみそ汁	16	0.5	0.9	0.2	0	2.7	0.7	183	170	21	28	0.2	6	0	0.1	9	0.02	0.03	8
	精白米ごはん	252	0	3.8	0.5	0	55.7	0.5	2	44	5	51	0.2	0	0	0	0	0.03	0.02	0
	合計	597	1.9	23.8	18.0	54	80.4	4.8	759	907	82	301	1.6	460	0.1	2.0	75	0.89	0.30	44
60	**鶏ささ身のカレー風味から揚げ献立**																			
	鶏ささ身のカレー風味から揚げ	131	0.5	21.6	1.8	60	6.1	0.8	203	513	21	222	1.0	48	0	0.7	41	0.11	0.14	8
	トマトとシラスのレモンじょうゆあえ	31	0.3	1.6	1.0	8	4.8	1.0	127	219	17	44	0.3	57	1.6	0.9	11	0.05	0.03	16
	青菜おかゆ	237	0.9	4.5	6.8	8	38.3	2.1	360	256	160	103	1.1	152	0	1.9	110	0.12	0.08	8
	合計	399	1.8	27.7	9.5	77	49.2	3.9	690	987	198	369	2.4	257	1.6	3.5	162	0.28	0.25	31

昼食献立

ページ	料理	エネルギー	食塩相当量	たんぱく質	脂質	コレステロール	炭水化物	食物繊維総量	ナトリウム	カリウム	カルシウム	リン	鉄	ビタミンA	ビタミンD	ビタミンE	ビタミンK	ビタミンB_1	ビタミンB_2	ビタミンC
		kcal	g	g	g	mg	g	g	mg	mg	mg	mg	mg	μg	μg	mg	μg	mg	mg	mg
62	鶏つくね焼き献立																			
	鶏つくね焼き	154	0.6	16.4	6.6	60	6.3	1.5	249	395	7	186	0.8	19	0.3	0.5	24	0.15	0.17	9
	青梗菜の練りごまあえ	61	0.5	2.4	4.2	0	4.7	2.0	175	221	176	67	1.3	156	0	0.6	86	0.06	0.06	11
	きのこの混ぜごはん	252	0.6	5.6	3.6	0	49.6	3.3	232	267	17	146	0.6	1	0.3	0.6	2	0.18	0.11	2
	合計	466	1.7	24.4	14.3	60	60.6	6.8	656	883	200	398	2.6	176	0.6	1.7	112	0.39	0.34	22
64	じゃが芋とツナの重ね焼き献立																			
	じゃが芋とツナの重ね焼き	302	0.6	15.3	12.6	43	32.0	2.4	239	753	199	271	0.9	95	1.6	0.7	7	0.16	0.25	40
	水菜とレタスのしょうがドレッシングサラダ	72	0.3	1.4	6.1	0	3.5	1.8	104	299	110	40	1.2	60	0	1.7	77	0.05	0.09	29
	フランスパン	112	0.6	3.8	0.5	0	23.0	1.1	248	44	6	29	0.4	0	0	0	0	0.03	0.02	0
	合計	486	1.5	20.4	19.2	43	58.5	5.3	591	1096	316	340	2.4	155	1.6	2.5	85	0.25	0.35	69
66	アサリとキャベツのスパゲティ献立																			
	アサリとキャベツのスパゲティ	356	1.4	12.3	10.7	20	50.0	5.2	559	410	88	169	3.3	11	0.2	1.2	82	0.18	0.19	42
	白いポテトサラダ	166	0.3	2.5	9.2	20	18.6	1.3	116	439	24	65	0.5	12	0.1	1.2	17	0.10	0.06	35
	いちご	27	0	0.7	0.1	0	6.8	1.1	0	136	14	25	0.2	1	0	0.3	0	0.02	0.02	50
	合計	549	1.7	15.5	20.0	40	75.3	7.7	675	985	126	259	4.0	23	0.3	2.7	99	0.30	0.27	127
68	豆腐ステーキ　ねぎみそのせ献立																			
	豆腐ステーキ　ねぎみそのせ	211	1.3	12.7	9.3	0	18.2	3.5	533	490	173	217	2.1	55	0	1.4	47	0.18	0.11	21
	春雨サラダ	61	0.6	0.6	1.4	0	11.7	0.9	232	108	12	20	0.3	6	0	0.1	9	0.02	0.02	6
	胚芽精米ごはん	251	0	4.1	0.9	0	54.6	1.2	2	77	8	102	0.3	0	0	0.6	0	0.12	0.02	0
	合計	523	1.9	17.4	11.6	0	84.4	5.6	766	674	193	339	2.7	61	0	2.1	56	0.32	0.14	26
70	ラタトゥイユ献立																			
	ラタトゥイユ	181	1.0	4.2	12.9	10	13.8	3.7	381	566	38	109	0.7	59	0.1	2.2	27	0.18	0.09	47
	パンケーキ	289	0.6	8.2	11.0	145	38.6	0.9	245	191	94	160	0.8	95	0.7	0.7	8	0.08	0.20	0
	合計	470	1.6	12.3	23.9	155	52.3	4.6	626	758	132	268	1.5	154	0.7	3.0	34	0.26	0.29	47
72	ぶっかけそうめん献立																			
	ぶっかけそうめん	378	1.8	21.8	1.5	37	63.3	3.0	719	407	39	207	1.1	27	0.1	0.7	37	0.12	0.12	14
	セロリのクリームチーズあえ	77	0.2	1.8	6.7	20	2.3	0.8	66	219	34	37	0.1	52	0	0.3	7	0.02	0.06	4
	合計	455	2.0	23.6	8.1	57	65.5	3.8	785	626	72	243	1.2	79	0.1	1.0	44	0.14	0.18	17
74	和風パスタ献立																			
	和風パスタ	465	1.4	20.7	15.2	49	59.7	6.0	568	504	36	230	2.1	81	0.8	1.4	39	0.26	0.32	9
	なすといんげんのごまじょうゆあえ	37	0.4	1.9	1.7	0	4.6	2.1	172	190	63	47	0.7	18	0	0.2	20	0.05	0.06	2
	合計	502	1.9	22.6	17.0	49	64.3	8.1	740	693	99	278	2.8	99	0.8	1.6	59	0.31	0.38	11
76	マカロニグラタン献立																			
	マカロニグラタン	461	0.7	21.9	19.9	60	48.3	5.1	284	672	205	369	1.5	112	1.0	1.3	28	0.31	0.46	5
	きゅうりとわかめのサラダ　わさびドレッシングがけ	45	0.7	0.9	3.7	0	2.8	1.3	270	250	34	26	0.3	30	0	0.6	51	0.03	0.05	11
	緑茶	3	0	0.3	0	0	0.3	0	5	41	5	3	0.3	0	0	0	0	0	0.08	9
	合計	509	1.4	23.2	23.6	60	51.4	6.4	559	963	243	398	2.1	142	1.0	1.9	80	0.34	0.58	25
78	簡単トマトリゾット献立																			
	簡単トマトリゾット	264	0.7	6.3	11.0	9	36.3	3.4	256	744	28	147	1.0	57	0.1	2.3	7	0.20	0.17	18
	きゅうりとセロリのひらひらサラダ	66	0.3	0.6	6.1	0	2.4	0.9	125	203	23	28	0.2	16	0	0.6	22	0.02	0.02	9
	合計	331	1.0	6.9	17.1	9	38.7	4.3	381	947	51	175	1.2	73	0.1	2.9	29	0.22	0.20	27
80	レンジおこわ献立																			
	ピーマンのピリ辛いため	43	0.6	0.7	3.1	0	3.5	1.0	230	116	6	16	0.3	32	0	1.3	7	0.02	0.05	62
	いろいろ野菜の甘酢漬け	37	0.7	1.2	0.2	0	9.2	2.1	279	315	23	50	0.3	125	0.2	0.2	15	0.07	0.07	7
	レンジおこわ	405	0.8	12.3	5.9	17	73.7	2.6	319	418	16	188	0.6	243	0.2	0.6	9	0.41	0.16	2
	合計	485	2.1	14.2	9.2	17	86.4	5.7	828	848	45	254	1.2	399	0.4	2.1	30	0.51	0.27	70

昼食献立

ページ		エネルギー kcal	食塩相当量 g	たんぱく質 g	脂質 g	コレステロール mg	炭水化物 g	食物繊維総量 g	ナトリウム mg	カリウム mg	カルシウム mg	リン mg	鉄 mg	ビタミンA µg	ビタミンD µg	ビタミンE mg	ビタミンK µg	ビタミンB_1 mg	ビタミンB_2 mg	ビタミンC mg
82	**中国風そぼろごはん レタス包み献立**																			
	中国風そぼろごはん　レタス包み	438	1.2	22.8	9.1	50	64.8	4.7	486	725	42	315	1.4	34	0.5	1.8	42	0.90	0.29	9
	きのこの豆乳スープ	37	0.5	3.4	1.2	0	5.4	2.1	192	300	14	81	1.0	10	0.4	0.1	8	0.12	0.11	2
	合計	474	1.7	26.2	10.3	50	70.1	6.8	679	1026	56	396	2.5	44	0.8	1.9	50	1.02	0.39	11
	昼食単品																			
84	そぼろ丼	434	1.6	17.7	9.5	156	64.1	2.3	630	482	56	192	1.5	390	0.5	1.8	133	0.13	0.29	9
84	和風あんかけ丼	533	1.3	19.2	13.3	170	75.4	2.7	531	604	74	279	1.7	222	0.8	1.5	71	0.19	0.36	21
85	おかか入り焼きめし	494	1.5	18.1	15.4	119	67.5	6.5	581	604	122	262	2.5	401	0.6	2.4	44	0.21	0.26	6
85	ふわふわ卵のオムライス	445	0.9	18.4	17.3	267	51.9	2.9	336	519	74	304	1.7	146	1.3	2.1	23	0.23	0.37	7
86	カニ玉丼	492	1.4	15.5	18.7	246	63.2	2.9	559	304	56	270	1.9	84	1.3	3.1	29	0.24	0.32	2
86	三宝菜の中華丼	588	1.7	26.5	19.8	61	73.3	6.7	669	1143	101	434	2.0	22	0.5	2.5	135	1.11	0.39	39
87	焼きうどん　カレーじょうゆ味	417	1.8	24.9	14.9	327	40.8	4.5	700	686	146	312	2.5	232	1.0	4.0	171	0.18	0.37	40
87	ミニトマトと生ハムのスパゲティ	339	1.0	12.1	9.9	12	48.9	4.1	406	437	63	133	1.8	139	0	1.7	61	0.29	0.15	43
88	野菜たっぷり洋風焼きうどん	415	1.3	17.4	12.1	34	57.5	4.5	501	567	33	202	1.4	40	0.3	1.8	9	0.61	0.19	23
88	小松菜と竹の子入りしょうゆ焼きそば	463	2.0	18.9	16.9	28	52.7	6.3	778	781	118	252	2.4	306	0.4	2.3	128	0.37	0.27	29
89	カレービーフン	428	1.3	14.1	14.1	28	59.3	4.3	517	463	67	162	2.2	21	0	1.9	60	0.15	0.17	60
89	ピザ風トースト	299	1.7	13.1	12.8	29	33.1	2.7	668	297	127	251	0.8	102	0.1	1.3	10	0.21	0.13	26
90	牛肉と焼き豆腐のすき煮	135	1.2	9.9	5.6	21	11.5	2.9	461	385	100	132	1.6	98	0.1	0.7	70	0.11	0.16	9
90	鶏肉のクリーム煮	371	0.9	21.9	22.3	102	17.2	2.1	345	760	129	310	1.0	185	0.8	1.4	42	0.23	0.37	23
91	厚揚げのオイスターソース煮	149	1.0	9.8	9.6	0	7.0	3.0	378	379	173	157	2.2	13	0.2	1.3	30	0.10	0.12	27
91	牛肉とミニトマトのピリ辛いため	235	0.8	13.8	15.0	49	9.7	1.7	307	450	20	141	2.0	41	0	0.7	8	0.11	0.17	21
92	きゅうりとりんごのおろしあえ	80	0.9	3.2	0.7	5	16.5	2.2	380	295	30	55	0.5	15	0.2	0.4	18	0.05	0.04	16
92	きゅうりときくらげのからしあえ	19	0.6	0.9	0.2	0	4.4	1.7	252	132	21	30	0.9	14	1.7	0.2	17	0.02	0.04	7
93	ひじきの和風サラダ	82	0.7	2.3	6.3	4	4.7	1.7	283	243	37	47	0.5	25	0.1	0.9	44	0.07	0.03	9
93	はるさめのレモン風味サラダ	82	0.7	1.5	1.2	0	17.2	1.8	260	145	18	32	0.4	25	0	0.7	16	0.04	0.06	33
94	せん切りじゃが芋のソテー	107	0.1	2.2	4.7	2	14.1	1.0	31	331	29	49	0.3	5	0	0.5	7	0.07	0.04	28
94	じゃが芋とトマトの重ね煮	161	0.7	4.0	5.3	14	25.6	2.9	284	648	59	102	0.7	80	0	0.8	5	0.14	0.07	50
95	かぶとベーコンのスープ煮	96	0.8	3.0	6.8	9	6.2	1.7	312	338	30	70	0.3	1	0.1	0.1	0	0.12	0.06	28
95	ゆでレタスのオイスターソースがけ	22	0.5	0.9	0.7	0	3.5	1.1	216	210	20	27	0.3	20	0	0.4	30	0.05	0.03	5

夕食献立

ページ		エネルギー kcal	食塩相当量 g	たんぱく質 g	脂質 g	コレステロール mg	炭水化物 g	食物繊維総量 g	ナトリウム mg	カリウム mg	カルシウム mg	リン mg	鉄 mg	ビタミンA µg	ビタミンD µg	ビタミンE mg	ビタミンK µg	ビタミンB_1 mg	ビタミンB_2 mg	ビタミンC mg
98	**肉じゃが献立**																			
	肉じゃが	217	0.9	12.3	6.8	35	25.6	2.4	348	689	33	160	1.4	2	0	0.3	3	0.15	0.15	38
	にんじんの塩麹いため	70	0.4	0.9	4.1	0	7.8	2.1	135	236	30	22	0.3	537	0	1.0	32	0.06	0.06	9
	切り干し大根ときゅうりのサラダ	70	0.5	1.8	1.8	5	11.0	2.4	212	408	64	43	0.4	10	0.8	0.3	11	0.05	0.03	6
	精白米ごはん	252	0	3.8	0.5	0	55.7	0.5	2	44	5	51	0.2	0	0	0	0	0.03	0.02	0
	合計	609	1.8	18.7	13.1	40	100.0	7.4	697	1377	131	277	2.2	548	0.8	1.6	46	0.29	0.25	53
100	**鶏肉の照り焼き献立**																			
	鶏肉の照り焼き	242	1.0	17.1	9.7	69	19.3	1.6	407	712	20	186	1.2	21	0	1.2	45	0.18	0.19	38
	ほうれん草のお浸し	26	0.3	3.5	0.4	4	3.0	2.5	124	367	50	47	0.8	315	0.1	1.8	224	0.04	0.09	13
	大根のゆかり酢あえ	20	0.5	0.5	0.1	0	4.4	1.4	215	230	23	17	0.2	0	0	0	0	0.02	0.01	11
	胚芽精米ごはん	251	0	4.1	0.9	0	54.6	1.2	2	77	8	102	0.3	0	0	0.6	0	0.12	0.02	0
	合計	538	1.9	25.1	11.1	73	81.4	6.7	748	1385	101	352	2.5	336	0.1	3.6	269	0.36	0.31	62

夕食献立

ページ	料理名	エネルギー (kcal)	食塩相当量 (g)	たんぱく質 (g)	脂質 (g)	コレステロール (mg)	炭水化物 (g)	食物繊維総量 (g)	ナトリウム (mg)	カリウム (mg)	カルシウム (mg)	リン (mg)	鉄 (mg)	ビタミンA (µg)	ビタミンD (µg)	ビタミンE (mg)	ビタミンK (µg)	ビタミンB_1 (mg)	ビタミンB_2 (mg)	ビタミンC (mg)
102	**豚肉とキャベツのケチャップ煮献立**																			
	豚肉とキャベツのケチャップ煮	236	1.0	10.3	15.9	35	11.2	2.1	378	422	49	115	0.7	15	0.2	1.4	90	0.37	0.15	43
	焼きなすのマリネサラダ	98	0.5	1.2	8.1	1	5.2	2.1	206	238	19	34	0.3	7	0	0.8	14	0.05	0.05	4
	胚芽精米ごはん	251	0	4.1	0.9	0	54.6	1.2	2	77	8	102	0.3	0	0	0.6	0	0.12	0.02	0
	白ワイン	58	0	0.1	0	0	1.6	0	2	48	6	10	0.2	0	0	0	0	0	0	0
	合計	643	1.5	15.7	24.9	35	72.6	5.4	587	784	81	260	1.6	22	0.2	2.8	104	0.54	0.22	48
104	**ロールキャベツ献立**																			
	ロールキャベツ	211	0.9	12.9	9.5	37	19.8	4.6	376	629	102	139	1.3	13	0.2	0.6	159	0.45	0.18	86
	にんじんとレーズンのサラダ	64	0.2	0.7	3.1	0	8.9	1.7	74	238	25	25	0.6	374	0	0.7	28	0.05	0.05	5
	胚芽精米ごはん	251	0	4.1	0.9	0	54.6	1.2	2	77	8	102	0.3	0	0	0.6	0	0.12	0.02	0
	りんご	61	0	0.2	0.3	0	16.2	1.9	0	120	4	12	0.1	2	0	0.4	2	0.02	0.01	6
	合計	586	1.1	17.9	13.8	37	99.5	9.4	452	1063	139	278	2.3	389	0.2	2.3	188	0.64	0.26	98
106	**カレーライス献立**																			
	カレーライス	654	1.2	17.0	26.7	46	83.1	5.8	466	793	66	274	2.5	213	0.1	2.3	23	0.28	0.18	31
	もやしとピーマンのサラダ ガーリック風味	81	0.4	2.2	6.8	2	2.9	1.3	169	89	10	39	0.2	4	0	1.0	15	0.06	0.05	18
	合計	735	1.6	19.2	33.5	48	86.0	7.0	635	882	75	312	2.8	217	0.1	3.2	38	0.35	0.22	49
108	**青椒肉絲《チンジャオロースー》献立**																			
	青椒肉絲	212	0.8	10.3	15.9	38	5.1	1.2	305	273	10	97	1.5	17	0	1.4	24	0.06	0.12	39
	鶏ささ身とトマトのサラダ	58	0.4	6.3	1.9	15	4.0	0.9	163	266	11	70	0.3	34	0	0.6	13	0.06	0.05	11
	エビの酸辣湯《スァンラータン》スープ	52	0.6	6.7	0.4	42	6.6	2.2	249	300	30	86	0.6	47	0.4	1.0	27	0.04	0.10	4
	胚芽精米ごはん	251	0	4.1	0.9	0	54.6	1.2	2	77	8	102	0.3	0	0	0.6	0	0.12	0.02	0
	合計	573	1.8	27.3	19.1	94	70.3	5.6	718	915	58	355	2.8	98	0.4	3.7	65	0.29	0.28	54
110	**回鍋肉《ホイコーロー》献立**																			
	回鍋肉	280	1.0	9.3	21.5	35	10.5	2.5	385	388	51	108	0.8	12	0.3	0.9	81	0.31	0.11	40
	きくらげとセロリの酢の物	25	0.3	0.4	1.3	0	3.9	2.0	109	189	24	21	1.0	2	2.1	0.1	4	0.02	0.03	3
	レタスと干しエビのスープ	22	0.7	2.1	0.3	8	4.6	1.5	294	191	116	54	0.5	4	0.2	0.1	5	0.06	0.06	7
	胚芽精米ごはん	251	0	4.1	0.9	0	54.6	1.2	2	77	8	102	0.3	0	0	0.6	0	0.12	0.02	0
	合計	577	2.0	15.8	23.9	43	73.6	7.2	791	845	198	286	2.5	18	2.5	1.7	90	0.51	0.22	49
112	**牛肉とブロッコリーのオイスターソースいため献立**																			
	牛肉とブロッコリーのオイスターソースいため	195	1.0	15.9	11.2	42	7.5	3.8	386	537	37	194	1.8	56	0	2.7	136	0.17	0.29	97
	きゅうりとしょうがの練りごまあえ	61	0.2	1.9	3.8	0	5.7	1.8	79	243	72	60	0.7	28	0	0.3	35	0.05	0.04	14
	卵スープ	43	0.6	3.5	2.8	116	0.4	0.1	246	48	17	51	0.5	46	0.5	0.3	7	0.02	0.12	1
	胚芽精米ごはん	251	0	4.1	0.9	0	54.6	1.2	2	77	8	102	0.3	0	0	0.6	0	0.12	0.02	0
	合計	549	1.8	25.3	18.7	157	68.2	6.9	713	904	133	407	3.3	130	0.5	3.9	177	0.36	0.47	113
114	**鶏手羽先と里芋の煮物献立**																			
	鶏手羽先と里芋の煮物	241	0.7	12.4	14.0	72	14.9	2.5	293	760	29	146	0.9	32	0.4	1.5	35	0.12	0.09	9
	かぶのピクルス風いため	36	0.6	0.7	0.8	0	6.7	1.2	224	207	25	23	0.2	8	0	0.1	9	0.03	0.03	16
	青梗菜ときのこのスープ	24	0.6	1.0	0.1	0	4.7	1.1	237	151	26	36	0.6	43	0.2	0.2	21	0.06	0.06	6
	胚芽精米ごはん	251	0	4.1	0.9	0	54.6	1.2	2	77	8	102	0.3	0	0	0.6	0	0.12	0.02	0
	合計	552	1.9	18.1	15.8	72	80.9	6.1	756	1195	88	307	2.0	82	0.6	2.4	65	0.32	0.19	31
116	**ハヤシライス献立**																			
	ハヤシライス	625	1.3	19.5	26.1	60	75.4	5.3	530	1043	53	286	2.2	376	0	3.2	42	0.34	0.25	45
	ブロッコリーと卵のサラダ	122	0.4	6.6	9.1	116	4.0	3.3	166	195	43	108	1.1	95	0.5	2.5	146	0.07	0.19	48
	合計	748	1.8	26.1	35.2	175	79.4	8.5	696	1238	96	393	3.4	471	0.5	5.7	187	0.41	0.43	92

夕食献立

ページ		エネルギー	食塩相当量	たんぱく質	脂質	コレステロール	炭水化物	食物繊維総量	ナトリウム	カリウム	カルシウム	リン	鉄	ビタミンA	ビタミンD	ビタミンE	ビタミンK	ビタミンB_1	ビタミンB_2	ビタミンC
		kcal	g	g	g	mg	g	g	mg	mg	mg	mg	mg	μg	μg	mg	μg	mg	mg	mg
118	**刺し身献立**																			
	刺し身	62	0.5	11.5	1.2	40	0.6	0.1	212	244	7	146	0.5	10	2.1	0.8	5	0.10	0.05	2
	筑前煮	107	1.2	8.5	1.7	26	15.6	4.9	476	489	40	119	0.8	247	0.4	0.8	14	0.10	0.17	6
	ゆでアスパラのカレーマヨネーズがけ	66	0.1	2.8	4.5	9	4.8	2.1	57	260	24	67	0.7	33	0.1	2.1	53	0.14	0.14	15
	精白米ごはん	252	0	3.8	0.5	0	55.7	0.5	2	44	5	51	0.2	0	0	0	0	0.03	0.02	0
	合計	487	1.9	26.5	7.9	76	76.6	7.5	747	1036	75	383	2.2	289	2.6	3.6	72	0.37	0.37	23
120	**タイの煮つけ献立**																			
	タイの煮つけ	170	1.0	17.6	7.6	55	6.0	0.7	380	431	26	214	0.4	39	5.6	2.3	38	0.28	0.10	11
	かぼちゃと玉ねぎのサラダ	122	0.1	2.1	4.8	10	18.1	3.0	59	390	27	53	0.5	253	0.1	4.3	27	0.07	0.09	34
	和風ミネストローネ	53	0.8	2.1	2.3	1	7.4	2.5	292	433	28	75	0.4	30	0.2	0.7	12	0.10	0.09	13
	胚芽精米ごはん	251	0	4.1	0.9	0	54.6	1.2	2	77	8	102	0.3	0	0	0.6	0	0.12	0.02	0
	合計	596	1.9	25.8	15.6	66	86.2	7.4	732	1330	89	443	1.6	322	5.8	7.9	77	0.57	0.29	58
122	**サバの塩焼き献立**																			
	サバの塩焼き	252	1.0	19.9	17.3	61	1.8	0.9	405	373	11	224	1.4	37	3.8	1.9	16	0.25	0.30	15
	長芋の梅肉のせ	79	0.7	2.3	0.4	0	17.2	1.2	273	442	19	28	0.6	0	0	0.2	0	0.10	0.02	6
	白菜とにんじんのとろみ煮	38	0.4	1.6	0.2	0	7.8	2.2	169	389	63	60	0.5	183	0	0.4	78	0.06	0.06	25
	麦ごはん	252	0	3.8	0.5	0	55.8	0.9	2	49	5	53	0.2	0	0	0	0	0.03	0.02	0
	合計	621	2.2	27.6	18.3	61	82.6	5.3	849	1253	98	365	2.7	220	3.8	2.5	94	0.44	0.40	46
124	**サケのホイル焼き献立**																			
	サケのホイル焼き	144	0.6	20.0	3.5	48	8.4	2.5	226	541	23	259	0.7	9	26.2	1.0	0	0.19	0.29	7
	小松菜のごまあえ	77	0.4	3.1	4.9	0	6.9	2.7	180	141	208	86	2.3	172	0	1.0	212	0.07	0.07	14
	こんにゃくのからし酢みそがけ	18	0.4	0.7	0.2	0	4.1	2.0	156	46	37	12	0.5	0	0	0	0	0	0.01	0
	わかめのすまし汁	5	0.5	0.7	0	0	1.0	0.4	182	93	9	22	0.1	2	0	0	10	0.02	0.02	0
	黒米＋五穀ごはん	253	0	4.1	0.6	0	55.5	0.7	1	64	6	62	0.3	0	0	0	0	0.05	0.02	0
	合計	498	1.9	28.6	9.3	48	75.9	8.3	746	884	283	441	3.9	183	26.2	2.1	223	0.33	0.39	21
126	**サケのムニエル サルサソースがけ献立**																			
	サケのムニエル　サルサソースがけ	301	0.6	24.0	16.3	60	13.4	2.0	220	649	35	281	0.9	72	32.0	3.2	18	0.22	0.25	29
	パプリカのカラフルマリネ	29	0	0.6	1.1	0	4.7	1.0	0	138	5	15	0.2	36	0	2.3	4	0.03	0.06	108
	レタスとハムのスープ	18	0.6	1.2	0.8	2	1.9	0.6	221	115	10	29	0.2	10	0	0.2	15	0.06	0.02	5
	フランスパン	167	0.9	5.6	0.8	0	34.5	1.6	372	66	10	43	0.5	0	0	0.1	0	0.05	0.03	0
	合計	515	2.1	31.5	19.0	62	54.5	5.1	813	968	60	368	1.9	118	32.0	5.7	36	0.36	0.36	142
128	**魚の中国風蒸し献立**																			
	魚の中国風蒸し	181	0.5	19.2	9.6	62	1.9	0.5	204	456	17	224	0.3	15	6.3	2.2	4	0.30	0.08	5
	ブロッコリーとミニトマトのみそあえ さんしょう風味	59	0.4	3.2	2.5	0	7.5	3.2	159	228	31	61	0.8	70	0	1.7	111	0.07	0.08	48
	わかめとえのきのピリ辛スープ	17	1.1	0.9	0.6	0	2.4	1.0	453	87	5	29	0.3	1	0.2	0	8	0.05	0.04	0
	胚芽精米ごはん	251	0	4.1	0.9	0	54.6	1.2	2	77	8	102	0.3	0	0	0.6	0	0.12	0.02	0
	合計	508	2.1	27.3	13.5	62	66.4	5.9	817	848	61	416	1.6	86	6.5	4.5	123	0.53	0.22	53
130	**豆腐ハンバーグ献立**																			
	豆腐ハンバーグ	292	1.6	14.0	19.2	89	11.9	1.9	637	459	102	184	2.0	64	0.3	1.1	22	0.18	0.17	11
	根菜スープ	91	0.5	1.8	2.2	1	16.8	3.1	187	461	33	49	0.5	105	0	0.5	8	0.09	0.05	28
	胚芽精米ごはん	251	0	4.1	0.9	0	54.6	1.2	2	77	8	102	0.3	0	0	0.6	0	0.12	0.02	0
	びわ	28	0	0.2	0.1	0	7.4	1.1	1	112	9	6	0.1	48	0	0.1	0	0.01	0.02	4
	合計	662	2.1	20.1	22.4	90	90.8	7.4	826	1110	152	342	2.9	220	0.3	2.2	32	0.40	0.25	42

夕食献立

ページ	料理名	エネルギー kcal	食塩相当量 g	たんぱく質 g	脂質 g	コレステロール mg	炭水化物 g	食物繊維総量 g	ナトリウム mg	カリウム mg	カルシウム mg	リン mg	鉄 mg	ビタミンA µg	ビタミンD µg	ビタミンE mg	ビタミンK µg	ビタミンB1 mg	ビタミンB2 mg	ビタミンC mg
132	麻婆豆腐献立																			
	麻婆豆腐	219	1.0	14.3	14.2	24	6.5	1.1	397	325	91	188	1.3	5	0	1.4	29	0.41	0.12	4
	蒸しなすの黒酢ごまだれがけ	46	0.3	1.7	2.0	1	6.1	2.0	137	186	57	47	0.6	6	0	0.2	7	0.06	0.05	3
	トマトのエスニックスープ	60	0.8	4.9	2.3	10	6.1	1.7	334	270	12	71	0.3	19	0.2	0.6	7	0.06	0.08	11
	胚芽精米ごはん	251	0	4.1	0.9	0	54.6	1.2	2	77	8	102	0.3	0	0	0.6	0	0.12	0.02	0
	合計	575	2.2	25.0	19.4	35	73.3	6.1	870	875	167	408	2.5	29	0.3	2.8	43	0.65	0.27	18
	夕食単品																			
134	鶏肉のパン粉揚げ焼き	234	1.0	19.7	13.1	79	7.5	0.5	386	312	11	189	0.5	25	0.2	1.8	42	0.10	0.12	2
134	ゆで豚　おろしポン酢添え	168	1.2	17.7	8.3	54	4.7	1.4	475	585	43	193	1.5	71	0.1	0.7	66	0.78	0.23	16
135	ポークソテーのサワーソースがけ	331	0.9	17.7	19.7	49	18.3	2.2	358	733	21	198	1.0	61	0.1	2.0	27	0.67	0.17	34
135	シャリアピンステーキ	251	0.7	15.0	16.8	58	8.1	1.9	270	431	38	164	1.4	52	0	1.1	30	0.10	0.19	8
136	野菜巻き豚肉のレンジ蒸し	182	0.7	12.6	11.3	36	7.2	2.0	293	279	18	116	0.7	194	0.3	0.4	31	0.34	0.16	8
136	ひき肉入り簡単春巻き	403	0.6	12.7	22.5	27	35.4	2.3	222	246	15	123	0.7	2	0.3	2.3	29	0.43	0.14	1
137	ギョーザ	214	0.8	10.0	8.6	17	23.4	3.1	313	374	40	123	1.0	5	0.3	0.7	62	0.35	0.14	30
137	蒸し鶏ときゅうりのピリ辛ごまだれあえ	174	0.5	16.1	9.4	34	7.8	3.4	194	509	225	244	2.1	32	0	0.5	43	0.16	0.13	16
138	エビと白身魚のくずゆで	134	1.2	22.4	2.6	120	3.9	0.4	480	456	36	307	0.4	40	1.8	2.5	40	0.16	0.09	11
138	タラの蒸し煮　クリームソース	222	0.6	18.8	12.4	86	6.9	1.3	240	513	68	264	0.6	217	1.1	1.4	31	0.13	0.14	8
139	エビとイカのフライ 手作りタルタルソースがけ	398	1.0	20.7	28.6	301	13.1	1.6	395	411	72	294	1.0	43	0.5	5.1	88	0.09	0.14	22
139	ひじき入り豆腐ハンバーグ	289	0.9	12.5	21.4	24	8.7	2.0	349	454	115	143	2.2	83	0.1	2.4	93	0.19	0.15	13
140	がんもどきのだし煮	133	1.0	7.3	7.2	0	9.4	2.3	405	349	136	119	1.7	276	0	0.8	24	0.06	0.06	9
140	れんこんのはさみ焼き	144	0.7	10.7	5.9	29	10.9	1.2	282	373	17	131	0.5	5	0	1.0	16	0.09	0.06	23
141	きのこと野菜の南蛮漬け	47	0.8	2.8	0.4	0	11.0	3.8	307	334	14	77	0.4	175	1.6	0.2	6	0.11	0.18	4
141	長芋のそぼろ煮	132	0.8	7.9	3.6	22	17.7	2.0	307	591	23	117	0.9	9	0.3	0.6	15	0.18	0.13	6
142	夏野菜の焼きマリネ	95	0.1	1.3	7.7	0	5.7	2.0	59	275	17	32	0.4	46	0	2.4	24	0.06	0.09	71
142	きのこのホットサラダ	89	0.4	3.0	6.5	0	7.2	4.3	176	560	51	95	1.8	128	1.6	1.7	130	0.20	0.21	13
143	ブロッコリーとカリフラワーのからしマヨネーズがけ	115	0.4	3.8	9.3	18	5.9	3.6	165	219	37	70	0.9	44	0.1	2.2	115	0.07	0.09	56
143	グリーンアスパラガスとグレープフルーツのサラダ	87	0.3	1.7	6.1	0	7.1	1.3	119	195	17	38	0.3	14	0	1.7	32	0.10	0.08	26
144	レタスとピーマンのしょうが風味いため	53	0.4	2.9	2.9	0	4.0	1.3	145	207	18	24	0.3	20	0	0.7	30	0.05	0.03	14
144	もやしとにらのナムル風	40	0.4	0.7	1.3	0	4.5	2.9	159	270	41	48	0.6	142	0	0.9	76	0.08	0.09	9
145	三色野菜のカレーじょうゆいため	58	0.5	1.7	2.3	0	8.7	2.8	189	298	31	50	0.6	356	0.1	0.3	22	0.09	0.09	4
145	かぶの甘酢あえ	27	0.4	0.5	0.1	0	6.2	1.1	159	201	19	20	0.2	0	0	0	0	0.02	0.02	14
146	豚汁	97	0.9	6.5	4.1	17	7.0	1.9	371	384	32	94	0.6	71	0.1	0.2	3	0.23	0.09	7
146	なめことにらの和風スープ	32	0.9	1.8	1.2	1	4.4	2.3	345	338	19	61	0.5	73	0	0.6	45	0.07	0.11	5
147	レタスとトマトの卵スープ	56	0.5	3.9	2.9	116	3.5	0.8	210	188	22	68	0.7	68	0.5	0.8	13	0.05	0.14	8
147	ミネストローネ	153	0.8	4.9	4.0	1	26.0	5.2	314	626	38	96	1.0	216	0	1.4	11	0.17	0.07	37
148	にんじんのポタージュスープ	129	0.7	1.7	5.1	11	19.2	2.9	269	309	33	38	0.3	731	0	0.7	21	0.08	0.07	8
148	大根と牛肉のスープ	81	0.7	5.0	4.2	17	4.2	0.9	257	243	17	57	0.5	1	0	0.1	2	0.04	0.06	7
149	豆乳コーンスープ	75	0.6	2.9	1.3	0	13.1	1.4	247	209	14	56	0.9	2	0	0.1	2	0.03	0.04	3
149	豆腐と三つ葉のスープ	29	0.6	2.0	1.1	0	1.3	0.1	236	67	23	33	0.3	2	0	0	6	0.04	0.02	0
150	肉団子の甘酢あんかけ	294	1.4	21.0	14.7	118	16.8	1.1	541	489	24	230	1.2	53	0.3	2.0	14	0.85	0.29	43
150	蒸し鶏のせごはん トマトだれがけ	416	0.6	28.4	4.9	72	62.2	2.4	247	699	23	356	0.9	59	0.1	1.8	26	0.28	0.16	21
151	ひき肉親子丼とレンジブロッコリー	473	1.3	22.3	12.4	271	63.3	2.9	531	481	61	269	2.2	152	1.0	2.2	103	0.19	0.47	62
151	簡単海鮮ちらしずし	385	1.3	21.1	4.3	79	62.1	1.8	498	472	83	269	1.8	67	2.1	2.1	54	0.14	0.14	10
152	アジア風炊き込みチキンライス	411	1.1	21.6	5.2	55	65.9	1.3	420	522	21	246	1.2	44	0.1	1.5	29	0.16	0.14	36
152	シーフードカレー	517	1.1	26.0	11.6	185	74.2	4.4	451	621	96	406	10.8	28	0.3	4.0	21	0.15	0.16	13
153	きのこたっぷりあえそば	377	1.4	22.1	7.1	35	57.9	7.4	566	740	61	270	1.7	26	2.3	0.7	30	0.67	0.35	13
153	チリコンカーン　ピタパン添え	406	1.9	21.0	17.9	27	40.5	6.4	758	536	146	281	2.6	82	0.1	2.1	30	0.23	0.18	13

減塩生活を成功させるためのポイント

生活編

生活習慣も減塩を成功させるためには、重要な項目です。生活習慣を見直すことで、減塩が実行しやすくなります。また、減塩生活は、健康的な生活といってもいいでしょう。

1 一日3食、時間を決めて食べましょう

朝食を抜くと太りやすいということがわかってきています。そこでまず、**一日の食事をだいたい3回**と決めて、自分の日々の生活に合わせてそれぞれの食事の時間を決めましょう。そしてそれぞれ**決めた時間の前後2時間くらいで食事ができるように**しましょう。

2 アルコールとはほどよくつき合いましょう

アルコール飲料は**食事といっしょに**、できるだけ**ゆっくりと飲んで**、嗜好《しこう》品として楽しみましょう。**一日のアルコール量の目安は、エタノールで20g**です。

ビール（400～500mℓ）、日本酒（1合180mℓ）、ワイン（130～200mℓ）、焼酎（100mℓ）、蒸留酒（60mℓまで）。

3 食事でミネラルをとりましょう

カリウムは、**ナトリウムを排出しやすく**します。マグネシウムは**細胞内のナトリウムの量を調整する**のに役立っています。また、ナトリウムのとりすぎはカルシウムを体外に排出してしまうため、カルシウム不足による高血圧を引き起こす要因になります。これらのミネラルをじょうずに食事でとるようにしましょう。

4 運動と睡眠のよい関係を作りましょう

質のよい睡眠は健康のためにはたいへん重要な生活習慣です。ですが、**運動不足が睡眠不足を引き起こす**ことがあります。**適度に運動すると筋肉量が増え、血行がよくなって睡眠不足を解消**してくれます。

ですが、**筋力がないうちに無理な運動はかえってよくありません**。最初は**ストレッチなどから始める**とよいでしょう。それから少しずつ運動量を増やしながら運動に慣れ、筋力や体力をつけていきましょう。

5 一日塩分6gの食事を実現するには

減塩の食事指導では、**一日に6g程度の塩分を目標に**設定されます。3食にふり分けて、ともかく一日で6gになるように調整しましょう。ですが、減塩を始めたばか

りのときは、いきなり一日の塩分を6gにするのは無理があるかもしれません。ですので、6gに近づけるように**少しずつうす味にして、味に慣れながら、減塩**していくことをおすすめします。

そのうち、**調味料を計って料理する、外食や商品の栄養表示を見て食べる、**などの習慣も身につき、うす味の料理をおいしく感じるようになるころには、減塩の効果が現れていることでしょう。

6 外食による塩分のとりすぎと食べすぎを防ぎましょう

昼食や夕食に、外食する機会が多いようです。できるだけ一日1回にしたいものです。

また、外食は塩分や脂質量、エネルギー量も多くなりがちです。**昼食はできれば手作りの弁当**にするか、塩分やエネルギー量がほどほどの料理を選んだりして、**余分な塩分をとらないように**しましょう。たとえば、**でき上がった料理に調味料をかけない**、あるいはできるだけ少なめにかける。**めん類の汁は飲まない。汁物は半量残す**などです。

外食エネルギーカタログ

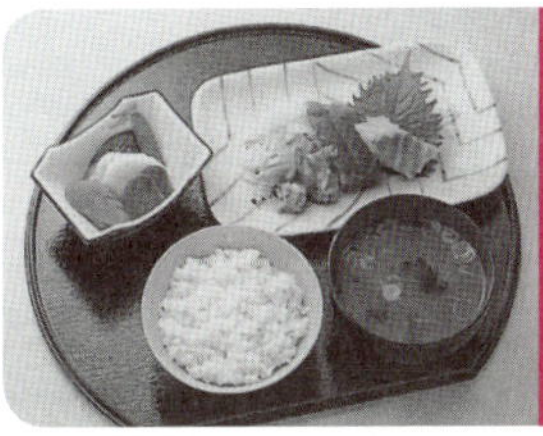

刺し身定食

523kcal 塩分(4.5g)

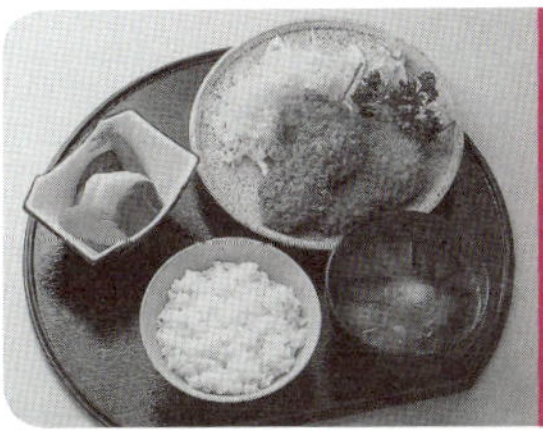

串カツ定食

917kcal 塩分(5.0g)

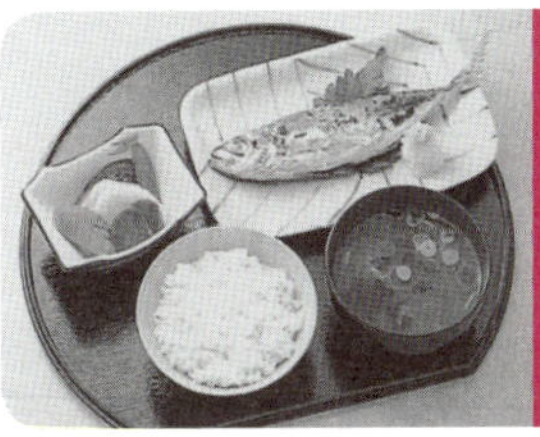

アジの塩焼き定食

513kcal 塩分(5.1g)

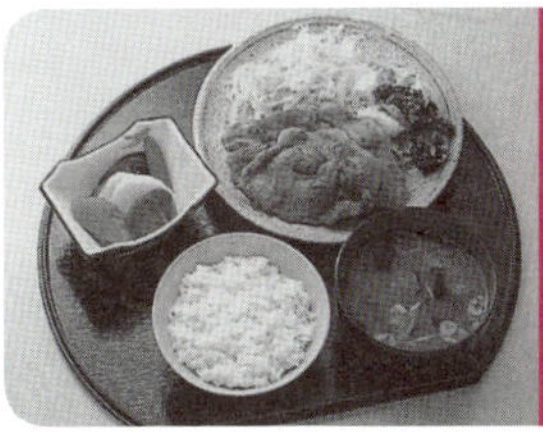

しょうが焼き定食

823kcal 塩分(5.8g)

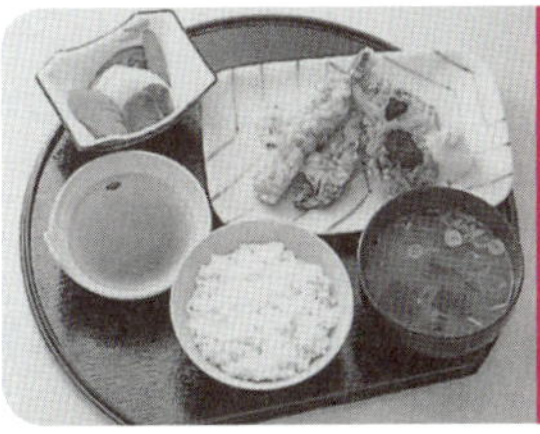

天ぷら定食

772kcal 塩分(5.9g)

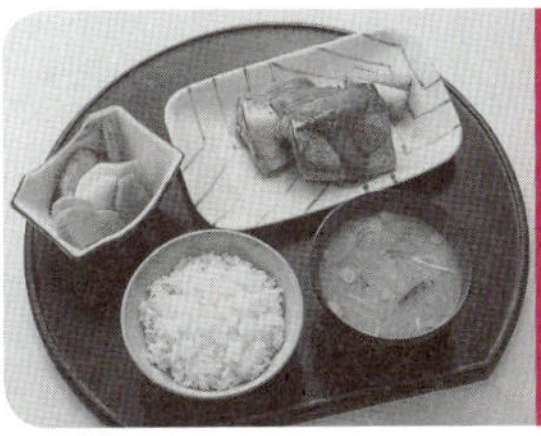

サバのみそ煮定食

720kcal 塩分(6.7g)

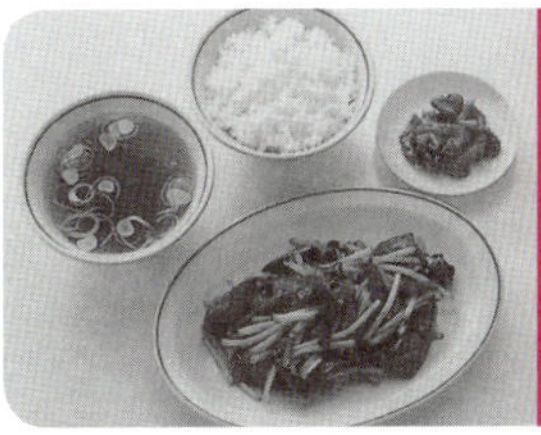

レバにらいため定食

594kcal 塩分(3.4g)

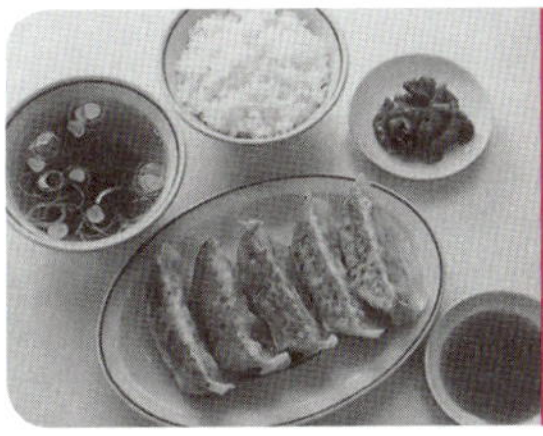

ギョーザ定食

656kcal 塩分(4.1g)

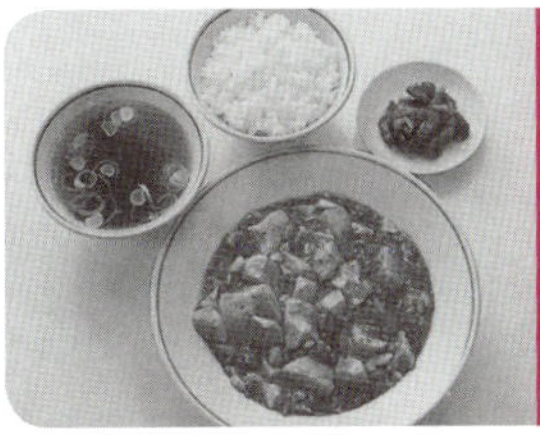

麻婆豆腐定食

682kcal 塩分(5.2g)

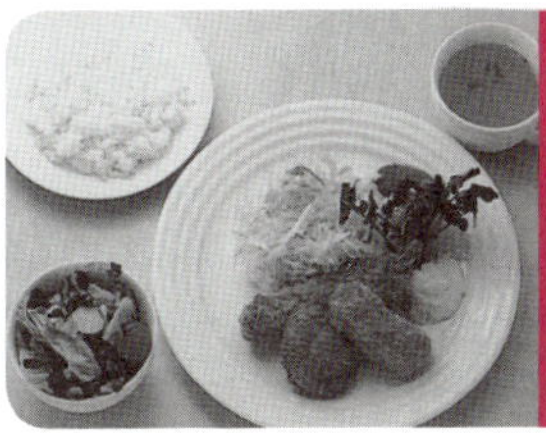

ミックスフライ定食

966kcal 塩分(2.6g)

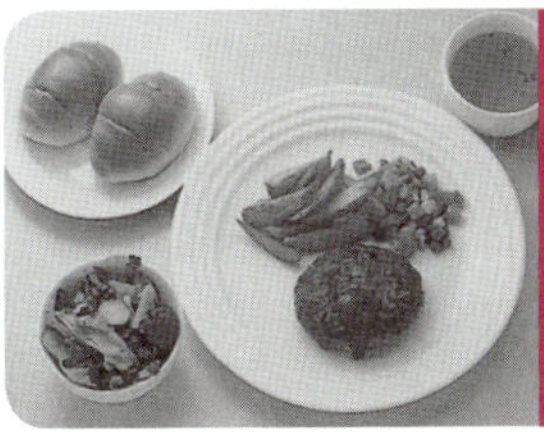

ハンバーグステーキ定食

824kcal 塩分(3.6g)

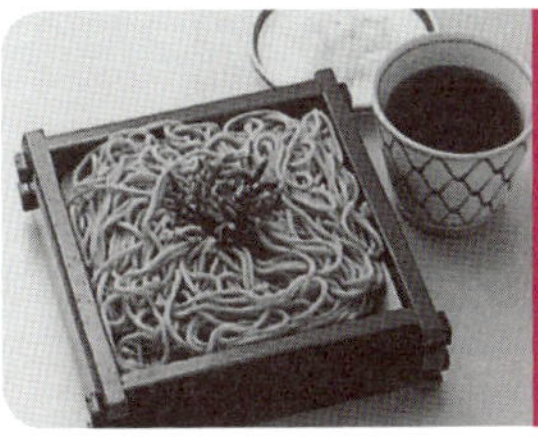

ざるそば

284kcal 塩分(2.7g)

外食エネルギーカタログ

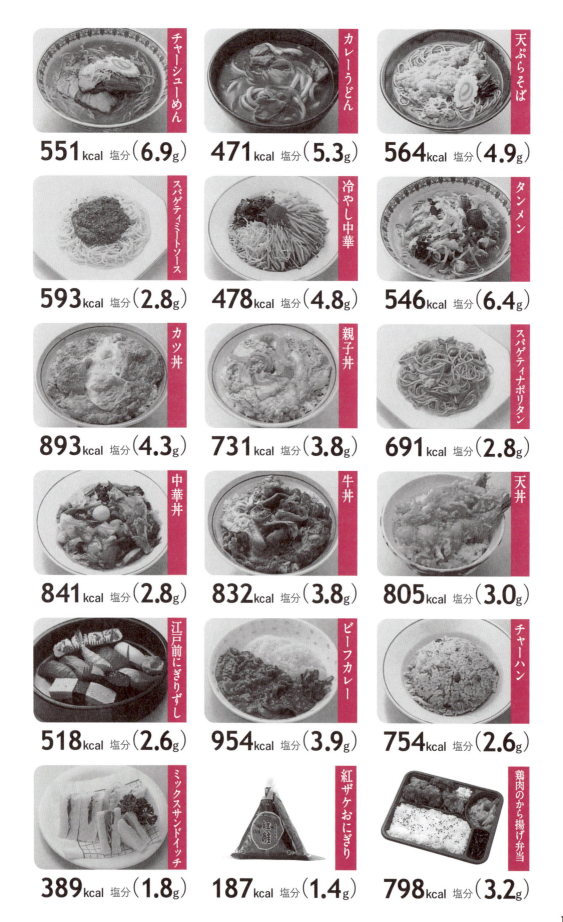

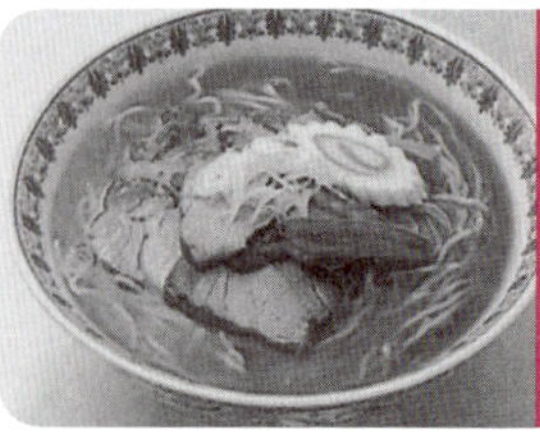
チャーシューめん
551kcal 塩分(6.9g)

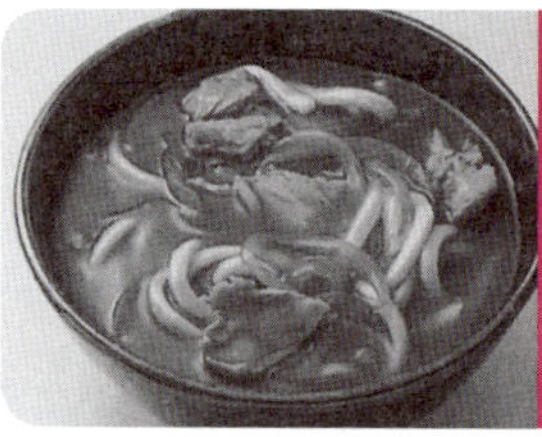
カレーうどん
471kcal 塩分(5.3g)

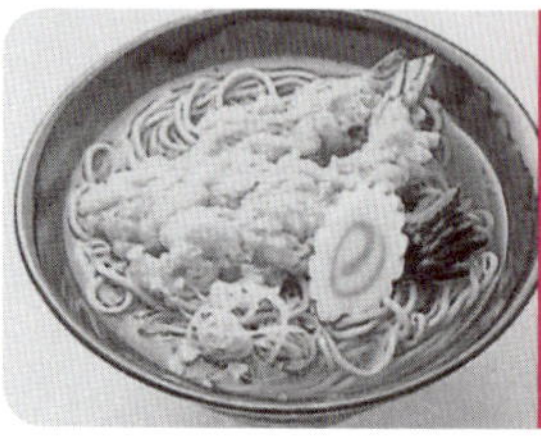
天ぷらそば
564kcal 塩分(4.9g)

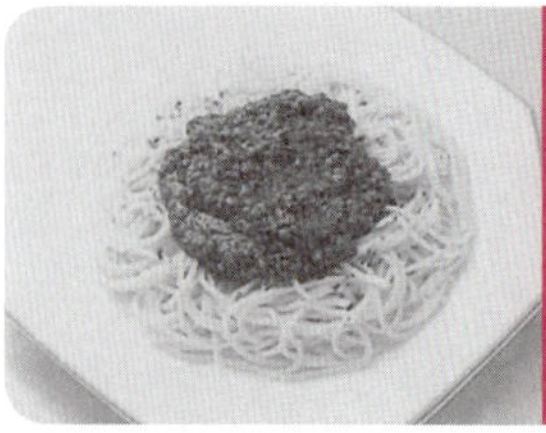
スパゲティミートソース
593kcal 塩分(2.8g)

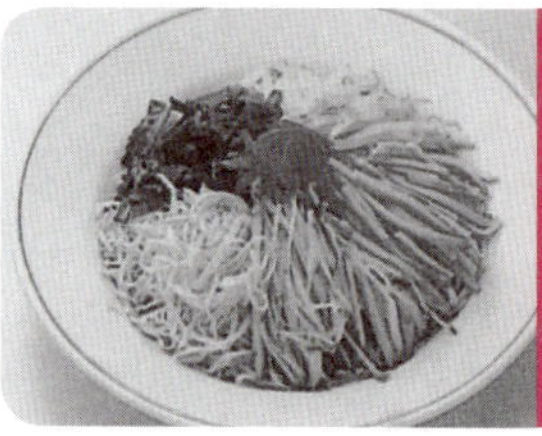
冷やし中華
478kcal 塩分(4.8g)

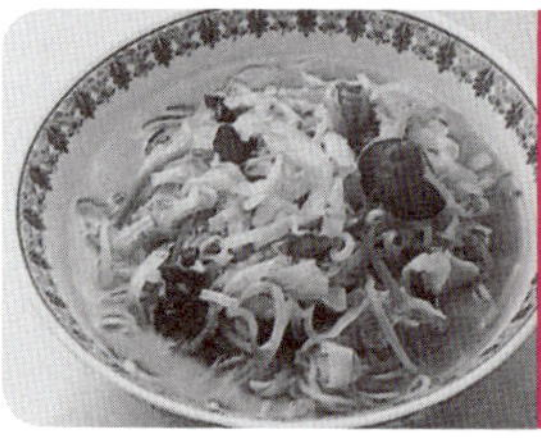
タンメン
546kcal 塩分(6.4g)

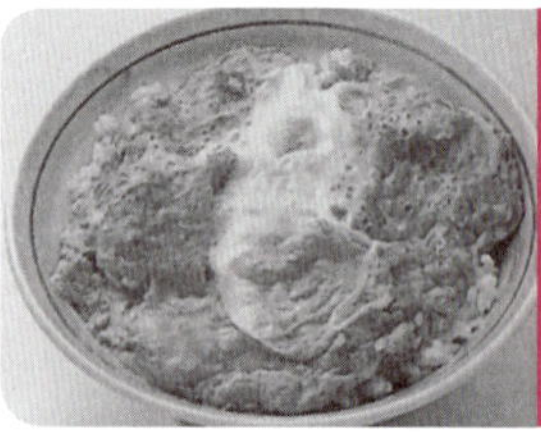
カツ丼
893kcal 塩分(4.3g)

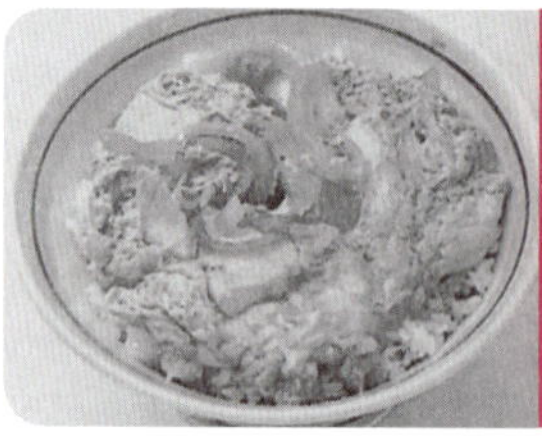
親子丼
731kcal 塩分(3.8g)

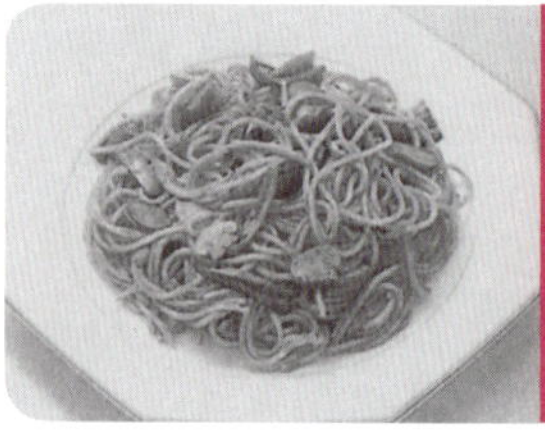
スパゲティナポリタン
691kcal 塩分(2.8g)

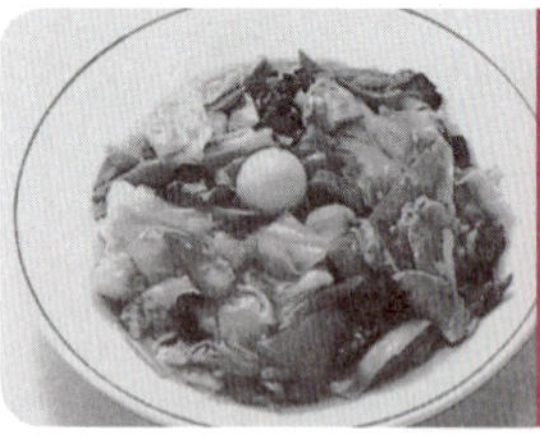
中華丼
841kcal 塩分(2.8g)

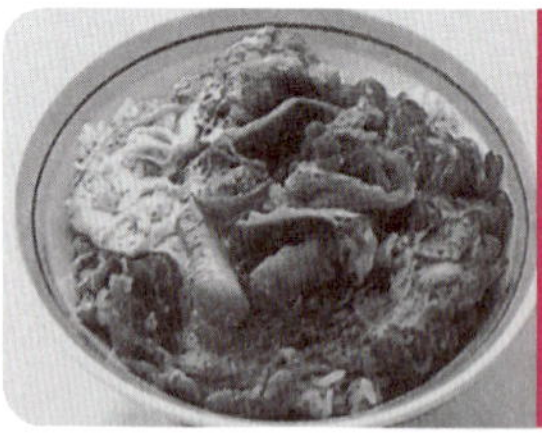
牛丼
832kcal 塩分(3.8g)

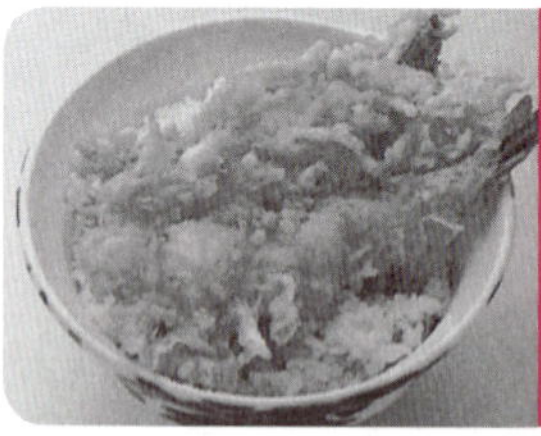
天丼
805kcal 塩分(3.0g)

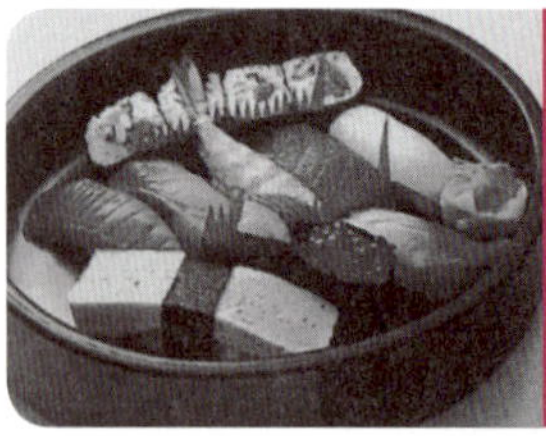
江戸前にぎりずし
518kcal 塩分(2.6g)

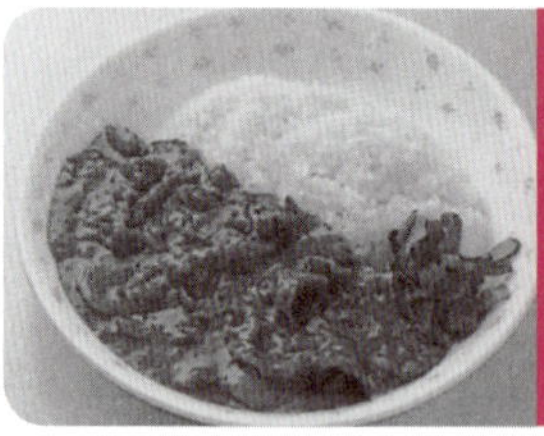
ビーフカレー
954kcal 塩分(3.9g)

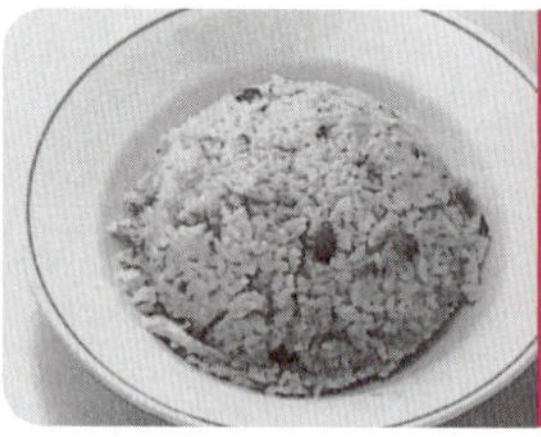
チャーハン
754kcal 塩分(2.6g)

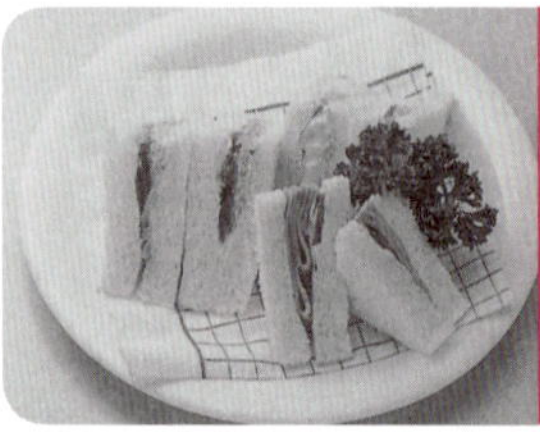
ミックスサンドイッチ
389kcal 塩分(1.8g)

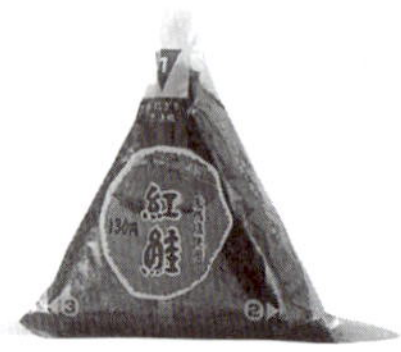

紅ザケおにぎり
187kcal 塩分(1.4g)

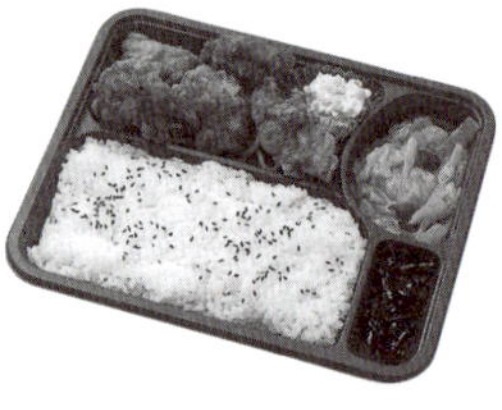
鶏肉のから揚げ弁当
798kcal 塩分(3.2g)

料理編

今までの料理をどのようにくふうすれば、おいしい減塩料理が作れるのか、具体的にそのノウハウを紹介します。

1 調味料や食材をきちんと計りましょう

減塩料理の基本は、**レシピの分量どおりに調味料や食材を計ること**です。食材の量に合わせて調味料を決めていますので、それらを計らずに作ると塩分量も味も変わってしまいます。

特に調味料――塩、しょうゆ、みそについて、**大さじや小さじやミニスプーンを使って計ること**を習慣にしましょう。

※調味料の計り方や重量は154～155ページで紹介していますので、参照してください。

2 急な減塩はせずに、少しずつ減塩しましょう

まずは、**みそ汁のみそを減らす**、**汁物を一日1食にする**、**汁を減らして具だくさんにする**、など実現しやすいことから始めてみましょう。

料理の味つけは、日ごろの自分の味つけから、少しずつ調味料を減らしてその味に慣れながら減塩し、最後はレシピの分量になるようにすると、減塩しやすくなります。おいしくないと思うような料理では、減塩は成功しません。**無理せず、できることから少しずつ**減塩しましょう。

3 うま味のあるだしを利用しましょう

こんぶやカツオ節、干ししいたけなど、**うま味のあるだしを使う**ことによって、調味料が少なくてもおいしく仕上がります。**できるだけ、手作り**しましょう。

インスタントのだしやブイヨンを使う場合は、これらには塩分を含んでいるものがあるので、**商品の栄養表示などを確認**して、使う量を調整するか、調味料を加減しましょう（9ページ参照）。

カツオこんぶだしのとり方 2kcal／塩分（100g中）0.1g

材料／でき上がり1.5カップ（300mℓ）分

水（でき上がり重量の約30％増し）…2カップ
こんぶ（でき上がり重量の1％）…………3g
削りガツオ（でき上がり重量の2％）………6g

作り方

1 こんぶは乾いたふきんで表面を軽くふき、なべに分量の水とともに入れ、10～30分おく。
2 ふたをせずに弱火にかける。
3 沸騰してきたら削りガツオを散らしながら加えて静かに1分煮て、アクが浮いてきたらすくい除き、火を消して1分おく。
4 万能こし器などで濾《こ》す。

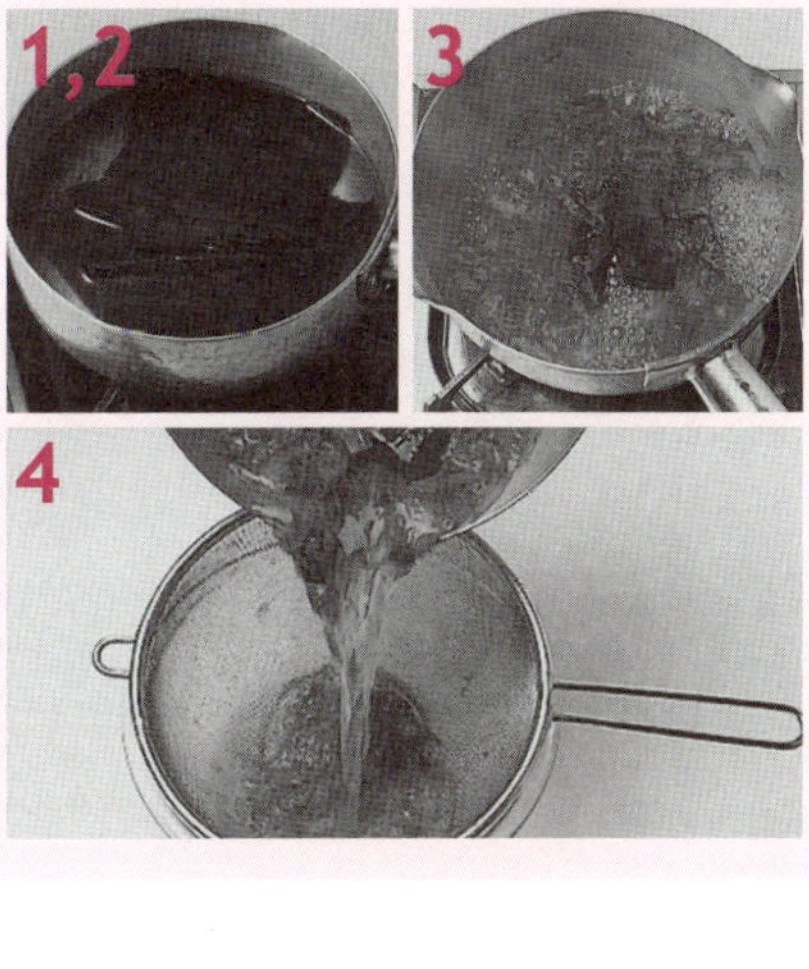

4 刺激の強いもの、辛味や酸味や香りを利用しましょう

からし、わさび、とうがらし、さんしょう、カレー粉などの**辛味**と香り、しょうがやにんにくなどの**強い刺激**と香り、レモンや酢などの**酸味**、ゆずやしそやみょうがなどの**香り**などは、料理に使うと**うす味を補ってくれる**ので減塩料理がおいしく食べられます。季節感も出ますので、くふうして使いましょう。

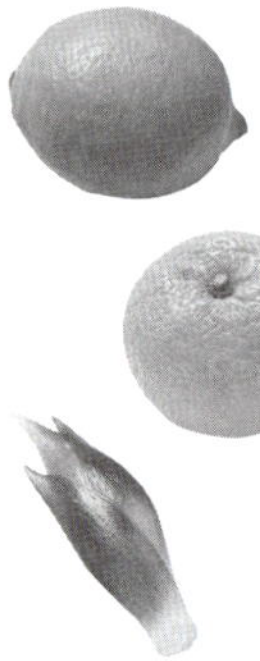

5 料理につけたりする調味料は、だしなどを混ぜてうすめましょう

しょうゆやソース、ケチャップなどは、だしやレモン汁、酢などを加えて**うすめる**ことで減塩につながります。

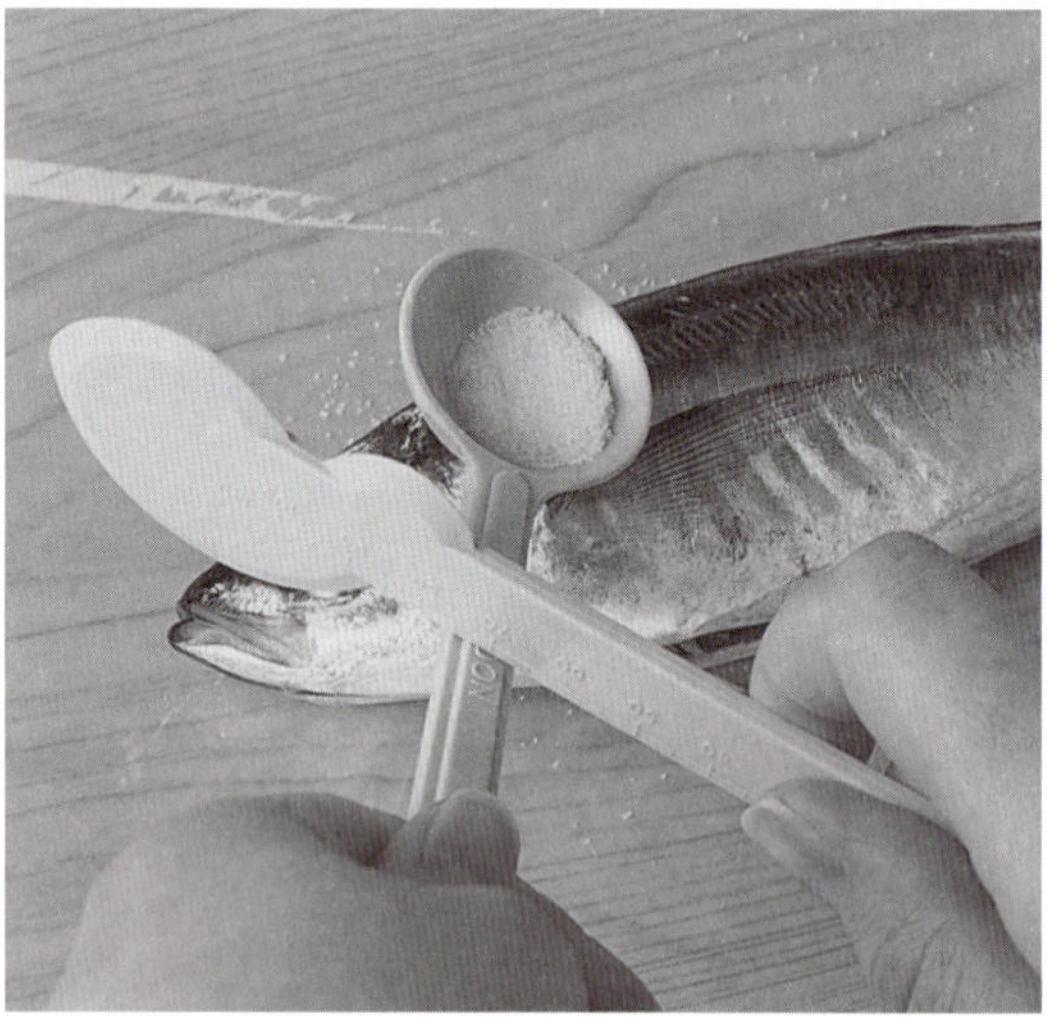

6 下塩はきれいに洗い流しましょう

魚の下味や野菜の塩もみや青菜をゆでるときに塩を使った場合、その効果は生かして**余分な塩はふきとったり、洗い流したりしましょう。**青菜はゆでたあと、すぐに水にとります。

減塩料理の場合、**肉や魚に下味がついていると、使う調味料が少なくてもおいしく感じます。**じょうずに塩を利用しましょう。

7 野菜や果物を積極的に食べましょう

生の野菜や果物はカリウムを多く含んでいます。**カリウムは体内の塩分（ナトリウム）を排泄しやすくする**ので、積極的に食べましょう。野菜は一日３５０ｇ（緑黄色野菜１２０ｇ＋淡色野菜２３０ｇ）が目安です。**果物はとりすぎると中性脂肪が増える**ので、朝食や昼食のときに食べることをおすすめします。

ただし、腎臓病などでカリウム制限がある人は、生で食べることは避けて、ゆでてカリウムを減らしたりして、できるだけカリウムをとらないようにします。

8 料理に焼き色をつけて香ばしさをプラスします

焼いたりソテーしたりする料理では、**焼き色をつけると香ばしさが増し**、それによってうす味にしてもおいしく食べることができます。

9 新鮮なもの、旬の食材を使います

新鮮で旬の野菜や魚などの食材は、**アクや臭みがなく、食材そのものの味わいが濃い**ので、うす味でもおいしく食べられます。反対に**うす味のほうがその食材の味わいを引き立ててくれます。**

10 味の濃さ、味の種類にめりはりをつけましょう

すべての料理をうす味にするともの足りなさを感じてしまうかもしれません。そういう場合は、**どれか一品はいつもの味つけにして、そのほかの料理をうす味に**してみてもよいでしょう。また、**酸味や辛味などで味のアクセント**をつけたり、料理の味つけをいろいろ変えて**献立全体の味に変化をつける**のもよいでしょう。

11 野菜のうま味、スパイス、酒類を使ってくふうしましょう

野菜、特に**トマト**や**にんにく、玉ねぎ**などには**うまみ成分であるグルタミン酸**が多く含まれています。これらを生かしてスープや煮込み料理など料理に使って減塩しましょう。

そのほかの香味野菜であるセロリやスパイス類のロリエ、こしょう、とうがらし、パプリカなども同様に料理にとり入れてみましょう。

また**日本酒**や**ワインなどを料理に加えるとうま味が増します。**

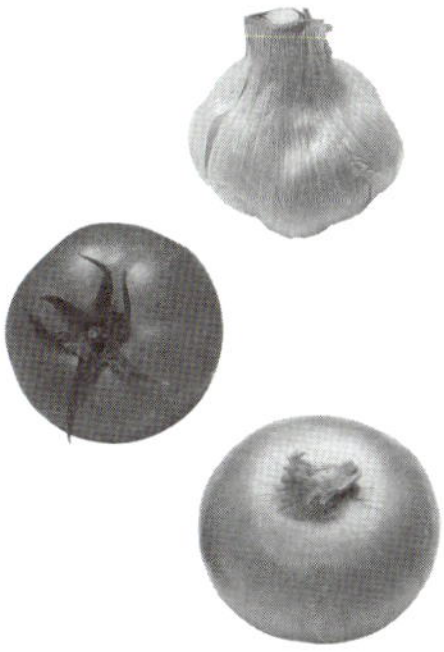

12 食卓に調味料を置かないようにします

食卓にしょうゆや塩、ソース、ケチャップやドレッシングなどがあるとついつい追加でかけてしまい、塩分のとりすぎにつながります。これらは食卓に置かないようにしましょう。必要なときは、**決められた分量だけを計り、小皿にとったり盛りつけるときにかけたり**して、使いすぎないようにします。

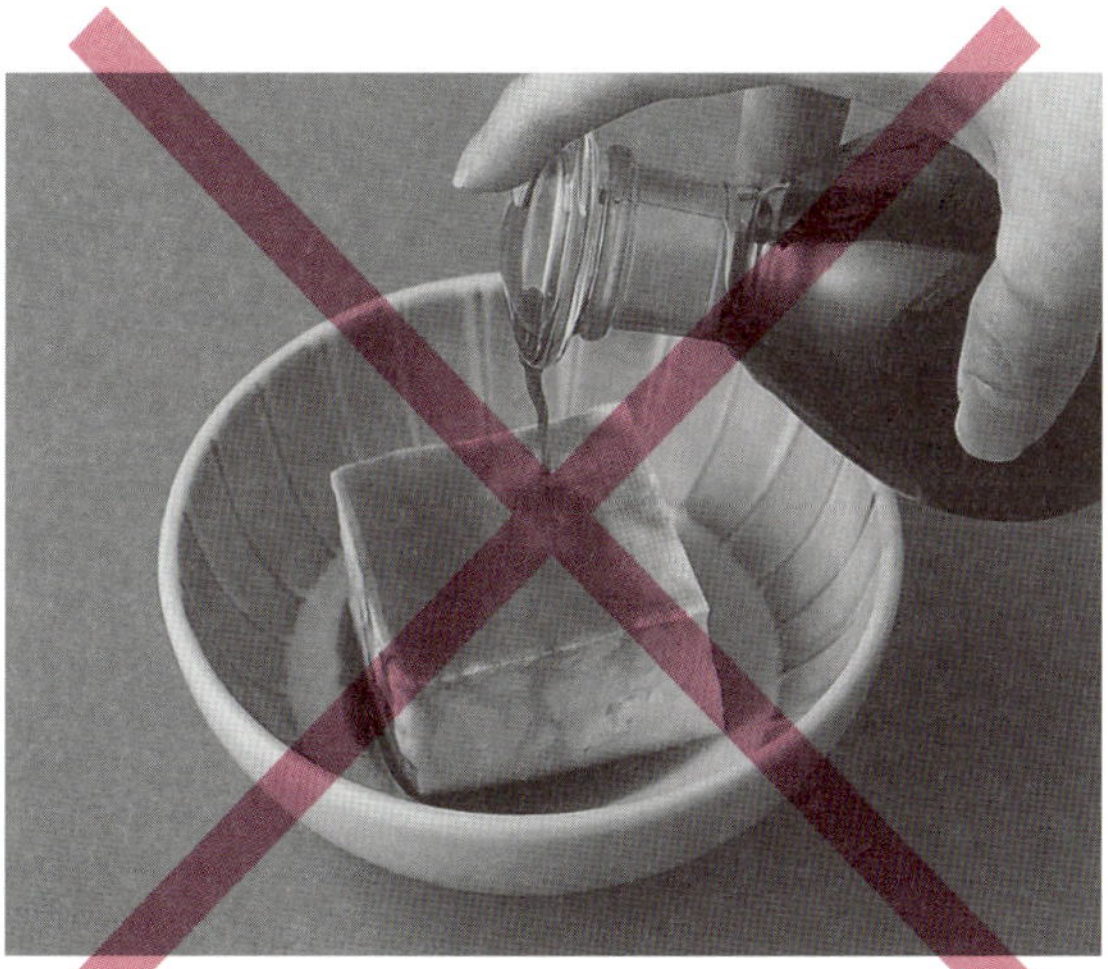

いつものおかずで
塩分一日6g献立

減塩料理で困っている人に！

これなら作れる！　ちゃんとおいしい。

料理　小川聖子
斉藤君江
髙城順子（五十音順）

監修　女子栄養大学栄養クリニック
田中 明（女子栄養大学名誉教授）
蒲池桂子（女子栄養大学栄養クリニック教授）

料理アシスタント　浅田洋子、天野裕美子、岩井英恵、遠藤文子、
児玉早苗、島奈緒子(五十音順)

撮影　宗田育子

スタイリング　村松真記

献立作成（p.162～177）　八田真奈（女子栄養大学栄養クリニック）

栄養価計算　八田真奈（女子栄養大学栄養クリニック）

デザイン　株式会社レジア（若月恭子）

校正　くすのき舎

編集協力　木山京子

発行　2018年９月25日　初版第１刷発行
2025年６月30日　初版第４刷発行

発行者　香川明夫

発行所　女子栄養大学出版部
〒170-8481　東京都豊島区駒込3-24-3
電話　03-3918-5411（販売）
03-3918-5301（編集）
ホームページ　https://eiyo21.com/

印刷・製本所　シナノ印刷株式会社

乱丁本・落丁本はお取り替えいたします。
本書の内容の無断転載・複写を禁じます。
また、本書を代行業者等の第三者に依頼して
電子複製を行うことは一切認められておりません。

ISBN978-4-7895-4749-9

© Kagawa Nutrition University Nutrition Clinic,Ogawa Seiko,
Saitou Kimie,Takagi Junko 2018,Printed in Japan